산야초 효소와 약술 만들기

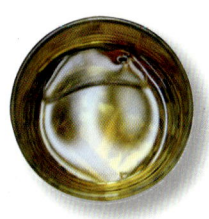

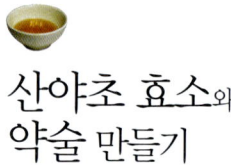

산야초 효소와
약술 만들기

초판 1쇄 인쇄 2015년 1월 10일
초판 1쇄 발행 2015년 1월 12일

지은이 대암산쟁이

펴낸곳 도서출판 이비컴
펴낸이 강기원

편집 디자인 김희정
표지 디자인 상상미디어
마케팅 강필중, 박선왜

주소 (130-811) 서울시 동대문구 난계로30길 65 세원빌딩402호
대표전화 (02)2254-0658 팩스 (02)2254-0634
전자우편 bookbee@naver.com

등록번호 제6-0596호(2002.4.9)
ISBN 978-89-6245-108-5 (13590)

ⓒ 대암산쟁이, 2015

파본이나 잘못 인쇄된 책은 구입하신 서점에서 교환해드립니다.
이 책은 저작권법에 의해 보호받는 것들입니다. 필요한 경우에는 출판사 또는 저작권자의
허락을 통해 이용할 수 있습니다.

이 책의 국립중앙도서관 출판시도서목록(CIP)은 서지정보유통지원시스템 홈페이지
(http://seoji.nl.go.kr)와 국가자료공동목록시스템(http://www.nl.go.kr/kolisnet)에서
이용하실 수 있습니다.(CIP제어번호:CIP2014037955)

머리말

효소(Enzyme)는 동식물의 몸 속에서 일어나는 각종 화학반응의 촉매 역할을 하는 고분자 단백질 촉매를 일컫습니다. 따라서 동식물의 세포 반응들에 촉매 역할을 하여 동식물의 신진대사 유지에 도움을 주는 매우 중요한 화합물이기도 합니다.

이러한 효소는 흔히 단백질로 이루어진 주 효소와 비타민과 무기질의 영양물질로 이루어진 보조 효소가 있습니다. 이들 효소는 몸 속의 체액과 거의 근사치에 가깝기 때문에 몸 속에서 자연스럽게 소화, 흡수되어 각종 세포반응과 영양분 흡수를 원활히 하도록 유도하고, 그 결과 동식물의 생명 유지에 여러 가지 형태로 도움을 줍니다.

하지만, 모든 동식물의 식재료에 함유되어 있는 효소는 가공 방법, 농약, 조리과정 등에서 소실되기도 하여 사람은 충분하지 않는 효소를 섭취하게 됩니다. 이러한 효소를 충분히 섭취하려면 익히지 않은 채, 날 것을 섭취해야 하며, 그러한 효소를 더 쉽게 섭취하도록 하는 것이 다양한 산야초와 채소의 재료로 만든 효소입니다.

이 책은 170여 가지 산야초의 초본 또는 목본식물의 전초와 열매, 뿌리, 잎, 줄기 등을 활용하여 각기 고유한 특성을 갖고 있는 산야초 효소를 만들어낼 수 있는 방법들과 효능들을 소개하고 있습니다. 또한 일상 생활에서 즐겨 먹는 각종 채소류와 과일류, 그리고 허브식물도 포함하여 인간의 신진대사 유지, 체질개선, 면역력 강화의 역할을 돕도록 안내하고 있습니다. 그 외 산야초와 채소류를 활용하여 약술과 주스, 나물 등도 함께 소개하여 산야초 활용을 좀더 폭넓게 할 수 있도록 서술하였습니다.

아울러 강원도 내암산을 오르내리며, 또 전국의 산야를 두루 다니면서 만났던 분들, 조언을 해주신 분들께 깊은 감사를 드리며, 앞으로도 우리 몸에 좋은 산야초들을 만나는 쉼 없는 노력을 통해 좋은 정보로 만나 뵐 것을 약속드립니다. 감사합니다.

2014년 12월 약초연구가 대암산쟁이

이 책의 구성

질환별 구분
(항암, 당뇨, 고혈압, 신장질환 외)
본 책에서 제시한 효소용 식물을 주요 질환별로 구분하여 표시하였다.

식물명
(유사종 또는 한약명, 이명)
기본 식물명을 표시하였고, 비슷한 약성의 식물을 함께 표기하기도 하였다. 또한 약재상에서 판매하는 한약명과 이명을 표시한 것도 있다. 참고로 '추천효소'(good)는 저자의 주관적 판단에 따른 것임을 참고하자.

과명 / 생육상 / 학명 / 높이
식물이 속한 과명과 식물의 한살이(life cycle), 학명, 높이와 길이를 표시하였다.

식물의 기본정보
해당식물에 대한 기본적인 정보를 전초, 잎, 열매, 줄기 등을 포함하여 설명하였고, 식물이름의 유래 또는 자생지 정보 등을 수록하였다.

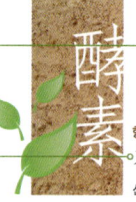

酵素
항암 _ 항암, 변비, 젖앓이, 피부미용에 좋은
천년초 good
선인장과 여러해살이풀 | *Opuntia humifusa* | 2m

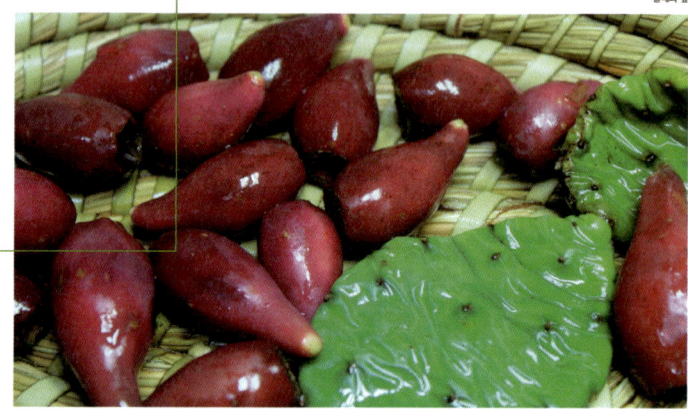
열매와 잎

천년초는 백년초 선인장과 거의 비슷하나 서로 다른 종으로, 천년초가 백년초에 비해 생명력이 좀더 강한 편이다.

멕시코 원산의 백년초는 씨앗이 해류를 타고 바다를 떠돌다가 우리나라 제주도와 남해안 주변에 상륙한 것으로 추정하고 있다. 백년초는 흔히 '손바닥선인장'이라고도 부르는데, 줄기는 높이 2m로 자라고 꽃은 5~6월에 핀다. 11~4월에 수확한 열매는 약용하거나 식용할 수 있다. 우리나라에서 자생하는 'Opuntia'속 선인장 중 제주도 등지에서 자생하는 것을 흔히 백년초 선인장으로, 내륙에서 월동가능한 것을 천년초 선인장으로 부르며, 천년초의 약효를 더 높이 평가하는 추세이다. 백년초는 영하 5℃ 내외의 제주도와 남해안 일부에서만 월동이 가능하나, 천년초는 영하 20℃의 내륙에서도 월동할 수 있다.

- 꽃 : 5~6월
- 잎 : 선인장 모양
- 분포 : 농가에서 재배한다.
- 열매 : 11~4월
- 번식 : 꺾꽂이, 분주
- 수확 : 잎 혹은 열매를 수확

→ **식물의 생육상 정보**

식물의 성장상태를 포함한 생육상 정보(꽃피는 시기, 잎 모양, 열매 등)와 주요 분포지, 번식방법, 수확부위 등을 설명하였다. 계절별 산야초 효소를 담글 때 참고할 수 있는 정보이다.

❖ **효능**

천년초와 백련초는 플라보노이드, 비타민 C, 섬유질이 많이 함유되어 있다. 천년초의 잎은 항암, 항산화, 부종, 젖몸울, 변비, 피부미용 등에 좋다. 열매는 항암, 항산화, 이뇨, 관절염, 변비, 피부미용, 당뇨, 부종, 기관지염, 피부미용에 좋은데 항암작용은 줄기보다 열매가 좋다. 열매는 주스로 갈아 마시면 변비에 특히 좋고, 젖몸울에는 가시를 빼낸 줄기껍질을 벗겨내어 환부에 부치면 특효이다.

→ **효능**

해당식물이 갖는 기본 효능과 성분을 설명하고, 기본 효능 외에 한방이나 민간에서 유용하게 활용하는 효능들까지 포함하여 설명하였다.

❖ **효소 만들기**

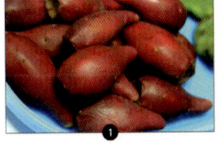 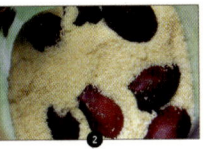 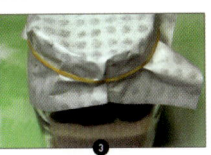

① 경동시장 등 약재상이나 인터넷에서 천년초 열매나 줄기를 구입해 준비한다. 깨끗이 세척한 뒤 하루 정도 말리면서 물기를 없앤다. 여기서는 항암 효능이 조금 더 좋은 열매로 효소를 담근다.

② 물기가 없는 열매에 약간의 칼집을 몇 개 내고 용기에 넣은 뒤, 황설탕을 그 위에 붓는다. 천년초 줄기도 이와 같은 방법으로 효소를 담근다. (재료와 황설탕 비율 1:0.8)

③ 한지로 주둥이를 막고 뚜껑을 닫은 뒤 한 달동안 3~4회 골고루 섞어준다. 약 3~6개월 가량 발효시킨 뒤 건더기는 걸러낸다. 2차 숙성을 9개월 더 한 뒤, 효소액과 생수를 1:5 비율로 희석하여 음용한다.

→ **효소 만들기 순서**

구입한 재료를 용기에 넣어 적당한 비율의 설탕과 섞어 담을 수 있는 효소 만들기 순서를 표시하였고, 식물의 특성에 따라 배합비율, 보관 및 숙성일 등을 설명하였다.

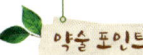

천년초술 : 천년초 열매나 잎을 용기에 절반 보다 조금 적게 넣고 그 위에 담금주를 가득 부어 밀봉한 뒤 1~3개월간 숙성시켜 음용한다. 열매는 열매끼리, 잎은 잎끼리 담그면 고유의 술 색깔이 나온다.

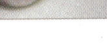

→ **약술 포인트**

해당식물 또는 유사종의 식물로 간단하게 만들 수 있는 주스나 나물, 그리고 유사 효소 및 약술 만드는 법을 TIP 형식으로 다루었다.

※ 그 외 본문 중간에 유사한 약용식물을 소개하여 효소 또는 약술, 주스 등로 활용할 수 있도록 설명하고 있다.

차례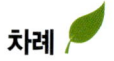

효소란 무엇일까? 10

산야초, 채소류 효소가 하는 일들 12

산야초, 채소효소를 담글 때 설탕 비율 13

효소와 곰팡이 14

병에 걸리는 것과 안 걸리는 것은 임계치 싸움 15

항암

바위솔(와송)	20
주목	22
꾸지뽕나무 good	24
겨우살이	26
짚신나물	28
국화(감국, 산국)	30
삽주(창출, 백출)	32
쇠비름(마치현)	33
천년초 good	34
귤 good	36
딸기 good	38
토마토	40
더덕 good	42
마늘 good	46
울금 good	48
당근 good	50
콜라비 good	52
브로콜리 good	54
겨자 good	56
양배추 good	58
파프리카 good	60

당뇨

자두나무	62
살구나무	64
유사한 약용식물 알아보기 앵도나무	66
황칠나무 good	67
고욤나무(군천자)	68
구아바	69
두메부추	70
줄(줄풀)	73
삼채	74
뚱딴지(돼지감자) good	76
보리	78
닭의장풀(압척초)	80
유사한 약용식물 알아보기 자주닭개비	81
아욱 good	82
고수 good	84
당조고추(노란고추)	86
돌단풍	88
여주(고과)	89
하늘타리(천화분)	90

호흡기질환

퉁퉁마디(함초)	91
고추나무	92
은행나무	94
자작나무(백화피)	96
생강나무(삼첩풍)	97
섬초롱꽃(모시대참나물)	98
쑥부쟁이 good	100
영아자(염아자, 미나리싹나물)	102
민들레(서양민들레, 산민들레) good	104
개망초	108
갯기름나물(방풍나물), 갯방풍	110
도라지 good	112
개비름(비름나물)	114
해바라기	115
우단담배풀(멀레인)	116
소나무	118
마가목 good	120

혈액순환

산사나무	122
야광나무	123
잇꽃(홍화, 사플라워)	124
참나물	126
유사한 약용식물 알아보기 파드득나물	128
참취	130
독활	132
전호(아삼) good	134
천궁 good	136
우산나물	137
엉겅퀴 good	138
곰취	139
양파 good	140
단호박 good	142
생강 good	143

고혈압

칡 good	144
황기 good	146
칠면초 good	148
나문재(염봉) good	149
수송나물, 솔장다리	150
달맞이꽃 good	151
샐러리 good	152

신장질환

참가시나무 good	154
긴병꽃풀(금전초) good	156
금잔화 good	157

이뇨·부종

원추리	158
으름덩굴(팔월찰)	160
마디풀(편축)	161
옥수수	162

여성질환

뱀딸기 good	163
석류나무 good	164
일당귀	166
양지꽃	168
쑥(참쑥, 사철쑥, 개똥쑥, 더위지기)	170
솜양지꽃	174

안과질환

회향(휀넬) good	175
냉이 good	176
차나무	178
결명자, 석결명	179

소화 · 위장질환

매실나무(매화나무)	180
두릅나무	181
갯개미자리(세발나물, 갯나물)	182
질경이 good	184
수영	186
방아풀	187
왕고들빼기	188
야콘	189

간기능 개선

헛개나무 good	190
오리나무	192
산겨릅나무(산청목, 벌나무)	193
돌나물(돈나물, 석지갑)	194
콩나물(콩, 대두)	196
TIP 콩 효소 만들기	198
TIP 팥 효소 만들기	199
음나무(엄나무, 해동피)	200
고로쇠나무	201
용담 & 과남풀	202
꿀풀(하고초)	203
부추(정구지)	204
아스파라거스 good	205
밀크시슬	206
맨드라미	207

피부질환

약모밀(어성초)	208

신경질환

달래 & 산달래 good	210
바질(스위트바질)	212
마조람	213
오레가노&그릭오레가노	214
페퍼민트(양박하)	215

뇌질환·기억력 개선

호두나무	217
자귀나무	218
석창포	219
갈대(노근)	220
석잠풀(초석잠)	221
머위(봉두채)	222
검정깨(흑임자)	224
박하	225
들깨	226
로즈마리	227

노화예방

오미자 good	228
무화과나무 good	230
양다래(키위)	232
사과나무	234
유사한 약용식물 알아보기 꽃사과나무	236
유사한 약용식물 알아보기 아그배나무	237
인삼	238
블루베리	240

알레르기질환

백목련&목련 good	242
대추나무	244
느릅나무(유근피)	245
개나리(연교)	246
탱자나무 good	247
뽕나무&산뽕나무(상백피, 오디) good	248
지치(자초)	249
잔대(사삼)	250
두충 good	251

정력보강

산수유 good	252
닥나무	254
산딸기	256
복분자딸기 good	258
쇠무릎(우슬) good	259
오갈피나무 good	260
구절초	262
둥굴레&층층갈고리둥굴레	263

질병을 예방하고 면역력을 돕는 산야초의 힘

산야초 효소와 약술 만들기

효소는 재료의 특성에 따라 제철에 맞게 담그는 것이 가장 좋지만, 지역과 산지에 따라 조금씩 차이가 있게 마련이다. 보통은 잎과 줄기, 열매와 뿌리를 이용하고 전초를 포함하여 담기도 한다. 이른 봄인 3월부터 봄의 끝자락 5월까지는 주로 새순이나 잎, 꽃을 사용하여 효소를 담고, 6월부터 8월의 여름철에는 열매를 비롯하여 잎과 줄기, 꽃을 주로 사용하여 담는다. 9월에서 11월까지의 가을철에는 열매, 꽃, 뿌리를 사용하며, 겨울철에는 열매와 뿌리를 사용할 수 있다. 이 책의 경우 본문에 표시한 해당 산야초의 '수확시기'를 참조하기 바란다. 또한 설탕의 가감 여부는 약성을 포함하여 재료의 수분 상태, 당도 상태, 항균 성분 유무에 따라 달라진다. 설탕은 황설탕, 백설탕 모두 사용할 수 있다.

•• 효소란 무엇일까?

효소(Enzyme)는 동식물의 체내에서 일어나는 각종 화학반응의 촉매 역할을 하는 고분자 단백질 촉매이다. 따라서 동식물의 세포 반응들에 촉매 역할을 하여 동식물의 신진대사 유지에 도움을 주는 매우 중요한 화합물이다.

흔히 단백질로 이루어진 주 효소와 비타민과 무기질의 영양물질로 이루어진 보조 효소가 있다. 이들 효소는 몸 속의 체액과 거의 근사치에 가깝기 때문에 몸 속에서 자연스럽게 소화, 흡수되어 각종 세포반응과 영양분 흡수를 원활히 하도록 유도하고 그 결과 동식물의 생명유지에 도움을 준다.

몸 속으로 들어온 효소는 약 4,000여 종류의 생화학적 반응과 영양분 흡수를 촉매하여 세포 생산 등의 생명유지를 담당한다. 효소의 활동에 악영향을 주는 것은 각종 약물, 농약, 몸 속의 노폐물, 도시공해 같은 독성물질 등이므로 독성물질에 노출된 몸일수록 체내의 효소 활동이 저하되어 생명유지가 원활하지 않고 질병에 쉽게 노출된다.

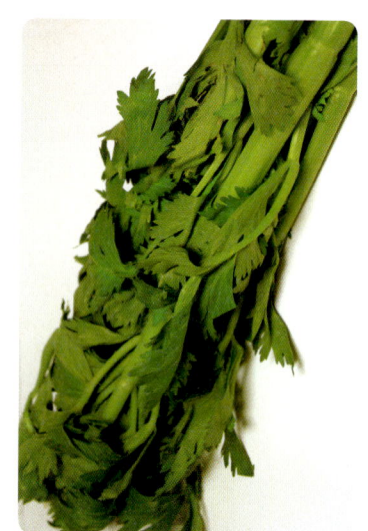

샐러리

역사적으로는 1833년 프랑스의 화학자 앙셀름 파앤(Anselme Payen)이 효소의 존재를 처음 발견하였다. 1835년에는 베르젤리우스(Berzelius)가 동식물 생명유지에 촉매라는 존재가 있다는 것을 발견하였다. 1871년에는 독일의 퀴네(Kuhne)가 효소(enzyme)라는 단어를 처음 사용하였으며, 국내에서는 1980년대 들어 현미효소, 율무효소 등의 곡물 효소가 시판되면서 사람들에게 널리 알려졌다.

효소는 모든 동식물 식재료에 함유되어 있으나 가공 방법, 농약 처리, 조리과정 등에서 소실되어 사람은 충분하지 않는 효소를 섭취하게 된다. 이 효소를 충분하게 섭취하려면 익히지 않은 날 것을 섭취해야 하며, 그러한 효소를 더 쉽게 섭취하도록 하는 것이 다양한 산야초와 채소 재료로 만든 효소들이다.
가정에서 만든 산야초 및 채소효소는 제 각기 자신의 약성이나 고유한 특성을 가지고 약 4,000여 종류의 생화학적 반응을 촉매하여 인간의 신진대사 유지, 생명유지, 체질개선, 건강증진 등의 역할을 하게 된다.

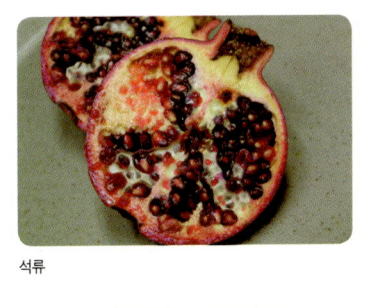
석류

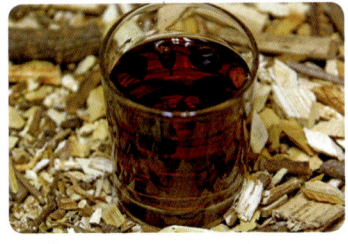
오가피

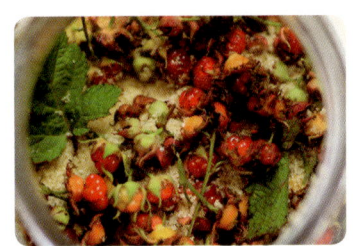
산딸기

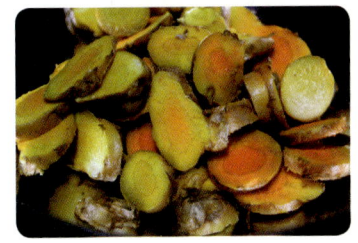
울금

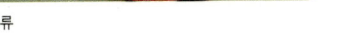
인삼

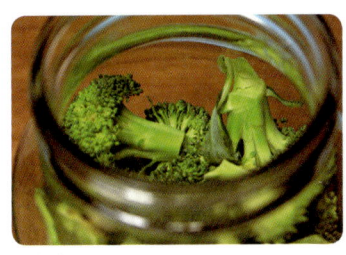
브로콜리

•• 산야초, 채소류 효소가 하는 일들

1. 건강한 세포의 발육 촉진
몸 속에 들어온 효소는 병든 세포들 사이에서 건강한 세포의 발육을 촉진한다.

2. 정화작용
체내의 소화능력을 향상시키고 정화능력을 활성화시켜 체내에 적폐되어 있는 독성물질을 땀, 소변, 대변 등으로 빠르게 배출하게 한다.

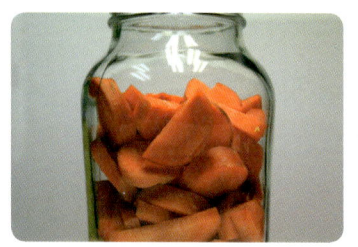
당근

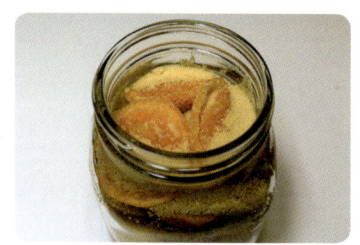
귤

3. 성인병 예방
효소가 부족하면 체내 독성이 정체되고 혈액순환의 문제가 발생해 당뇨, 고혈압 등의 만성 성인병 질환에 걸리게 된다.

4. 치유력 회복
체내의 자연치유력을 회복시켜 각종 질병에 대한 저항력을 높인다.

5. 장수(長壽)
소식(小食)을 유도하여 장수를 돕게 한다.

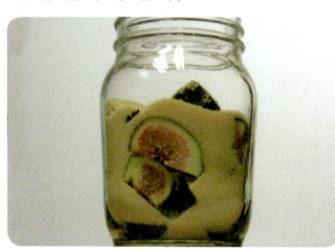
무화과

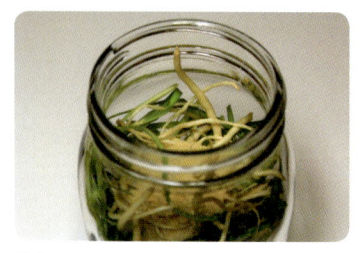
삼채

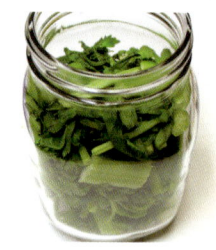
샐러리

•• 산야초, 채소류 효소를 담글 때의 설탕 비율

음식의 재료는 조리를 하면 재료에 함유되어 있는 고유한 효소와 영양분이 사라지므로 조리하지 않고 발효로 효소를 만든다. 기본적으로 재료와 설탕을 1:0.7~1 비율로 혼합하여 발효를 하면 일정 시간 뒤 재료의 영양분을 포함한 효소가 만들어진다. 또한 재료가 갖고 있는 기본적인 수분량에 따라 설탕의 양을 조절하는 것이 좋다. 자칫 당도가 높은 효소액은 당뇨환자에게 위험할 수도 있기 때문이다. 효소액은 보통 설탕을 넣고 담지만 설탕을 넣지 않고 담글 때도 있으며, 이때 해당 효소액의 약성이 달라질 수도 있음을 참고하자.

1. 설탕을 재료 무게의 70~80%를 넣은 경우
수분이나 항균 성분이 있거나, 당분이 많은 열매에 해당한다. 수시로 저어주면서 곰팡이가 끼지 않도록 한다. 처음부터 설탕을 적게 투입했으므로 추후 효소를 섭취할 때 당분을 적게 섭취할 수 있는 것이 장점이다. 설탕이 적정보다 적으면 알콜이나 식초로 발효된다.

2. 설탕과 재료가 1:1인 경우
재료의 무게만큼 설탕을 1:1 비율로 넣는 방법이다. 설탕이 많으므로 곰팡이는 덜 끼고 이 때문에 저어주는 횟수는 적다. 단, 설탕을 한꺼번에 넣는 것이 아니라 처음에 60% 정도 넣고, 초기 10~30일 동안 남아있는 설탕 40%를 두세 번 나누어 넣어주는 것이 좋다. 곰팡이가 낄 것 같을 시기에 재료를 저어주면서 그 위에 공기가 닿지 않도록 남아있는 설탕으로 덮어주는 것이다. 추후 만들어지는 효소는 진액과 효소가 섞여있는 형태이다. 설탕을 재료와 동량을 넣었으므로 숙성 기간이 짧으면 불가피하게 당분의 섭취도 하게 된다. 완성된 진액은 7~8배의 물에 희석해 하루 1잔정도 섭취한다.

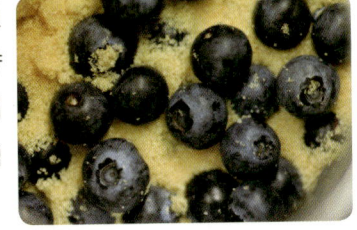
블루베리

3. 설탕 투입량이 재료의 무게를 초과하는 경우
설탕이 과다하면 효소가 아니라 시럽이 된다.

•• 효소와 곰팡이

재료에 물기가 많거나 습기가 많은 경우, 설탕이 적정보다 부족한 경우에 곰팡이가 끼게 마련이다. 이중 흰 곰팡이는 이롭지만, 회색이나 검정색, 푸른색 등의 곰팡이는 인체에 나쁜 영향을 주는 곰팡이다. 효소를 담글 때 나타나는 곰팡이에 대처하는 방법을 알아보자.

1. 항균 성분이 많은 재료(마늘, 박하 계열의 재료)

효소로 담근 뒤 방치해도 곰팡이는 잘 끼지 않는다. 재료 자체에 항균 성분이 있으므로 곰팡이가 잘 끼지 않는 것이다.

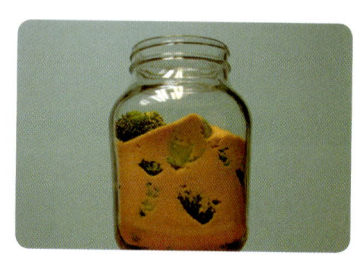

브로콜리

2. 당분 성분이 많은 재료(열매류의 재료)

당분이 많은 열매 재료는 효소를 담근 뒤 3~10여 일 후에 여지없이 곰팡이가 생성된다. 물기가 없는 도구를 사용해 곰팡이를 건져낸 뒤 재료에서 우러나온 효소액(진액)에 재료가 완전히 잠기도록 해준다. 만일 며칠 뒤 다시 곰팡이가 끼면 곰팡이를 제거하고 그 부분에 설탕을 적량 부어주거나 재료가 진액이 완전히 잠기도록 눌러준다.

3. 습기가 많은 실내

실내에 습기가 많고 통풍이 원활하지 않으면 곰팡이가 많이 낀다. 효소용기를 건냉암소의 통풍이 잘되는 장소로 옮긴 뒤 보관해야 한다.

4. 효소액(진액)에 재료가 충분히 잠긴 경우

재료가 진액 속에 완전히 잠기면 이후부터는 곰팡이가 거의 끼지 않는다. 재료가 우러 나온 진액에 완전히 잠긴 것이 확인되면 숙성시 병이 터지지 않도록 병뚜껑을 살짝 느슨하게 하는 것도 좋은 방법이다.

•• 병에 걸리는 것과 안 걸리는 것은 임계치 싸움

사람의 몸은 누구나 암으로 전이되는 비정상 세포를 갖고 있다. 비정상 세포가 과다 증식한 뒤 덩어리화 되어 신체 장기를 못쓰게 만드는 것이 흔히 말하는 '암'이다. 즉, 사람들은 누구나 몸 속에 암 유발인자를 조금씩 가지고 있지만 누구는 암에 걸리고 누구는 암에 걸리지 않는 것이다. 이는 쉽게 말해 임계치 싸움이라고 할 수 있다.

방사능 오염지역, 가령 일본 방사능 오염지역으로 여행을 가면 암에 걸릴 확률이 조금 더 늘어난다는데 이는 방사능이 암을 유발하는 독성물질이기 때문일 것이다. 담배를 피는 애연가가 폐암에 걸릴 확률이 상대적으로 높은 이유는 담배에 암 유발인자가 있기 때문이다. 고기를 불에 구워먹는 방법, 흔히 탄 음식을 즐기는 사람들도 암에 걸릴 확률이 높다고 한다. 도시의 매연도 암을 유발하는 무시 못 할 요인이다.

자신과 가족의 생명을 사랑한다면 암을 유발하는 요소로부터 피해가는 생활이 아무래도 좋다. 그러려면 보다 깨끗한 공기, 친환경적인 건강한 식단을 섭취하는 것이 암에 걸릴 확률을 낮출 것이다. 산업화된 도시에서 암으로부터 자신을 지키는 방법은 오염되지 않은 환경을 스스로 찾아 나서는 방법이다.

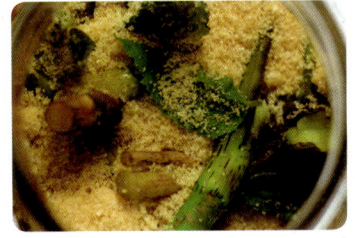
땅두릅

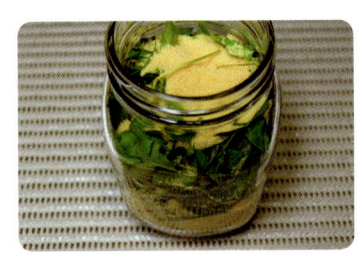
고추나무

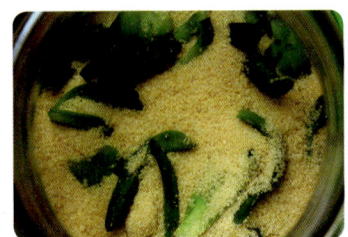
와송

현대인은 바쁘고 경쟁이 심한 사회에서 강한 스트레스를 받으며 살고 있다. 이 스트레스야 말로 암을 유발하는 매우 중대한 요소이므로 짬을 내어 휴가를 떠나기도 하고 맑은 공기를 마시며 머리를 식히는 것도 좋을 것이다.

추천하는 항암요법 중 가장 쉬운 방법은 매주 산이나 휴양림을 방문하여 삼림욕을 즐기라는 것이다. 가족나들이도 밀폐된 극장보다는 쾌적한 공기가 흐르는 야외 놀이공원이 좋다. 페인트 칠로 범벅이 된 워터파크 대신 바다를 찾고, 식물원을 찾는 횟수가 많다면 그만큼 맑은 공기에 자신의 심신을 노출하게 된다. 자신을 깨끗한 자연환경에 노출시키는 것이 향후 닥치게 될 암 발생을 늦출 수 있는 한 방법이 되기도 한다.

50대 장년층들의 병이었던 암이 지금은 20대 사이에서도 걸리는 병이 되었다. 암 중에서 가장 고치기 쉬운 '갑상선암'은 요즘 20대 사이에서 흔히 볼 수 있는 암이다. 사회는 그만큼 스트레스를 주는 병든 사회가 되었고 우리의 심신도 어렸을 때부터 도시의 공해물질에 노출되었음을 시사하는 대목이다.

암은 결국 임계치의 싸움이다. 암에 걸리는 사람은 그만큼 이 사회에서 많은 스트레스를 받고 있으며, 과식과 과음, 그리고 과욕에 넘쳐 스스로 몸을 망치거나, 오염된 환경에 많이 노출된 사람일 것이다. 이것에 대한 방어는 결국 스스로의 좋지 않은 생활 습성과 성격을 바꾸는 것일 것이다. 주말마다 맑은 공기를 찾아 야외활동을 한다면 이것도 하나의 치유 과정이다. 공기가 좋은 곳에서의 야외생활을 늘리는 것이야말로 암과의 임계치 싸움에서 임계치를 조절하는 유일한 수단이라고 할 수 있다.

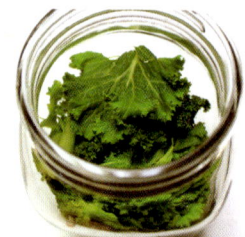

겨자

앞서 언급했듯이 현대인의 고질적인 질환인 암, 당뇨, 고혈압, 치매는 임계치의 싸움이다. 자신의 몸이 오염된 환경에 노출되었다면 오염되지 않은 환경에 자주 노출하여 자신의 몸이 임계치를 넘지 않도록(병이 발병하지 않도록) 스스로의 몸과 마음을 추스리는 자세가 필요하다. 그것이 고질적인 질병으로부터 자신의 몸을 예방하는 지름길이다.
그에 대한 여러 가지 방법 중 가장 쉬운 것이 숲의 삼림욕과 등산 등이 있을 것이고, 식생활 개선과 음주, 흡연 등으로부터 멀어지는 것이다.

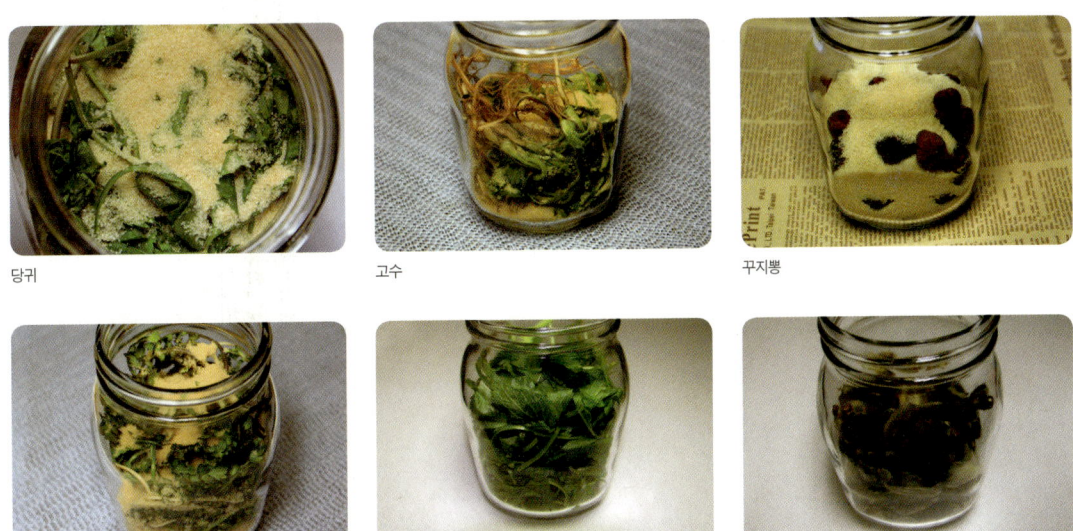

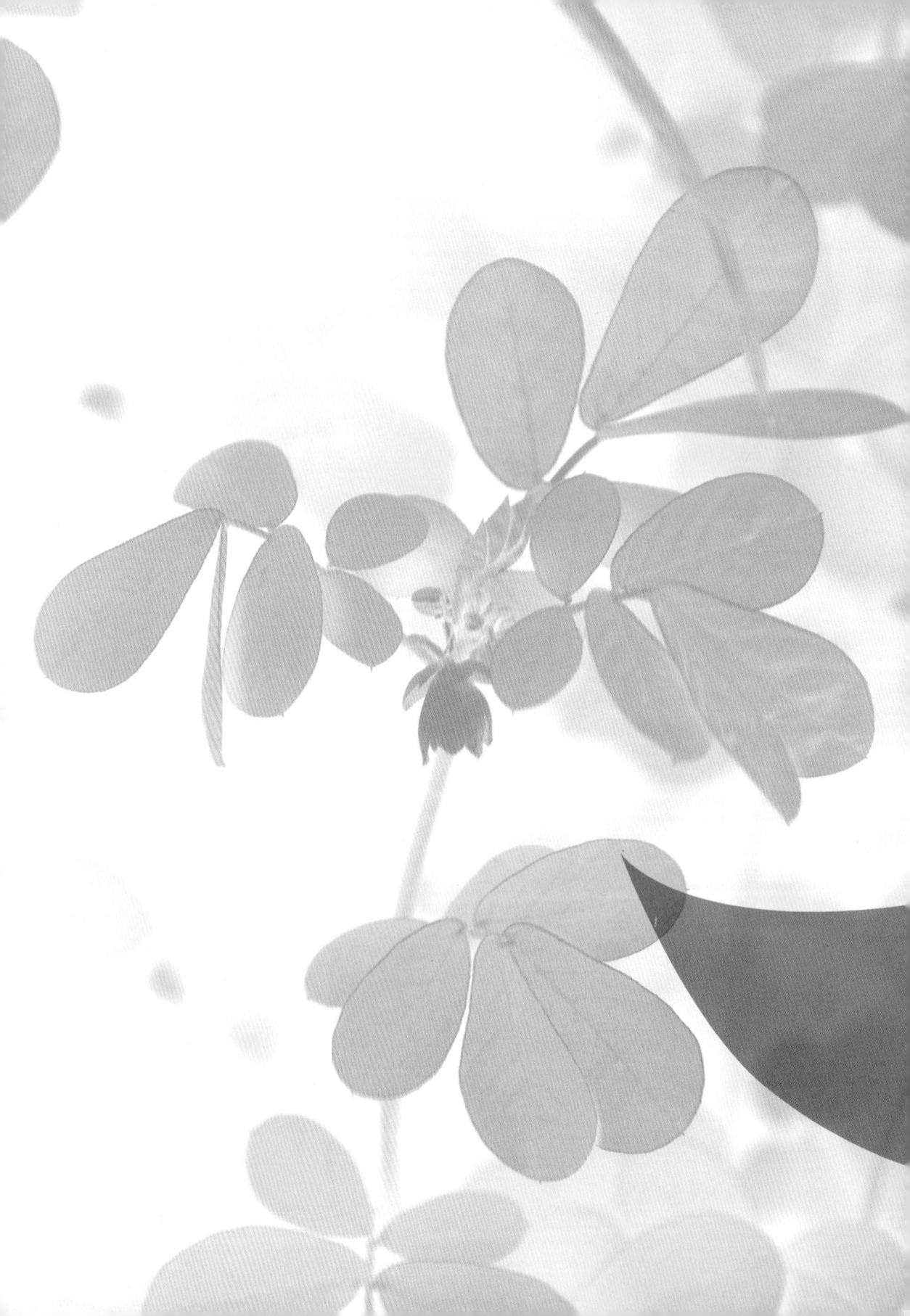

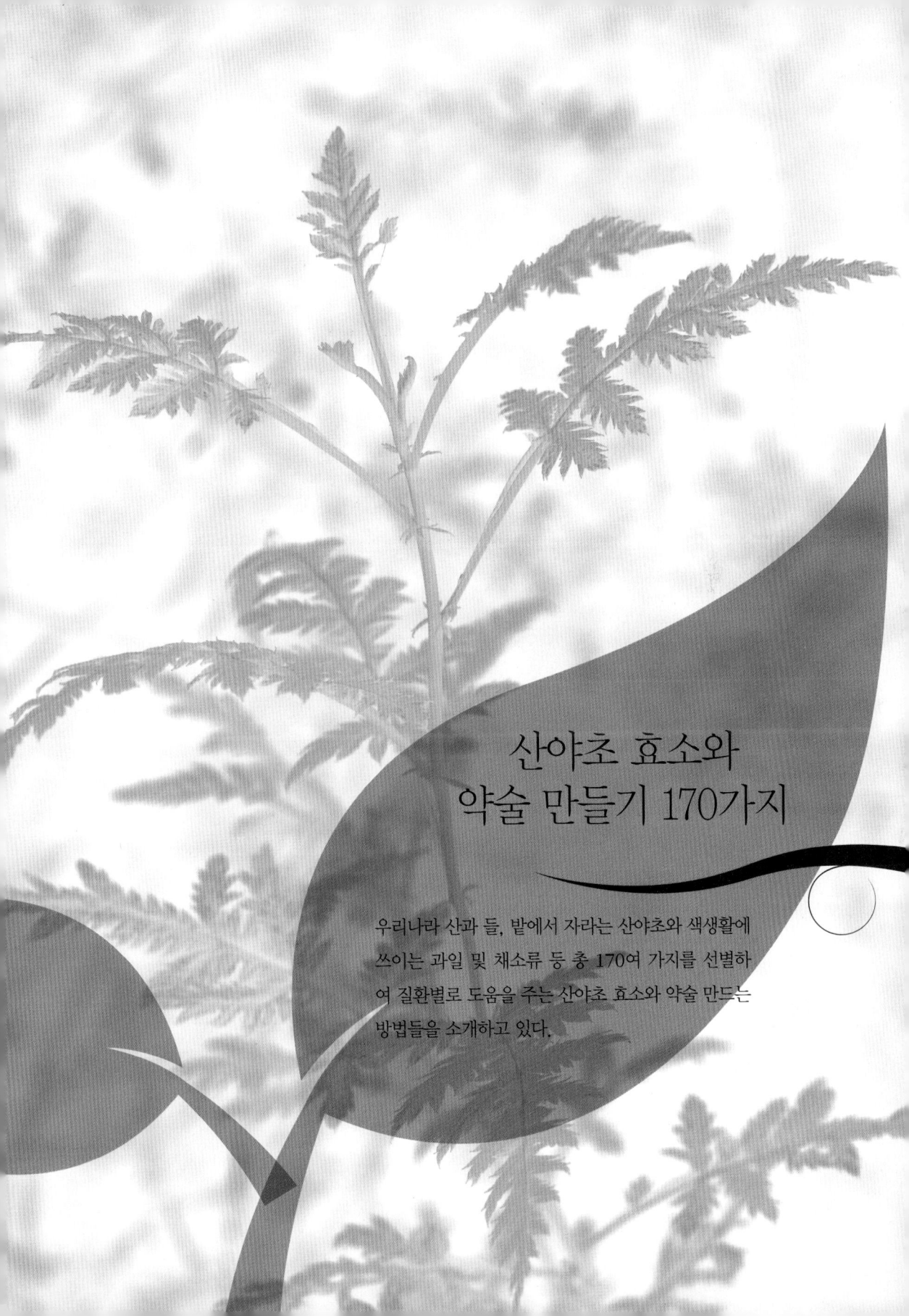

산야초 효소와
약술 만들기 170가지

우리나라 산과 들, 밭에서 자라는 산야초와 색생활에 쓰이는 과일 및 채소류 등 총 170여 가지를 선별하여 질환별로 도움을 주는 산야초 효소와 약술 만드는 방법들을 소개하고 있다.

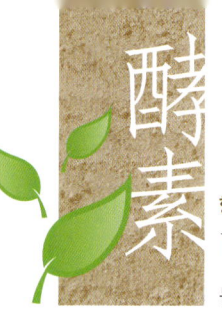

항암 _ 위암, 폐암, 당뇨, 노화예방에 좋은 초본식물

바위솔(와송)

돌나물과 여러해살이풀 | *Orostachys japonica* | 20~40cm

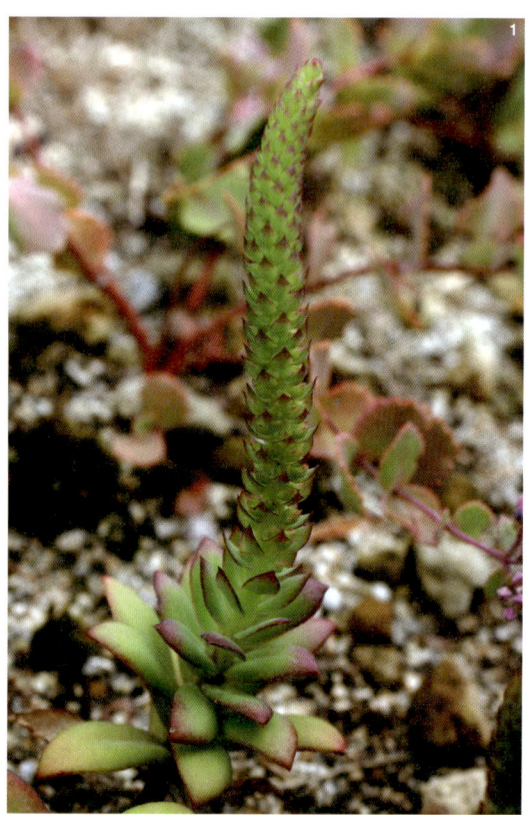

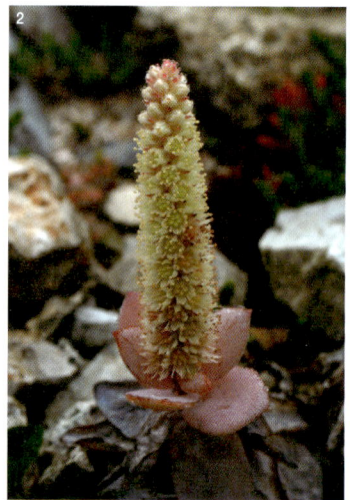

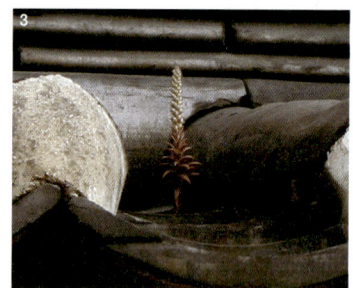

1 바위솔 2 정선바위솔 3 창경궁의 바위솔

심심산골 바위 근처에서 자생한다.

오래된 사찰이나 심지어 궁궐의 기왓장에서도 자라는 것을 볼 수 있어 '와송(瓦松)'이라고도 부른다. 수도권에서는 창경궁 등의 궁궐 기와지붕이나 남양주 수종사 등 사찰의 기와지붕에서 자라는 것을 볼 수 있다. 줄기는 높이 20~40cm로 자란다. 뿌리잎은 로제트형으로 자라고 두툼한 다육질을 갖고 있다. 잎의 색상은 녹색, 자주색, 회색 등이 있다. 꽃은 9월에 총상꽃차례로 핀다. 열매는 11월에 결실을 맺는다.

- 꽃 : 9월, 총상꽃차례
- 잎 : 두툼한 다육질
- 분포 : 산지의 바위 근처
- 열매 : 11월, 골돌과
- 번식 : 종자
- 수확 : 뿌리를 포함한 전초

❖ 효능

한방에서는 바위솔을 '와송'이라고 부르며 말린 전초를 달여 먹는다. 지혈, 해열, 소종, 비출혈, 간염, 치질, 습진, 화상에 사용한다. 최근 식물체에서 트리테르펜. 스테롤 프라보노이드 등의 여러 성분이 발견되어 위암, 대장암, 췌장암, 간암, 폐암, 당뇨, 노화예방 등에 효능이 있는 것으로 알려져 있다.

❖ 효소 만들기

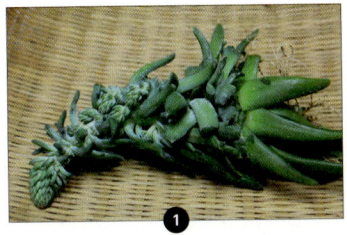
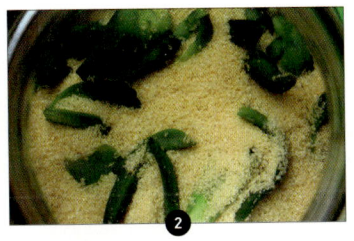
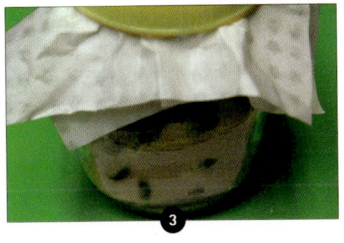

1. 와송을 뿌리째 채취하거나 경동시장 등 약령시장, 또는 인터넷에서 뿌리가 있는 싱싱한 와송을 구입한다. 흐르는 물에 충분히 세척한 뒤 물기를 털어낸다. 통풍이 잘되는 그늘에서 물기가 없도록 하루 정도 말린다.

2. 재료를 적당한 길이로 자른 뒤 용기에 넣고, 황설탕을 그 위에 붓는다. 와송 큰 것 1뿌리의 무게는 약 1.2kg 정도이다.(재료와 황설탕 비율 1:0.8)

3. 한지로 주둥이를 막고 뚜껑을 닫은 뒤 한 달 동안 3~4회 골고루 섞어주면서 설탕을 녹여준다. 6개월 정도 숙성시킨 뒤 건더기를 걸러내고 뚜껑은 살짝 열어준다. 2차로 6개월을 더 숙성시킨 뒤 효소액과 생수를 1:5 비율로 희석하여 음용한다.

❖ 와송주

꽃이 개화하기 전 크기가 큰 와송 한뿌리를 채취한다.(약 1kg) 이를 깨끗이 세척한 뒤 용기에 넣고 담금주 1.8L가량을 부은 뒤, 약 6개월 간 숙성시켜 음용한다.

❖ 와송주스

주스로 갈아 마시면 알로에베라와 비슷한 시큼한 맛이 나면서 제법 맛이 있다. 와송잎 2~3개와 요구르트 1개를 넣고 갈아 마시면 된다.

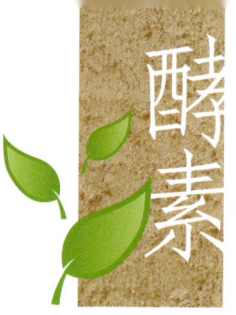

항암 _ 항암, 당뇨에 유용한 상록성 목본식물

주목

주목과 상록 침엽 교목 | *Taxus cuspidata* | 15~20m

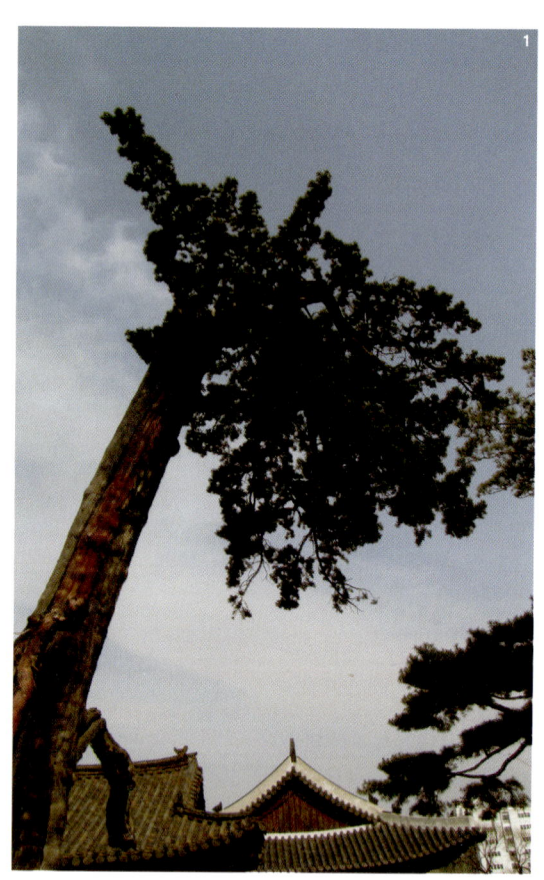

수피의 겉과 안쪽이 붉은색인 데서 한자인
붉을 주(朱)를 써서 주목(朱木)이라고 부른다.

암수딴그루로 추운지방에서 자라며, 그늘을 좋아한다. 잎은 길이 1.5~2.5cm 내외이고 잎의 끝이 뾰족하다. 잎의 뒷면에는 2줄의 흐릿한 황색줄이 나 있다. 자연산 주목은 높은 산 능선에서 험한 눈보라를 이기면서 자라기 때문에 야생으로 자라는 경향이 많다. 또한 10년에 1미터 가량 밖에 자라지 않을 정도로 더디게 자라지만, 실제로 천년을 넘게 살고, 또 베어진 후에도 좀처럼 썩지 않고 오래 오래 보존되기 때문에 살아서 천년, 죽어서 천년이라는 말이 항상 그림자처럼 따라다닌다. 서울 창경궁 문정전 뒤편에도 세월의 풍파를 느낄 수 있는 주목이 한그루 있다. 도시공원에서 키우는 주목의 수형이 삼각뿔인 이유는 삼각뿔 모양이 되도록 가지치기를 했기 때문이다.

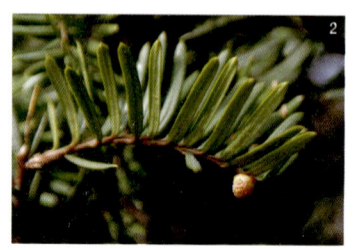
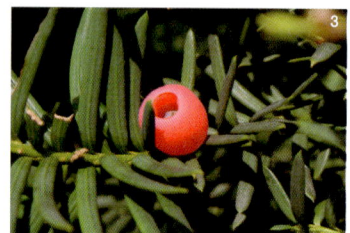
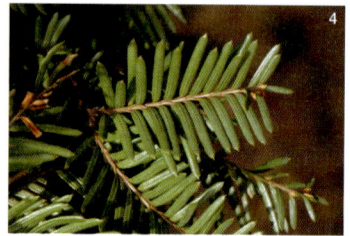

1 창경궁의 주목 2 꽃 3 열매 4 잎

- 꽃 : 4월, 암수딴그루
- 잎 : 잎 뒷면에 2줄의 연한 황색줄
- 분포 : 높은 산 고산지대
- 열매 : 8~9월, 빨간색
- 번식 : 종자, 꺾꽂이
- 수확 : 봄~가을에 어린 잎 위주로 수확

❖ 효능

주목의 씨눈으로 항암물질인 '탁솔(Taxol)'을 증식할 수 있다 하여 최근 씨눈과 잎을 항암제로 약용한다. 탁솔(Taxol)은 유방암, 난소암, 폐암 등에 특히 효능이 좋다.

❖ 효소 만들기

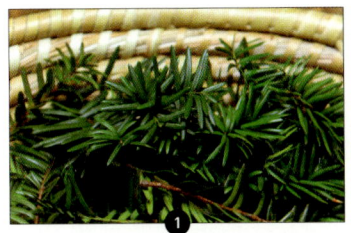 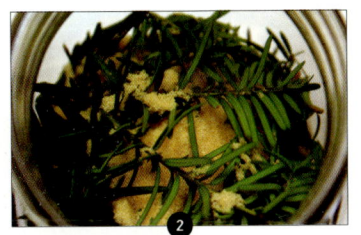 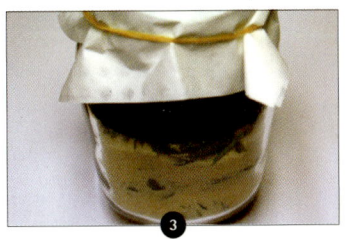

1. 공원에서 키우는 주목보다는 높은 산에서 비바람을 뚫고 자라는 주목 잎을 채취하는 것이 좋다. 채취한 잎을 세척한 뒤 물기가 없도록 통풍이 잘되는 그늘에서 2일 정도 말린다. 주목 잎 외에 빨간 열매도 효소로 담글 수 있다.

2. 황설탕 절반을 같은 무게의 뜨거운 물에 풀어 시럽으로 만든 뒤 주목과 버무리고 유리단지에 넣는다. 그 위에 남아있는 황설탕을 붓는다. (재료와 황설탕 비율 1:1)

3. 한지로 덮고 뚜껑을 닫은 뒤 한달동안 3~4회 골고루 섞어준다. 6~12개월 뒤 건더기를 걸러낸다. 2차 숙성은 6개월 정도 한 뒤 효소와 생수를 1:7 비율로 희석해 음용한다. 과복용 및 장기복용은 금한다.

효소 포인트

액즙이 없는 딱딱하고 건조한 재료인 경우 황설탕 절반을 같은 비율의 뜨거운 물과 혼합해 시럽을 만든 뒤 재료와 버무린다. 나머지 절반의 황설탕은 재료의 맨 위에 붓는다. 주목 잎은 시럽을 사용하지 않고 효소를 담글 경우 2~3개월 뒤부터 조금씩 액즙이 스며 나오므로 숙성을 기다리기 전에 잎이 먼저 시들어간다.

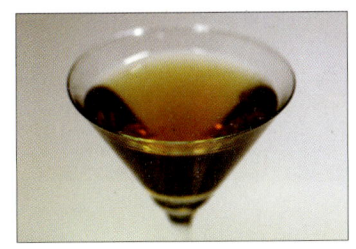

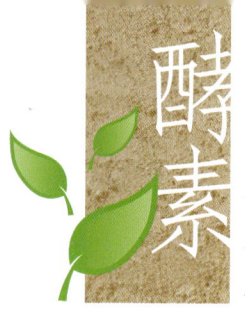

항암 _ 항암, 당뇨, 혈액순환 개선에 좋은 목본식물
꾸지뽕나무
뽕나무과 낙엽 활엽 소관목 | *Cudrania tricuspidata* | 3~10m

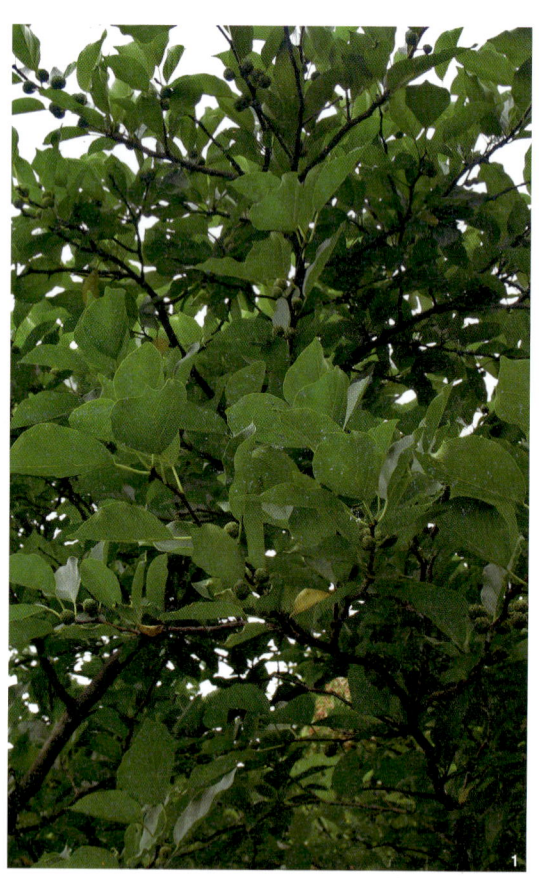

중부 이남의 양지 바른 산지에서 자생하지만 보통 남해안의 산지에서 쉽게 볼 수 있다.

이른 봄에 채취한 어린잎은 나물로 데쳐 먹는데 맛이 상당히 좋은 편이다. 줄기는 높이 3~10m 정도로 자란다. 잎은 어긋나게 달리고, 난형 또는 타원형이다. 잎이나 가지를 자르면 하얀 액이 나온다. 꽃은 암수딴그루이고 5~6월에 잎겨드랑이에서 1~2개씩 달리는 두상꽃차례로 황록색의 수꽃이삭과 암꽃이삭이 둥근 공 같은 곳에서 모여 핀다. 울퉁불퉁한 둥근 공 모양의 열매는 9월에 붉게 익는데, 단맛이 난다. 봄에는 어린잎을, 가을에는 붉게 익은 열매를 채취하여 효소로 담근다. 꾸지뽕나무의 나무의 껍질이나 뿌리도 약용할 수 있다.

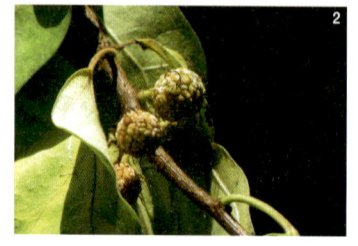
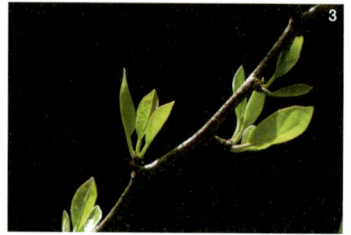
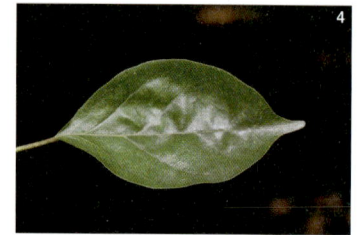

1 수형 2 꽃 3 어린잎 4 잎

- 꽃 : 5~6월, 둥근 공 모양의 꽃차례
- 잎 : 달걀 모양, 윤채 있음
- 분포 : 중남부 지방의 700m 이하 산지
- 열매 : 8~9월, 붉은색
- 번식 : 종자
- 수확 : 잎, 잔가지, 열매

❖ 효능

수피, 잔가지, 뿌리의 약용 효능이 높다. 폐암, 직장암, 간암, 고혈압, 혈액순환, 피로회복, 말라리아, 월경과다, 냉증, 모유촉진에 좋고 루틴 성분이 풍부해 당뇨 예방에도 좋다. 뿌리는 무월경에 좋고, 나무수액은 안과 질환에도 바른다. 열매는 날것으로 식용하거나 잼을 담가 먹는다. 잎은 혈액순환, 소염에 좋다.

❖ 효소 만들기

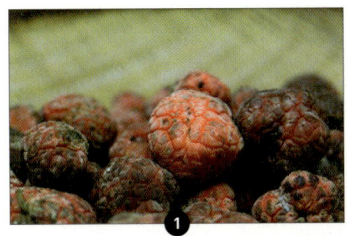

①
효소로 담그려면 봄에는 잎과 잔가지를 준비하고, 가을에는 열매를 수확해 준비한다. 약용할 경우 건조시킨 잔가지나 수피, 뿌리를 약용한다.

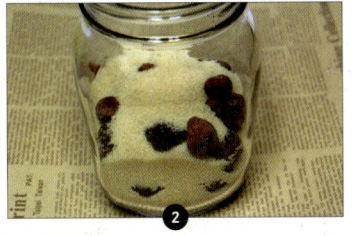

②
열매와 황설탕을 섞어 용기에 넣는다.
(재료와 황설탕 비율 1:0.8)

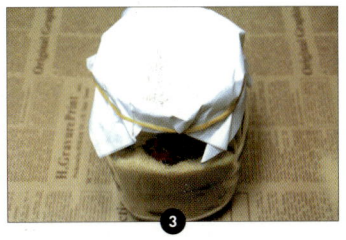

③
한지로 주둥이를 닫고 뚜껑을 닫은 뒤 10일 뒤 효소액이 충분히 나오면 곰팡이가 끼지 않도록 한번 흔들어 열매가 효소액에 완전히 잠기도록 한다. 열매가 효소액에 완전히 잠기면 곰팡이가 끼지 않게 되므로 뚜껑을 살짝 열어준다. 12개월 정도 숙성시킨다.

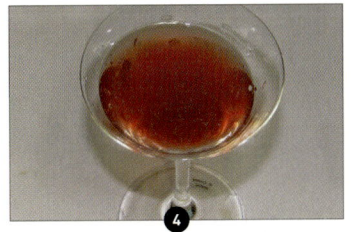

④
효소액과 생수를 1:7 비율로 희석한 뒤 마신다. 잔가지와 뿌리는 차로 우려 마시거나 달여서 약용하기도 한다.

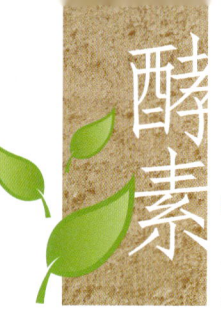

항암 _ 항암, 고혈압, 스테미너에 좋은 상록성 목본식물

겨우살이

겨우살이과 상록 활엽 소관목 | *Viscum album* | 0.3~1m

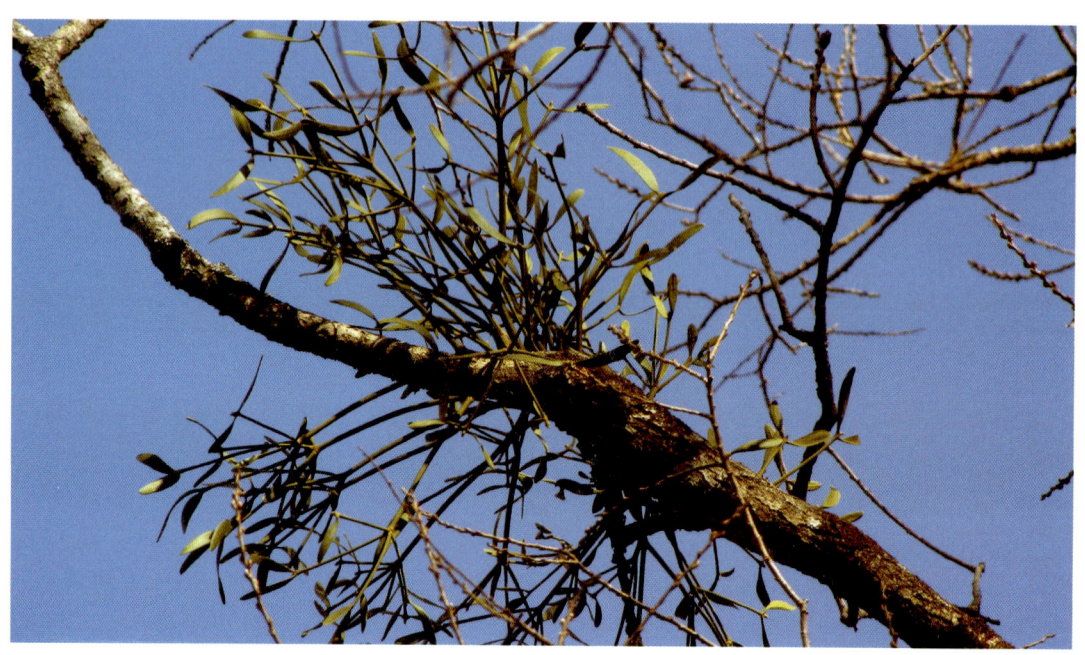

해발 600m 이상의 높은 산 능선의 참나무, 밤나무, 뽕나무, 물오리나무 등에서 기생하는 상록식물이며 주로 11~3월 사이의 겨울에 볼 수 있다.

'상기생'은 뽕나무에서 기생하는 겨우살이를 말하며 약용적인 측면에서 우수성을 인정받지만 국내에서 볼 수 있는 상기생은 대부분 수입 중국산이다. 잎은 마주나고 타원형 또는 긴 타원상의 피침형이다. 잎질은 가죽질이다. 꽃은 2~3월에 가지 끝에 암수딴그루로 연한 노란색으로 3개씩 모여 피고, 열매는 10~11월에 성숙하며 연한 노란색의 둥근 구슬 모양이다. 줄기는 딱딱하고 사방으로 뻗어 지름 0.5m~1m 정도의 새의 둥지 모양으로 자란다. 줄기에는 마디가 있고 마주난 잎은 바소꼴의 다육질이다.

- **꽃** : 3월, 연한 노란색
- **잎** : 바소꼴이고 두툼한 다육질
- **분포** : 해발 600m 이상이 높은 산 능선
- **열매** : 10월, 구슬 모양
- **번식** : 파종
- **수확** : 10m 높이의 장대로 수확

❖ 효능

항암, 자양강장, 고혈압, 관절염, 중풍, 심장병, 유즙부족, 발기부전, 마비증 등에 좋다. 잎과 줄기를 차, 술, 효소로 이용한다. 보통은 보리차처럼 끓여 마신다.

❖ 효소 만들기

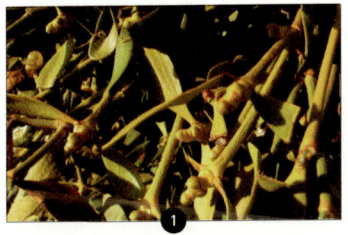

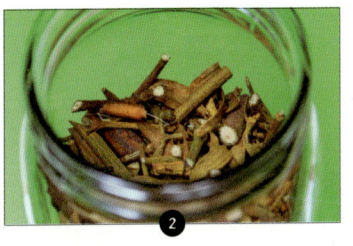

1. 싱싱한 줄기를 세척한 뒤 물기를 말리고 적당한 크기로 자른다. 약재상에서 구입할 때 말린 건제품은 효소 발효 기간이 오래 소요되므로 가급적 싱싱한 제품을 구입한다.

2. 황설탕 절반을 같은 양의 뜨거운 물에 넣어 시럽을 만든 뒤 시럽으로 겨우살이를 버무리고 그 위에 남아있는 황설탕을 붓는다. (재료와 황설탕 비율 1:1)

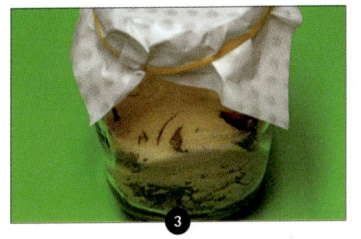

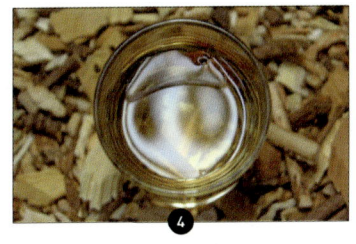

3. 뚜껑을 닫고 1주일 뒤 한번 흔들어 골고루 섞이도록 한다. 6개월 뒤 건더기를 걸러내고 효소액만 6~12개월 정도를 더 발효시킨 뒤 음용한다.

4. 겨우살이 효소와 생수를 1:5 비율로 희석한 뒤 마신다.

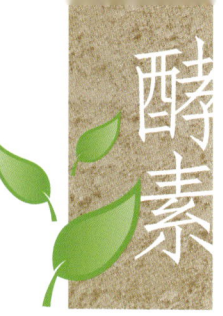

항암 _ 항암, 지혈에 유용한 초본식물

짚신나물

장미과 여러해살이풀 | *Agrimonia pilosa* | 30~100cm

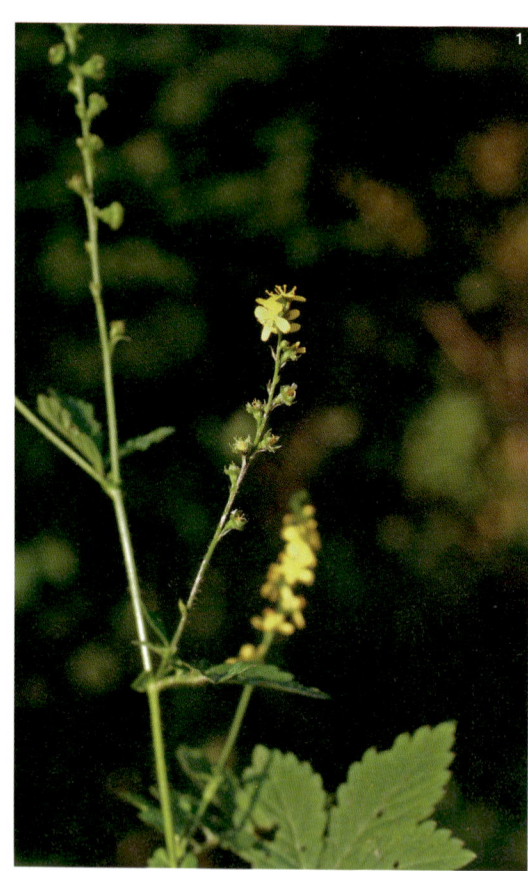

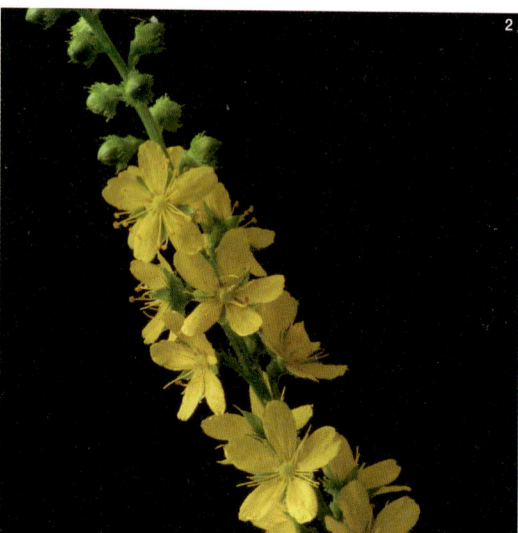

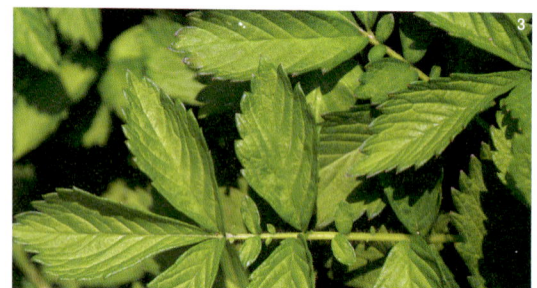

1 전초 2 꽃 3 잎

산과 들판은 물론 높은 산 저지대와 고지대의 풀밭 등에서 자생한다.

원줄기는 높이 1m로 자란다. 잎은 어긋나고 홀수깃꼴겹잎으로서 5~7개의 작은 잎으로 되어 있고, 작은 잎 사이에는 손톱 크기만한 어린잎이 있다. 꽃은 6~8월에 노란색으로 줄기와 가지 끝에 달린다. 꽃잎은 5개, 수술은 12개이다. 열매에는 갈고리형 가시가 있다. 열매가 신발에 묻어 다른 곳으로 이동하기 때문에 높은 산 등산로에서도 흔히 자라는 것을 볼 수 있다. 봄에 채취한 어린잎은 나물로 무쳐먹는다.

- **꽃** : 6~8월, 노란색
- **잎** : 홀수깃꼴겹잎
- **분포** : 산야와 높은산 풀밭
- **열매** : 8~9월, 원추형
- **번식** : 종자
- **수확** : 뿌리 혹은 지상부

❖ 효능

항암, 항균, 해독, 통증, 외상출혈, 말라리아, 이질, 토혈, 객혈, 혈변, 자궁출혈, 질트리코모나스(여성질환의 일종), 강심, 대하, 종기, 부스럼에 좋다. 산행 중에 출혈이 발생했을 때는 잎을 짓찧어 바른다.

❖ 효소 만들기

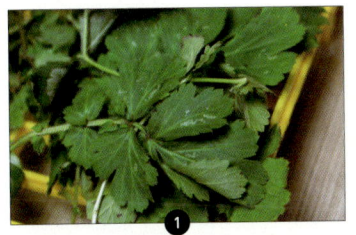
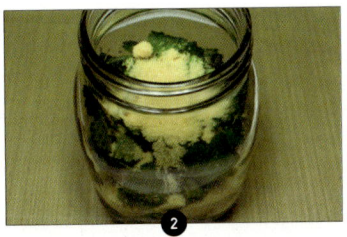
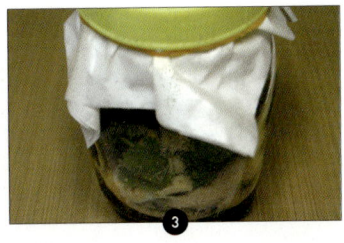

산에서 짚신나물 잎만 채취하거나 뿌리채 채취하되, 자생지 보호를 위해 잎만 채취하는 것이 좋다. 흐르는 물에 충분히 세척한 뒤 물기를 털어낸다. 통풍이 잘되는 그늘에서 물기가 없도록 이틀 정도 말린다.

물기를 말린 잎을 칼로 잘게 썬 뒤 용기에 담고, 황설탕을 켜켜이 붓는다. (재료와 황설탕 비율 1:0.8)

한지로 주둥이를 막고 뚜껑을 닫은 뒤 한 달동안 3~4회 골고루 섞어준다. 3개월 정도 발효시킨 뒤 건더기는 걸러낸다. 2차 숙성을 9개월 정도 더 한 뒤에 효소액과 생수를 1:5 비율로 희석시켜 음용한다.

약술 포인트

선학초술 만들기

짚신나물술이라고도 한다. 경동시장 같은 약재상 등에서 말린 짚신나물 줄기나 뿌리를 구입해 준비한다. 짚신나물 500g, 설탕 100g, 담금주 1.8L로 담근 뒤 6개월 가량 숙성시켜 건더기를 걸러낸다. 2차로 6개월을 더 숙성시켜 음용한다. 싱싱한 잎으로 담글 경우 300g을 넣는다.

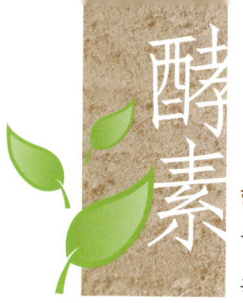

항암 _ 항암, 노화예방, 습진, 두통에 좋은 초본식물

국화(감국, 산국)

국화과 여러해살이풀 | *Dendranthema boreale* | 1~2m

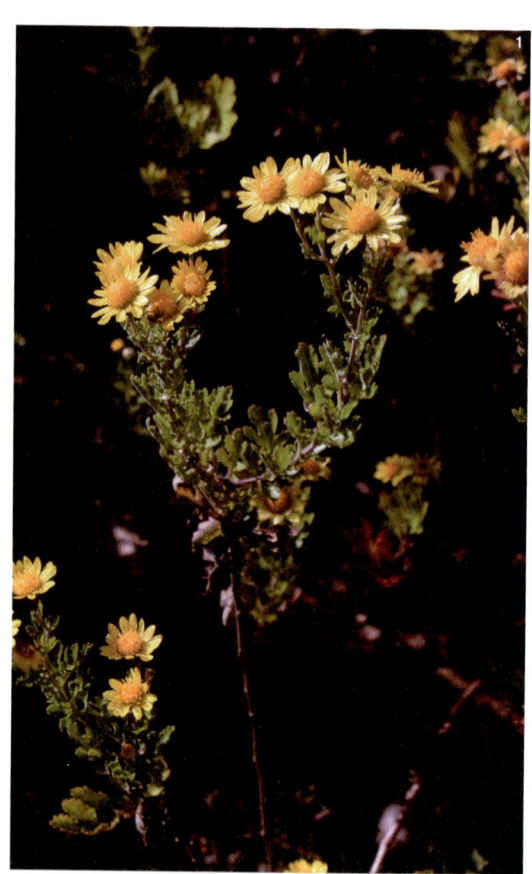
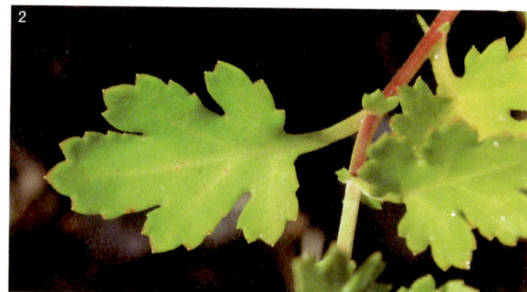
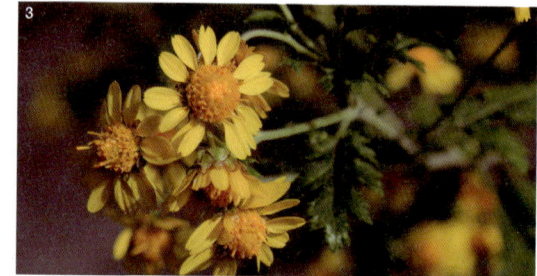
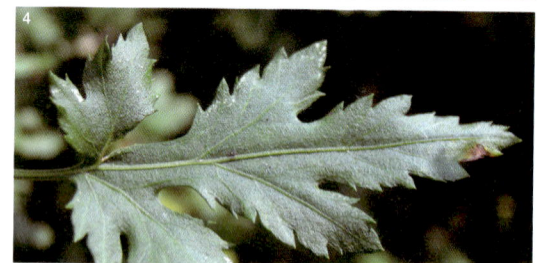

1 감국   2 감국 잎   3 산국   4 산국 잎

국화과 종류는 대부분 약용식물로 활용할 수 있지만 그중 감국의 약성이 가장 높다.

국화차류 중에서도 감국으로 만든 차를 일품으로 친다. 그러나 감국은 산국에 비해 개체수가 적기 때문에 흔히 산국을 대용으로 쓰는데 쓴 맛이 아주 강하므로 소량 섭취해야 한다. 감국은 높이 50cm 내외로 자라고 꽃의 크기는 100원짜리 동전 크기보다 크다. 산국은 높이 1~2m로 자라고 꽃의 크기는 50원짜리 동전 크기이다. 감국 잎은 가장자리가 얇게 갈라지고, 산국 잎은 가장자리가 깊게 갈라지는 점도 다르다. 꽃의 크기와 잎을 보면 산국과 감국을 쉽게 구별할 수 있다.

- 꽃 : 7~10월, 노란색
- 잎 : 어긋나기
- 분포 : 전국의 산야에서 자생한다.
- 열매 : 8~11월
- 번식 : 종자, 포기나누기
- 수확 : 꽃, 전초

❖ 효능

가급적 산국보다는 감국을 채취한다. 감국의 지상부는 꽃이 필 무렵 전초를 채취해 약용하고 꽃은 10월경 채취한다. 항균, 항암, 노화예방, 치매예방, 고혈압, 비염, 불임증, 해열, 두통, 감기, 위장염, 해독, 소염, 생리통, 습진, 두드러기에 효능이 있다. 습진 등의 피부질환에는 달인 물과 세숫물을 섞어서 세안한다.

❖ 효소 만들기

1
가을에 산에서 감국 꽃을 채취해 준비한다. 충분히 세척한 뒤 물기를 털어낸다. 통풍이 잘되는 그늘에서 물기가 없도록 이틀 정도 말린다.

2
물기를 말린 꽃을 잘게 썬 뒤 용기에 넣고, 황설탕을 그 위에 붓는다.
(재료와 황설탕 비율 1:1)

3
한지로 주둥이를 막고 뚜껑을 닫은 뒤 한 달동안 3~4회 골고루 섞어준다. 6개월 정도 발효시킨 뒤 건더기를 걸러낸다. 2차 숙성을 6개월 더 한 뒤 효소액과 생수를 1:7 비율로 희석시켜 음용한다.

  약술 포인트

국화술 만들기

국화류 중에 감국이나 산국의 꽃을 채취하되, 가급적 감국을 추천한다. 깨끗이 세척한 뒤 물기를 털어내고 그늘에서 여러 날 동안 바짝 건조시킨다. 건조시킨 꽃 80g과 담금주 1.8L로 술을 담근 뒤 밀봉시킨다. 3개월 간 숙성시켜 건더기를 걸러내고 음용할 수 있다.

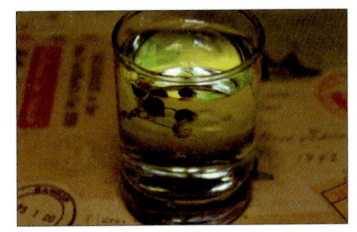

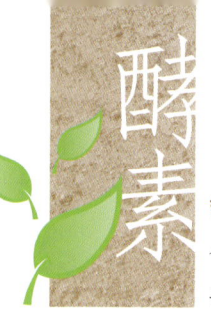

酵素

항암 _ 위암, 위장, 관절염, 야맹증에 좋은 초본식물

삽주(창출, 백출)

국화과 여러해살이풀 | *Atractylodes ovata* | 0.3~1m

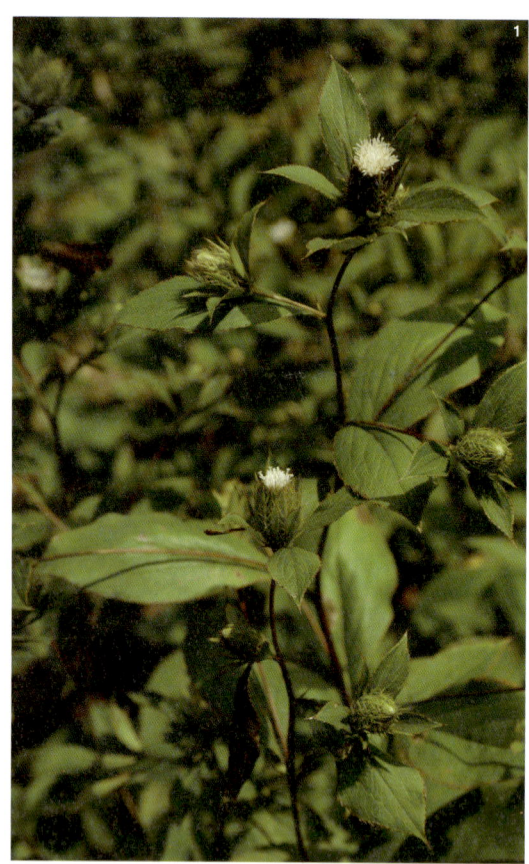

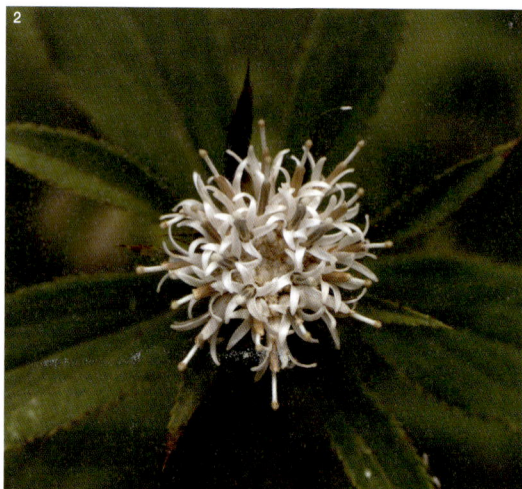

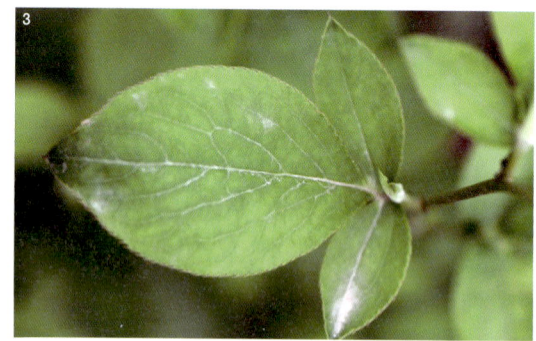

1 전초 2 꽃 3 잎

우리나라에서 자생하지만 약용을 목적으로 재배하는 경우가 많다.

삽주는 그 뿌리를 가공하는 방법에 따라 '백출' 또는 '창출'이라는 약재가 만들어지는데 이를 약재상에서 판매한다. 꽃은 7~10월에 피고 잎은 3~5개로 갈라지므로 잎을 보면 바로 알아볼 수 있다. 뿌리를 포함전 전초를 수확해 적당한 길이로 자른 뒤 효소로 담근다. **황설탕과 1:1 비율로 효소를 담근 뒤 3개월 후에 건더기를 걸러내고 1년 정도 2차 숙성을 거친다.** 주로 위암에 효능이 있고 중풍예방, 야맹증, 안구건조, 관절염, 권태감 등에도 사용하는 좋은 약재이다.

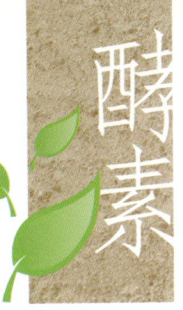

항암 _ 위암, 당뇨, 혈액순환, 치매 예방에 좋은 초본식물

쇠비름(마치현)

쇠비름과 한해살이풀 | *Portulaca oleracea* | 30cm

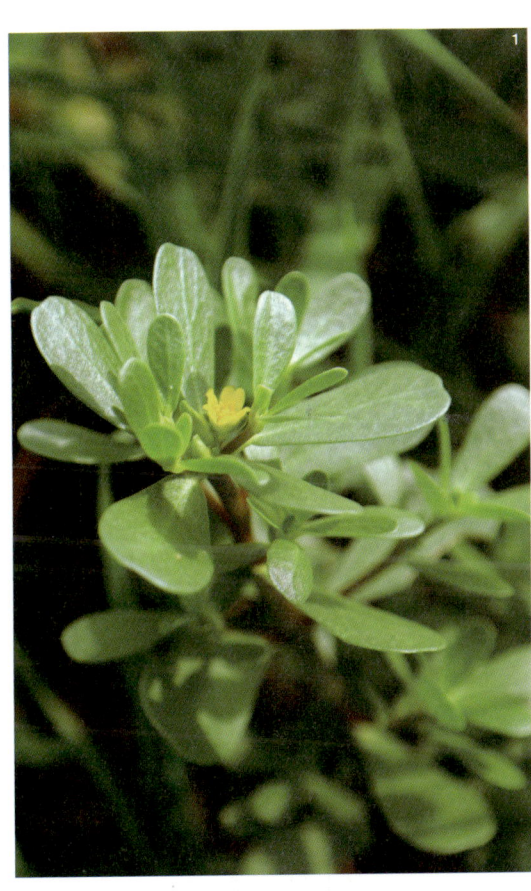
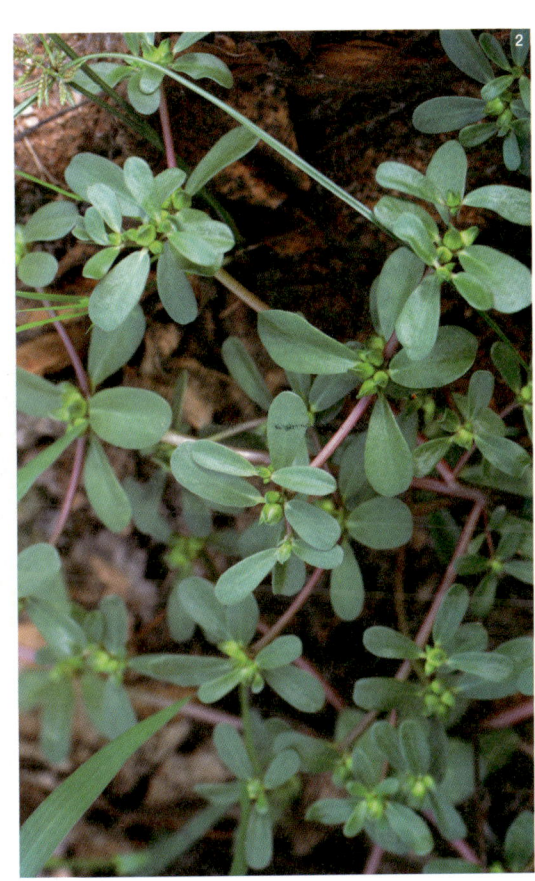

1꽃 2잎

양지바른 밭둑이나 논둑, 마당에서 흔히 자란다.

꽃은 6~9월에 노란색으로 피고, 마주난 잎은 두툼한 다육질이다. 예로부터 시력감퇴, 백내장, 식중독, 백독 해독, 설사 등에 약용했으나 타닌, 사포닌, 베타카로틴, 오메가3 지방산, 글루틴, 비타민 C, D, E 등의 여러 성분이 발견되어 위암, 당뇨, 고혈압 예방에도 효능이 있으며, 위암 억제력은 90% 라는 실험결과가 있다. 여름~가을 사이에 뿌리를 포함한 전초를 채취해 약용하거나 효소로 담근다. 황설탕과 1:0.8 비율로 효소를 담근 뒤 3개월 후에 건더기를 걸러내고 1년 정도 2차 숙성을 거쳐야 한다.

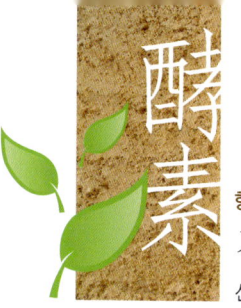

항암 _ 항암, 변비, 젖멍울, 피부미용에 좋은 다육성 초본식물

천년초

선인장과 여러해살이풀 | *Opuntia humifusa* | 2m

열매와 잎

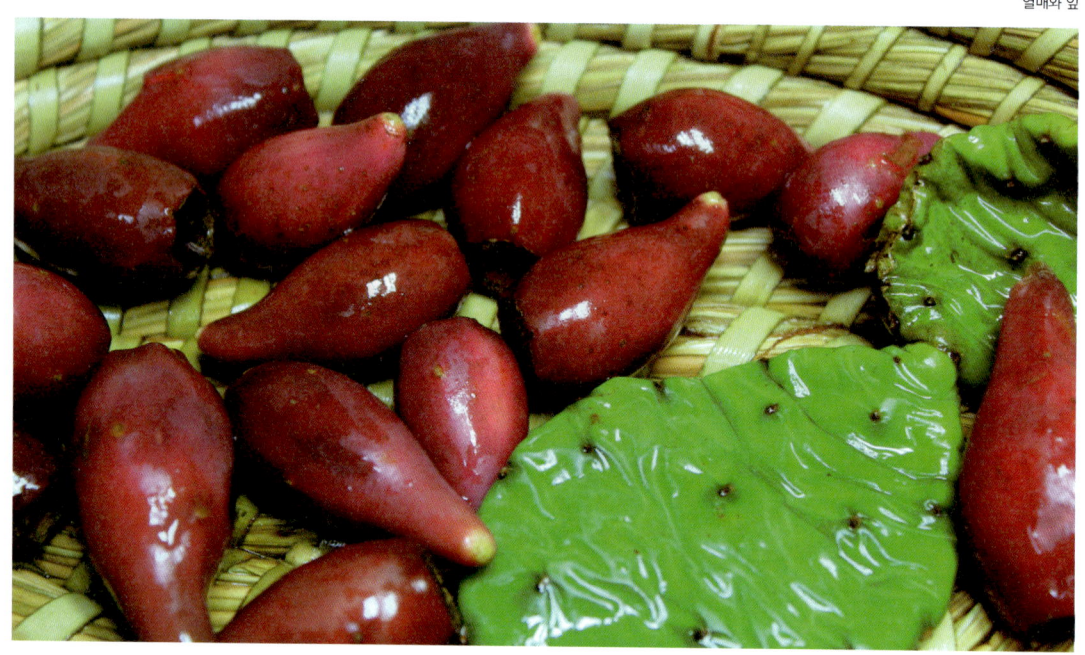

천년초는 백년초 선인장과 거의 비슷하나 서로 다른 종으로, 천년초가 백년초에 비해 생명력이 좀더 강한 편이다.

멕시코 원산의 백년초는 씨앗이 해류를 타고 바다를 떠돌다가 우리나라 제주도와 남해안 주변에 상륙한 것으로 추정하고 있다. 백년초는 흔히 '손바닥선인장'이라고도 부르는데, 줄기는 높이 2m로 자라고 꽃은 5~6월에 핀다. 11~4월에 수확한 열매는 약용하거나 식용할 수 있다. 우리나라에서 자생하는 'Opuntia'속 선인장 중 제주도 등지에서 자생하는 것을 흔히 백년초 선인장으로, 내륙에서 월동가능한 것을 천년초 선인장으로 부르며, 천년초의 약효를 더 높이 평가하는 추세이다. 백년초는 영하 5℃ 내외의 제주도와 남해안 일부에서만 월동이 가능하나, 천년초는 영하 20℃의 내륙에서도 월동할 수 있다.

- 꽃 : 5~6월
- 잎 : 선인장 모양
- 분포 : 농가에서 재배한다.
- 열매 : 11~4월
- 번식 : 꺾꽂이, 분주
- 수확 : 잎 혹은 열매를 수확

❖ 효능

천년초와 백련초는 플라브노이드, 비타민 C, 섬유질이 많이 함유되어 있다. 천년초의 잎은 항암, 항산화, 부종, 젖멍울, 변비, 피부미용 등에 좋다. 열매는 항암, 항산화, 이뇨, 관절염, 변비, 피부미용, 당뇨, 부종, 기관지염, 피부미용에 좋은데 항암작용은 줄기보다 열매가 좋다. 열매는 주스로 갈아 마시면 변비에 특히 좋고, 젖멍울에는 가시를 빼낸 줄기껍질을 벗겨내어 환부에 부치면 특효이다.

❖ 효소 만들기

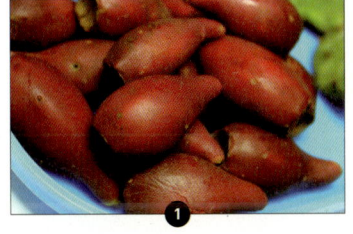
❶

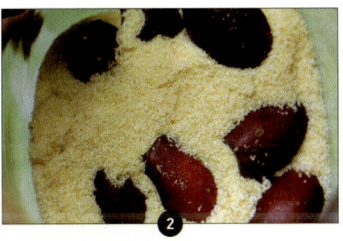
❷

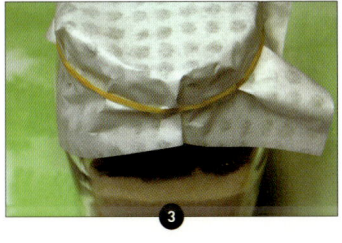
❸

경동시장 등 약재상이나 인터넷에서 천년초 열매나 줄기를 구입해 준비한다. 깨끗이 세척한 뒤 하루 정도 말리면서 물기를 없앤다. 여기서는 항암 효능이 조금 더 좋은 열매로 효소를 담근다.

물기가 없는 열매에 약간의 칼집을 몇 개 내고 용기에 넣은 뒤, 황설탕을 그 위에 붓는다. 천년초 줄기도 이와 같은 방법으로 효소를 담근다. (재료와 황설탕 비율 1:0.8)

한지로 주둥이를 막고 뚜껑을 닫은 뒤 한 달동안 3~4회 골고루 섞어준다. 약 3~6개월 가량 발효시킨 뒤 건더기는 걸러낸다. 2차 숙성을 9개월 더 한 뒤, 효소액과 생수를 1:5 비율로 희석하여 음용한다.

약술 포인트

천년초술 만들기
천년초 열매나 잎을 용기에 절반 보다 조금 적게 넣고 그 위에 담금주를 가득 부어 밀봉한 뒤 1~3개월간 숙성시켜 음용한다. 열매는 열매끼리, 잎은 잎끼리 담그면 고유의 술 색깔이 나온다.

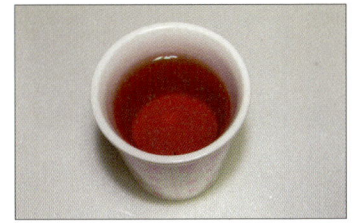

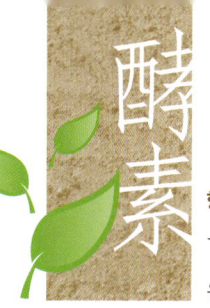

항암 _ 당뇨, 항암, 노화예방에 좋은 유실수

귤

운향과 상록 활엽 소교목 | *Citrus reticulata* | 3~5m

중국, 일본 원산의 귤나무를 과일작물로 개량한 것이 지금의 귤이다.

국내에서는 삼국시대부터 제주도에서 과일작물로 흔히 재배하여 왔고, 일부 남부지방에서도 심어 기른다. 잎은 어긋나게 달리고 피침형이거나 넓은 피침형이며 가장자리에 톱니가 있거나 없다. 잎자루에는 미약한 날개가 있거나 없다. 꽃은 5~6월에 가지 끝에 흰색으로 달리고, 꽃잎은 5개, 수술은 20개 내외, 암술은 1개이다. 열매는 11~12월경 등황색으로 납작하게 구형으로 익고 새콤달콤한 맛이 나는데, 이를 귤이라 부르며 과일로 식용한다. 가정에서 조경용으로 재배할 경우에는 베란다 같은 실내공간에서 키워야 한다.

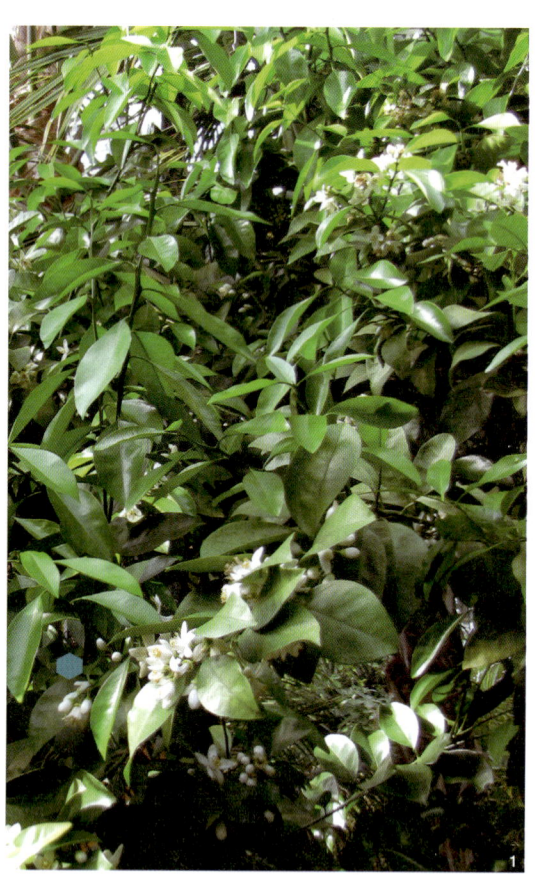

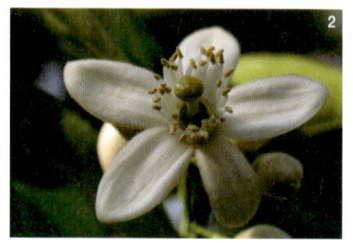
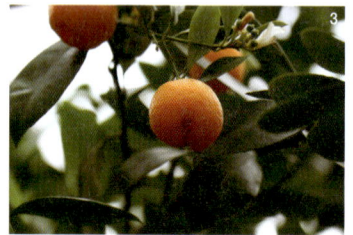
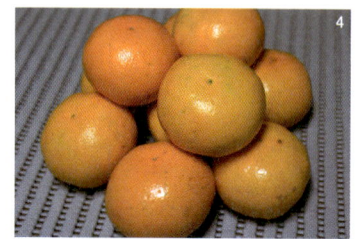

1 수형 2 꽃 3 열매 4 열매

- 꽃 : 6월, 흰색
- 잎 : 어긋나기, 피침형~넓은 피침형
- 분포 : 제주도에서 과일작물로 재배한다.
- 열매 : 10월, 황록색
- 번식 : 파종, 꺾꽂이, 접목
- 수확 : 11~12월에 열매를 수확한다.

❖ 효능

열매에 비타민A, C, P, 구연산, 베타클립토키산틴이 함유되어 있어 당뇨예방, 암예방, 노화예방, 피부미용, 고혈압에 효능이 있다. 귤의 겉껍질과 속껍질은 식욕부진, 식중독, 기침, 변비, 고혈압, 다이어트, 항암에 좋다. 귤 알맹이는 복통, 요통, 급성유선염, 각종 통증, 항암에 좋다. 잎은 해수에 약용한다. 귤은 껍질에도 좋은 성분이 많으므로 효소로 담글 때는 껍질째 담근다.

❖ 효소 만들기

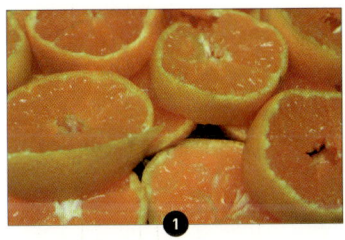 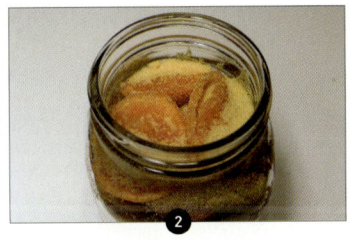 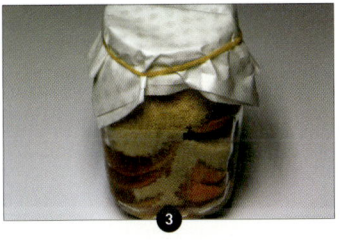

1. 과일집에서 적량의 귤을 구입한다. 소금물에 깨끗이 세척한 뒤 물기를 완전히 말린다. 물기가 마르면 효소로 담그기 좋도록 적당한 크기로 자른다.

2. 적당한 크기로 자른 재료와 설탕을 1대 0.8 비율로 섞는다. 재료를 설탕에 버무려 담가도 상관없다. (재료 1kg:황설탕 0.8kg)

3. 한지로 주둥이를 막고 뚜껑을 닫은 뒤 15일동안 3~4회 골고루 섞어준다. 3개월 뒤 건더기를 걸러내어 각종 요리에 넣어 먹는다. 걸러낸 뒤 12개월 정도 발효시킨다.

4. 효소액과 생수를 1:5 비율로 희석한 뒤 마신다. 또는 각종 요리를 할 때 설탕 대용의 과당으로 사용한다.

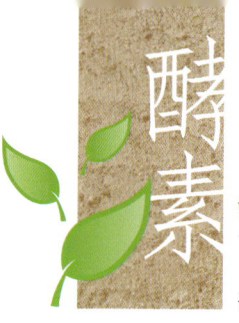

항암 _ 노화예방, 두뇌촉진, 항암에 좋은 과일

딸기 good

장미과 여러해살이풀 | *Fragaria x ananassa* | 30cm

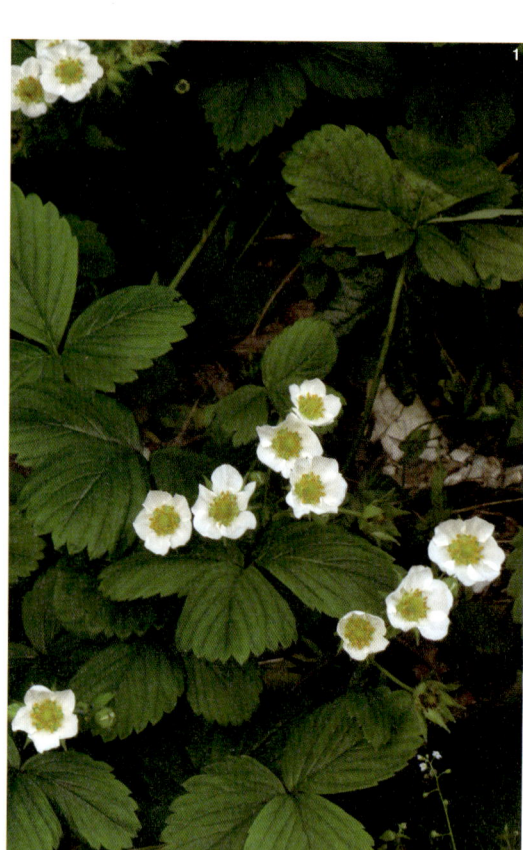

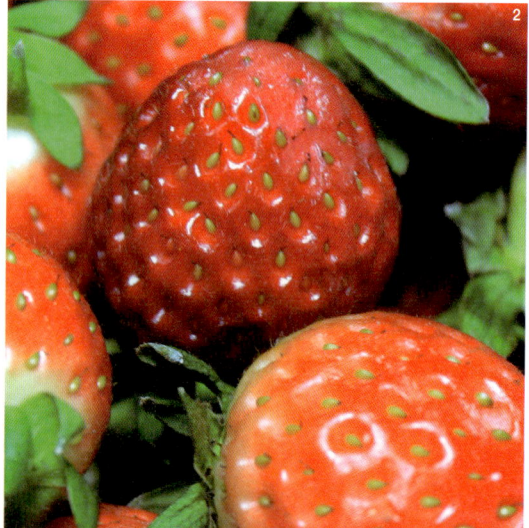

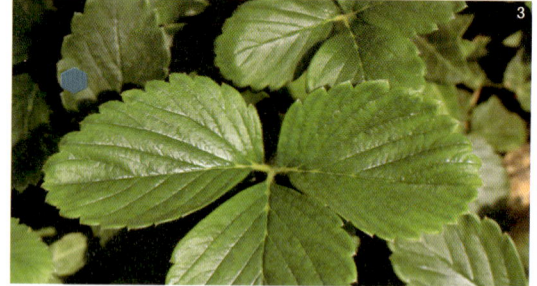

1 전초 2 열매 3 잎

남미에서 자생하는 야생딸기를 여러 세월동안 개량한 품종이 지금의 딸기이다.

과일로 재배하기 시작한 것은 17~18세기경 프랑스이며 그 후 전세계로 알려졌다. 아시아 지역에서는 우리나라에서 재배한 딸기가 맛이 좋기로 알려져 있다. 줄기에는 털이 있고 30cm 내외로 자란다. 잎은 3출엽이고 긴 잎자루가 있다. 5~6월에 피는 흰색 꽃은 지름 3cm 정도이고 여러 송이가 같이 핀다. 꽃잎은 5~6개, 꽃받침조각도 5~6개, 수술은 많다. 땅에 기는 줄기에서 뿌리가 내려와 자연스럽게 번식한다.

- **꽃** : 5~6월, 흰색
- **잎** : 3출엽
- **분포** : 농가 비닐하우스에서 재배한다
- **열매** : 가을재배의 경우 겨울에 난다.
- **번식** : 포기나누기, 런너번식
- **수확** : 겨울, 봄

❖ 효능

딸기에는 칼슘, 칼륨, 비타민 A, C, 안토시아닌 등이 함유되어 있다. 딸기의 피세틴(Fisetin) 성분은 기억력 강화, 알츠하이머병, 신부전증, 노화방지에 효능이 있다. 또한 딸기에 함유된 폴리페놀(엘라직산) 성분은 식도암, 대장암, 결장암, 자궁경부암 등의 암세포의 성장을 막고 자연사를 유도한다.

❖ 효소 만들기

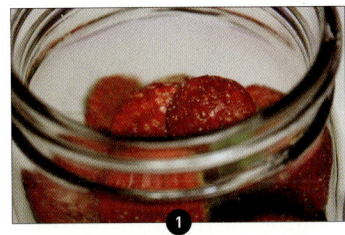
➊

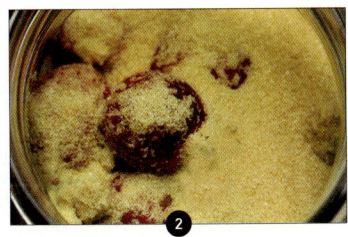
➋

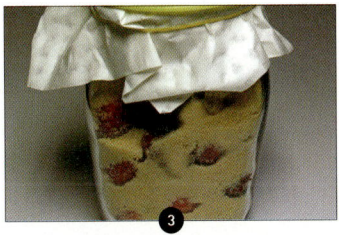
➌

겨울철에 시장에서 구입한 딸기의 꼭지를 모두 딴 뒤에 흐르는 물에 세척하고 물기를 털어낸다. 통풍이 잘되는 그늘에서 물기가 없도록 하루 정도 말려둔다.

딸기와 황설탕 절반을 가볍게 버무린 뒤 용기에 넣고 그 위에 남아있는 황설탕을 붓는다. (재료와 황설탕 비율 1:0.8~1)

한지와 뚜껑을 닫은 뒤 약 15일 동안 3~4회 골고루 섞어준다. 3개월 정도 발효시킨 뒤 건더기는 걸러낸다. 2차로 9개월 더 발효시키고, 효소와 생수를 1:5 비율로 희석시켜 음용한다.

약술 포인트

딸기주 만들기

딸기 500g을 물에 살짝 씻어 물기를 빼고, 용기에 설탕 300g에 1.8L의 담금주를 붓고 3~5개월 가량 밀봉하여 보관한 뒤 건더기는 건져내고 음용할 수 있다. 딸기가 밑으로 가라앉지 않은 상태면 소주를 더 부어서 다시 저장하도록 하자. 딸기주는 정력보강, 당뇨, 피부미용에 효과적이다.

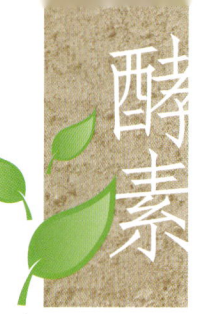

항암 _ 항암, 노화예방, 전립선에 좋은 채소

토마토

가지과 한해살이풀 | *Lycopersicon esculentum* | 1m

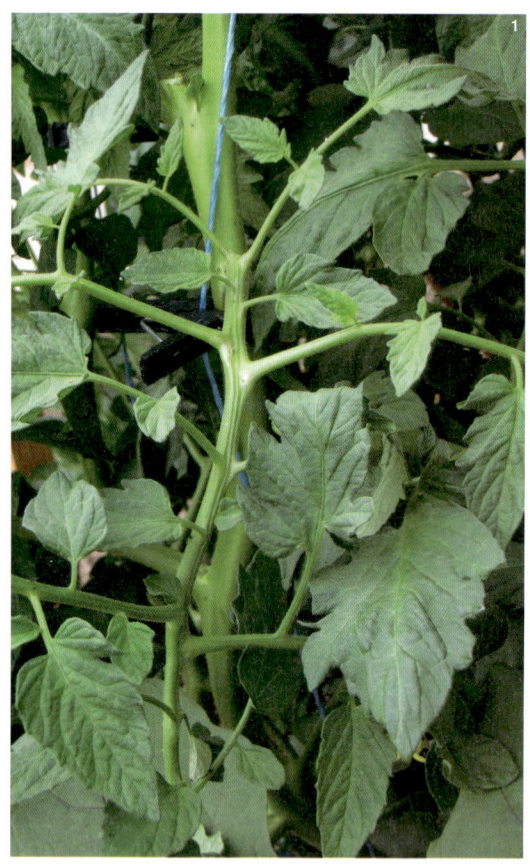
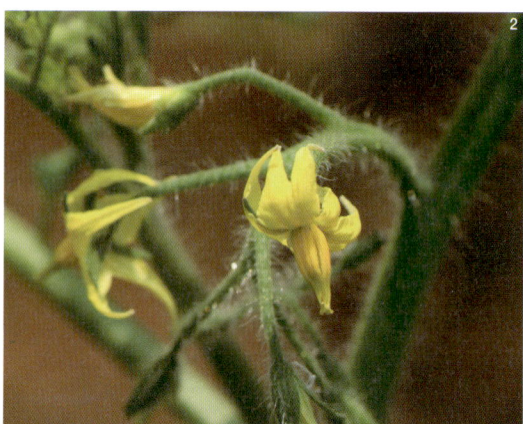
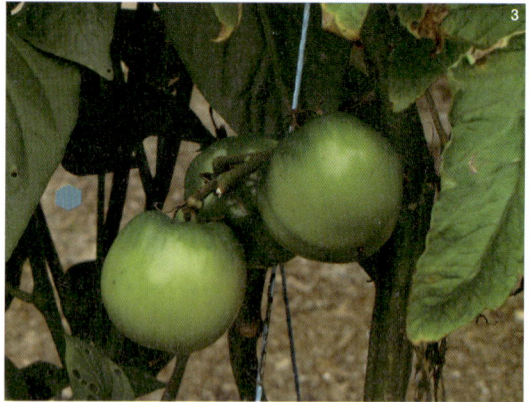

1 잎 2 꽃 3 열매

지금의 토마토는 남미 페루가 원산지이다.

신대륙 발견 이후 신대륙에서 유럽으로 전래된 토마토는 그 후 유럽 전역에 보급되었고 아시아에는 15세기경 전후, 우리나라에는 임진왜란 전후에 전래되었다. 유럽인들이 토마토를 식용하기 시작한 것은 17세기경이며, 특히 스페인과 이태리인들이 즐겨 먹었다. 토마토는 높이 1m 내외로 자란다. 잎은 어긋나고 깃꼴겹잎으로써 작은 잎의 갯수는 9~19장이다. 꽃은 5~8월에 노란색으로 피고, 열매는 6~9월에 붉은색으로 성숙한다. 가정에서 키울 경우 5월경 모종을 구입한 뒤 심는다.

- 꽃 : 5~8월
- 잎 : 홀수깃꼴겹잎
- 분포 : 농가에서 재배, 가정에서 키운다.
- 열매 : 6~9월
- 번식 : 종자
- 수확 : 7월~10월

❖ 효능

열매에 함유된 주요성분으로는 비타민 C, 섬유질, 안토시아닌, 리코펜 색소가 있다. 리코펜은 항암, 항산화, 전립선 질환에 좋고 안토시아닌은 시력에 좋다. 토마토 뿌리는 치통에 달여먹으면 효능이 있다. 토마토 씨앗을 달인 물로 세안을 하면 피부미용에 효과적이다.

❖ 효소 만들기

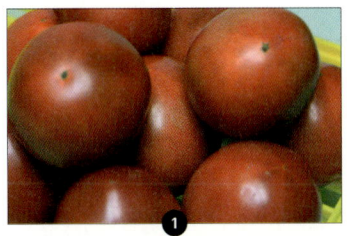 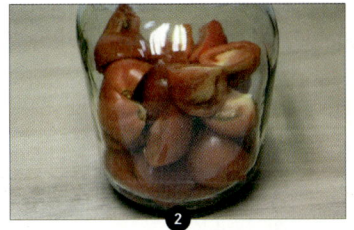 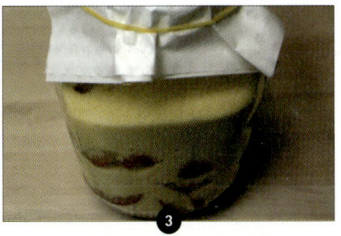

잘 익은 토마토 열매를 구입하여 흐르는 물에 충분히 세척한 뒤 물기를 털어낸다. 통풍이 잘되는 그늘에서 물기가 없도록 하루 정도 말려둔다.

물기가 없는 토마토를 적당한 크기로 토막 내어 용기에 넣고, 황설탕을 그 위에 붓는다. 양이 많으면 토막낸 토마토를 황설탕과 버무려 넣는 것이 더 좋다. 일주일 뒤 곰팡이가 보이면 토마토를 주걱으로 눌러주면서 효소액에 완전히 잠기도록 조절한다. (재료와 황설탕 비율 1:0.8~1)

한지로 덮고 뚜껑을 닫은 뒤 3개월 간 발효시켜 건더기는 걸러낸다. 2차 숙성시에는 뚜껑을 살짝 느슨하게 한 상태에서 9개월 간 숙성시킨 뒤 효소액과 생수를 1:5 비율로 희석시켜 음용한다. 토마토 효소액은 각종 요리의 조미료로 사용해도 좋다.

 효소 포인트

 과일류처럼 즙이 많은 재료를 효소로 담그면 3~4시간 뒤부터 액체(나중에 효소액이 되는 부분)가 나온다. 이 경우 재료가 액체 위에 둥둥 떠다니면서 며칠 뒤부터 곰팡이가 낄 수 있다. 재료가 액체에 완전히 잠겨야 곰팡이가 끼지 않으므로 곰팡이를 떠내고 재료가 액체 속에 완전히 잠기도록 주걱으로 눌러주어야 한다.

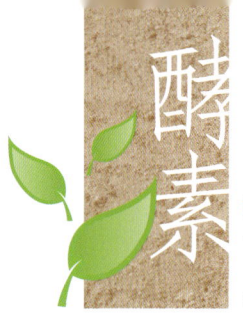

항암 _ 폐암, 난소암, 기관지염, 항염에 좋은 초본식물

더덕

초롱꽃과 덩굴성여러해살이풀 | *Codonopsis lanceolata* | 2m

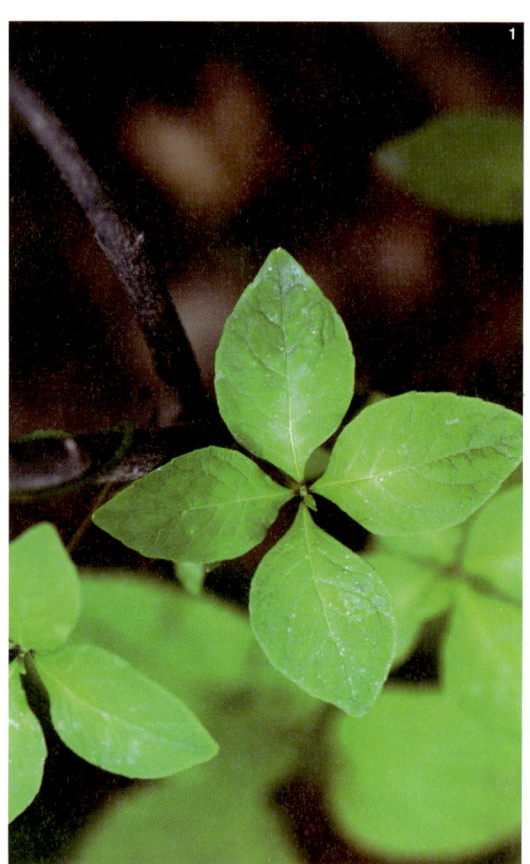
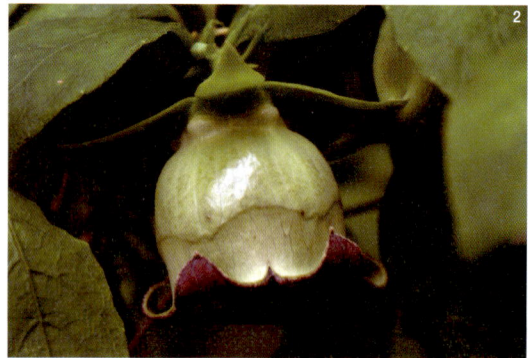
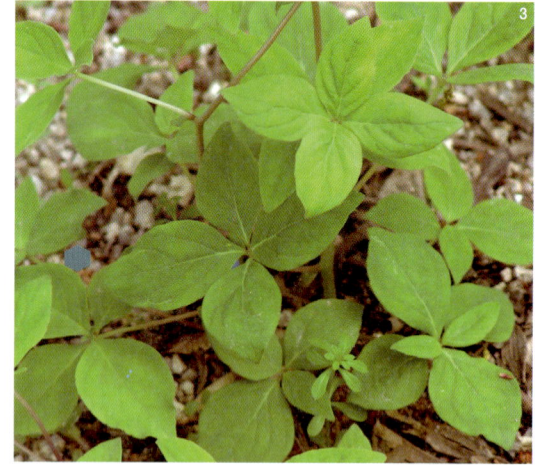

1 잎 2 꽃 3 전초

더덕은 뿌리를 더덕나물로 먹지만 어린잎도 나물로 무쳐먹을 수 있다.

더덕의 뿌리는 특유의 향취가 나며, 도라지처럼 굵고 잘라보면 흰색의 즙액이 나온다. 잎은 어긋나며, 2개씩 마주나지만 근접해서 나므로 4개의 잎이 돌려나는 것처럼 보인다. 8~9월에 피는 종 모양의 자주색 꽃은 화관의 끝 부분이 3~5개로 갈라진 뒤 뒤로 말린다. 꽃의 길이는 2.5~3.5cm 정도이므로 상당히 큰 편이다. 더덕과 거의 비슷한 식물인 소경불알의 꽃도 더덕의 꽃과 매우 비슷하나, 꽃 안쪽의 자주색 반점의 크기를 보고 구별할 수 있다. 소경불알에 비해 더덕이 훨씬 약효가 좋다.

- **꽃** : 8~9월, 종 모양
- **잎** : 4개가 각각 마주보고 달린다.
- **분포** : 산지의 들판
- **열매** : 9월, 원추형
- **번식** : 종자
- **수확** : 가을에 뿌리를 수확

❖ 효능

말린 뿌리를 15~60g씩 달여서 복용한다. 폐암, 난소암, 무월경, 모유촉진, 소염, 해독, 부종, 가래, 기관지염, 두통, 현기증, 혈액순환, 폐농양, 편도선염, 유선염, 유즙분비, 경부림프선결핵, 백대하, 숙취해소, 강장에 효능이 있다. 식물체에 사포닌, 플라보노이드 등이 함유되어 암, 당뇨, 노화예방에 도움이 된다. 효소로 담글 때는 생뿌리를 준비한다.

❖ 효소 만들기

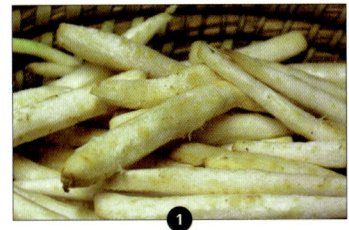
①

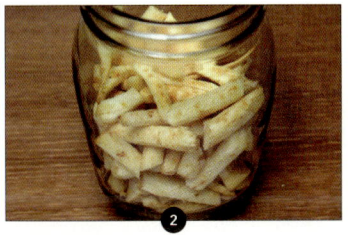
②

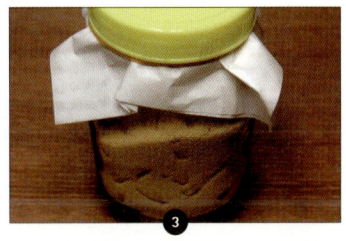
③

① 시장이나 마트에서 껍질을 벗긴 더덕을 구입하거나 껍질이 있는 더덕을 구입한다. 흐르는 물에 세척한 뒤 물기를 깨끗이 털어내고 통풍이 잘되는 그늘에서 이틀 정도를 말려둔다.

② 말린 뿌리를 잘게 썬 뒤 용기에 넣고, 그 위에 황설탕을 붓는다. 미리 황설탕으로 버무린 뒤 담가도 무방하다. (재료와 황설탕 비율 1:0.8~1)

③ 한지로 주둥이를 막고 뚜껑을 닫은 뒤 한 달동안 3~4회 골고루 섞어준다. 6개월 뒤에는 건더기를 건져내고 9개월 정도 더 발효시켜 효소액과 생수를 1:5 비율로 희석한 뒤 음용한다.

약술 포인트

더덕술 만들기
껍질이 있는 생뿌리 500g을 세척한 뒤 통풍이 잘 되는 그늘에서 며칠 동안 건조시킨다. 담금주 1.8L, 황설탕 100g으로 술을 담근 뒤 약 6개월 정도 숙성시켜 음용한다.

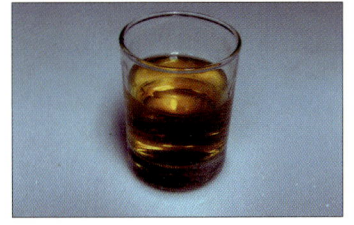

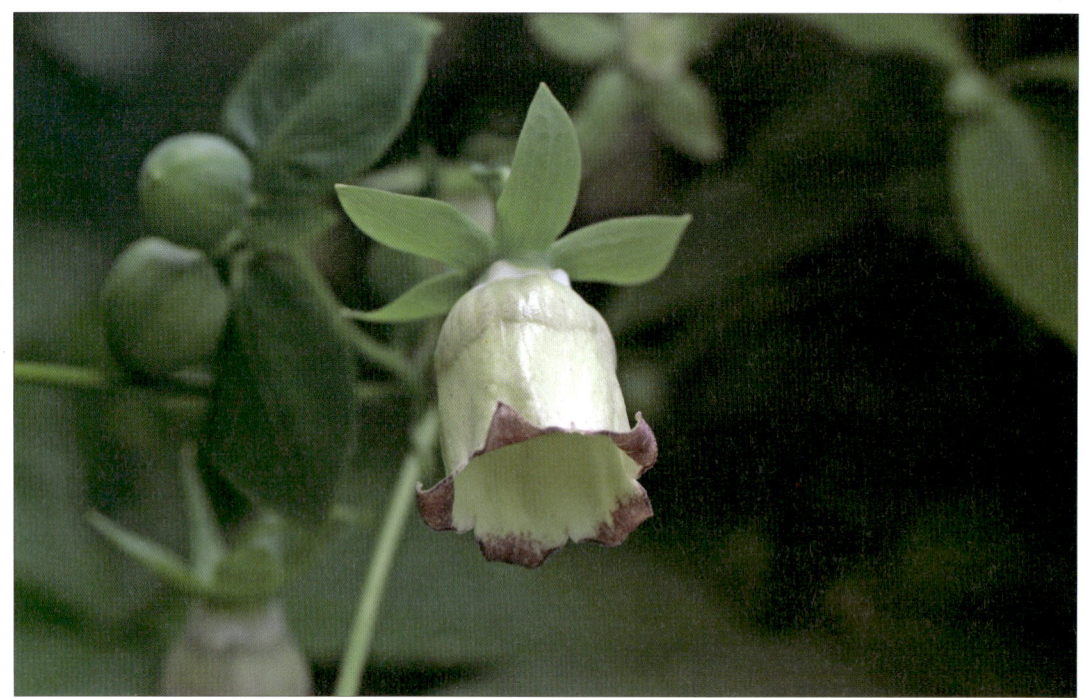
소경불알의 꽃. 꽃의 접힌 부분에 위치한 자주색 면적이 상대적으로 좁다.

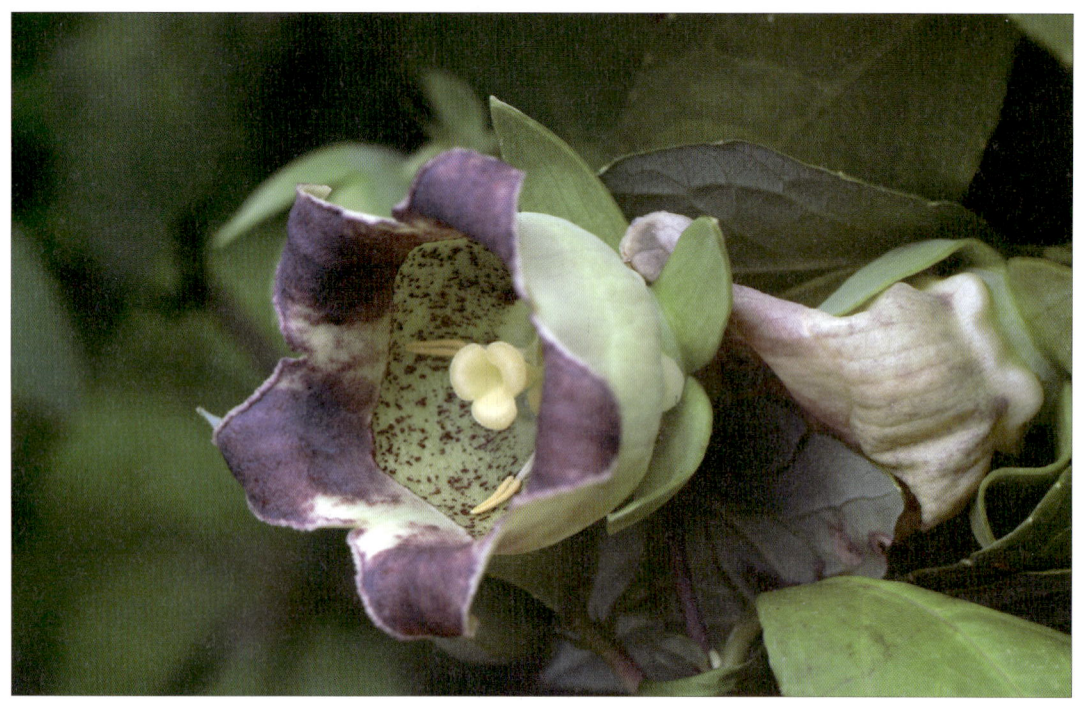
더덕의 꽃. 꽃의 접힌 부분에 위치한 자주색 면적이 상대적으로 넓다.

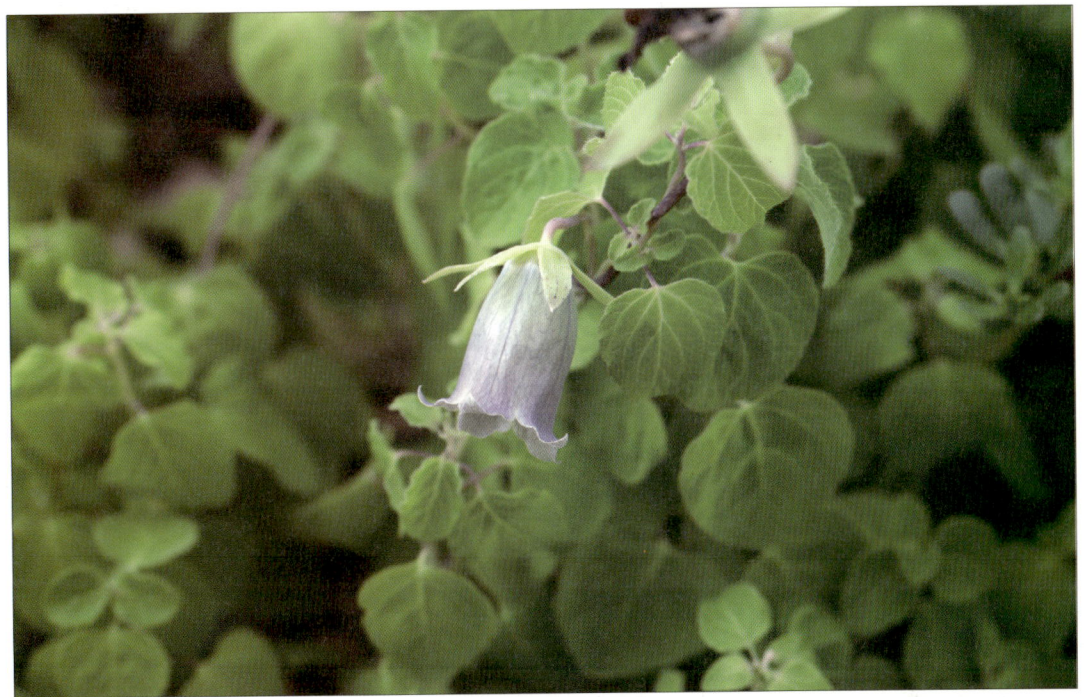

꽃과 잎의 생김새가 더덕과는 완전히 다른 만삼

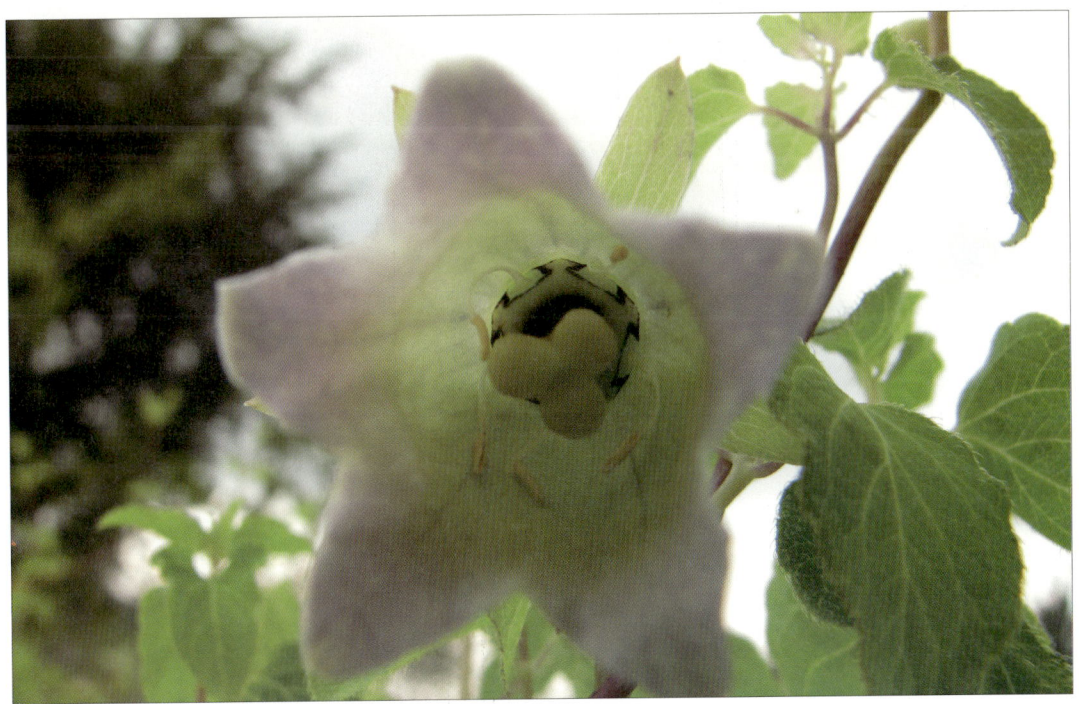

더덕, 소경불알과 비교해 약효가 가장 떨어지는 만삼

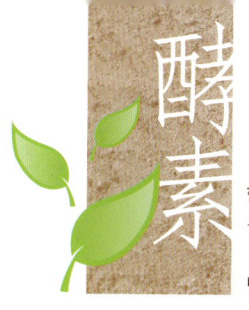

항암 _ 위암, 정력, 당뇨, 가래에 좋은 초본식물

마늘

백합과 여러해살이풀 | *Allium sativum* | 60cm

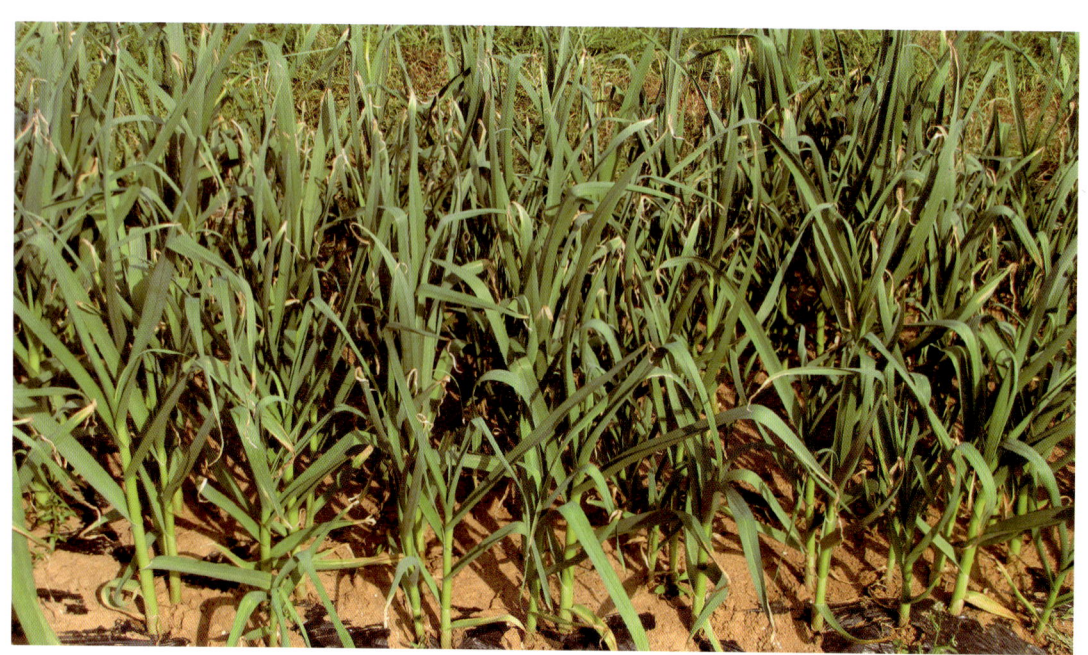

기원전 7천년경부터 인간이 재배해 온 마늘의 원산지는 중앙아시아 지역이다.

마늘은 우리나라를 비롯하여 일본, 중국 등에서 재배하며, 서늘한 기후를 좋아하는 뿌리채소 중 하나이다. 흔히 가을에 파종하여 봄에 수확한다. 식용부위는 뿌리인 마늘, 줄기인 마늘쫑, 그리고 잎이다. 마늘의 원줄기는 높이 60cm 정도로 자라고 꽃대가 올라오기 전의 하단 잎은 서로 감싼 형태로 자란다. 7월에 잎 사이에서 꽃대가 올라온 뒤 꽃대 위에 자잘한 꽃들이 공처럼 모여 달린다. 꽃은 연한 자줏색이고 꽃잎처럼 보이는 화피열편은 6개, 수술도 6개이다. 꽃의 모양은 산마늘, 양파, 쪽파, 파꽃과 비슷하다. 번식은 주아 또는 씨마늘을 땅에 심으면 된다.

- 꽃 : 7월
- 잎 : 어긋나기
- 분포 : 농가에서 재배한다.
- 열매 : 8~9월
- 번식 : 씨마늘 번식
- 수확 : 6월경 알뿌리째 수확

❖ 효능

싱싱한 마늘을 먹는 것이 가장 효능이 높지만 맵기 때문에 마늘즙, 마늘구이, 마늘효소 등으로 먹는다. 마늘의 함유성분인 알리신은 위암, 당뇨, 정력에 좋다. 알리신은 열에 약하므로 열을 가하지 않고 가공해야 한다. 또한 심근경색, 동맥경화, 고혈압을 예방한다. 그 외 항균, 구충, 장티푸스, 이질, 말라리아, 백일해, 발한, 이뇨, 가래, 소화, 해독, 해열, 혈액순환, 자양강장에 좋다. 뱀에 물린 상처와 버짐같은 피부트러블에는 마늘즙을 바르거나 마늘분말을 바른다.

❖ 효소 만들기

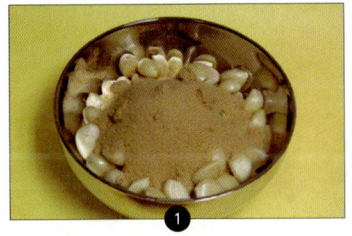
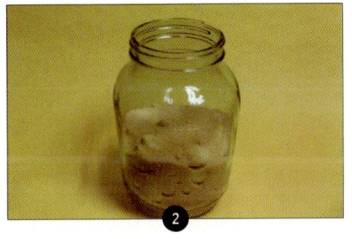
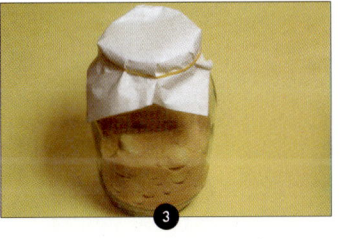

① 알뿌리의 껍질이 벗겨진 마늘을 구입해 준비한다. 흐르는 물에 세척한 뒤 물기를 깨끗이 털어내고 통풍이 잘되는 그늘에서 하루 정도 펴서 말린다. 이튿날 물기가 없는 마늘을 황설탕에 버무린다.

② 버무린 마늘을 용기에 넣고, 그 위에 남아 있는 황설탕을 붓는다. (재료와 황설탕 비율 1:0.6~0.9)

③ 한지로 주둥이를 막고 뚜껑을 닫은 뒤 1주일에 1회씩 6번 정도 골고루 섞이도록 한다. 약 4개월 뒤 건더기를 걸러내고 8개월가량 더 발효시켜 효소액과 생수를 1:5 비율로 희석한 뒤 음용한다.

 약술 포인트

 마늘술 만들기
껍질을 벗긴 마늘 200g을 1.8L의 담금주에 넣는다. 마늘 냄새를 없애기 위해 월계수잎 5장 정도를 넣어주면 좋다. 약 6개월 정도를 발효시킨 뒤 하루 1~2잔씩 음용한다.

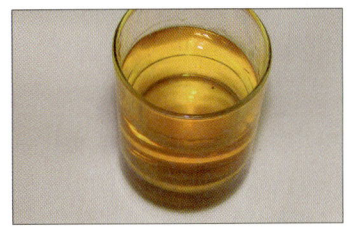

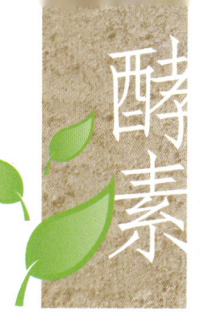

항암 _ 항암, 당뇨, 치매, 노화예방에 좋은 초본식물

울금

생강과 여러해살이풀 | *Curcuma aromatica* | 50~150cm

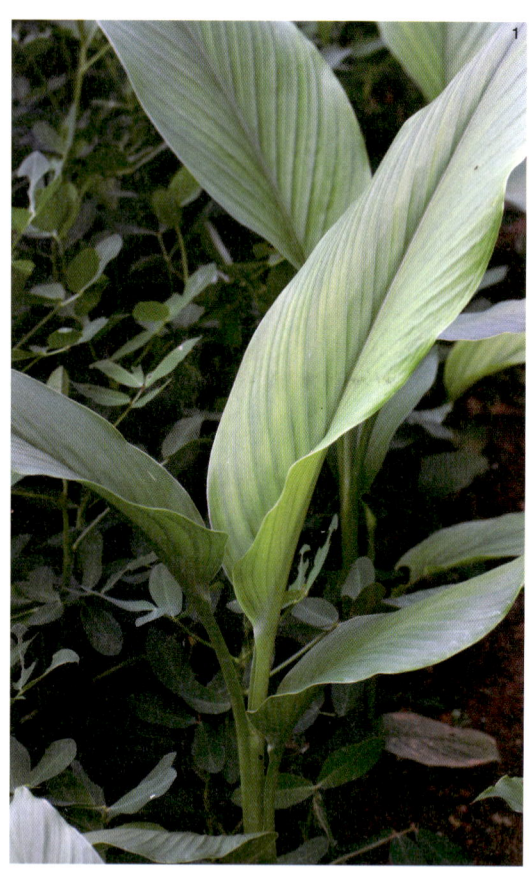
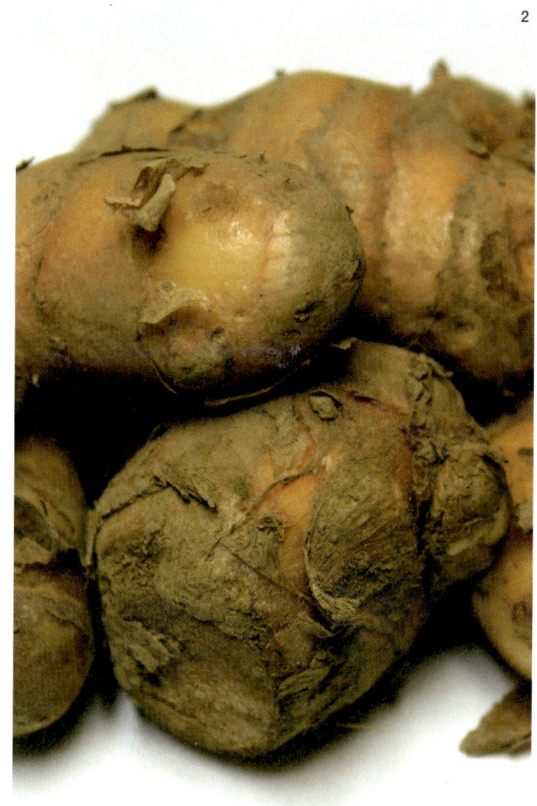

1 울금 2 울금 생뿌리

울금은 생강과에 속하며 열대아시아 원산으로 인도, 중국, 대만, 일본 등에 분포한다.

흔히 '심황'이라고도 불린다. 울금과 비슷한 식물로 생강과의 '강황(*Curcuma longa*)'이 있다. 강황은 카레의 원료인 커큐민 성분으로 유명한데 커큐민은 강황에 비해 울금이 10배 이상 더 많다. 국내 약재상들은 강황과 울금을 혼돈하여 판매하기도 한다. 울금 농장이 많았던 전라도 진도산은 강황이 아닌 울금으로 봐도 무방하다. 생뿌리는 눈으로 봐도 좀처럼 구별이 되지 않기 때문에 단면을 잘라봐야 한다. 단면의 색상이 진한 오렌지색에 가까우면 울금, 황색일 경우 강황으로 본다.

- **꽃** : 4~6월, 흰색, 연노란색
- **잎** : 칸나 잎과 비슷
- **분포** : 전라도에서 재배한다.
- **열매** : 5~8월
- **번식** : 생울금을 쪼개어 심음
- **수확** : 덩이뿌리

❖ 효능

울금에는 커큐민 성분이 다량 함유되어 있다. 어혈, 생리불통, 복통, 열병, 정신병, 황달, 숙취, 담석증, 간염, 노화예방, 치매, 항암, 당뇨에 효능이 있다. 단, 임산부는 약용을 피한다.

❖ 효소 만들기

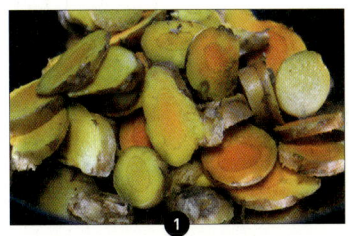
①

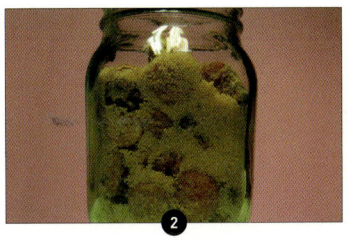
②

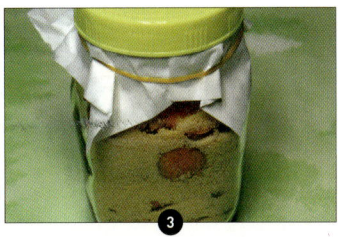
③

울금의 덩이뿌리를 채취하거나 경동시장 등의 약재상, 농협, 인터넷 등에서 싱싱한 울금을 구입한다. 흐르는 물에 충분히 세척한 뒤 물기를 털어낸다. 통풍이 잘되는 그늘에서 물기가 없도록 이틀 정도 말린다.

물기를 잘 말린 뿌리를 적당하게 자른 뒤 용기에 넣고, 황설탕을 그 위에 붓는다. 일주일 정도면 효소액이 다 나온다. (재료와 황설탕 비율 1:0.8~1)

한지와 뚜껑으로 닫은 뒤 15일 동안 3~4회 골고루 섞어준다. 1차 숙성을 6개월 한 뒤 건더기는 걸러낸다. 2차 숙성은 9~18개월 가량 한 뒤 효소액과 생수를 1:7 비율로 희석시켜 음용한다.

약술 포인트

울금술 만들기

울금 500g, 담금주 1.8L, 황설탕 100g으로 술을 담근 뒤 3개월간 숙성시키고, 2차로 6개월 가량을 더 숙성시켜 필요할 때마다 음용한다. 참고로 당뇨예방을 목적으로 효소를 만들 경우 설탕이 효소로 전환되도록 오랫동안 숙성시켜야 하는데 최소 18개월 정도는 숙성시켜야 안전하다.

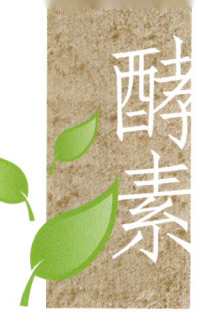

항암 _ 항암, 간, 눈, 피부에 좋은 뿌리 채소

당근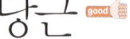

산형과 한두해살이풀 | *Daucus carota sativus* | 1m

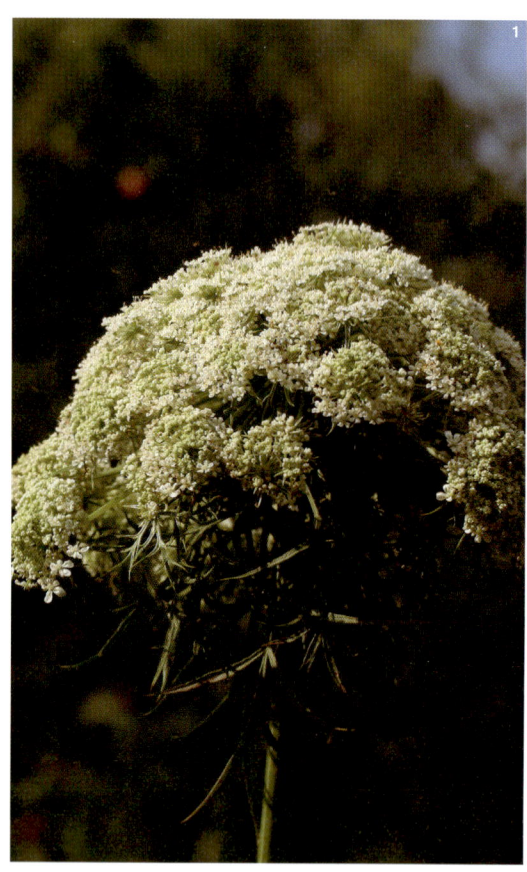

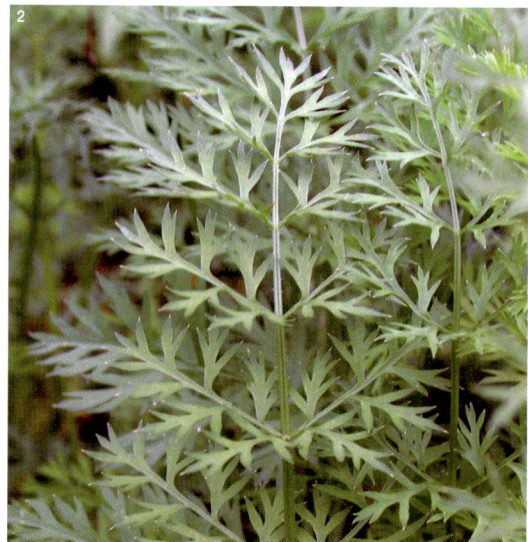

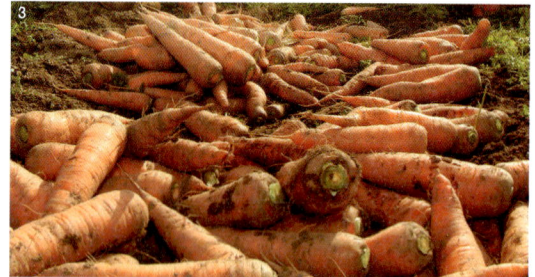

1 꽃 2 잎 3 뿌리

당근의 원산지는 아프카니스탄으로 현재의 주황색 당근은 네덜란드에서 발견된 돌연변이 종이다.

당근은 전세계에서 식용으로 재배하는 한두해살이풀로, 비교적 서늘한 기후를 좋아하는 뿌리채소 중 하나이다. 줄기는 높이 1m 내외로 자라며, 상부에서 잔가지가 많이 갈라지고, 잎은 3회 깃꼴겹잎으로 잘게 갈라진다. 꽃은 7~8월에 줄기와 가지 끝에서 자잘한 흰색의 꽃들이 모여 피고, 꽃받침조각은 5개, 꽃잎 5개, 수술 5개이다. 열매는 긴 타원형의 골돌과로 8~9월쯤에 성숙하면 저절로 벌어지면서 씨앗이 보인다. 당근은 주로 뿌리를 식용하지만, 연한 잎과 줄기를 나물로 식용하기도 한다.

- **꽃** : 7~8월, 흰색
- **잎** : 3회 깃꼴겹잎으로 잘게 갈라진다.
- **분포** : 밭에서 심어 기른다.
- **열매** : 9~10월, 골돌과
- **번식** : 종자
- **수확** : 파종 후 70~110일 전후에 수확한다.

❖ 효능

당근 뿌리의 베타 카로틴(beta-carotene) 성분은 섭취 후 비타민 A로 전환된다. 비타민 A는 시력, 피부, 암, 간에 좋다. 종자를 구운 뒤 달여 복용하면 신장, 부종, 소화, 복부가스, 이질, 숙취해소에 좋다.

❖ 효소 만들기

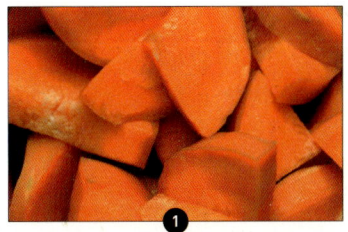
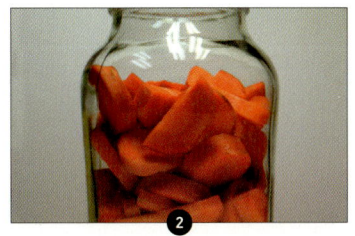
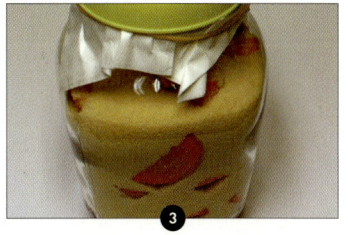

1. 당근 뿌리를 깨끗이 세척한 뒤 통풍이 잘 되는 그늘에서 2일 정도 건조시키거나 선풍기로 건조시킨다. 물기가 없도록 건조시킨 당근을 적당한 크기로 자른다.

2. 당근을 용기의 밑에 깔고 그 위에 설탕을 붓는다. 만일 3kg 이상 담글 경우에는 당근과 당근 사이에 설탕을 켜켜이 넣는다. (재료와 황설탕 비율 1:0.8~1)

3. 한지로 주둥이를 막고 뚜껑을 닫은 뒤 15일 동안 3~4회 골고루 섞어준다. 보통 15일 뒤면 즙이 흥건해지므로 3개월 후에 건더기를 걸러낸다. 2차 숙성 기간은 6~12개월로 하고, 2차 숙성이 끝나면 효소와 생수를 1:5 비율로 희석한 뒤 음용한다.

효소 포인트

초기에 곰팡이가 낄 경우 병을 흔들거나 휘저어서 액체가 곰팡이를 먹도록 한다. 만일 그 후에도 곰팡이가 계속 나타난다면 곰팡이를 긁어내고 곰팡이가 있던 곳에 설탕을 조금 부어준다. 당근이 액체 속에 완전히 잠기면 그 후 곰팡이가 생기지 않는다.

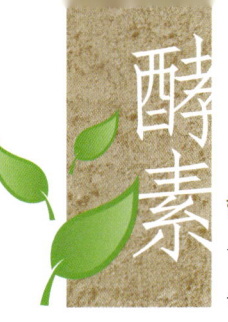

항암 _ 항암, 심장질환, 노화예방에 좋은 채소
콜라비
십자화과 한해살이풀 | *Brassica oleracea* | 20~30cm

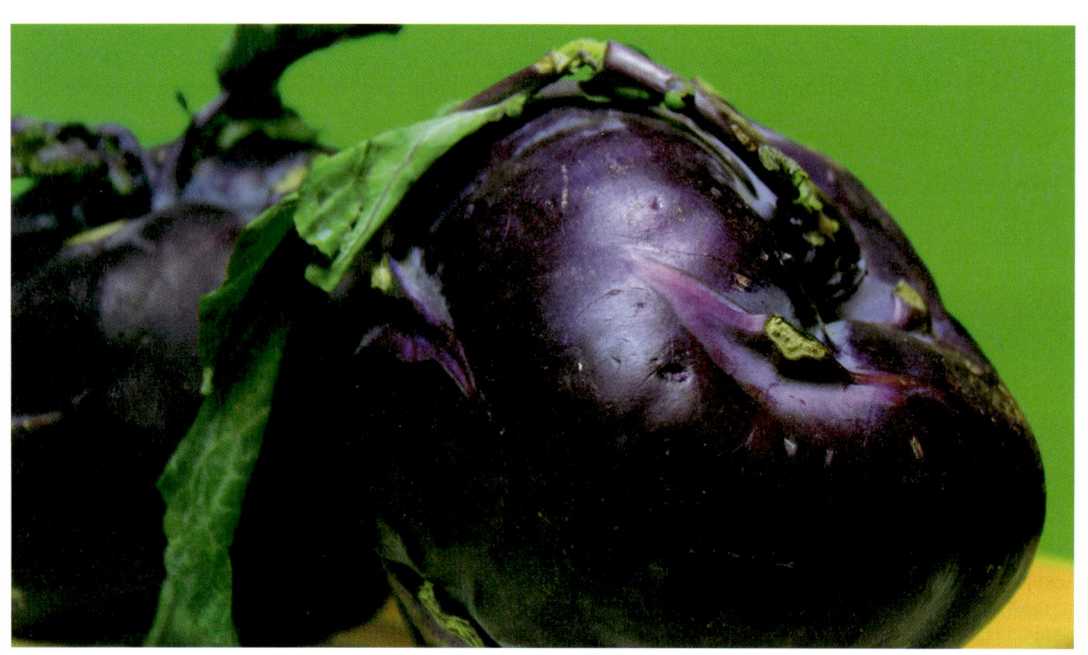

'순무양배추'라고도 부른다. 지중해 연안에서 자생하는 야생양배추의 돌연변이 종으로 추정되며 전체적으로 순무와 비슷하다.

'콜라비(kohlrabi)'의 'kohl'은 독일어로 양배추를 뜻하고, 'rabi'는 순무를 뜻하는 말에서 유래한다. 독일어권 국가에서는 흔히 먹는 채소로 국내에는 19세기경에 들어왔다. 둥근 덩이뿌리처럼 보이는 것은 뿌리가 아니라 알 모양의 줄기이다. 알줄기의 색상은 녹색과 자주색이 있다. 알줄기를 자르면 무처럼 흰 부분이 나오는데 식감과 맛은 매운맛이 없는 무맛이나 브로콜리의 줄기 맛과 유사하지만 약간의 당분이 있어 은은한 단맛을 즐길 수 있다. 알줄기는 보통 샐러드나 주스로 식용하고 줄기와 잎은 조리해서 먹거나 주스로 먹는다. 비타민 C와 수분이 풍부하여 주로 즙으로 많이 섭취하는 건강채소이다.

- 꽃 : 4~5월, 노란색
- 잎 : 무우 잎 모양
- 분포 : 하우스에서 년 2회 재배
- 열매 : 5~6월
- 번식 : 종자
- 수확 : 알줄기, 잎

❖ 효능

콜라비의 알줄기에는 수분 91%, 당분, 섬유질, 칼륨, Carotenoids, 비타민 A, B1, B2, B3, B5, B6, C, E, K 등이 함유되어 있는데, 특히 비타민 C의 함량은 상추, 딸기, 멜론, 오렌지, 자몽과 비교하여 했을 때 더욱 높아 노화예방에 좋다. 또한 배추와 양배추류에 공통적으로 함유된 설포라판, 인돌-3-카비놀 성분이 함유되어 결장암, 전립선암 예방에 좋다. (배추김치의 섭취도 암 예방에 좋다는 뜻이다.) 그 외 천식, 콜레스트롤, 심장질환, 소화불량에 좋다.

❖ 효소 만들기

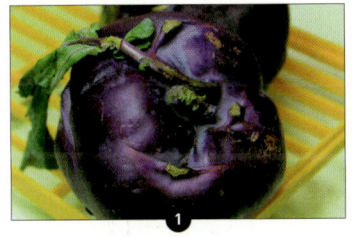
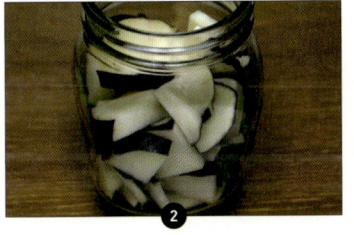
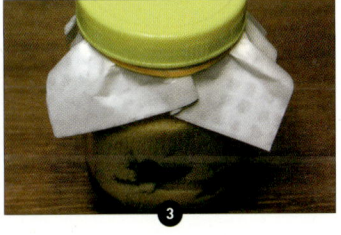

1. 시중에서 구입한 적당한 양의 콜라비를 흐르는 물에 충분히 세척한 뒤 물기를 털어낸다. 통풍이 잘되는 그늘에서 물기가 없도록 하루 정도 말려둔다.

2. 물기가 없는 콜라비를 깍두기 모양으로 토막낸 뒤 용기에 넣고, 황설탕을 그 위에 붓는다. (재료와 황설탕 비율 1:0.8~1)

3. 한지로 주둥이를 막고 뚜껑을 닫은 뒤 일주일 뒤 한번 흔들어 골고루 섞이도록 한다. 3~6개월 정도 1차 숙성하여 발효시킨 뒤 건더기는 걸러낸다. 2차 숙성은 6~9개월 가량을 더 한 뒤 효소액과 생수를 1:5 비율로 희석시켜 음용한다.

유사 효소

무 효소 담기

무 효소는 콜라비 효소를 담그는 것과 마찬가지 방법으로 담그는데 무를 토막 내어 담그기 보다는 무채로 썰어 담그는 것이 훨씬 좋다. 무채와 황설탕 비율은 1:0.8~1로 한 뒤 버무린다. 3개월 정도 발효시킨 뒤 건더기를 걸러내고 9개월간 더 숙성시켜 물에 5~7배 희석하여 음용한다. 효소를 담글 때 황설탕이 단지 아래로 가라앉으면 잘 녹지 않고 굳는 경우가 많기 때문에 계속 저어주면서 녹여주어야 한다.

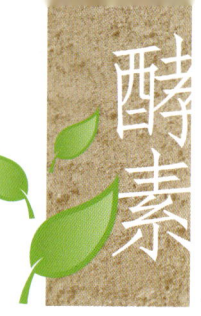

항암 _ 유방암, 전립선암, 노화예방에 특히 좋은 채소

브로콜리

십자화과 두해살이풀 | *Brassica oleracea italica* | 1m

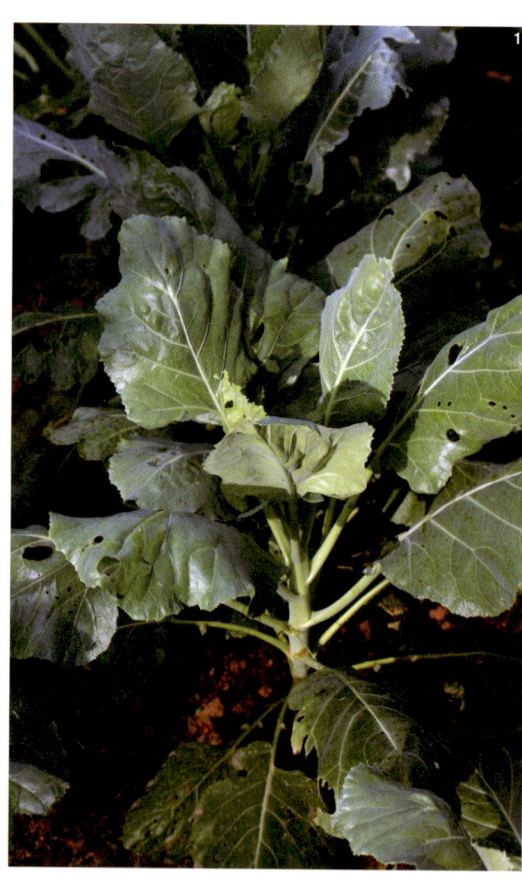
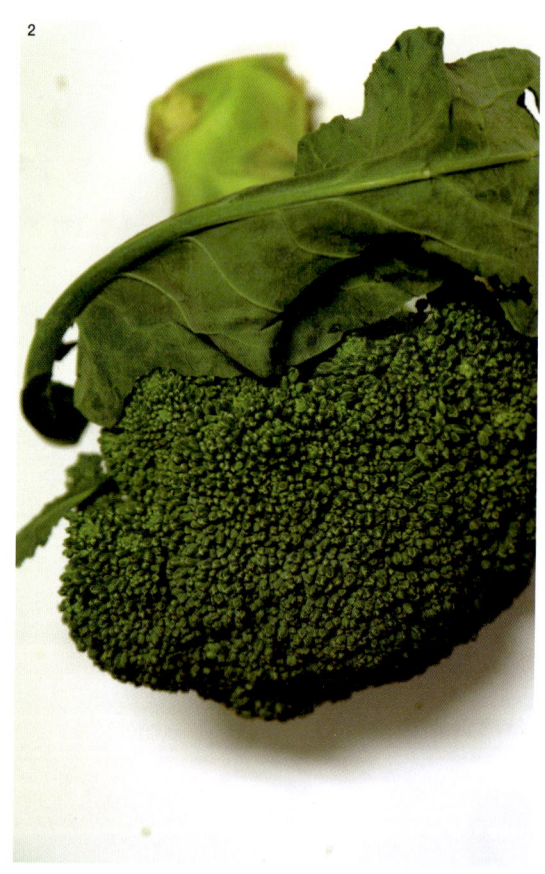

1 브로콜리 잎 2 브로콜리

양배추의 변종인 브로콜리는 녹색 브로콜리와 보라색 브로콜리가 있다.

지중해 지방 또는 소아시아 원산이다. 브로콜리(Broccol)는 라틴어로 가지를 의미하고, 작은 가지가 모여 큰 꽃송이가 된다는 뜻이다. 줄기는 높이 1m 정도로 자라고 양배추 잎처럼 큰 잎이 달린다. 꽃은 5~8월에 피고, 7~9월 사이에 열매가 열린다. 식용 부위는 곱슬머리처럼 자잘하게 생긴 부분인데 이 부분은 꽃이 피기 전의 꽃눈이고 약 7만개의 꽃눈으로 이루어져 있다. 세계 10대 슈퍼푸드라고 할 정도로 영양성분이 높은 식물로서 항암에도 효능이 높다. 가식 부위는 꽃눈, 어린잎, 꽃대 등인데 주로 꽃눈 부분을 식용한다.

- 꽃 : 5~8월
- 잎 : 케일잎 모양
- 분포 : 농가에서 재배한다.
- 열매 : 7~9월
- 번식 : 종자
- 수확 : 꽃이 피기 전 꽃눈과 꽃대 수확

❖ 효능

식물체에 함유된 설포라판(Sulforaphane)과 인돌(Indole)이 강력한 항암 기능을 한다. 유방암, 전립선암 예방에 특히 효능이 있다. 또한 섬유질, 비타민 A, C가 풍부하다. 노화방지, 심장에 좋고 뼈를 튼튼히 한다. 꽃눈보다는 꽃대 부분에 더 영양성분이 많이 함유되어 있다. 참고로, 끓는 물에 데치면 항암 성분이 줄어들므로 가식할 경우 기름에 볶거나 전자레인지를 이용하여 익힌다.

❖ 효소 만들기

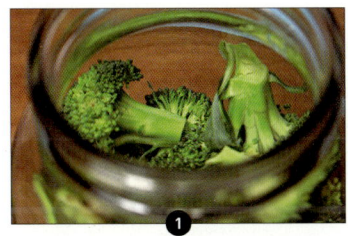
①
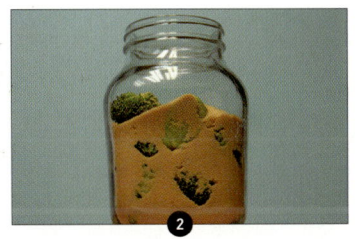
②
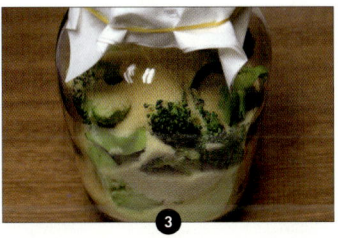
③

10cm 정도로 꽃대가 자랐을 때 수확한다. 시중에서 구입한 브로콜리를 적당한 길이로 자른 뒤 흐르는 물에 세척하고 물기를 털어내어 통풍이 잘되는 그늘에서 하루 정도 펴서 말린다.

잘게 썬 브로콜리를 용기에 넣고, 그 위에 설탕을 붓는다. 이때 꽃대 부분에 영양성분이 더 많으므로 꽃대 부분도 빠짐없이 효소로 담근다. (재료와 황설탕 비율 1:0.8~1)

한지로 주둥이를 막고 뚜껑을 닫은 뒤 한 번 흔들어 골고루 섞이도록 한다. 6개월 뒤 건더기는 걸러내고 요리의 양념으로 사용하고, 약 6개월 쯤 더 발효시켜 효소액과 생수를 1:5 비율로 희석한 뒤 음용한다.

유사 효소

컬리플라워 효소 담기

브로콜리와 비슷한 서양 작물로 컬리플라워가 있다. 브로콜리의 사촌격에 해당하며 꽃의 색상은 녹색이 아닌 흰색이다. 효능은 브로콜리와 거의 비슷하다. 컬리플라워 역시 황설탕과 1:0.8~1 비율로 하고 동일한 방법으로 효소를 담근다.

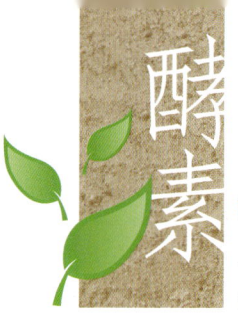

항암 _ 항생, 항암, 뇌출혈에 좋은 채소
겨자
십자화과 한두해살이풀 | *Brassica juncea* | 1~2m

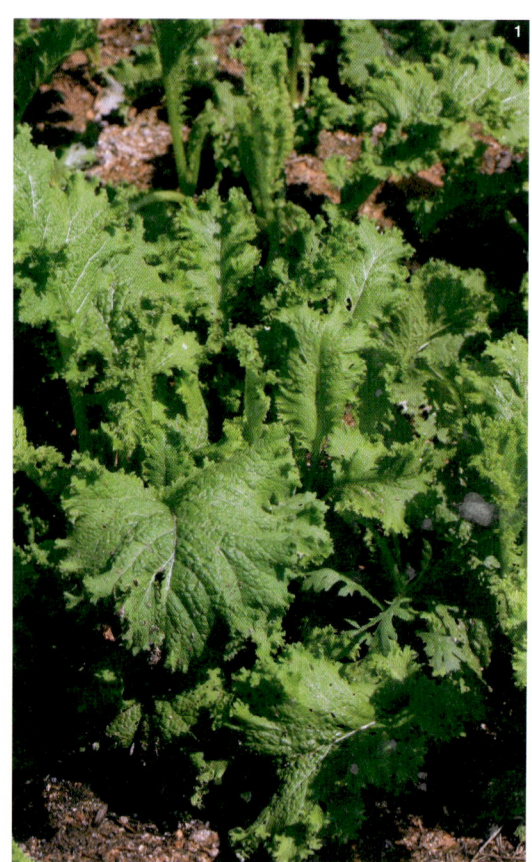
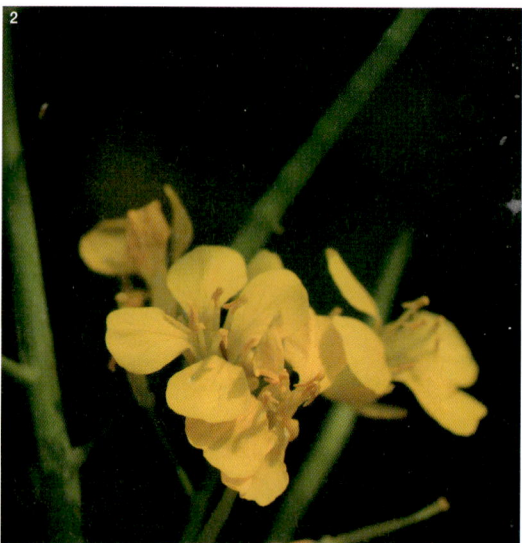
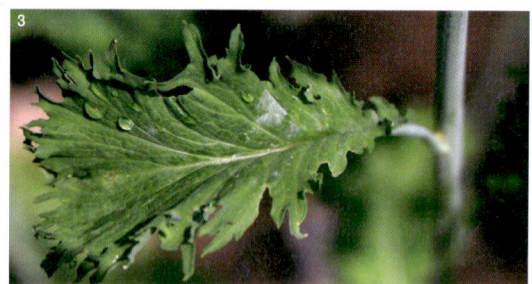

1 청겨자 2 꽃 3 줄기잎

겨자는 크게 아시아계 겨자(*Brassica juncea*)와 아프리카 원산의 화이트겨자(*Sinapis alba*), 남미 원산의 블랙겨자(*Brassica nigra*) 등이 있다.

향신료인 겨자 가루는 주로 블랙겨자 품종이고 아시아계 겨자는 잎 채소로 즐겨먹는다. 잎 채소 겨자의 줄기는 높이 1~2m 정도이고 꽃은 3~6월에 핀다. 꽃의 모양은 유채꽃, 배추꽃 등과 비슷하다. 원기둥 모양의 열매는 길이 5cm 내외이고 안에 씨앗이 들어있다. 잎은 약간의 겨자맛에 풍미가 좋기 때문에 쌈 채소나 비빔밥, 절임 등으로 먹을 수 있을 뿐 아니라 효소로도 이용할 수 있다.

- 꽃 : 6~9월, 노란색
- 잎 : 품종에 따라 청겨자, 적겨자가 있다.
- 분포 : 비닐하우스에서 흔히 재배한다.
- 열매 : 8~10월, 원기둥 모양
- 번식 : 가을 파종, 봄에 모종 이식
- 수확 : 잎이 8~10매일 때 수확

❖ 효능

겨자 가루는 항암, 항균, 이뇨, 구토, 식욕부진, 소화불량, 치통, 간질 등에 효능이 있다. 외용하면 류머티즘, 요통이나 대머리의 모발촉진에 효능이 있다. 매콤한 맛의 잎은 비타민 C가 풍부하고 항균, 항염, 각종 (뇌)출혈증에 효능이 있다. 회를 먹을 때 같이 먹으면 식중독을 예방할 수 있다. 씨앗과 잎에 항생제 성분이 있다.

❖ 효소 만들기

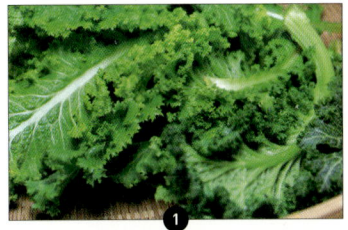

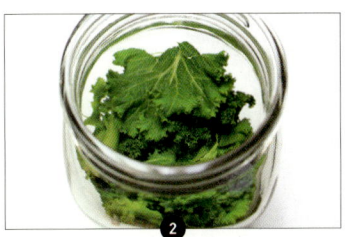

1. 시중에서 겨자잎을 구입한 뒤 깨끗히 세척한다. 흔들어서 물기를 뺀 뒤 통풍이 잘되는 그늘에서 이틀 정도 건조시킨다.

2. 적당한 크기로 자른 뒤 재료와 설탕을 1대 0.8 비율로 섞는다. (재료와 황설탕 비율 1:0.8)

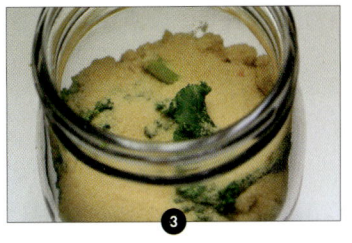

4. 각종 염증이나 뇌출혈 증세에 효소액과 생수를 1:5 비율로 희석한 뒤 마신다.

3. 한지로 주둥이를 막고 뚜껑을 닫는다. 6개월 뒤 건더기를 걸러내고 효소액만 약 6~12개월 정도 발효시켜 음용한다.

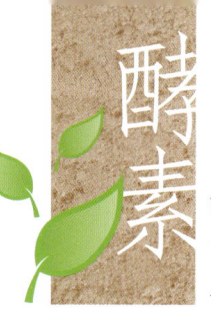

항암 _ 항암, 노화예방에 좋은 채소

양배추

십자화과 두해살이풀 | *Brassicao.capitata* | 0.8m

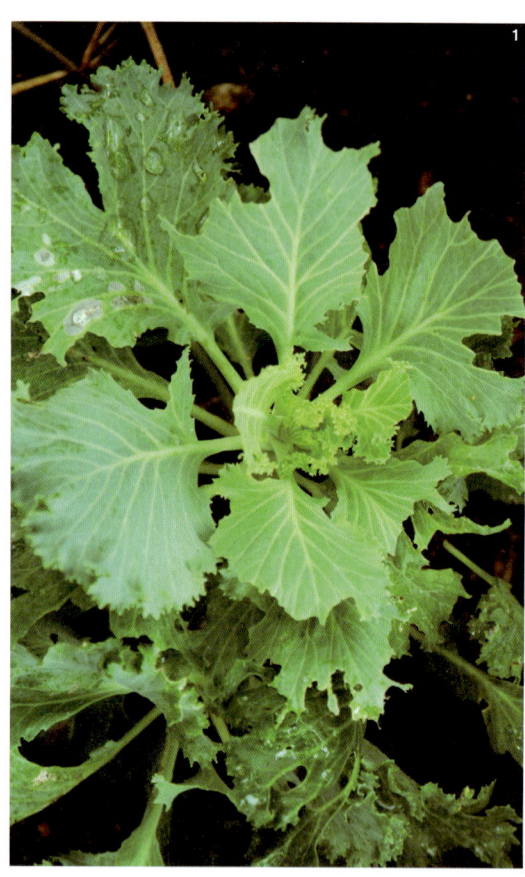
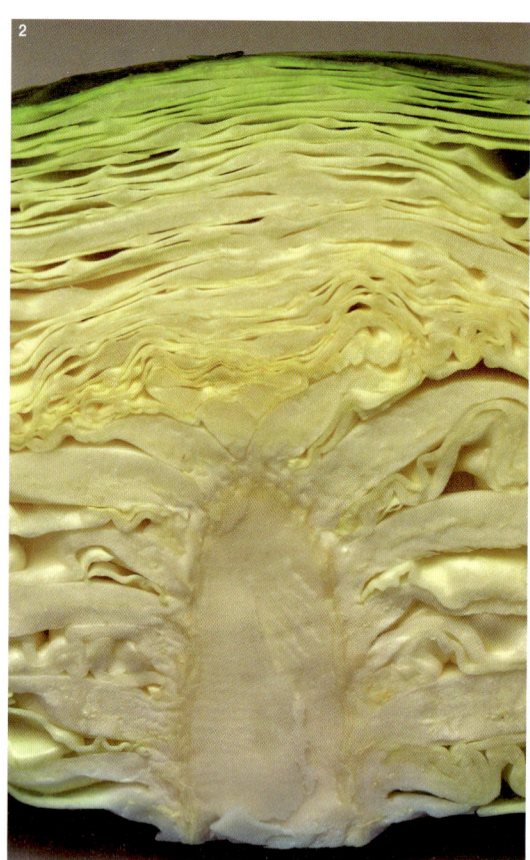

1 양배추 어린잎 2 양배추

지중해에서 자생하는 야생 양배추의 돌연변이 종이 지금의 양배추이며 야생종 양배추는 기원전 1~6세기경부터 서유럽 일부지역에서 재배해왔다.

유럽인들이 요리로 즐겨먹기 시작한 것은 중세시대부터이다. 16세기 경에 미국에, 18세기 경에 유럽 전역으로 전래되면서 매우 많은 품종으로 개량되었다. 어린잎은 길이 10~30cm 정도로 자라고 어린잎은 케일잎과, 성숙한 잎은 배추잎과 비슷하다. 꽃은 5~8월에 높이 0.8m의 꽃대가 올라온 뒤, 앞의 겨자꽃과 비슷한 노란색 혹은 흰색 꽃이 핀다. 잎은 자라면서 점점 결구형태로 속이 꽉 찬다.

- **꽃** : 5~8월, 흰색, 노란색
- **잎** : 배추잎과 비슷
- **분포** : 농가에서 재배한다.
- **열매** : 6~9월
- **번식** : 종자
- **수확** : 지상부를 수확

❖ 효능

양배추에는 비타민 C, 베타카로틴, 설포라판(Sulphoraphane), 클루코시놀레이트(Glucosinolates) 성분 등이 함유되어 있다. 설포라판은 암 예방에, 클루코시놀레이트 성분은 노화 예방에 효능이 있다. 보라색 양배추(적채)에는 안토시아닌 색소도 함유되어 있으므로 시력강화에 효능이 있다. 양배추는 끓는 물에 조리하면 항암성분이 줄어들므로 샐러드나 효소로 먹는 것이 좋다. 샐러드로 먹을 때는 토양세균에 감염되어 있을 수 있으므로 반드시 철저하게 세척한다.

❖ 효소 만들기

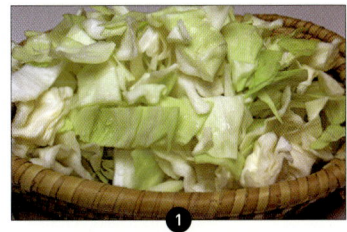 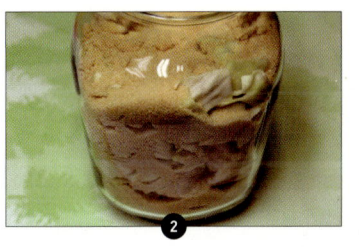 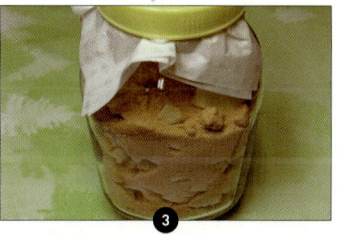

시중에서 구입한 양배추를 적당한 크기로 썬 뒤 흐르는 물에 세척하고, 물기를 털어낸다. 통풍이 잘되는 그늘에서 물기가 사라질 때 까지 이틀 정도 말린다.

잘게 썬 양배추를 용기에 넣고, 황설탕을 그 위에 켜켜이 붓는다. 며칠 뒤면 효소가 물처럼 나온다. (재료와 황설탕 비율 1:0.8)

한지로 주둥이를 막고 뚜껑을 닫은 뒤 일주일 후 한번 흔들어 골고루 섞이도록 한다. 6개월 정도 발효시킨 뒤 건더기는 걸러낸다. 2차 숙성을 6개월 더 한 뒤 효소액과 생수를 1:5 비율로 희석하여 음용한다.

유사 효소

곰보배추(배암차즈기) 효소 담기

어린잎이 배추잎을 닮았다고 하여 곰보배추라고 불린다. 정식명칭은 '배암차즈기'이다. 농촌의 길가에서 흔히 자란다. 봄~가을에 꽃이 피기 전 포기를 채취해 효소로 담근다. 재료와 황설탕 비율은 1:0.8이 좋은데 담근 뒤 3~6개월 뒤 건더기를 걸러내고 6~9개월간 더 숙성시켜 물에 5~7배 희석해 마신다. 민간에서는 감기, 기관지염, 폐결핵, 생리통, 신장염 등에 좋다고 알려져 있다.

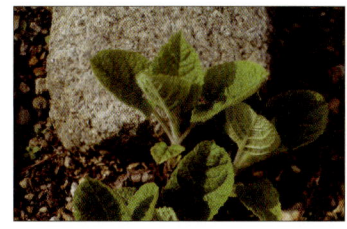

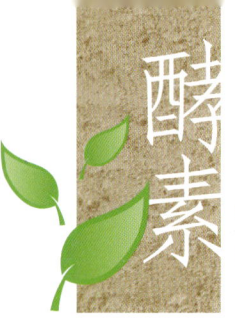

항암 _ 항암, 고혈압, 시력, 노화예방에 유용한 채소
파프리카
가지과 한해살이풀 | *Capsicum annuum* | 0.6~2m

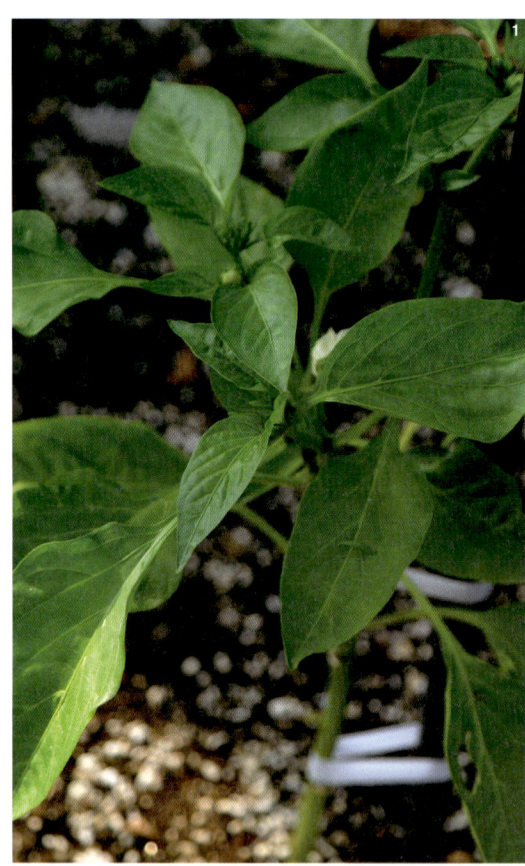
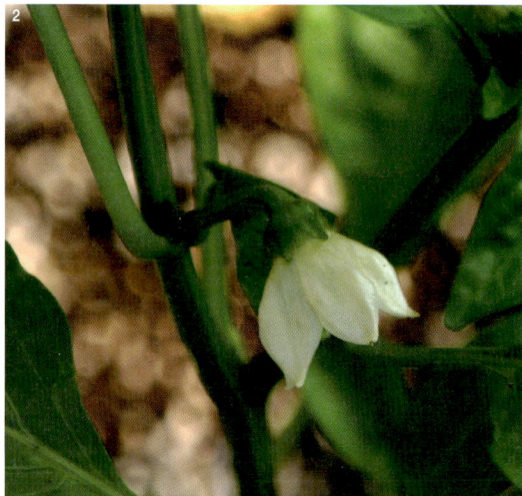
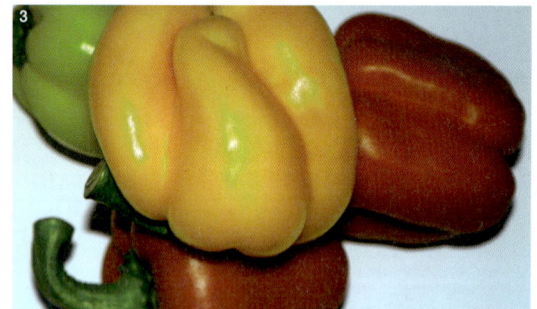

1 파프리카 2 꽃 3 열매

단맛이 나고 아삭아삭한 파프리카는 피망의 한 종류이다.

피망은 고추의 변종으로써 원산지는 중앙아메리카이다. 피망과 파프리카 모두 고추의 변종으로 꽃이 고추꽃과 비슷하다. 국내에서는 비닐하우스에서 재배하는데 연간 3회를 재배할 수 있고 보통 파종한 뒤 3~6개월 후에 열매를 수확한다. 열매에는 비타민 B, C, 리코펜, 카로틴, 철분, 칼륨 등이 함유되어 있는데 기본적으로 붉은색 계통일수록 영양가치를 더 높게 평가한다. 열매는 날것으로 먹거나 샐러드로 먹을 수 있을 뿐 아니라 햄버거에 넣어 먹기도 한다. 고추장에 찍어 먹어도 아주 맛나지만 가격이 다소 비싸다는 것이 흠이다.

- **꽃** : 연 3회 재배 가능
- **잎** : 어긋나기, 고추잎 모양
- **분포** : 비닐하우스에서 재배한다.
- **열매** : 파종 후 3~6개월 뒤 성숙
- **번식** : 종자
- **수확** : 열매

❖ 효능

파프리카에는 베타카로틴, 비타민 B, C, E, 리코펜이 다량 함유되어 있다. 베타카로틴은 시력에 좋고 유방암, 대장암을 예방한다. 일반적으로 붉은색 파프리카는 암 예방과 시력에 좋고, 주황색 파프리카는 노화 예방에, 노란색 파프리카는 고혈압 예방에, 녹색 파프리카는 빈혈에 좋다.

❖ 효소 만들기

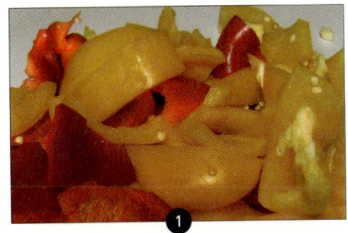 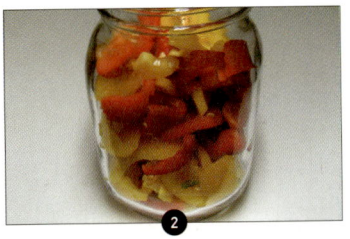 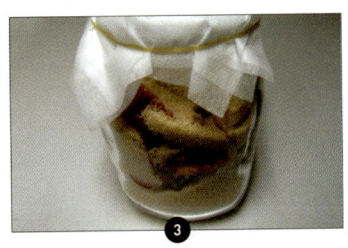

1. 파프리카를 깨끗이 세척한 뒤 물기가 없도록 잘 건조시킨다. 참고로, 노란색 파프리카로 담글 경우 노란색 효소가, 붉은색 파프리카로 담글 경우 붉은색 효소가 만들어진다.

2. 물기가 없는 파프리카를 적당한 크기로 자른다. 준비한 파프리카를 용기에 넣고 그 위에 황설탕을 붓는다. 또는 설탕으로 절반가량을 버무린 뒤 용기에 넣고 남아있는 설탕을 위에 붓는다. (재료와 황설탕 비율 1:0.8~1)

3. 한지로 주둥이를 막은 뒤 뚜껑을 살짝 닫고 일주일 후 한번 흔들어 골고루 섞이도록 한다. 6개월 뒤에 건더기를 걸러내고 걸러낸 건더기는 요리의 양념으로 사용한다. 그 후 2차 숙성을 6개월간 더 진행한 뒤 물에 희석하여 음용한다.

 활용 포인트

 파프리카 주스 만들기

파프리카 1~2개와 요구르트를 준비하여 파프리카의 씨를 제거한다. 파프리카를 적당한 크기로 썰어 요구르트와 함께 믹서에 넣고 갈아 마신다. 파프리카 주스를 만들 때, 당근이나 자몽 등을 함께 갈아 마셔도 좋고, 취향에 따라 꿀을 첨가해서 먹을 수 있다. 파프리카에는 황산화 물질이 풍부하여 노화개선을 위한 피부미용과 피로회복에 효과적이다.

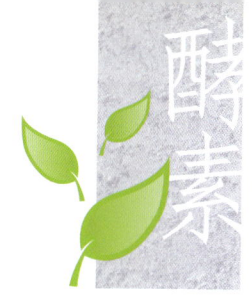

당뇨_ 당뇨와 간기능 개선에 좋은 목본식물
자두나무
장미과 낙엽 활엽 소교목 | *Prunus salicina* | 10m

'오얏나무'라고도 불리는 자두나무는 중국이 원산지이다.

국내에는 1500년 전에 도입된 뒤 과실수이나 정원수로도 즐겨 심어 기른다. 어긋난 잎은 긴 달걀 모양이고 잎 뒷면에 털이 있으나 점점 없어진다. 잎 가장자리에는 둔한 톱니가 있거나 겹톱니가 있다. 꽃은 잎이 나기 전에 흰색으로 피고 2cm 내외, 1~3개씩 달린다. 꽃에서는 매우 달콤한 향내를 풍긴다. 1년생 줄기는 광택이 있고 적갈색이다. 6~9월에 익는 열매를 자두라 하여 과일로 식용하는데, 열매에 흰색의 분이 낀다. 전국에서 심어 기르며 재배하며, 특히 우리나라 기후에서는 주로 전라북도 이북 지역에서 잘 자란다.

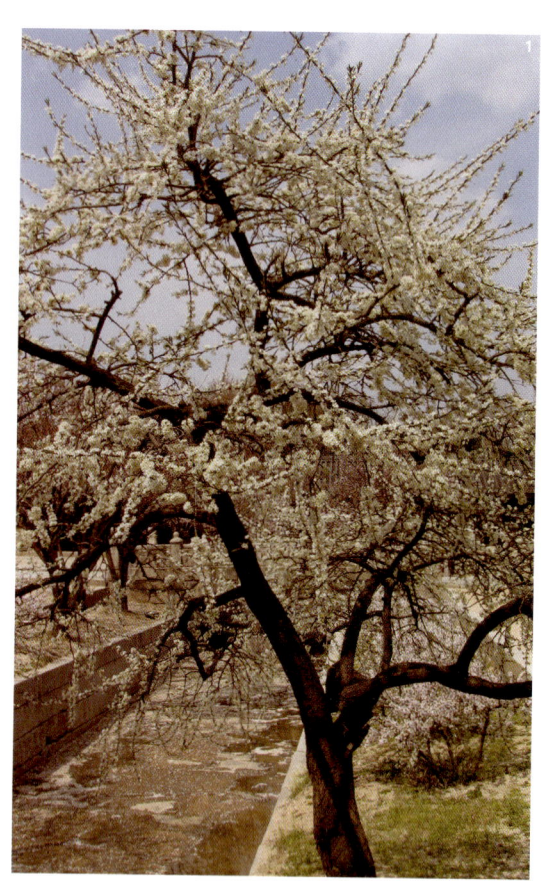

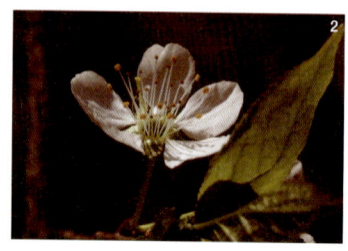

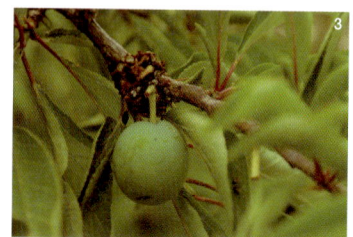

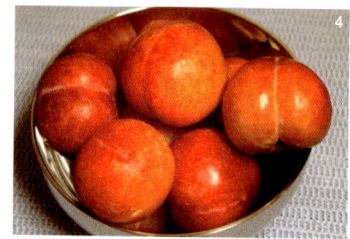

1 자두나무 2 꽃 3 덜익은 열매 4 수확한 열매

- 꽃 : 4월, 흰색
- 잎 : 어긋나기, 긴 달걀형
- 분포 : 농가에서 재배한다.
- 열매 : 7~8월, 붉은색
- 번식 : 종자, 접목
- 수확 : 열매, 뿌리, 잎

❖ 효능

열매의 과육은 간과 신을 보하고 이뇨, 당뇨에 좋다. 복부에 물이 차는 복수(腹水) 증상, 몸이 허약해 점점 말라가는 증세에 좋다. 뿌리는 당뇨, 이질, 임병에 좋고 뿌리껍질은 당뇨, 대하, 치통에 좋다. 잎은 소아의 장열, 수종, 금창에 좋다.

❖ 효소 만들기

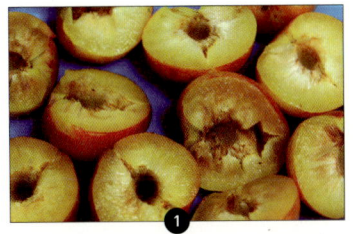 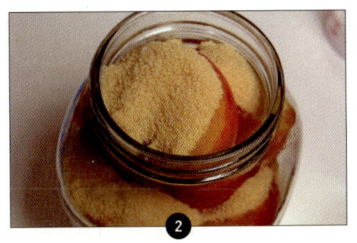 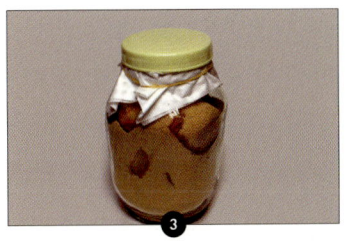

시중에서 구입한 자두를 흐르는 물에 세척한 뒤 물기를 털어내고 통풍이 잘되는 그늘에서 물기가 없도록 하루동안 건조시킨다. 물기가 마르면 자두를 일일이 반으로 갈라 씨앗을 빼낸다.

씨앗이 없는 자두를 용기에 넣고, 황설탕을 그 위에 붓는다. 2~3일 뒤에 효소액이 물처럼 나오면 자두가 둥둥 떠다닌다. 효소액 위에 떠다니는 자두는 곰팡이가 끼므로 자두를 눌러 잠기도록 고정시킨다. (재료와 황설탕 비율 1:0.8~1)

한지로 주둥이를 막고 뚜껑을 닫는다. 며칠 간격으로 둥둥 떠다니는 자두를 눌러주고 설탕이 잘 녹도록 섞어준다. 2개월 정도 발효시킨 뒤 건더기는 걸러낸다. 약 22개월 동안 2차 숙성을 한 후에 효소액과 생수를 1:7 비율로 희석시켜 음용한다.

효소 포인트

자두 열매에는 당분이 많으므로 자두로 담근 효소를 당뇨환자가 섭취할 경우에는 주의가 필요하다. 섭취 후 당 수치가 심하게 높아질 경우 섭취를 중단한다. 이와 같은 경우 자두나무 뿌리도 당뇨에 좋으므로 뿌리를 차로 우려마시는 것이 좋다.

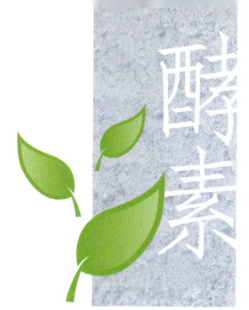

당뇨 _ 마른 기침, 갈증에 좋은 목본식물

살구나무

장미과 낙엽 활엽 소교목 | *Prunus armeniaca* | 5~10m

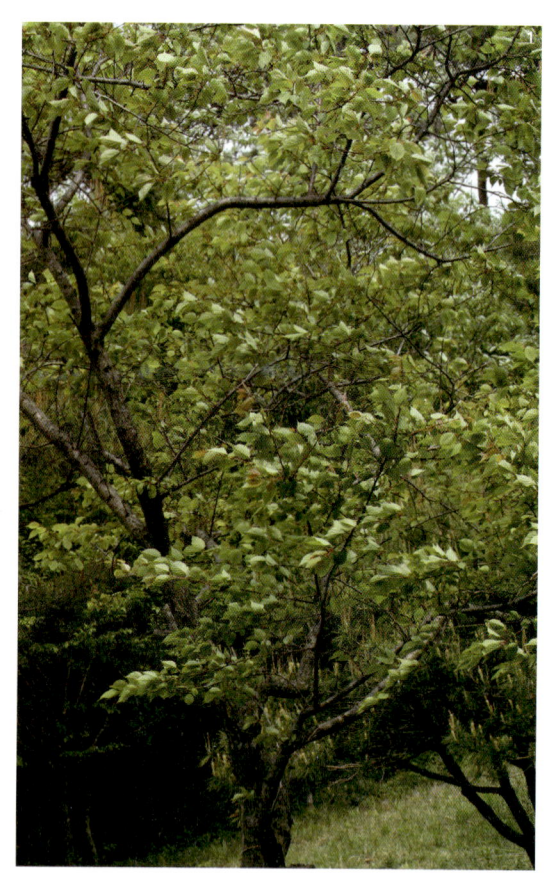

종자를 행인(杏仁)이라 하여 약용하며, 기침 · 천식 · 기관지염 · 인후염 · 변비 등에 사용한다.

중국이 원산지이다. 3~4월에 연한 홍색의 꽃이 잎보다 먼저 핀다. 줄기는 높이 5~10m 내외로 자라고 어긋난 잎은 달걀 모양의 원형으로 가장자리에 불규칙한 톱니가 있다. 잎 표면에는 털이 없으므로 앵두나무와 구별할 수 있다. 꽃받침은 홍자색이고 꽃자루가 거의 없다. 꽃에서는 은은한 향기가 난다. 열매는 6~7월경 황적색으로 익는다. 자두에 비해 과육이 씨와 잘 분리가 되며 새콤달콤한 맛이 난다. 과실은 마른기침, 갈증에 효능이 있고 신을 보한다. 열매와 황설탕을 1:1 비율로 섞어 효소로 담근 뒤 1개월 동안 숙성시키고 살구청을 짜내어 진액을 뽑아낸다. 진액을 10개월 동안 2차 숙성한 뒤 물에 희석하여 음용할 수 있다.

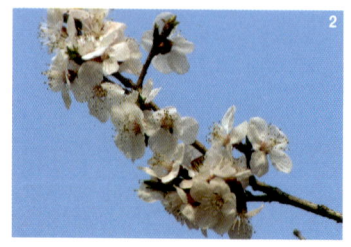
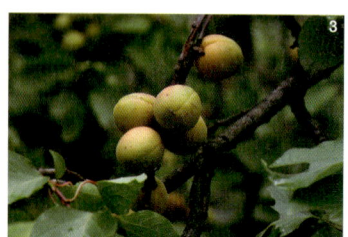
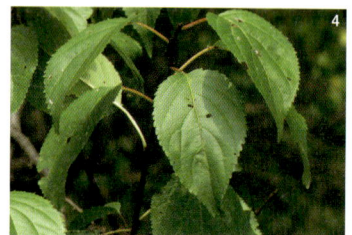

1 수형 2 꽃 3 열매 4 잎

- 꽃 : 4월, 흰색
- 잎 : 넓은 달걀형~넓은 타원형
- 분포 : 과수작물로 재배한다.
- 열매 : 7월, 구형
- 번식 : 종자, 접목
- 수확 : 잔가지, 열매, 꽃

❖ 효능

열매 안에 들어있는 씨앗을 행인이라고 부르며 약용한다. 기침, 가래, 변비에 효능이 있다. 잔가지는 타박상, 내출혈에 좋다. 잎은 종창, 종기, 악창에 효능이 있다. 열매의 과실은 혈압, 콜레스테롤, 시력, 암 예방, 노화 예방에 좋다.

❖ 효소 만들기

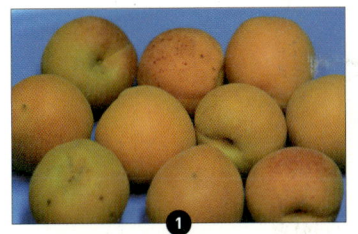

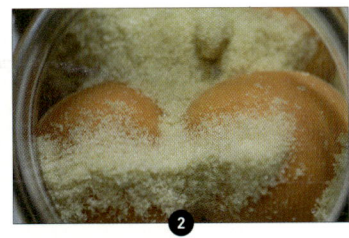

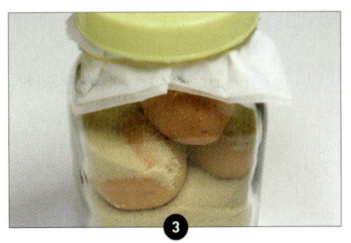

1. 여름에 재래시장이나 마트에서 살구 열매를 구입한다. 흐르는 물에 충분히 세척한 뒤 물기를 털어낸다. 통풍이 잘되는 그늘에서 물기가 없도록 하루 정도 말린다.

2. 재료를 반으로 자른 뒤 씨앗은 빼고 유리단지에 넣고, 준비한 황설탕의 70%을 그 위에 붓는다. 황설탕 30%는 나중에 진액이 나오고 곰팡이가 낄 때 나누어 넣어주거나 넣지 않다. (재료와 황설탕 비율 1:0.7~0.8)

3. 한지로 주둥이를 막고 뚜껑을 닫은 뒤 한 달 동안 3~4회 골고루 섞어주면서 설탕을 녹여준다. 3개월간 숙성시킨 뒤 건더기를 걸러내고 뚜껑은 살짝 열어준다. 2차로 9개월 더 숙성시킨 뒤 효소액과 생수를 1:7 비율로 희석한 뒤 마신다.

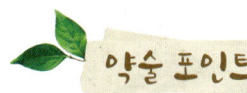

살구술 만들기
살구 500g, 황설탕 100g을 용기에 넣고 담금주 1.8L를 붓고 1년 간 숙성시킨 뒤 피로회복, 노화예방에 1일 2~3회 음용한다.

유사한 약용식물 알아보기

과민성대장증후군에 좋은
앵도나무(앵두나무)
장미과 낙엽 활엽 관목 | *Prunus tomentosa* | 2~3m

중국 원산의 앵도나무는 1600년경 우리나라에 도입되었다. 주로 농가에서 재배하던 것이 야생화되어 농촌의 산에서도 흔히 볼 수 있다. 줄기는 높이 2~3m로 자라고 어긋난 잎은 달걀 모양의 타원형으로 끝이 뾰족하며 윗면에 털이 있다. 꽃은 4월에 잎보다 먼저 흰색 또는 연한 홍색으로 핀다. 열매는 5~6월에 붉은색으로 익는다. 과실은 가래, 피로회복, 피부미용, 부종에 좋고 씨앗은 이뇨, 각기, 부종, 설사, 과민성대장증후군에 좋다. **열매와 황설탕을 1:1 비율로 섞어 효소로 담근 뒤 3개월 동안 숙성시킨 후 걸러낸다. 2차 숙성을 6개월 동안 진행한 뒤 물과 희석해 음용할 수 있다.**

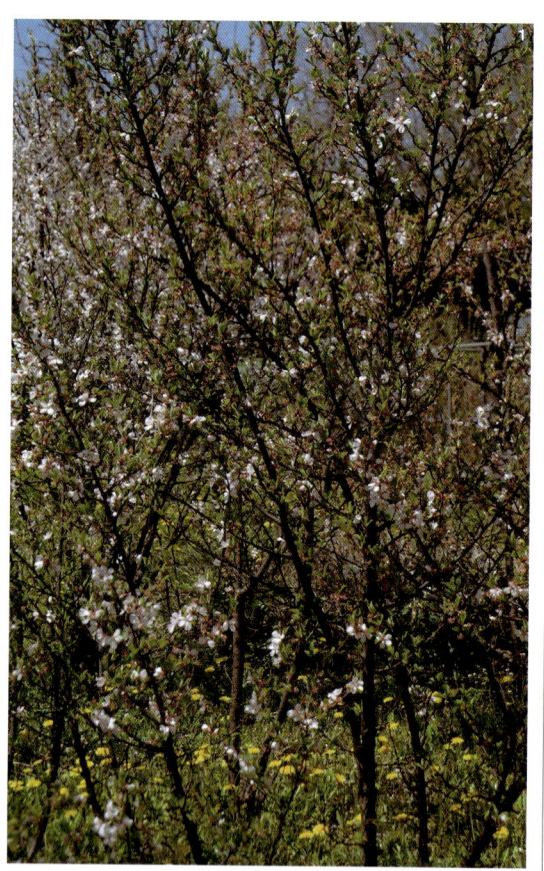

1 수형 2 꽃 3 열매 4 잎

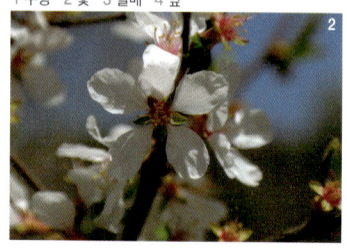
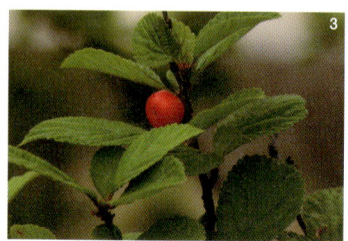
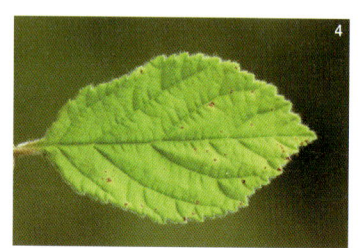

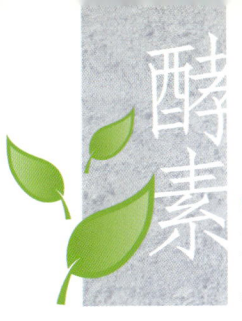

당뇨 _ 당뇨, 고혈압, 사지마비에 좋은 남부지방 목본식물
황칠나무
두릅나무과 상록 활엽 소교목 | *Dendropanax morbiferus* | 3~8m

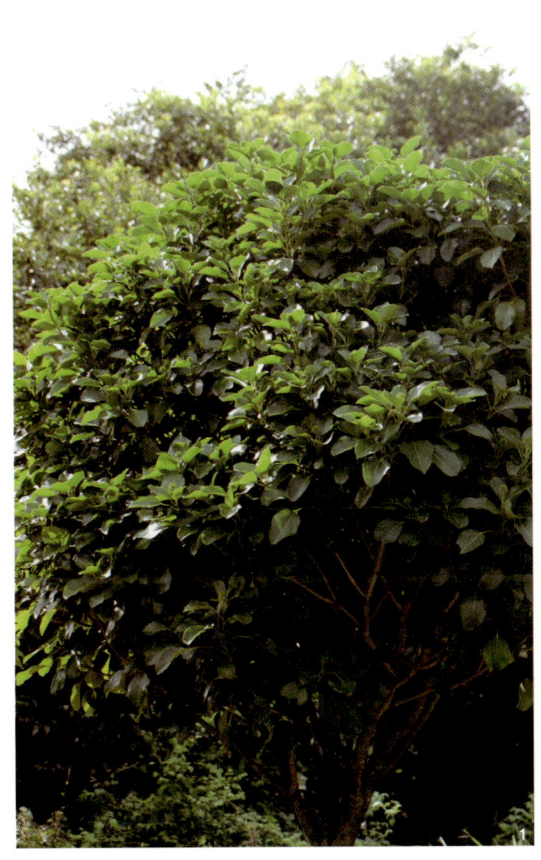

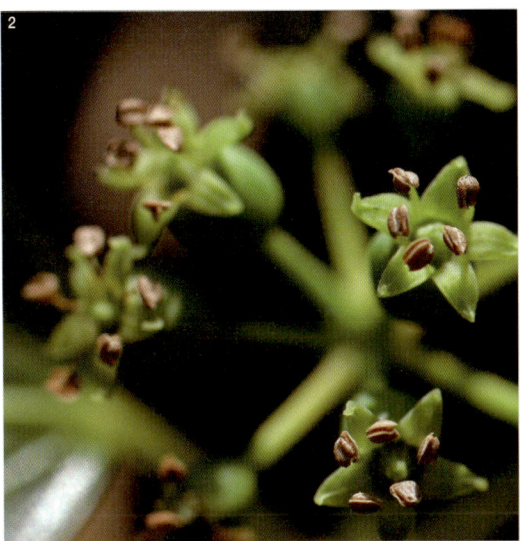

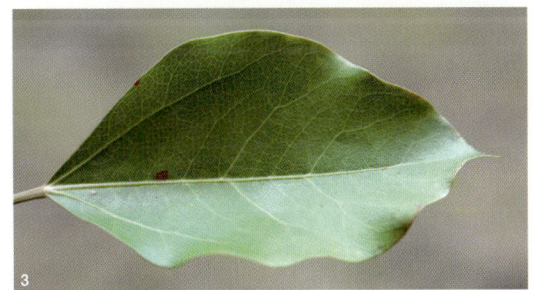

1 수형 2 꽃 3 잎

남부지방의 산과 섬, 제주도 산지에서 자생한다.

나무껍질에 상처를 내면 노란색 수액이 나오는데 이를 황색 도료로 사용한다. 어긋난 잎은 갈라지지 않거나 3~5개로 갈라진 잎이 함께 난다. 꽃은 6월에 황록색으로 모여 피고, 열매는 10월에 검정색으로 익는다. 최근 당뇨에 좋은 성분이 밝혀지면서 인기를 얻고 있다. 뿌리, 줄기에 약용성분이 많아 당뇨, 고혈압, 관절염, 사지마비, 간경화, 두통, 불면증, 간, 숙취, 만성피로 등에 효능이 있다. 잎과 줄기를 잘게 썬 뒤 황설탕을 1:1 비율로 섞어 효소로 담근다. 3개월 동안 숙성시킨 뒤 2차숙성은 9개월 동안 하고 물과 희석해 음용한다.

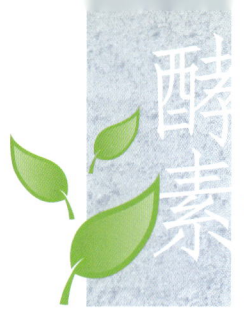

당뇨_ 당뇨, 불면증, 숙취에 좋은 목본식물

고욤나무(군천자)

감나무과 낙엽 활엽 교목 | *Diospyros lotus* | 10~15m

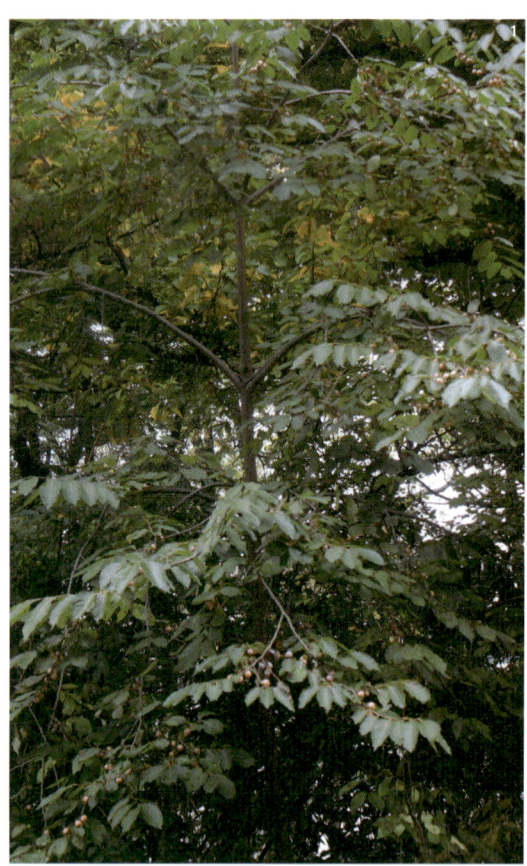
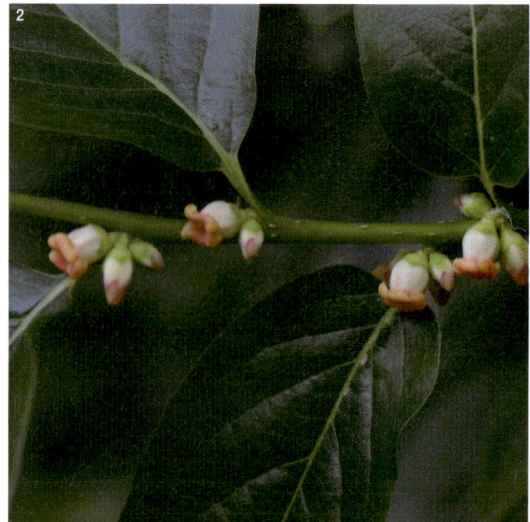
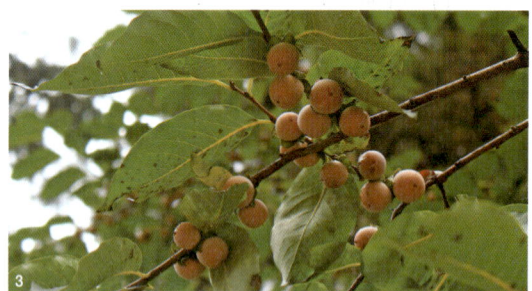

1 수형 2 꽃 3 잎

감나무의 사촌이자, 감나무를 접붙일 때 사용하는 나무이다.

꽃과 열매의 크기가 지름 1cm 정도일 정도로 아주 작다. 황적색의 열매는 감처럼 먹을 수 있다. 꽃은 5~6월에 피고 수꽃과 암꽃이 따로 있다. 열매는 녹색이었다가 가을에 황적색으로 변하고 10월경 흑자색으로 익는다. 열매의 효능은 갈증을 멈추게 하고, 해열, 열증, 답답한 가슴에 좋고 피부를 좋게 한다. 잎은 당뇨, 고혈압, 불면증, 숙취에 좋다. 5~6월에 잎과 열매를 수확한 뒤 황설탕과 1:1 비율로 효소를 담근다. 건더기는 3개월 뒤 걸러내고 2차 숙성을 9개월간 더 한다. 많이 섭취할 경우 기침을 유발하므로 소량씩 섭취한다.

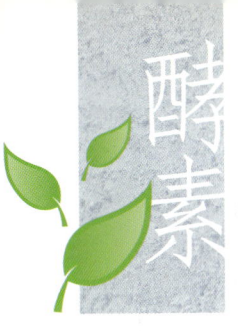

당뇨_당뇨에 좋은 유실수
구아바
도금양과 상록 활엽 관목 | *Psidium guajava* | 3~7m

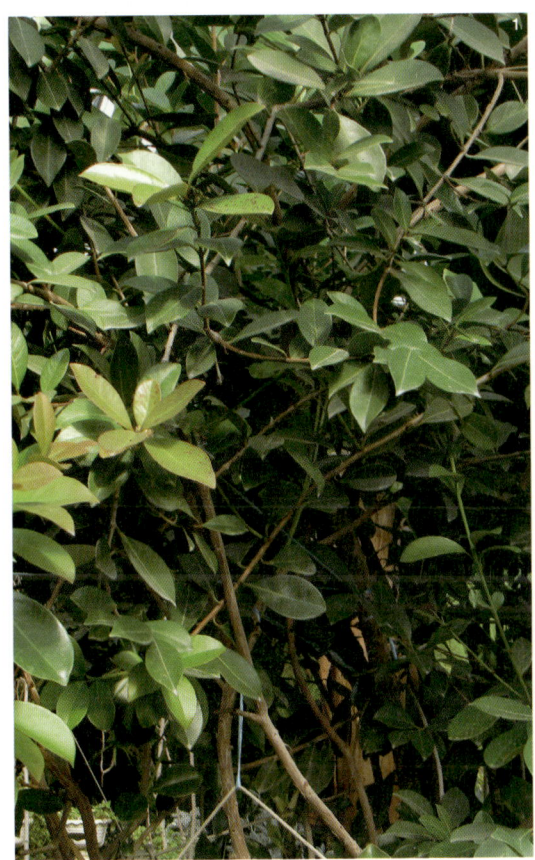

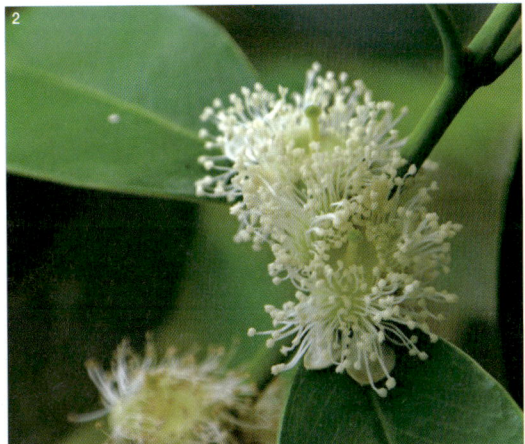

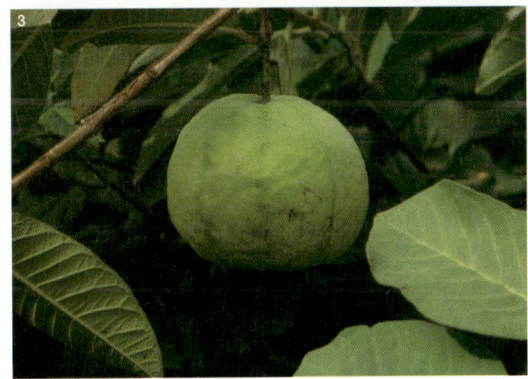

1 수형 2 꽃 3 열매

공기정화용 식물로도 유명하지만 열매를 구아바라 하여 식용하는 과실나무로 더 유명하다.

세계적으로 50여 품종이 있고 열대~아열대지방에서 자생한다. 품종마다 열매의 색상이 흰색, 빨간색 등 다양한 색상의 구아바가 있다. 뿌리와 열매는 당뇨, 노화예방에 좋은데, 특히 뿌리가 더 좋다. 어린잎은 비타민C 함량이 높기 때문에 차로 우려 마신다. 어린잎은 기관지염, 피부염, 노화예방에 좋다. 효소로 담글 경우 생뿌리, 열매, 어린잎을 준비한다. **열매나 어린잎을 잘게 썬 뒤 황설탕을 1:1 비율로 섞어 효소로 담근다. 그리고 3개월 동안 숙성시킨 뒤 2차숙성은 9개월 동안 하고 물과 희석하여 음용한다.**

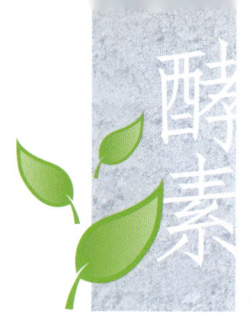

당뇨_ 당뇨, 고혈압에 좋은 초본식물
두메부추
백합과 여러해살이풀 | *Allium senescens* | 20~30cm

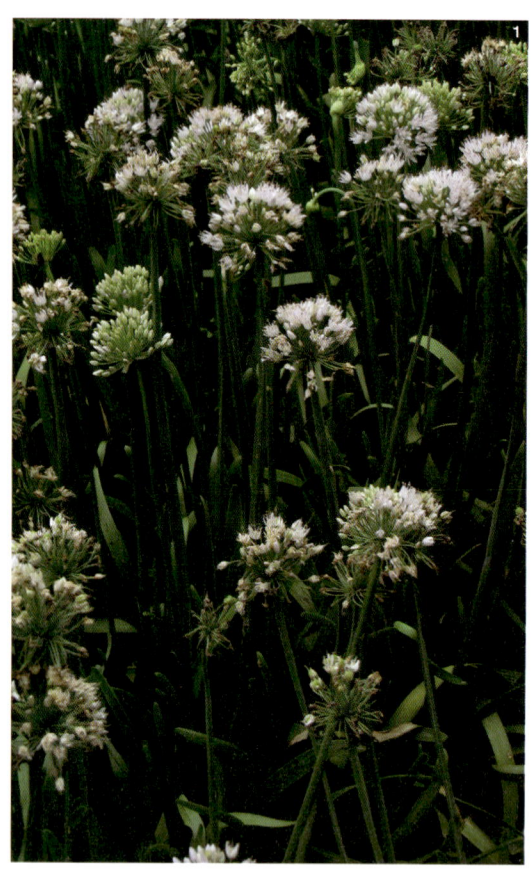
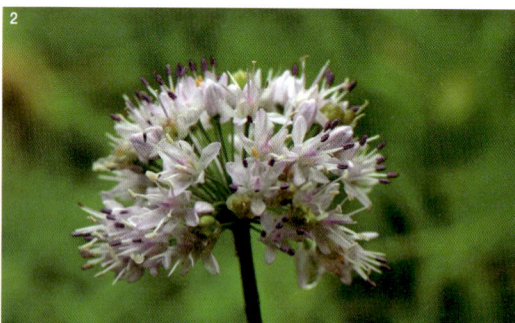
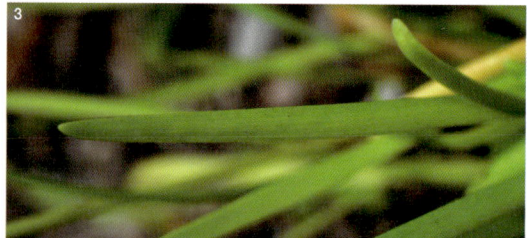
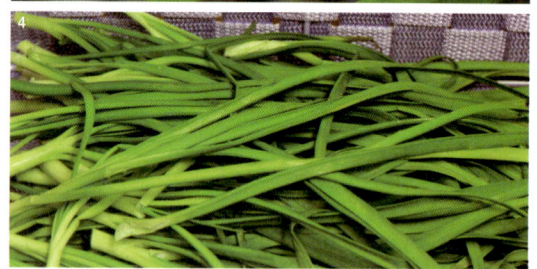

1 전초 2 꽃 3 잎 4 수확한 잎

두메부추는 강원도, 충청도, 경상도의 깊은 산에서 자생하는 여러해살이풀로 최근에는 모종을 판매하기 때문에 가정에서 기르기도 한다.

어린잎을 부추처럼 나물로 이용하기도 하며, 맛은 부추 이상이다. 동의보감과 본초강목에 의하면 두메부추는 몸이 찬 사람에게 이로워, 몸을 덥게 하고 보온 효과가 있으며 생식하면 감기 및 성인병 예방에도 좋다고 한다. 두메부추를 효소로 담그려면 야생화나 산나물 전문유통점에서 구입할 것을 추천하며, 효소를 담글 때는 뿌리를 함께 담그는 경우도 많지만 개체 보호를 위해 줄기만 담그는 것이 좋다. 그외 일반적으로 즐겨먹는 부추를 효소로 담그는 것도 추천할만하다.

- 꽃 : 8~9월, 산형꽃차례
- 잎 : 줄 모양의 다육질 잎
- 분포 : 강원도 심산지역에서 자생
- 열매 : 9월
- 번식 : 종자, 포기나누기
- 수확 : 줄기를 수확

❖ 효능

두메부추는 기본적으로 감기, 기침, 해열, 강장, 소화에 효능이 있다. 두메부추의 외형은 부추보다는 삼채 쪽과 가깝다. 두메부추를 생채로 섭취할 경우 맛과 향이 삼채와 비슷하므로, 약용할 경우 삼채처럼 당뇨, 고혈압, 변비, 다이어트에 좋을 것으로 추정된다. 효소 섭취 후 당 수치에 문제가 발생할 경우 차나 나물로 섭취할 것을 권장한다.

❖ 효소 만들기

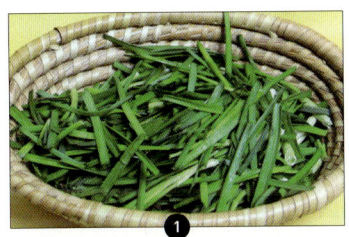
❶
수확한 두메부추의 잎을 흐르는 물에 깨끗이 씻어 물기를 빼고, 서늘한 곳에 하루 정도 말려둔다.

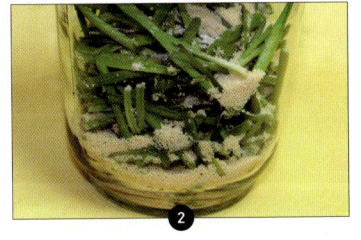
❷
잎을 적당한 길이로 잘게 썬 뒤 용기에 넣고, 그 위에 황설탕을 붓는다. (재료와 황설탕 비율 1:0.7~0.8)

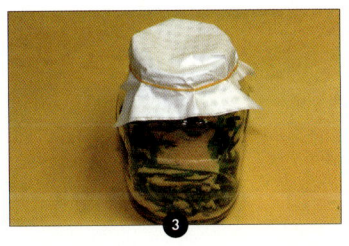
❸
한지로 주둥이를 막고 뚜껑을 닫은 뒤 한 달동안 3~4회 골고루 섞어준다. 6개월 뒤 건더기를 걸러낸 뒤 다시 2차로 18개월 발효시킨 효소액을 생수와 1:7 비율로 희석하여 음용한다.

약술 포인트

부추술 만들기
허리 통증에 일반 부추 100g을 5컵의 물에 푹 끓여서 1컵의 진액으로 만든다. 이 진액을 소주나 정종과 섞어 마신다. 그외 싱싱한 두메부추잎을 물에 데치지 않고 적당한 길이로 썰어 초장에 무쳐서 생채처럼 먹으면 별미이다.

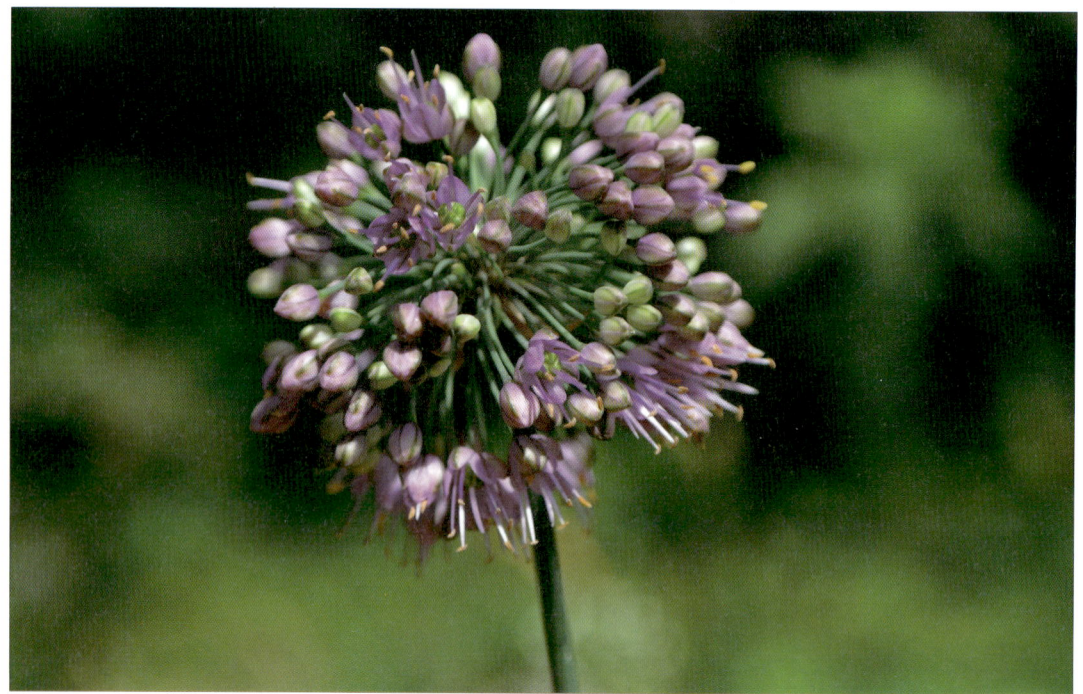
깊은 산에서 자생하는 참산부추는 두메부추에 준해 약용할 수 있다.

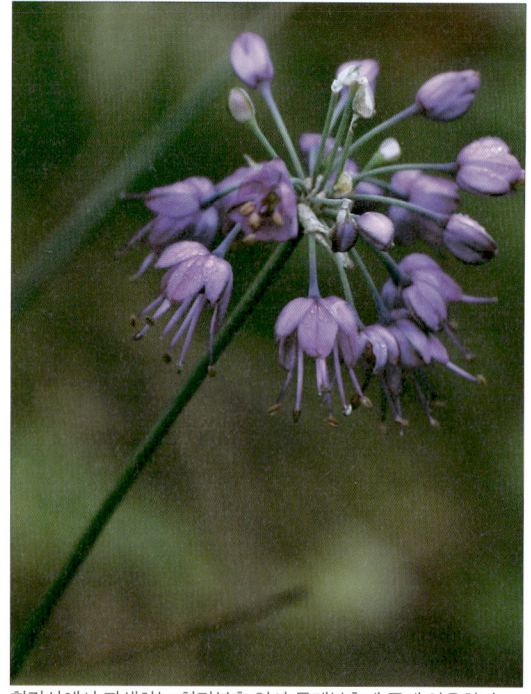
한라산에서 자생하는 한라부추 역시 두메부추에 준해 약용한다.

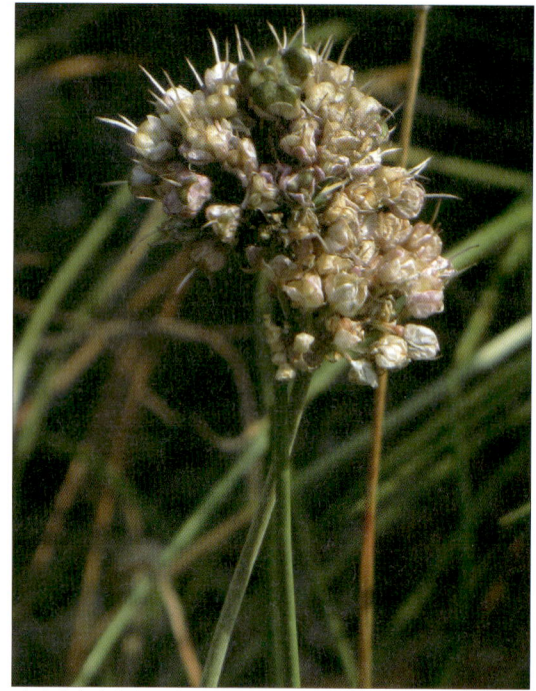
강가에서 자생하는 강부추도 두메부추에 준해 약용한다.

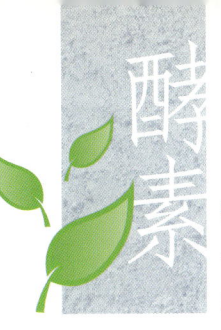

당뇨 _ 당뇨, 충혈, 강장에 좋은 초본식물
줄(줄풀)
벼과 여러해살이풀 | *Zizania latifolia* | 1~2m

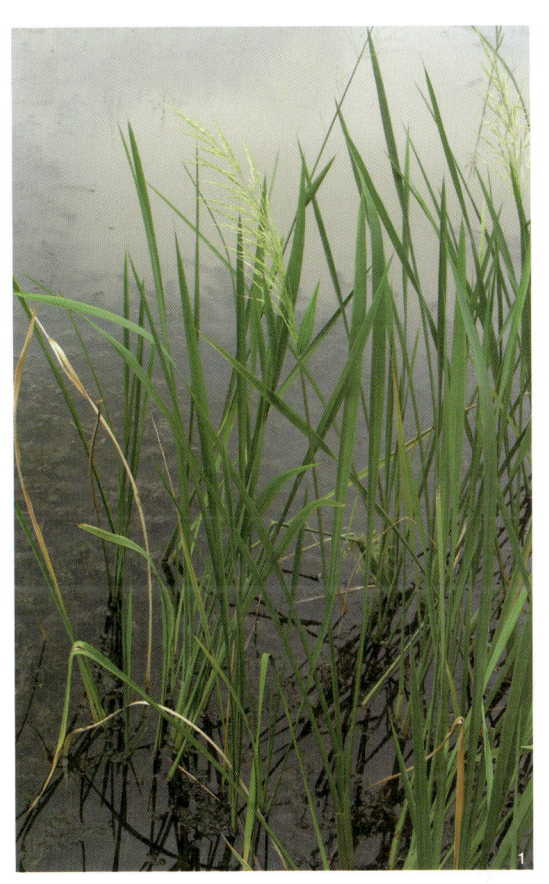

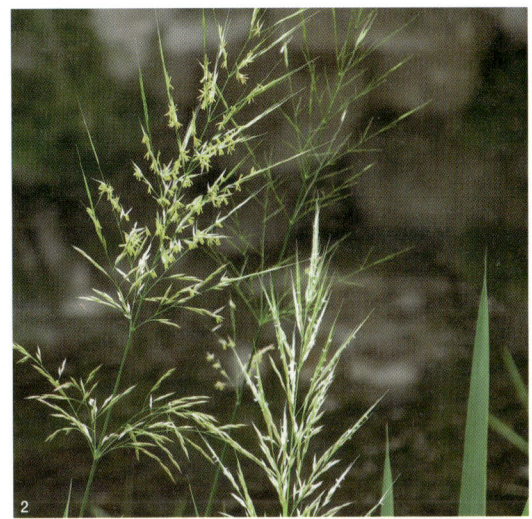

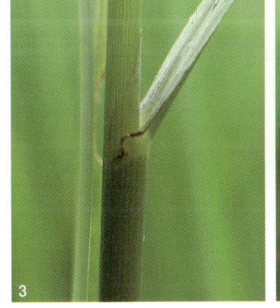

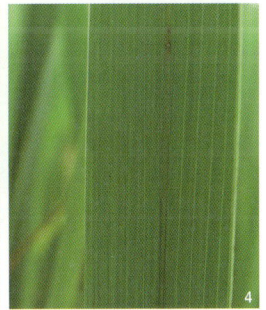

1 수형 2 꽃 3 잎집 4 잎

강가, 냇가나 연못가에서 쉽게 볼 수 있으며, 군집을 이루며 자란다.

줄기는 높이 1~2m로 자라고 잎 길이는 50~100cm, 중앙에 맥이 있고, 잎 밑부분은 점점 좁아지며 깔깔하다. 잎집에는 털이 없다. 꽃은 8~9월에 피고 원뿔 모양의 꽃차례에 연한 황색으로 자잘한 꽃이삭이 달린다. 주로 땅속줄기와 뿌리를 약용하지만 **효소로 담글 경우 생뿌리, 땅속줄기, 하단 줄기, 잎, 꽃, 열매를 채취한다.** 적당하게 잘라 황설탕과 1:0.7~0.8 비율로 효소를 담근 뒤 6개월 쯤에 걸러내고 2차로 6개월 간 더 숙성시킨다. 당뇨, 고혈압, 충혈, 숙취, 해열, 심장병, 강장에 효능이 있다. 예로부터 당뇨약으로 유명하다.

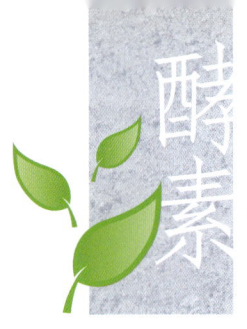

당뇨 _ 당뇨, 고혈압, 변비에 유용한 초본식물

삼채 good

백합과 여러해살이풀 | *Allium hookeri* | 20~60cm

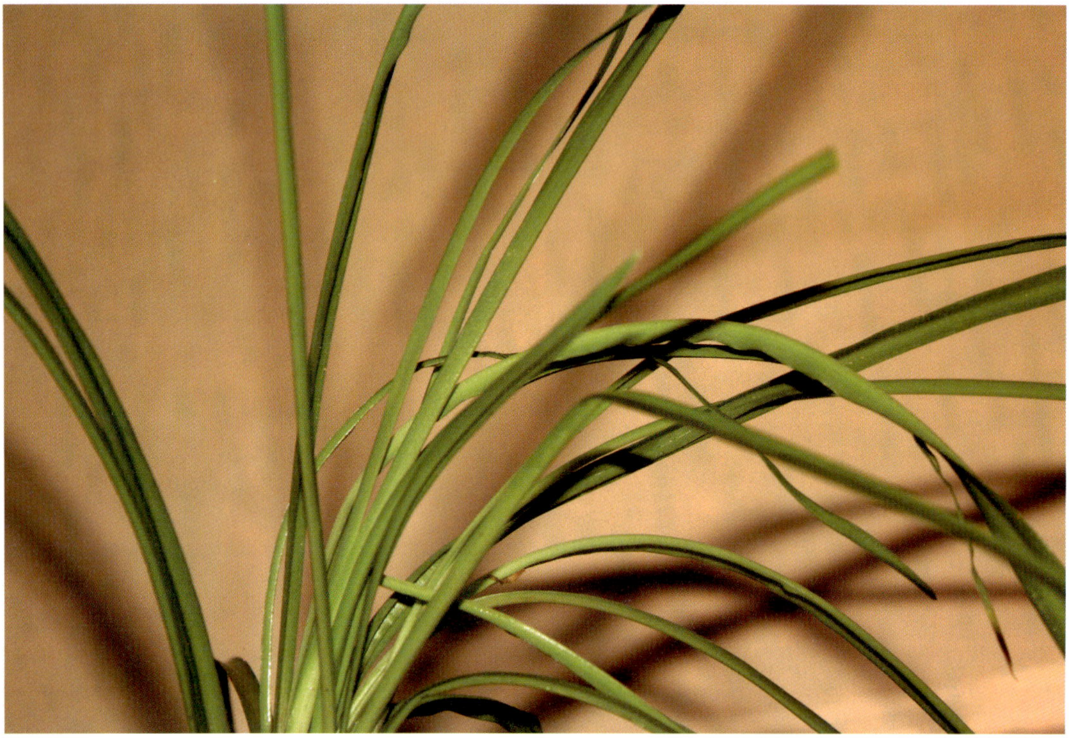

가정에서 키우는 삼채 식물

**단맛, 쓴맛, 매운맛, 세 가지 맛이 난다고 하여 이름 붙여진 삼채는
동남아시아(미얀마 북부 고산지대) 원산으로 부추와 비슷하나, 국내 자생종 식물과 비교하면
'두메부추'와 가장 가깝다.**

삼채는 식물체의 유황 성분이 마늘이나 양파보다 훨씬 다량으로 함유되어 있어 각종 성인병, 즉 고혈압, 항염, 항당뇨 등에 효능이 좋기로 알려져 있다. 요즘은 삼채의 재배용 뿌리를 판매하므로 가정에서도 쉽게 기를 수 있다. 또한 국내에 들어온 지가 얼마되지 않아 농가의 고소득 재배작물로 인기가 높다. 흔히 뿌리를 씀바귀나물처럼 무쳐 먹는데 그 보다는 잎을 초장무침 등으로 이용하면 그 맛이 일품이다.

- 꽃 : 7~10월
- 잎 : 두툼한 부추잎 모양
- 분포 : 밭에서 재배한다.
- 열매 : 10월
- 번식 : 종자
- 수확 : 잎과 뿌리를 수확

❖ 효능

삼채 뿌리에는 유황 성분이 마늘에 비해 약 6배 이상 함유되어 있다. 항염, 기침, 감기, 결핵, 구충, 설사, 소화, 다이어트, 변비에 좋다. 주로 고혈압, 관상동맥심장질환, 당뇨 예방에 약용한다. 삼채효소 섭취 후 당 수치에 문제가 발생할 경우 효소가 아닌 차나 나물로 섭취할 것을 권장한다.

❖ 효소 만들기

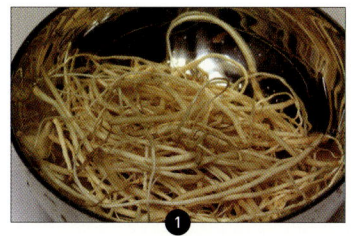

시중에서 구입한 삼채 뿌리를 깨끗이 씻어 서늘한 곳에 말려둔다. 참고로 삼채의 뿌리를 씀바귀처럼 나물로 무쳐먹거나 차로 우려 마실 수 있다. 나물로 무쳐먹을 경우 씀바귀에 비해 식감이 두툼하고 맛은 떨어지는 편이므로 삼채 뿌리는 보통 차나 술을 담가 먹는 것이 좋다.

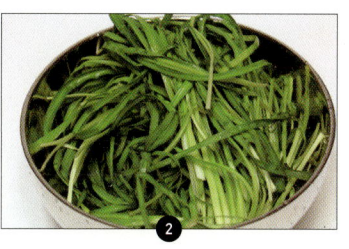

삼채의 잎도 동일하게 씻어 물기를 제거하고 서늘한 곳에 말려둔다. 싱싱한 삼채 잎은 초장무침으로도 먹기도 하는데 그 맛이 일품이며, 특히 변비에 좋다.

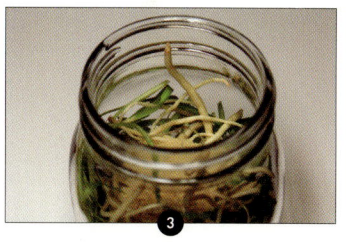

삼채 잎과 뿌리를 잘게 썬 뒤 용기에 넣고, 그 위에 설탕을 켜켜이 붓는다. (재료와 황설탕 비율 1:0.8)

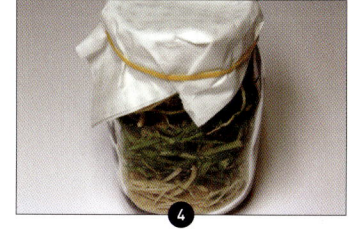

한지로 주둥이를 막고 뚜껑을 닫은 뒤 한 달동안 3~4회 골고루 섞어준다. 3개월 뒤 건더기는 걸러내고 2차로 21개월 발효시켜 효소액과 생수를 1:7 비율로 희석해 음용한다.

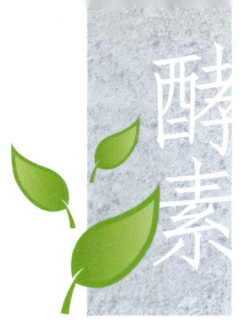

당뇨 _ 당뇨, 변비에 좋은 초본식물

뚱딴지(돼지감자)

국화과 여러해살이풀 | *Helianthus tuberosus* | 1.5~3m

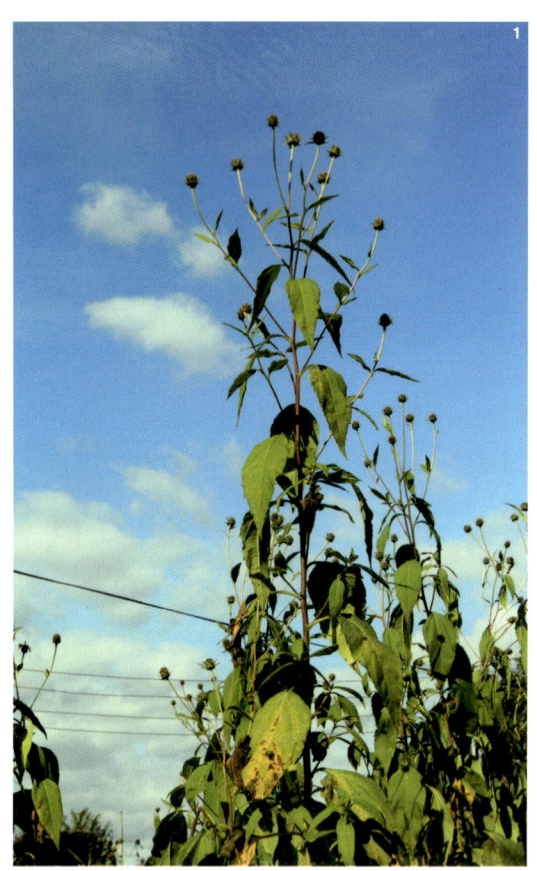
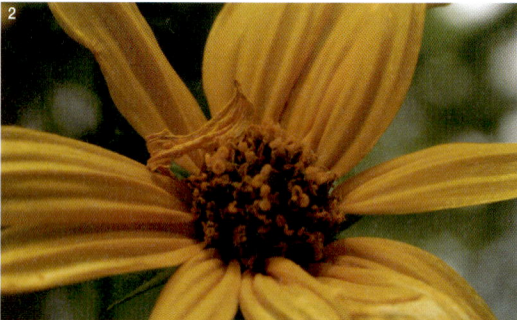
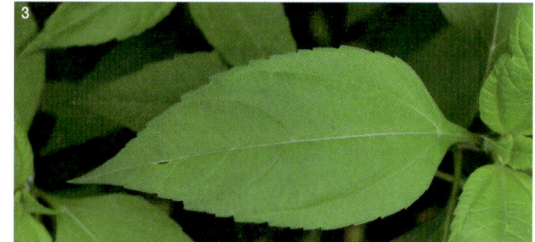
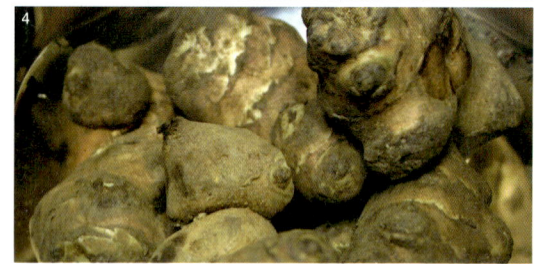

1 전초 2 꽃 3 잎 4 뿌리

흔히 돼지감자라는 이름으로 알려져 있지만 정식명칭은 '뚱딴지'이다.

뿌리를 사료용으로 써서 돼지가 먹는 감자라 하여 돼지감자라는 별명을 갖고 있다. 감자처럼 먹을 수 있고 뿌리를 캐면 뿌리의 생김새가 이상하여 '엉뚱하다'라는 의미의 뚱딴지라는 이름이 붙었다. 북미 원산이며 국내에는 1900년경 뿌리를 이용하기 위해 도입되었다. 꽃의 크기는 지름 8cm 정도이고 루드베키아 꽃과 생김새가 닮았다. 뿌리는 감자처럼 알뿌리 형태를 띠지만 생김새는 생강 모양과 비슷하다. 뿌리를 채를 썬 뒤 소금을 적량 넣고 참기름으로 볶으면 야들야들한 것이 감자만큼 맛있다.

- 꽃 : 9~10월, 노란색
- 잎 : 마주나거나 어긋나기
- 분포 : 밭에서 재배한다.
- 열매 : 10월
- 번식 : 종자
- 수확 : 뿌리를 수확

❖ 효능

식물체 중에서 뿌리에 이눌린(천연 인슐린) 성분을 가장 많이 함유한 것으로 유명하여 당뇨식으로 인기가 높다. 항당뇨, 이뇨, 최음, 담즙 촉진, 정자 생성, 고혈압, 변비에 효능이 있다. 변비 치료 목적이라면 참기름에 볶아먹는 것이 좋다. 효소 섭취 후 당 수치에 문제가 발생할 경우 돼지감자를 효소가 아닌 차로 우려마실 것을 권장한다.

❖ 효소 만들기

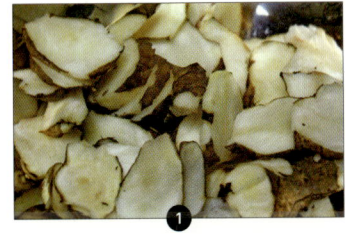
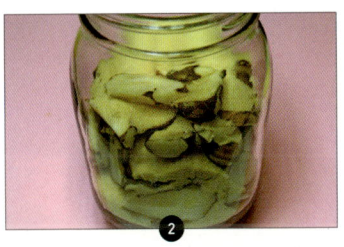
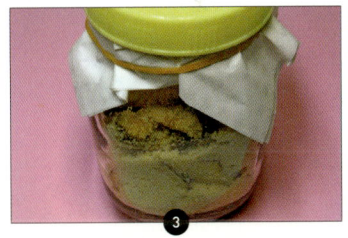

1. 가을에 뿌리를 채취하거나 겨울에 시중에서 생뿌리를 구입한다. 흐르는 물에 여러 번 세척한 뒤 물기를 털어내고 그늘에서 이틀 정도 건조시킨다.

2. 뿌리를 잘게 썬 뒤 용기에 넣고, 그 위에 설탕을 켜켜이 붓는다. (재료와 황설탕 비율 1:0.7~0.8)

3. 한지로 주둥이를 막고 뚜껑을 닫은 뒤 며칠 뒤 한번씩 흔들어 골고루 섞이도록 한다. 약 18개월 정도 발효시켜 효소액과 생수를 1:7 비율로 희석하여 음용할 할 수 있다.

 약술 포인트

 돼지감자술 만들기
생뿌리 500g를 채로 적당히 썬 뒤 담금주 3L에 넣고 6개월간 숙성시켜 당뇨 예방 목적으로 음용한다.

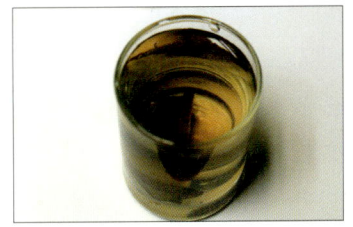

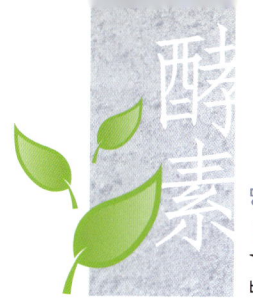

당뇨_ 이뇨, 부종, 당뇨에 좋은 초본식물
보리
벼과 두해살이풀 | *Hordeum vulgare* | 1m

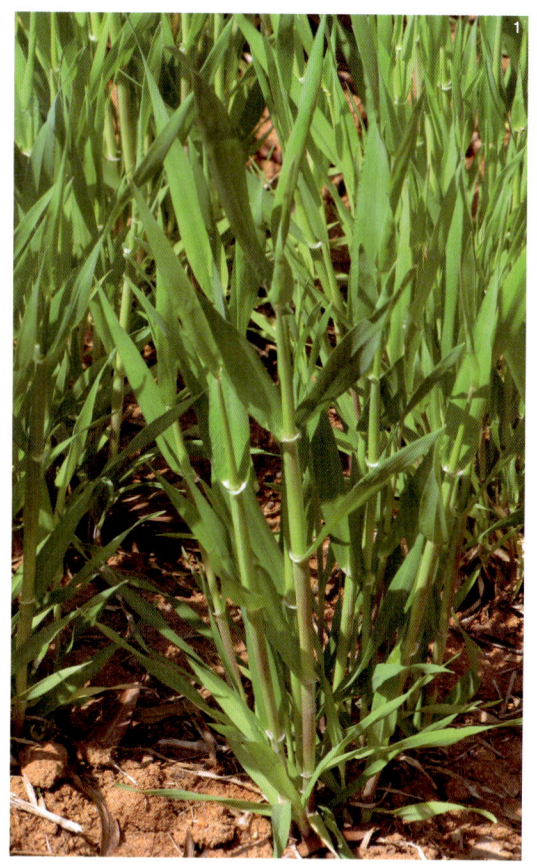
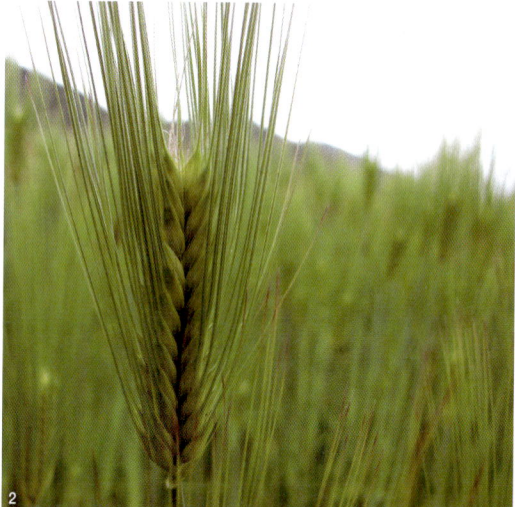
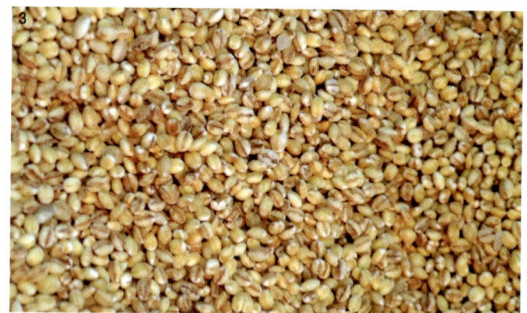

1 보리 2 보리이삭 3 탈곡된 찰보리

대맥(大麥)이라고도 불리는 보리의 원산지는 중동지역이며, 우리나라에는 서기 1세기 경 고대중국으로부터 전래된 것으로 추정한다.

야생종은 기원전 7천년 전부터 재배한 인류의 주요 식량자원이지만 지금의 품종은 야생보리의 개량품종이다. 우리나라에서는 삼국시대 이전부터 보리를 재배한 것으로 보고 있다. 줄기는 높이 50~100㎝ 내외로 자란다. 줄기에는 마디가 있으며, 위로 올라갈수록 마디 사이의 길이가 길어진다. 잎은 어긋나며 피침형이고 길이 5~20㎝이다. 꽃은 4월~5월에 이삭 모양으로 피고 꽃이 핀 후 한달 뒤부터 열매가 열리는데 이것이 보리이다.

- 꽃 : 4~5월, 이삭모양꽃차례
- 잎 : 피침형
- 분포 : 밭에서 재배한다.
- 열매 : 5~6월, 6줄 혹은 2줄
- 번식 : 종자
- 수확 : 열매(보리)

❖ 효능

보리의 어린싹을 즙을 내어 먹으면 이뇨, 항산화에 좋다. 동상으로 피부가 틀 때는 어린싹의 즙을 내어 바른다. 보리의 발아씨앗은 소화촉진, 강장, 당뇨, 항산화에 좋다. 줄기는 대맥갈(大麥秸)이라 하여 약용하는데 이뇨, 부종에 좋고 기(氣)를 보충한다. 베타글루칸 성분이 함유된 보리쌀 껍질은 당뇨에 효능이 좋다. 보리알 곡은 식체, 이질, 부종, 화상, 변비에 좋으므로 싹, 줄기, 잎도 비슷한 효능이 있는 것으로 추정한다. 효소로 담글 경우 보리의 발아씨앗이나 어린싹으로 담그는 것이 가장 좋지만 어린잎과 줄기, 혹은 껍질이 있는 상태의 보리열매(보리이삭)로도 담글 수 있다.

❖ 효소 만들기

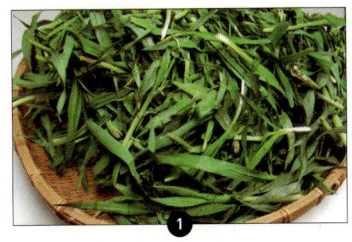
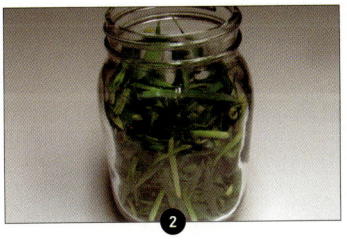
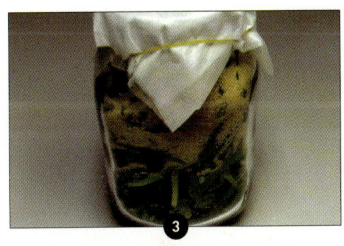

1. 시중에서 늦겨울에 보리잎을 구입해 준비한다. 흐르는 물에 충분히 세척한 뒤 물기를 털어낸다. 통풍이 잘되는 그늘에서 물기가 없도록 반나절 정도 말린다.

2. 물기가 없는 보리잎을 적당한 길이로 자른 뒤 용기에 넣고, 황설탕을 그 위에 붓는다. (재료와 황설탕 비율 1:0.7~0.8)

3. 한지로 덮어 뚜껑을 막고 뚜껑을 닫아준 뒤 한달동안 3~4회 골고루 섞어준다. 약 6개월간 숙성시켜 건더기는 걸러낸다. 2차 숙성은 6개월 정도 더 한 뒤에 효소액과 생수를 1:5 비율로 희석하여 음용한다.

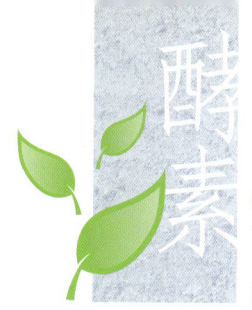

당뇨_ 당뇨, 부종, 지혈에 효능이 있는 초본식물

닭의장풀(압척초)

닭의장풀과 한해살이풀 | *Commelina communis* | 20~50cm

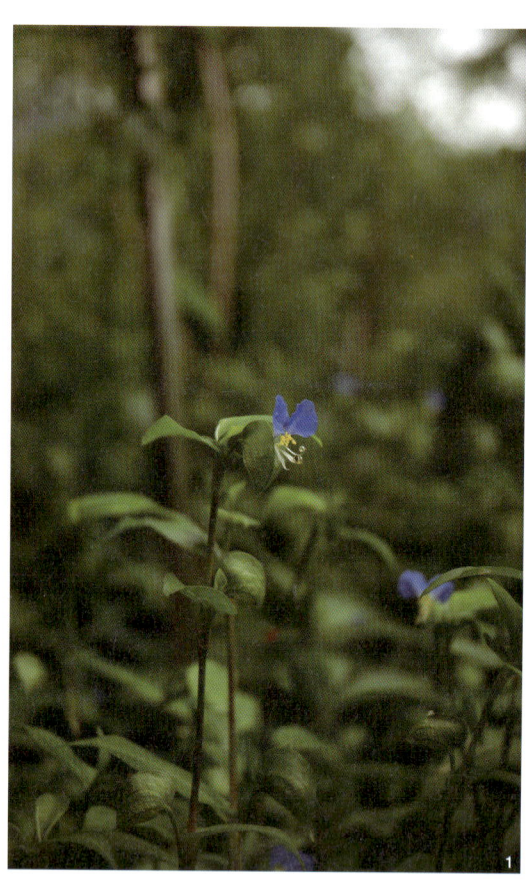
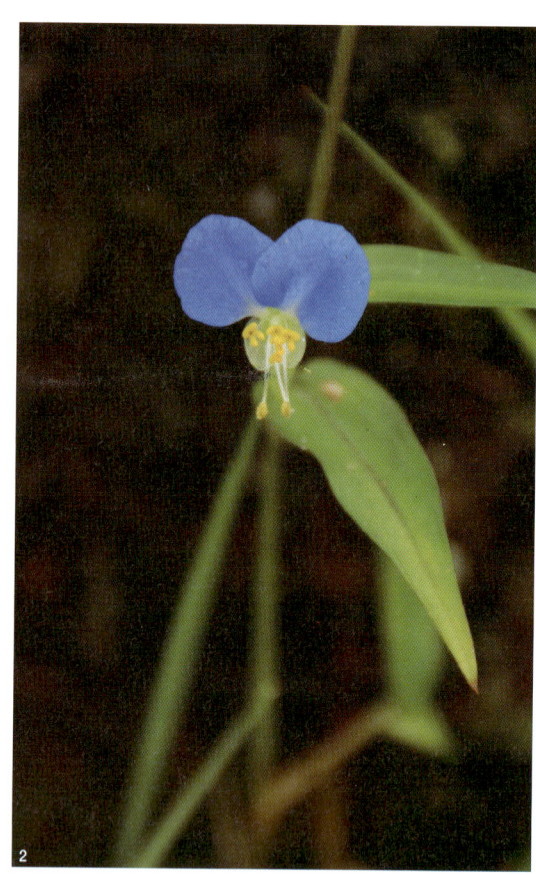

1 전초 2 꽃

도시의 습한 풀밭이나 도랑 옆 풀밭, 농촌에서는 밭둑, 논둑, 습지 주변에서 흔하게 자란다.

줄기는 가늘고 마디가 있다. 잎은 대나무잎처럼 생겼다. 7~8월에 하늘색 꽃이 취산꽃차례로 달린다. 3개의 꽃잎 중 2개는 크고 아래쪽 꽃잎은 흰색이다. 열매는 둥글고 8월에 익는다. 뿌리를 제외한 지상부를 약용한다. 당뇨, 이뇨, 해열, 부종, 감기, 간염, 비출혈, 혈뇨, 자궁출혈, 백대하, 해독에 효능이 있고 혈을 보한다. 봄~가을에 지상부를 채취한 뒤 적당한 길이로 잘라 황설탕과 1:0.7~0.8 비율로 효소를 담근다. 3개월 쯤에 건더기를 걸러낸 뒤 2차로 약 9개월 간 숙성시켜 생수에 희석하여 음용할 수 있다.

유사한 약용식물 알아보기

혈액순환과 항암 찜질에 좋은 초본식물
자주닭개비
닭의장풀과 여러해살이풀 | *Tradescantia virginiana* | 30~70cm

북아메리카 원산으로 귀화식물이다. 줄기는 높이 50cm 정도로 자란다. 잎은 어긋나며 넓은 줄 모양에 잎의 길이는 40cm 정도이다. 꽃은 5월에 피는데 기본종은 자주색이지만 흰색, 분홍색, 하늘색 꽃이 피는 품종도 있다. 지상부를 혈액순환, 종기, 해독, 임병, 나력결핵, 신장질환, 위장질환에 약용한다. 뿌리는 설사를 나오게 한다. **봄~가을에 지상부를 채취한 뒤 적당한 길이로 잘라 황설탕과 1:0.7~0.8 비율로 효소를 담근다. 3개월 뒤 건더기를 걸러내고 2차로 약 9개월 간 숙성시켜 음용할 수 있다. 잎을 찜질팩으로 만들어 암 부위에 붙이거나 벌레 물린 상처에 붙이면 효능이 있다.**

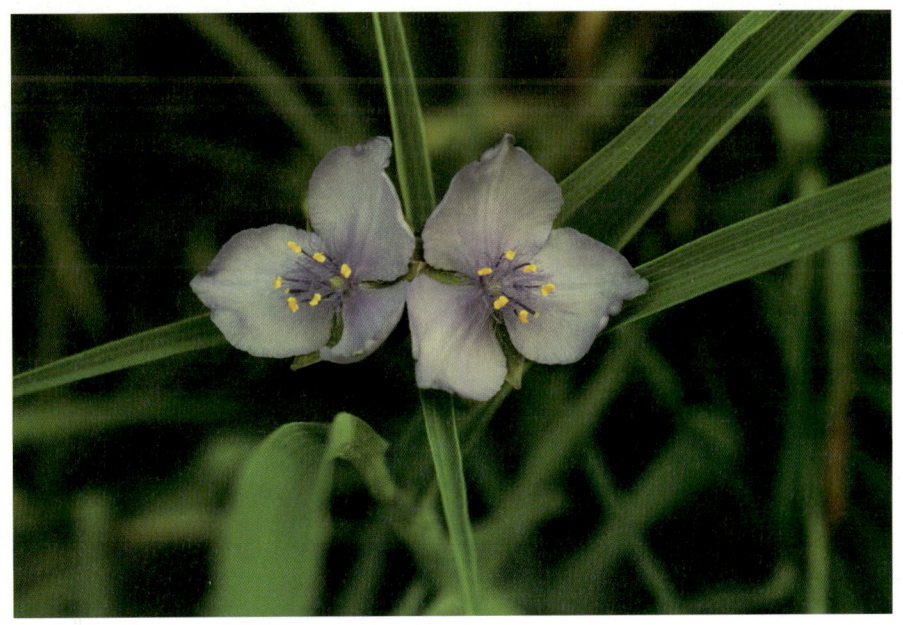

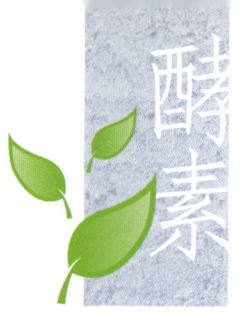

당뇨 _ 당뇨예방, 임질, 부종, 해열에 좋은 초본식물

아욱 good

아욱과 한해살이풀 | *Malva verticillata* | 50~170cm

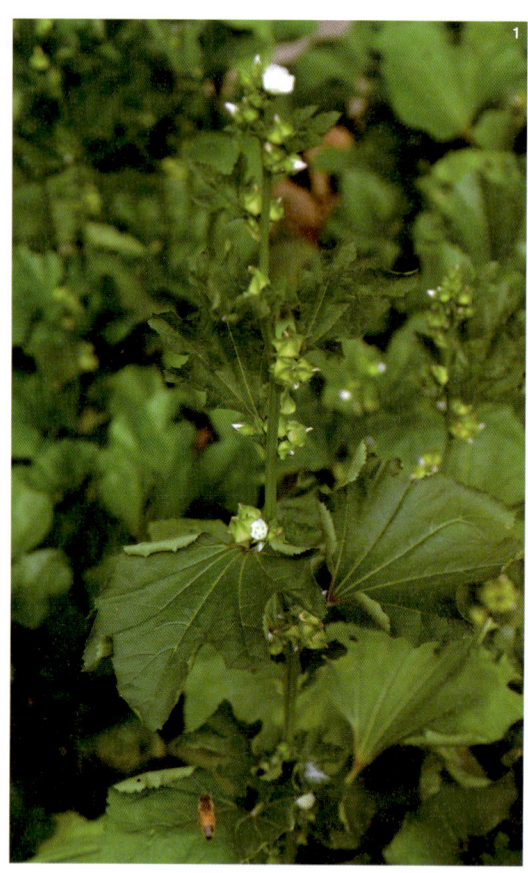

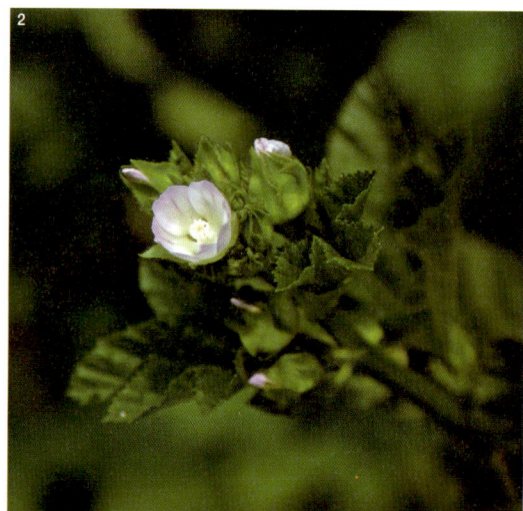

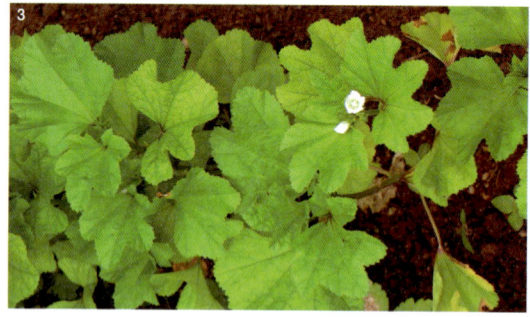

1 전초 2 꽃 3 잎

'가을철 아욱국은 대문을 잠궈놓고 먹는다'는 아욱은 아시아 아열대지방이 원산지이다.

우리나라에는 고려시대에 중국을 통해 들어온 것으로 추정한다. 줄기는 높이 1m 내외로 자라지만 원산지에서는 2m까지 자라는 경우도 있다. 어긋난 잎은 긴 잎자루가 있고, 잎 가장자리는 5~7개로 갈라지고 톱니가 있다. 잎의 너비는 15cm 정도이다. 꽃은 6~7월에 잎겨드랑이에서 달리고 꽃의 지름은 1cm 내외, 꽃잎은 5장, 꽃잎의 끝이 패여 있으며, 꽃잎의 색상은 분홍빛을 띤 흰색이다. 어린 잎은 물론 성숙한 잎과 줄기를 아욱국으로 먹거나 효소로 이용한다.

- 꽃 : 6~7월
- 잎 : 부채 모양
- 분포 : 밭에서 재배한다.
- 열매 : 8~9월
- 번식 : 파종
- 수확 : 잎이 적당한 크기로 자랐을 때 수확한다.

❖ 효능

아욱에는 칼슘을 비롯하여 비타민 A와 단백질이 풍부하다. 특히, 산모에게 미역국 대용으로 모유를 촉진하고, 출산 후 붓기를 뺄 때에도 좋다. 또한 장(腸) 운동을 원활하게 하여 소화를 돕기도 한다. 아욱의 잎은 해열, 설사, 해수, 기침, 황달, 칼에 베인 상처에 좋고, 뿌리는 백일해, 해열, 임질, 당뇨에 좋다. 씨앗은 소화불량, 이뇨, 모유촉진, 임질, 신장에 달여 먹는다. 효소 섭취 후 당 수치에 문제가 발생할 경우 아욱국으로 먹을 것을 권장한다. 참고로 아욱은 찬 성질이 있어 몸이 찬 사람에게는 좋지 않다.

❖ 효소 만들기

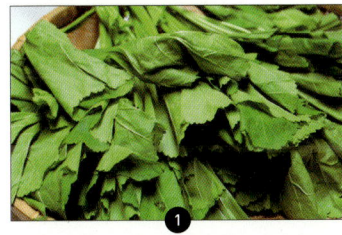

①

아욱의 줄기, 잎, 뿌리를 수확한 뒤 흐르는 물에 깨끗이 세척한다. 그리고 통풍이 잘되는 그늘에서 이틀 정도 건조시킨다.

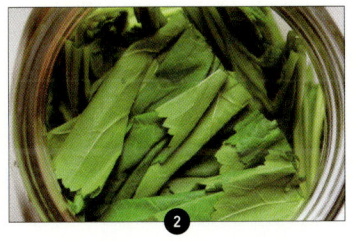

②

적당한 크기로 자른 뒤 재료와 설탕을 1대 0.7~0.8 비율로 섞는다. 재료를 미리 설탕에 버무려 담가도 상관없다. (재료와 황설탕 비율 1:0.7~0.8)

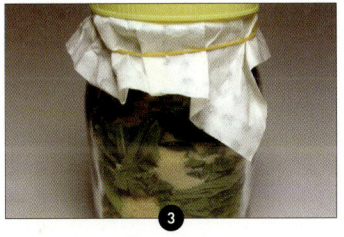

③

한지로 주둥이를 막고 뚜껑을 닫는다. 일주일에 한번씩 흔들어 골고루 섞이도록 한다. 6개월 뒤 건더기를 걸러내고 2차로 18개월간 발효시킨다. 효소액과 생수를 1:7 비율로 희석하여 음용할 수 있다.

유사 효소

무궁화 꽃 효소 담기

무궁화는 아욱과 식물로 아욱과 비슷한 약효를 가지고 있다. 뿌리, 줄기, 잎으로도 효소로 담그지만 꽃도 약용 효능이 있으므로 효소로 담글만 하다. 재료와 황설탕 비율은 1:0.8로 하고 효소를 담근 뒤 3~6개월 뒤 건더기는 걸러내고 6~9개월 더 숙성시켜 물에 5~7배 희석해 마신다. 무궁화꽃은 청열, 이질, 백대하, 피부병에 효능이 있다.

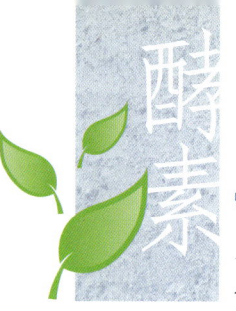

당뇨 _ 당뇨, 혈액순환, 신경불안에 좋은 초본식물

고수
산형과 한해살이풀 | *Coriandrum Sativum* | 30~60cm

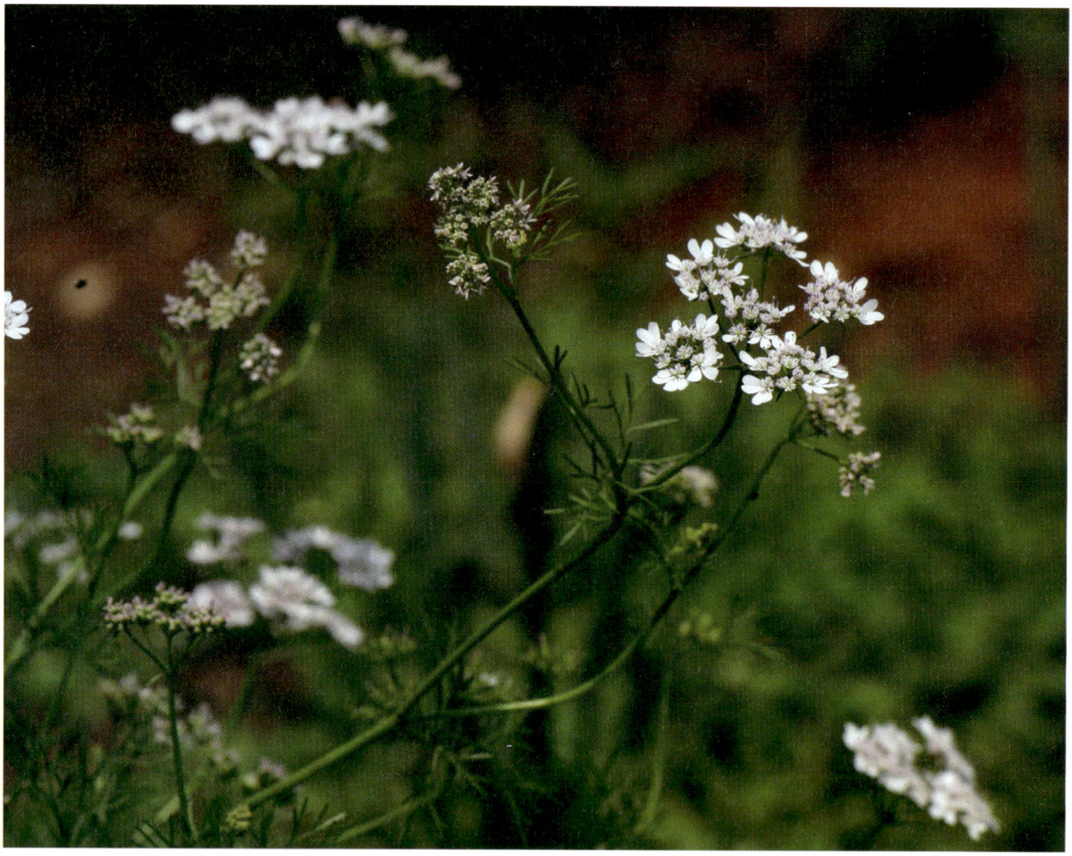

지중해 연안 원산의 귀화식물로 유럽에서는 조미료는 물론, 약용으로 사용한다.

빈대풀 또는 호유실이라고도 한다. 영어로는 '코리안더'라고 불리며 카레를 만들 때 빠질 수 없는 향신료이다. 식물체에서 고약한 냄새가 난다. 줄기 속은 비어있고 높이 30~60cm 내외로 자란다. 잎은 1~3회 깃꼴로 갈라지고 상단으로 갈수록 잎이 가늘다. 6~7월에 산형꽃차례로 피는 꽃은 꽃잎 모양이 비대칭이기 때문에 유사종과 구별할 수 있다. 어린잎은 고수김치, 고수쌈 등으로 식용할 수 있다. 국내에서는 가을에 경동시장 등에서 고수를 판매하므로 쉽게 구입할 수 있다.

- 꽃 : 6~7월, 흰색, 꽃잎 크기는 비대칭이다.
- 잎 : 1~3회 깃꼴겹잎
- 분포 : 밭에서 심어 기른다.
- 열매 : 8~9월
- 번식 : 종자
- 수확 : 뿌리잎이 조금 성장하면 뿌리째 수확

❖ 효능

당뇨, 살충, 항균, 혈액순환, 설사, 이뇨, 복부의 가스, 소화불량, 흥분제, 거담, 감기, 배앓이, 불면증, 불안증에 효능이 있다. 세숫물에 즙을 풀어 세안을 하면 여드름 치료에 효과가 있다. 다량 섭취할 경우 일시적으로 건망증이 발생하므로 주의가 필요하다. 효소 섭취 후 당 수치에 문제가 발생할 경우 카레에 넣어먹거나 고수김치를 만들어 섭취할 것을 권장한다.

❖ 효소 만들기

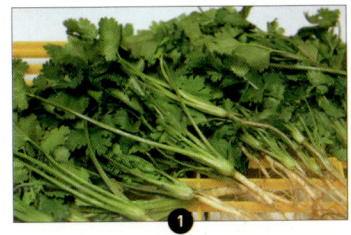
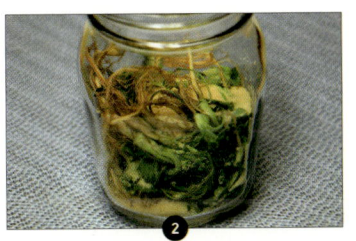
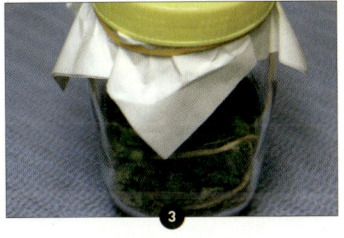

① 어린 잎을 뿌리째 수확하여 흐르는 물에 깨끗이 세척하고 물기를 털어낸 뒤 통풍이 잘되는 그늘에서 이틀 정도 건조시킨다.

② 재료와 설탕을 1:0.8 비율로 섞어 담근다. 식물체에 향균 성분이 있어 곰팡이가 잘 끼지 않는다. (재료와 황설탕 비율 1:0.8~1)

③ 뚜껑을 닫고 한달동안 3~4회 골고루 섞어준다. 효소액이 충분이 우러나오면서 재료가 전부 효소액에 침전되면 뚜껑을 살짝 열어준다. 6개월 뒤 건더기를 걸러내고 효소액을 18개월 정도 더 발효시킨다. 효소와 생수를 1:7 비율로 희석하여 음용한다.

유사 효소

어수리 효소 담기

깊은 산 풀밭에서 흔히 자라는 야생초가 어수리이다. 숲 경계면에서 다른 야생초와 같이 자라므로 지상부를 포함한 한, 뿌리를 채취하면 효소를 담글만한 양이 나온다. 어수리 역시 뿌리, 줄기, 잎을 황설탕과 1:0.8~1 비율로 하여 효소를 담근다. 3~6개월 뒤 건더기는 걸러내고 6~9개월 더 숙성시킨 뒤 5~7배의 물에 희석하여 마신다. 몸살, 두통, 노화예방에 효능이 있다.

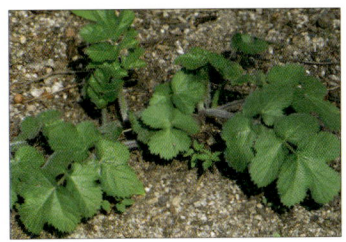

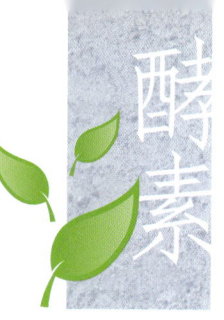

당뇨 _ 당뇨, 천식, 병후회복에 좋은 채소

당조고추(노란고추)

가지과 여러해살이풀 | *Capsicum annuum* | 0.6~1.5m

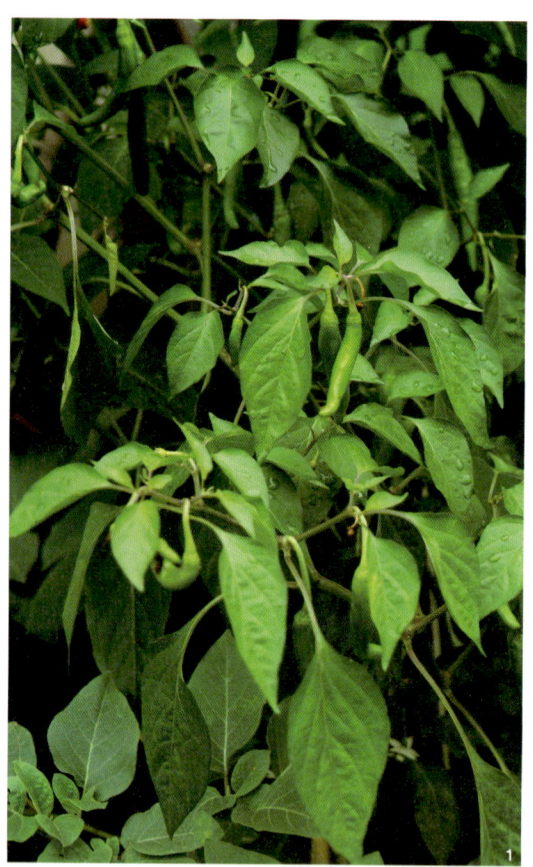
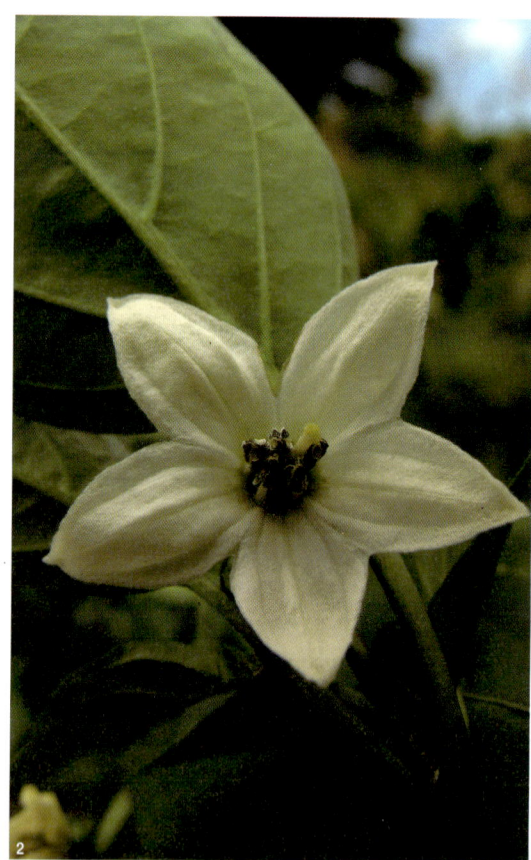

1 고추 2 꽃

당조고추는 강원대학교와 종묘사가 공동 개발한 고추의 변종으로 열매에 노란빛이 돈다고 하여 '노란고추'라고도 부른다.

고추는 열대 남미 원산으로 원산지에서는 여러해살이풀이지만 국내에서는 한해살이풀로 취급한다. 고추의 줄기는 높이 60~150cm로 자란다. 잎은 어긋나고 잎자루가 있으며, 잎 가장자리는 밋밋하다. 효소로 담글 경우에는 고추, 아삭이고추, 청양고추를 사용해도 되지만 당뇨에 사용할 목적이라면 당조고추를 담는 것이 가장 좋다. 꽃은 2~3월에 씨앗을 파종할 경우 6~8월에 볼 수 있고, 열매는 7~10월에 수확할 수 있다.

- 꽃 : 6~8월, 흰색
- 잎 : 어긋나기, 난상 피침형
- 분포 : 비닐하우스에서 재배한다.
- 열매 : 7~10월
- 번식 : 종자
- 수확 : 꽃이 핀 후 1개월 전후에 수확

❖ 효능

일반 고추는 발한, 소화, 설사, 류머티즘, 발적, 치질, 신경쇠약, 천식, 병후 회복에 효능이 있다. 또한 동상, 염좌, 신경통, 류머티즘에는 고추잎을 달여서 환부에 바르면 효능이 있다. 당조고추는 혈당을 떨어뜨리는 AGI(α-glucosidase inhibitor) 성분이 함유되어 탄수화물 섭취를 막기 때문에 혈당수치를 낮추어 주고 이 때문에 당뇨에 특히 효능이 있다.

❖ 효소 만들기

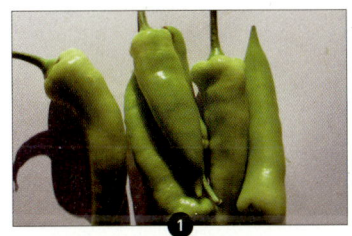

시중에서 구입한 당조고추를 흐르는 물에 끗이 세척한 뒤 물기를 빼고 말려둔다. 참고로 당조고추는 일반고추에 비해 5배 정도 비싼 편이다.

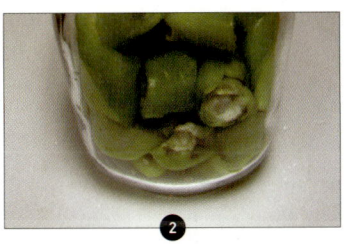

물기를 말린 당조고추를 적당한 길이로 자른 뒤 용기에 넣고 황설탕을 그 위에 붓는다. (재료와 황설탕 비율 1:0.8)

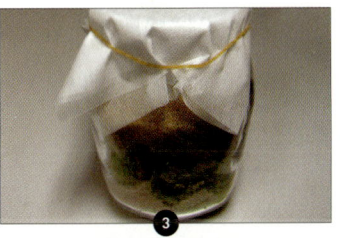

한지로 주둥이를 막고 뚜껑을 닫는다. 6개월 뒤 건더기를 걸러내고 약 18개월 동안 2차 숙성을 한다.

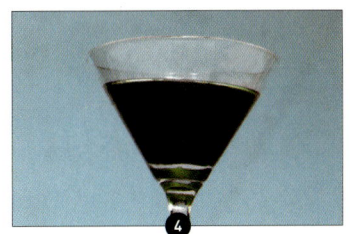

숙성을 마무리한 후에는 물과 1:5로 희석하여 음용한다.

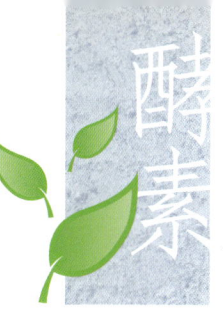

당뇨 _ 항암, 초기 당뇨, 강심제로 좋은 초본식물

돌단풍

범의귀과 여러해살이풀 | *Mukdenia rossii* | 30cm

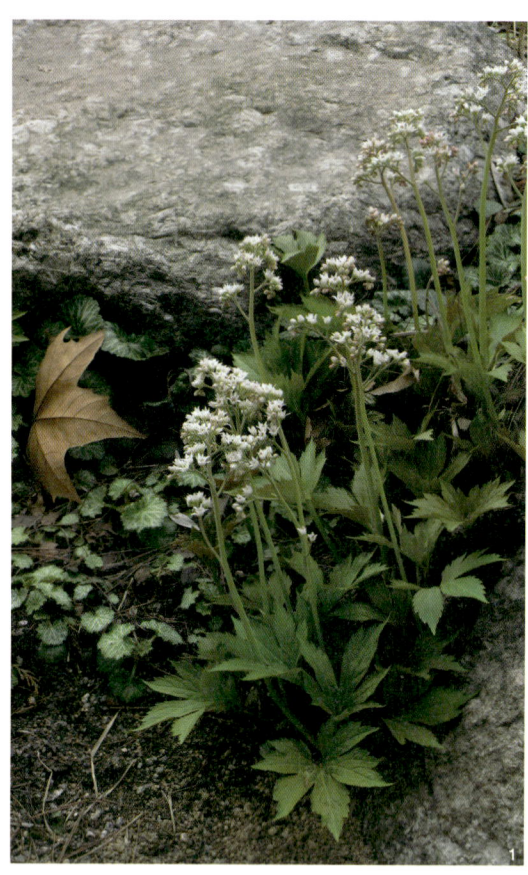 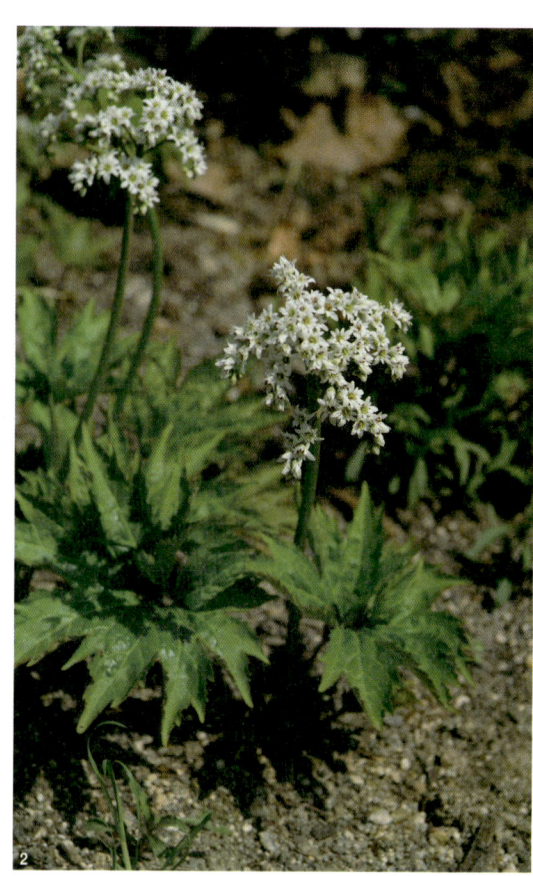

1 바위 주변의 돌단풍 2 돌단풍

전국에서 자란다. 주로 깊은 산 계곡가의 바위틈이나 벼랑에서 자생한다.

줄기는 높이 30㎝ 정도이고 잎 모양은 단풍잎처럼 생겼다. 꽃은 5월에 취산꽃차례로 흰색 또는 연한 홍색으로 피고 열매는 7~8월경에 달걀 모양으로 익는다. 민간에서 강심, 이뇨약으로 사용하고, 뿌리는 석창포 대용으로 사용한 기록이 있다. 성분 분석 결과 돌단풍 추출물이 항암와 초기 당뇨에 효능이 있음이 발표되었다. 5월 전후에 뿌리를 포함한 전초를 채취한 뒤 효소로 담근다. 적당한 길이로 잘라 황설탕과 1:0.7~0.8 비율로 효소를 담근 뒤 3개월 후에 건더기를 걸러내고 약 9개월 간 숙성시켜 생수에 타서 음용한다.

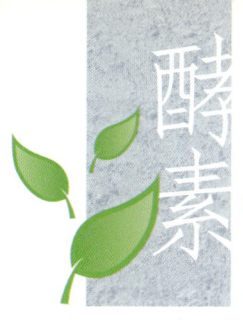

당뇨 _ 당뇨, 항암, 시력에 좋은 덩굴성 초본식물

여주(고과)

박과 덩굴성 한해살이풀 | *Momordica chinesis* | 1~5m

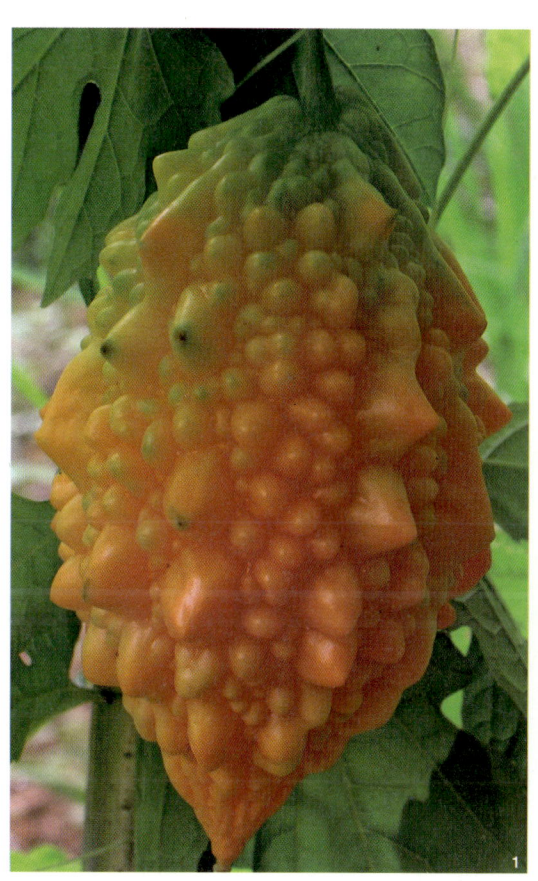
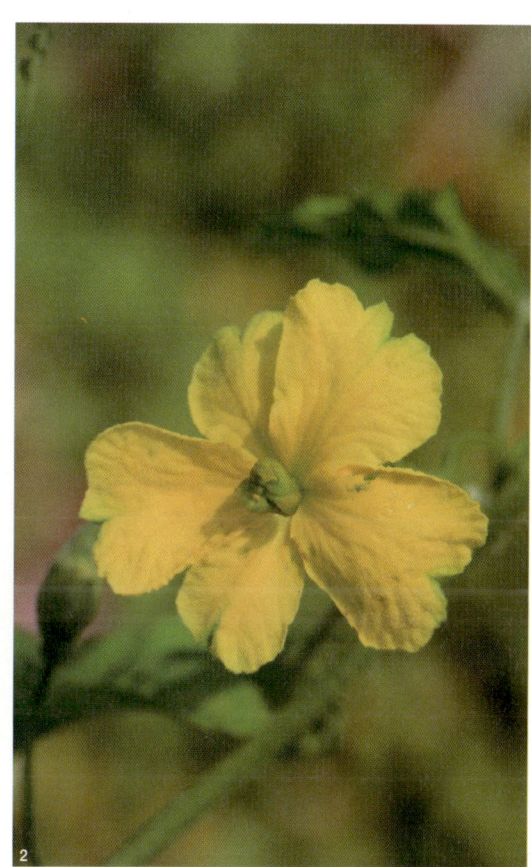

1 열매 2 꽃

아시아 열대 원산으로 주로 약용 또는 관상을 목적으로 재배한다.

잎은 어긋나고 가장자리가 5~7개로 갈라진다. 꽃은 황색이고 잎겨드랑이에서 하나씩 달린다. 열매는 타원형에 오이 모양이다. 열매 표면에 오돌톨한 돌기가 있고 녹색에서 황적색으로 익는다. 약용 목적일 때는 열매가 완전히 익은 가을에, 다이어트 목적일 경우 열매가 녹색인 여름에 채취한다. 열매는 당뇨, 설사, 열사병, 피로회복, 항암, 악창, 다이어트, 충혈에 좋고 눈을 이롭게 한다. 싱싱한 열매를 잘게 썬 뒤 황설탕과 1:0.8 비율로 효소를 담근다. 6개월 뒤 건더기를 걸러내고 2차로 약 6개월 간 더 숙성시켜 음용할 수 있다.

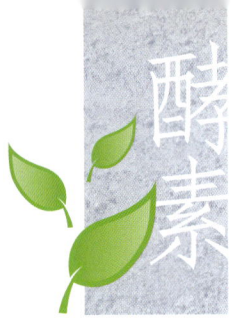

당뇨 _ 당뇨, 항암에 좋은 덩굴성 초본식물
하늘타리(천화분)
박과 덩굴성 여러해살이풀 | *Trichosanthes kirilowii* | 10m

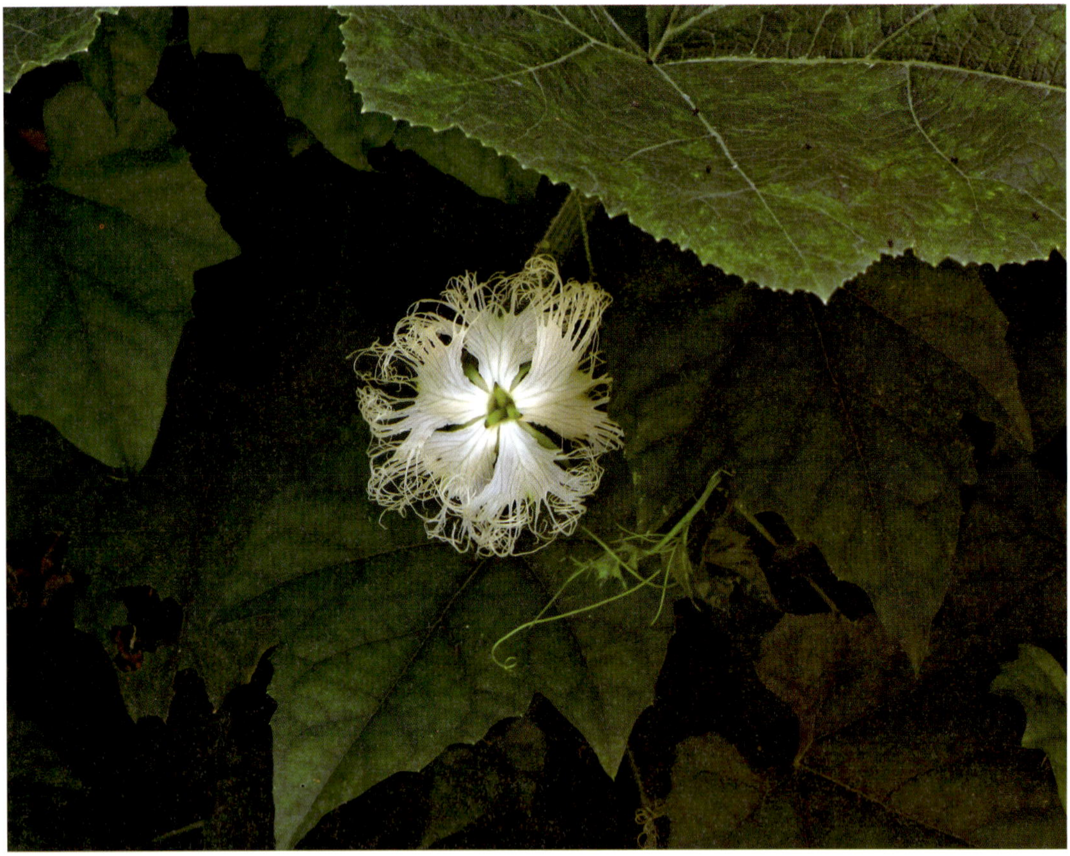

산과 들에서 자생하는 덩굴식물이지만 요즘은 농가에서 재배하는 것을 더 많이 볼 수 있다.

고구마 모양의 뿌리를 항암과 당뇨에 약용한다. 꽃은 7~8월에 흰색 또는 연한 황색으로 피고, 잎은 3~7개로 갈라진다. 열매 역시 약용하지만 항암과 당뇨를 위한 목적이라면 열매를 사용해도 괜찮다. 뿌리는 항암, 당뇨, 부종, 종기, 황달, 기침에 효능이 있다. 보통 가을에 생뿌리와 잎을 채취하여 이를 잘게 썬 다음, 황설탕과 1:0.8 비율로 효소를 담근다. 6개월 뒤 건더기를 걸러내고 2차로 6개월 간 더 숙성시켜 물과 희석하여 음용할 수 있다.

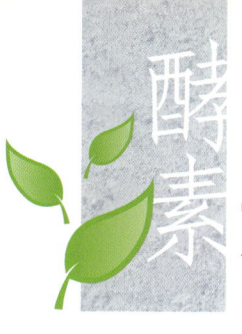

당뇨_ 당뇨, 항암, 고혈압에 좋은 염습지 초본식물

퉁퉁마디(함초)

명아주과 한해살이풀 | *Salicornia europaea* | 30cm

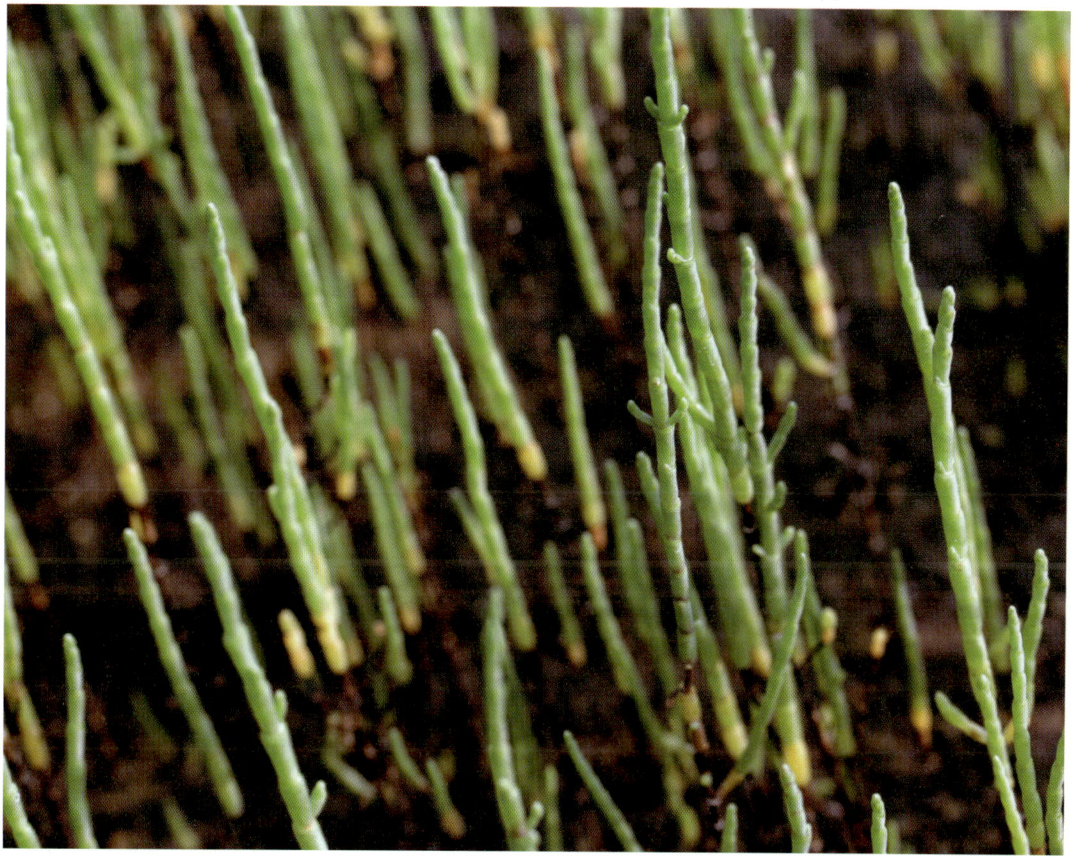

바닷가의 염습지에서 자라는 염생식물로 남부해안가에서 흔히 볼 수 있다.

최근 변비에 특효라고 알려지면서 재배하는 농가가 많아졌다. 뿌리는 가늘고 줄기는 퉁퉁하다. 꽃은 8~9월에 마디 사이에서 피는데 좀처럼 눈에 잘 보이지 않는다. 종자는 9~10월에 익는다. 종자에서 추출한 기름은 홍화씨기름과 효능이 비슷하다. 줄기를 날 것으로 먹을 경우 짭짤한 맛이 난다. 효소로 담그려면 6~11월에 지상부를 채취해 준비한다. 황설탕과 1:0.8 비율로 담근 뒤 3개월 후에 건더기를 걸러낸다. 2차로 9개월 간 더 숙성시킨 뒤 물과 희석하여 음용한다. 항암, 당뇨, 고혈압, 혈액순환, 신경통, 축농증에 효능이 있다.

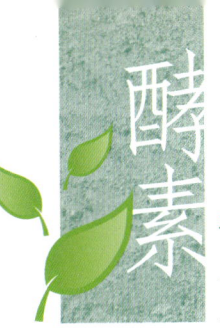

호흡기질환 _ 기관지염, 산후어혈에 좋은 목본식물
고추나무
고추나무과 낙엽 활엽 관목 | *Staphylea bumalda* | 2~3m

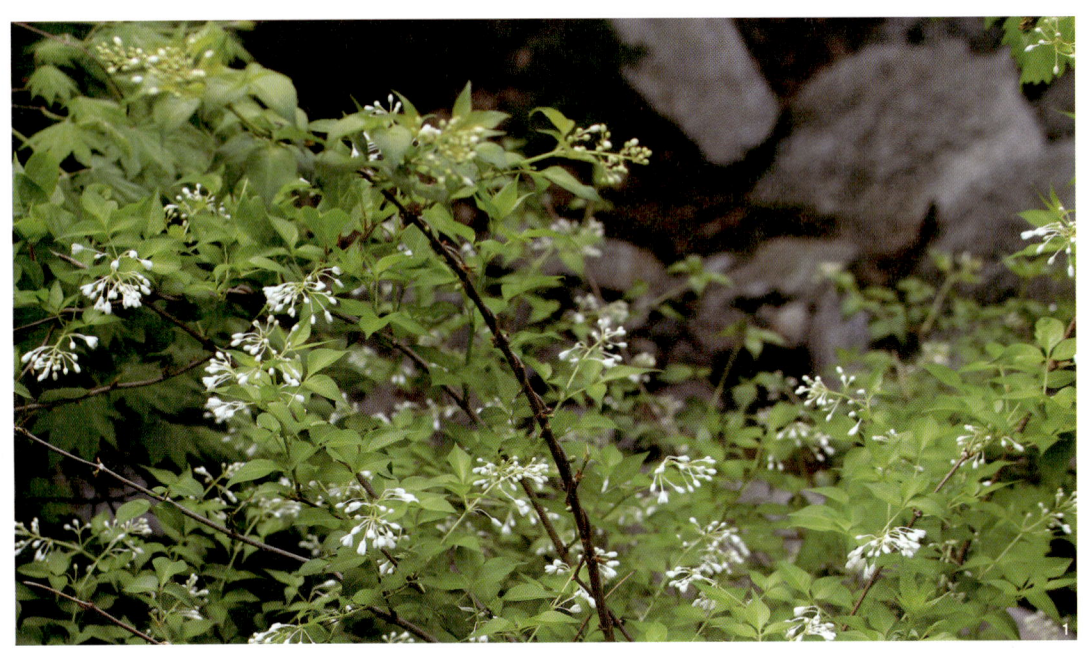

우리나라의 깊은 산과 계곡가에서 흔히 자랄 정도로 쉽게 볼 수 있다.

나뭇잎의 모양이 마치 고춧잎을 닮았다고 하여 고추나무라고 부른다. 이른 봄 수확한 어린잎은 나물로 무쳐먹는데 야들야들한 식감이 일품이다. 원줄기는 높이 2~3m로 자란다. 잡목처럼 자라기 때문에 좀처럼 눈에 들어오지는 않지만 3출엽의 잎 모양을 보면 쉽게 알아볼 수 있다. 꽃은 5~6월에 가지 끝에서 원추꽃차례로 흰색의 꽃이 향기를 내며 모여 핀다. 꽃잎 5개, 수술 5개, 암술은 1개이고 암술머리는 2개로 갈라진다. 열매는 9~10월에 갈색으로 익으며, 마치 2개의 삼각꼴의 주머니 모양으로 끝이 뾰족하다. 줄기가 가늘기 때문에 목재로 나무젓가락 따위를 만들어 사용한다.

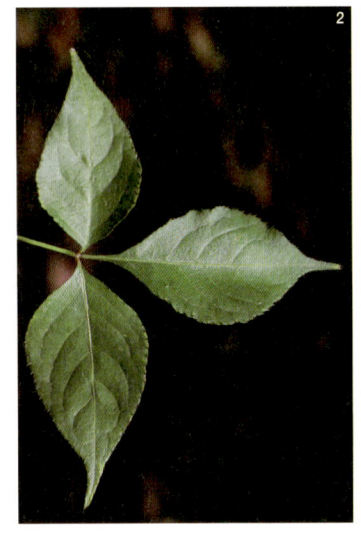

1 천마산 고추나무 2 잎

- **꽃** : 5~6월, 흰색
- **잎** : 3장씩 마주난 잎
- **분포** : 깊은 산의 계곡 주변
- **열매** : 9~10월, 삼각꼴 주머니 모양
- **번식** : 종자, 꺾꽂이
- **수확** : 이른 봄 어린 잎 수확

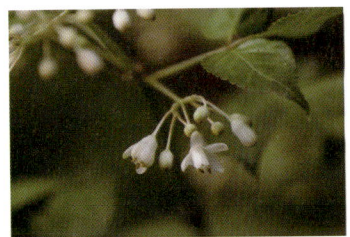
고추나무 꽃

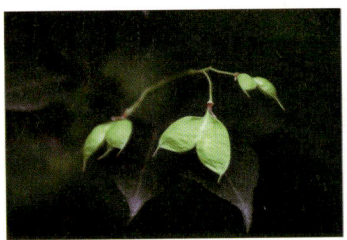
고추나무 열매

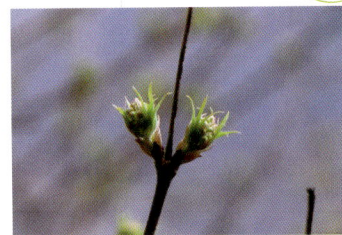
고추나무 순

❖ 효능

열매 혹은 뿌리를 '성고유(省沽油)'라고 부른다. 이를 10~13g을 달여 마른 기침, 기관지염, 산후어혈에 약용한다. 씨앗에서 얻은 오일은 비누와 페인트를 만들 때 사용하고, 잎은 지혈제로 외용한다.

❖ 효소 만들기

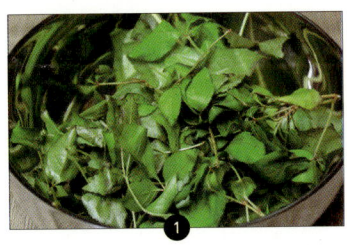
❶

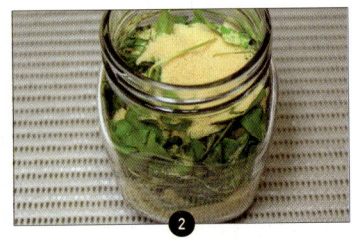
❷

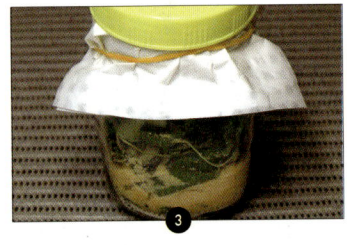
❸

이른 봄~가을 사이에 산에서 잎 모양을 확인한 뒤 어린 잎 위주로 채취하여 준비한다. 깨끗이 세척하고 물기를 짜 낸 뒤 그늘에서 하루 정도 말린다. 며칠 동안 말리면 부석부석하게 시들 수 있으므로 주의한다.

적당한 크기로 자른 잎과 설탕을 1대 0.7 비율로 섞는다. 재료를 미리 설탕에 버무려 담가도 상관없다. (재료 500g:설탕 210g)

한지로 주둥이를 막고 뚜껑을 닫은 뒤 한 달동안 3~4회 골고루 섞어준다. 3개월 뒤 건더기는 걸러내고 2차로 9개월 정도 발효시킨다. 효소액과 생수를 1:5 비율로 희석한 뒤 음용한다.

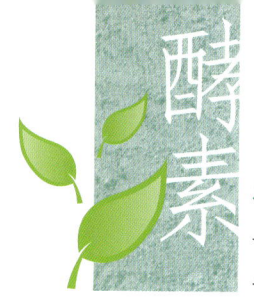

호흡기질환 _ 천식, 가래에 좋은 목본식물
은행나무
은행나무과 낙엽 활엽 교목 | *Ginkgo biloba* | 10~60m

은행나무는 1987년 중국 저장성 텐무산에서 자생자기 발견되었고, 우리나라에는 자생지가 없다.

중국에서 도입된 은행나무는 주로 가로수나 풍치수로 심어 기르던 것이 지금은 야생화되어 전국에서 흔히 볼 수 있다. 잎은 어긋나지만 모여나는 것처럼 보이고 잎의 모양은 부채 모양이다. 꽃은 암수딴그루이고 4~5월 짧은 가지 끝 잎겨드랑이에서 암그루의 생식기가 나오고, 수그루의 꽃이삭은 연한 노란색이다. 열매는 10~11월에 황색으로 익는다. 열매의 과육은 냄새가 심하고 과육 안에 씨앗이 들어있다. 씨앗 껍질은 독성이 있으므로 벗겨낸다. 씨앗 껍질 안의 물렁물렁한 것을 은행알이라 하여 식용한다. 번식은 봄에 그해 자란 가지를 꺾어 땅에 심어도 자연스럽게 잘된다.

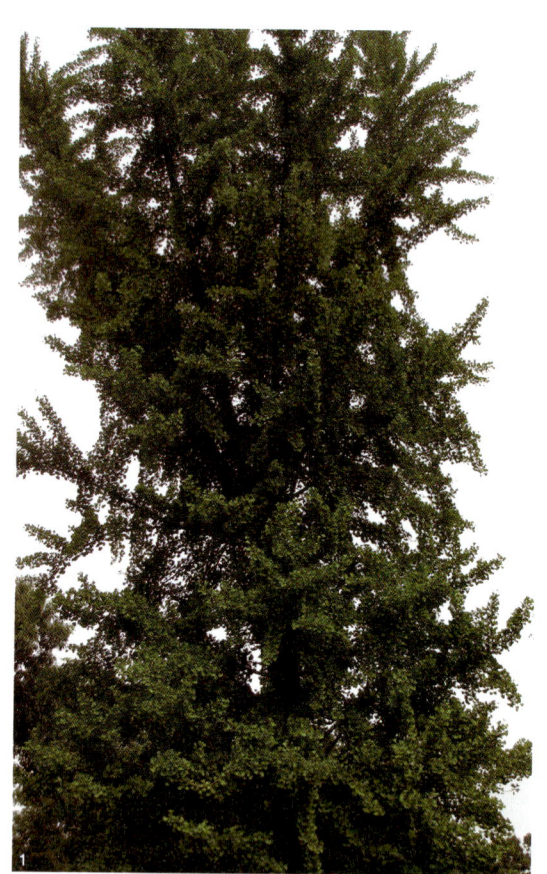

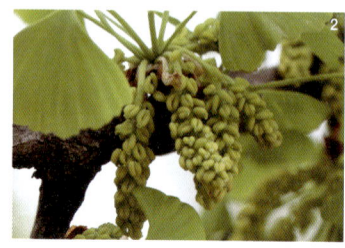

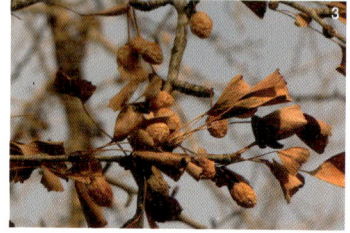

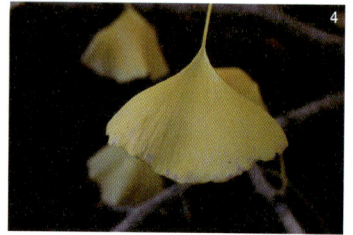

1 수형 2 꽃 3 열매 4 잎

- 꽃 : 5월, 꼬리 모양
- 잎 : 부채 모양
- 분포 : 가로수로 심어 기른다.
- 열매 : 10월, 냄새가 심함
- 번식 : 종자, 꺾꽂이
- 수확 : 뿌리, 잎, 열매

❖ 효능

은행잎은 가슴통증, 천식, 해수, 가래, 기침, 설사, 대하, 불면증, 건망증, 폐에 좋다. 열매는 10월에 성숙했을 때 채취한 뒤 과육을 제거하고 씨앗 껍질도 제거하여 부드러운 속살의 은행알만 약용한다. 은행알은 기침, 천수, 가래, 백대하, 요실금, 빈뇨, 임병에 좋다. 9~10월경 뿌리를 채취한 뒤 햇볕에 말린 뒤 허약체질, 과로, 대하, 몽정, 야뇨증에 약용한다.

❖ 효소 만들기

1

열매를 통째로 효소로 담그는 방법, 열매과육 부분만 효소로 담그는 방법, 은행알만 효소로 담그는 방법, 은행잎을 효소로 담그는 방법이 있다. 열매를 효소로 담글 경우에는 3년 이상 숙성시켜야 독성이 사라진다. 은행알 효소는 소금 1, 물 1 비율의 소금물에 은행알을 며칠 담가 둔 뒤 깨끗이 세척하고 물기를 말린다. 은행잎 효소는 늦여름~중여름에 잎을 수확한 뒤 세척하고 준비한다. 열매로 효소를 담글 경우 피부독성에 주의한다.

2

앞의 재료를 용기에 넣고, 황설탕을 그 위에 붓는다. (재료 1kg:황설탕 1kg)

3

한지로 주둥이를 막고 뚜껑을 닫은 뒤 한 달동안 3~4회 골고루 섞어준다. 6~12개월 정도 발효시킨 뒤 건더기는 걸러낸다. 건더기를 걸러낸 뒤 은행잎 효소는 18개월 2차 숙성을 하고, 은행알 효소는 약 2년 정도 2차 숙성한 뒤 효소액과 생수를 1:10 비율로 희석하여 음용한다.

은행술 만들기

은행알 혹은 열매로 담글 수 있다. 용기에 은행알이나 열매를 절반 채우고 그 위에 담금주를 붓는다. 설탕은 넣지 않는다. 1~3년 가량 숙성시킨 뒤 향이 그윽하면 한잔씩 음용한다.

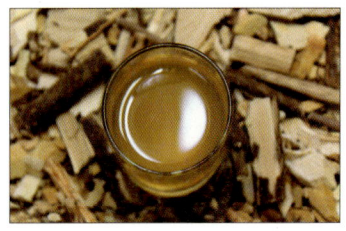

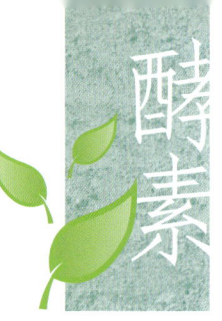

호흡기질환 _ 만성기관지염, 부종, 간에 좋은 목본식물

자작나무(백화피)

자작나무과 낙엽 활엽 교목 | *Betula platyphylla* | 10~25m

이북 함경도 고산지대에서 자라며, 남한에는 자생지가 없고 모두 심은 것이다.

남한에서는 강원도나 호수가, 강변에 집중조림하여 현재는 많이 볼 수 있다. 잎은 어긋나고 삼각상의 난형이며 가장자리에 겹톱니가 있다. 꽃은 암수한그루로 4~5월에 긴 타원형으로 피고 수꽃은 아래를 향해로 달리며, 암꽃은 위를 향해 달리는 특징을 갖고 있다. 열매는 9~10월에 다갈색으로 익는다. 자작나무에서 약용하는 부분은 대부분 수피이므로 수피를 채취한다. 황설탕과 1:1 비율로 효소를 담그되, 황설탕의 절반은 같은 양의 뜨거운 물과 섞어 시럽을 만들어 사용한다. 6개월 뒤 걸러내고 2차로 6개월 간 더 숙성시킨다. 감기, 가래, 만성기관지염, 이뇨에 특히 좋고 간과 신장을 보하고 해독, 노안에도 좋다.

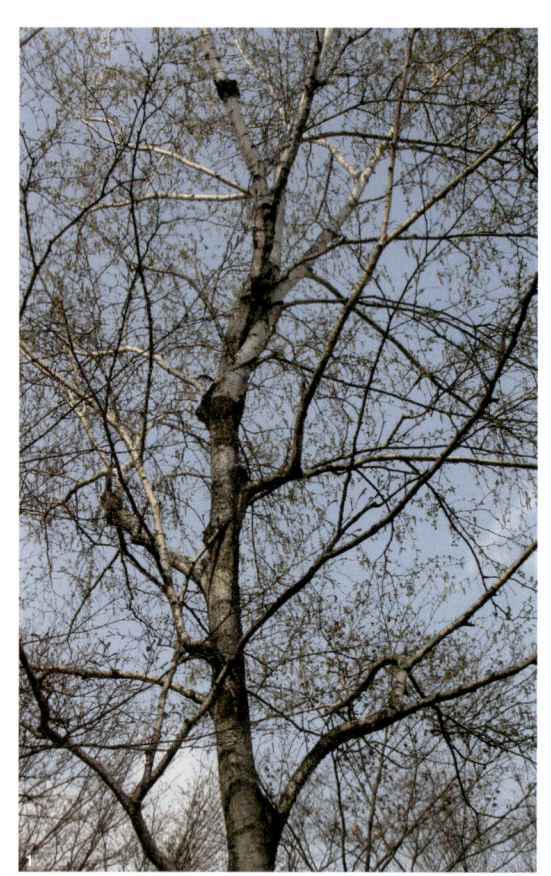

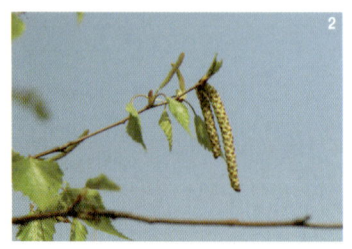

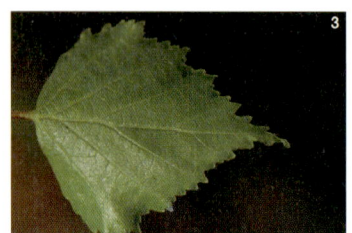

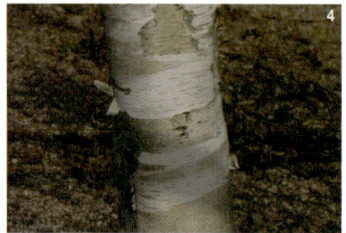

1 수형 2 꽃 3 어린잎 4 수피

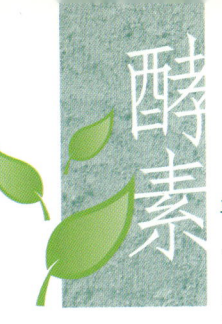

호흡기질환 _ 만성기관지염에 좋은 목본식물

생강나무(삼첩풍)
녹나무과 낙엽 활엽 관목 | *Lindera obtusiloba* | 3m

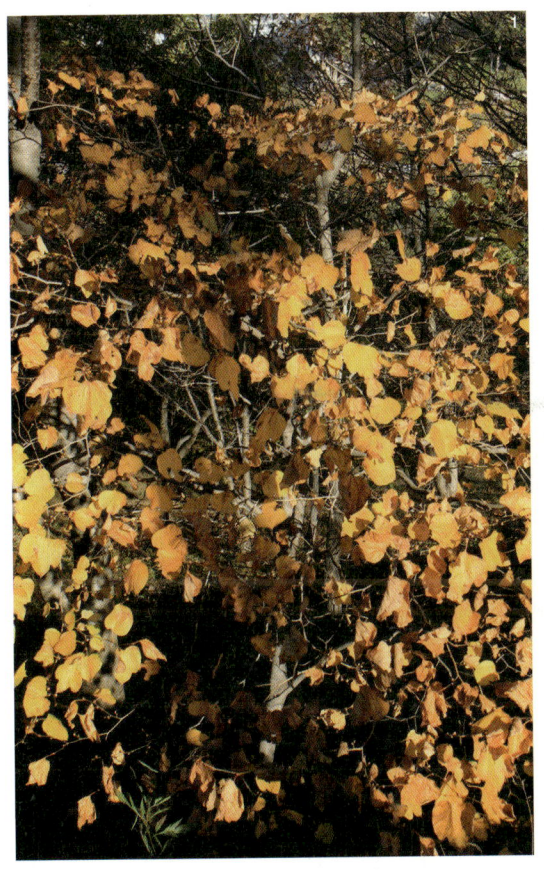
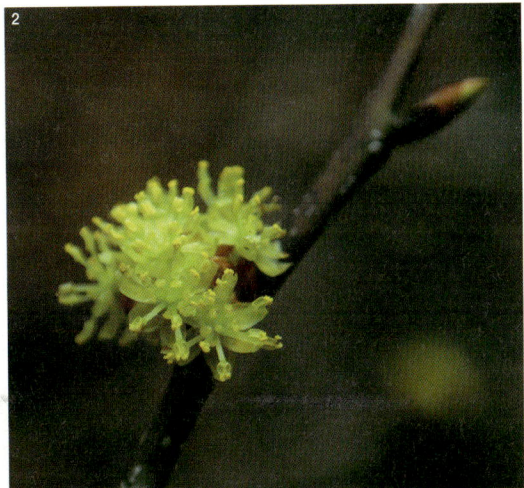
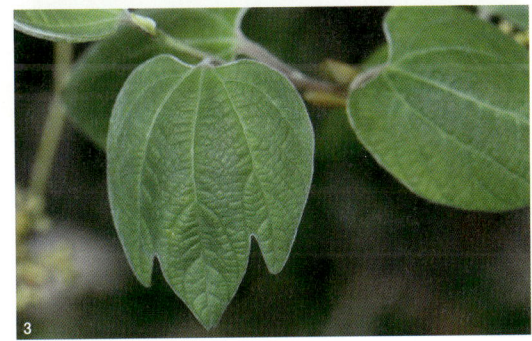

1 수형 2 꽃 3 어린잎

도시 변두리 높은 산에서 흔히 자라지만 군락을 이루기 보다는 독자생존하는 경우가 많다.

잎은 어긋나게 달리고, 난상 원형에 위쪽이 얕게 갈라진다. 꽃은 3월에 잎보다 먼저 총상꽃차례로 노랗게 피고 열매는 9~10월에 붉은색에서 검정색으로 익는다. 잎이나 잔가지를 꺾으면 약간의 생강 냄새가 난다. 어린잎은 튀김으로 먹기도 하고, 수피는 약용한다. **봄에 잔가지, 잎, 수피를 채취해 효소로 담근다. 황설탕과 1:1 비율로 효소를 담근 뒤 3개월 후에 건더기를 걸러내고 2차로 9개월 간 더 숙성시킨다.** 수피는 기관지염, 오한, 해열, 어혈, 소종, 복통, 신경통, 타박상에 좋다.

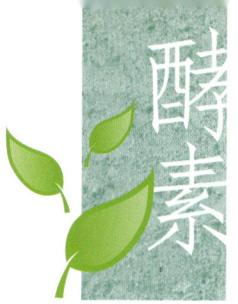

호흡기질환 _ 편도선염, 천식에 약용하는 초본식물

섬초롱꽃(모시대참나물)

초롱꽃과 여러해살이풀 | *Campanula takesimana* | 30~100cm

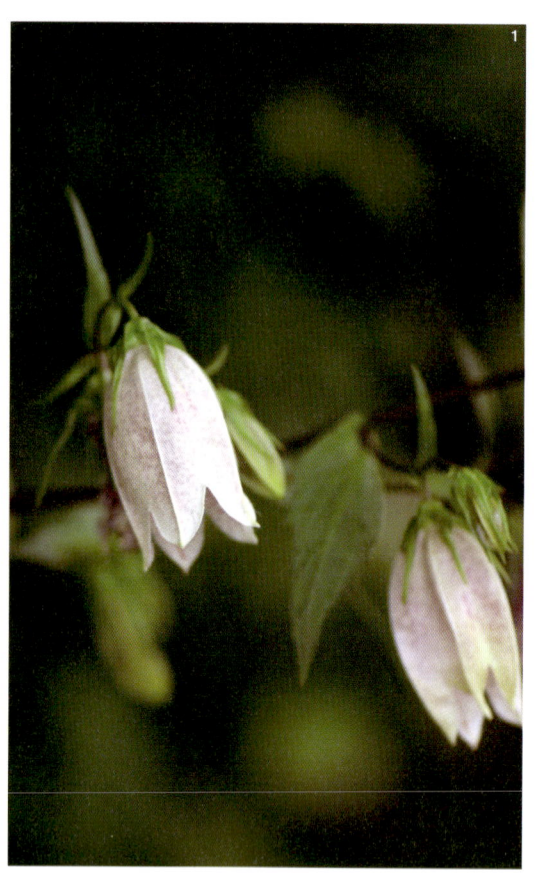

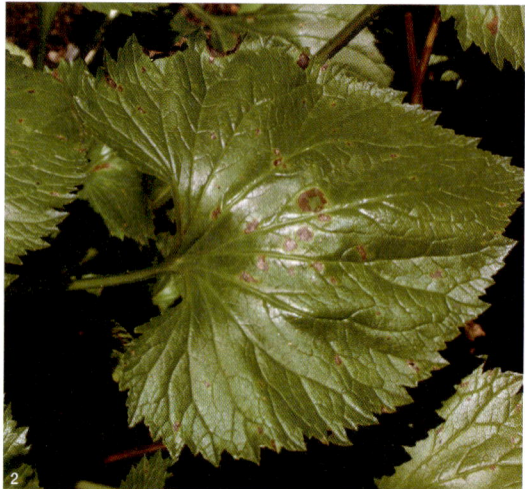

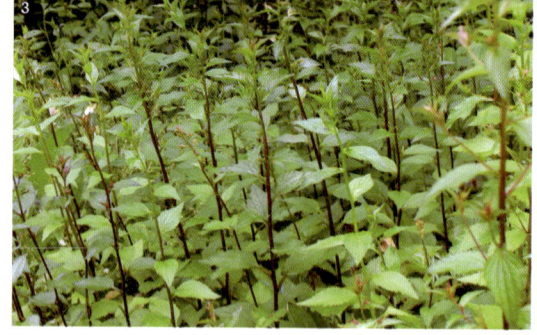

1 꽃 2 뿌리잎 3 군락

초롱꽃은 전국의 산에서 흔히 자라고, 섬초롱꽃은 울릉도와 전국의 높은 산에서 자란다.

꽃대와 줄기에 잔털이 수북하면 초롱꽃, 꽃대와 줄기에 잔털이 아예 없거나 조금 있으면 섬초롱꽃으로 동정한다. 어린 잎을 '모시대참나물'이며 나물로 먹는데 지방에 따라 '영아자' 어린잎을 모시대참나물이라고 부르는 경우도 있다. 섬초롱꽃의 싹과 하단의 잎은 긴 잎자루가 있고 날개가 없지만 줄기 상단으로 올라갈수록 잎자루에 날개가 생긴다. 내륙 깊은 산에서 자생하는 것은 특산식물이므로 3월경 나물로 판매하는 것을 구입해 효소로 담그는 것을 추천한다.

- 꽃 : 7~9월, 연한 자주색
- 잎 : 어긋나기, 가장자리에 톱니
- 분포 : 깊은 산과 울릉도
- 열매 : 9월, 삭과
- 번식 : 종자
- 수확 : 뿌리, 지상부

❖ 효능

한방에서는 초롱꽃과 섬초롱꽃의 지상부를 '자반풍령초' 또는 '산소채(山小菜)'라 하여 약용한다. 꽃은 관상용으로 가치가 높은 편이다. 초롱꽃과 섬초롱꽃의 뿌리와 꽃을 해산촉진제는 물론, 천식, 보익(補益), 인후염, 편도선염 등에 약용한다. 초롱꽃과 섬초롱꽃의 뿌리와 어린잎은 샐러드로도 이용할 수 있다. 모시대에 준해 약용하는데 모시대에 비해 약성이 높게 함유되어 있다.

❖ 효소 만들기

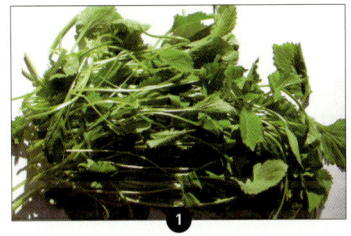
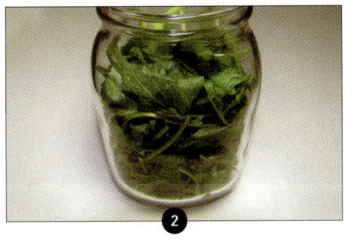
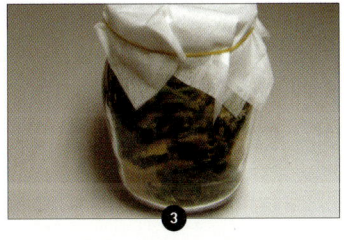

❶ 3월에 농수산시장에서 섬초롱꽃 나물(모시대참나물)을 구입한다. 흐르는 물에 충분히 세척한 뒤 물기를 털어낸다. 통풍이 잘되는 그늘에서 물기가 없도록 하루 정도 말린다.

❷ 재료를 적당한 길이로 자른 뒤 용기에 넣고, 황설탕을 그 위에 붓는다. (재료와 황설탕 비율 1:0.8)

❸ 한지로 주둥이를 막고 뚜껑을 닫은 뒤 한 달동안 3~4회 골고루 섞어준다. 3개월 정도 숙성시킨 뒤 건더기를 걸러낸다. 2차로 9개월 더 숙성시킨 뒤 효소액과 생수를 1:5 비율로 희석하여 음용한다.

유사 효소

모시대 효소 담기

초롱꽃과 비슷한 야생초인 모시대는 여름~가을에 깊은 산 등산로에서 흔히 볼 수 있다. 주로 뿌리를 효소로 담근다. 재료와 황설탕 비율은 1:0.8~1 정도가 좋다. 3~6개월 뒤 건더기는 걸러내고 6~9개월 더 숙성시킨 뒤 5~7배의 물에 희석하여 마신다. 가래, 해독, 당뇨, 복통 등에 효능이 있다.

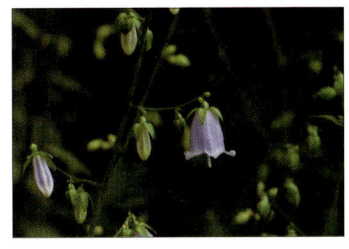

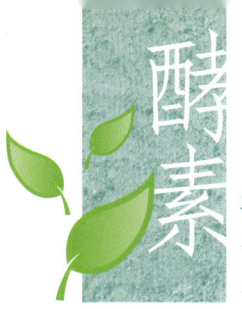

호흡기질환 _ 가래, 기침, 기관지염에 유용한 초본식물

쑥부쟁이 good

국화과 여러해살이풀 | *Aster yomena* | 30~100cm

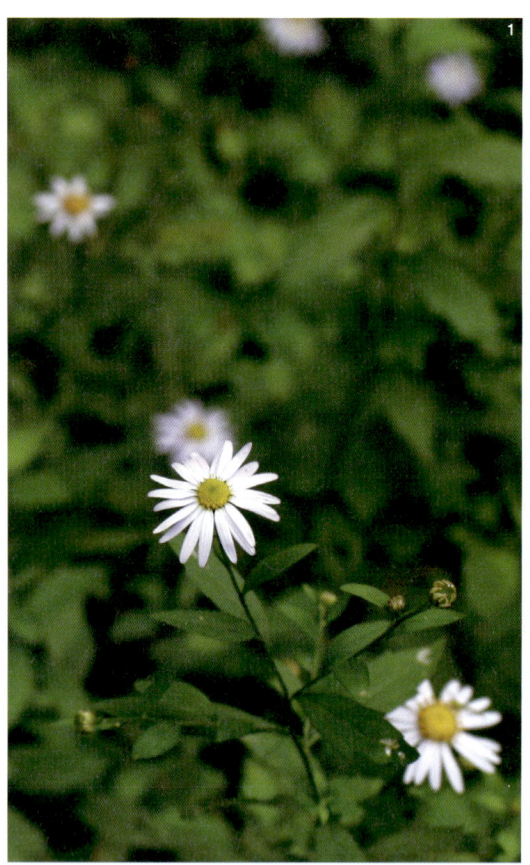
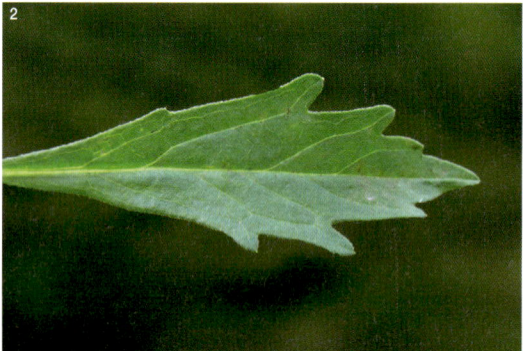
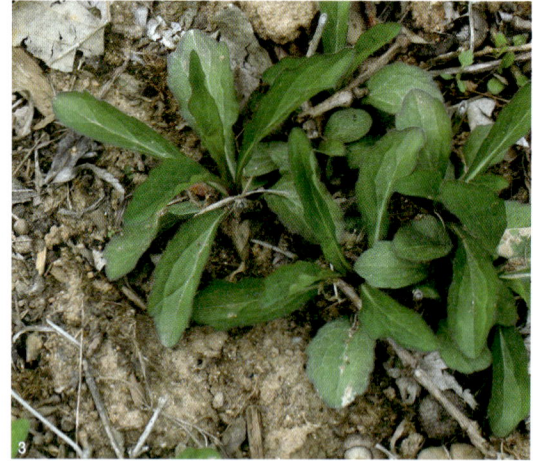

1 전초 2 줄기 하단 잎 3 싹

산과 들에서 흔히 자라지만 주로 남부지방에서 많이 볼 수 있다.

꽃의 모양은 구절초 꽃과 비슷하므로 잎 모양을 보고 확인한다. 잎의 가장자리가 깊게 갈라지면 구절초 같은 국화류이고, 잎의 가장자리에 큰 톱니는 있지만 깊게 갈라지지 않으면 쑥부쟁이류에 해당한다. 줄기 하단 잎은 잎자루가 없고, 잎의 하단이 줄기에 붙고 잎의 가장자리에는 큰 톱니가 있다. 줄기 상단부 잎은 잎의 가장자리에 점점 톱니가 없고 미끈해진다. 꽃은 줄기 끝과 가지 끝에 1개씩 달린다. 꽃의 지름은 3cm 정도이다. 어린잎을 봄나물로 섭취할 수 있지만 그다지 맛은 좋지 않다.

- 꽃 : 7~10월, 흰색~연한 자색
- 잎 : 어긋나기
- 분포 : 산과 들판
- 열매 : 10~11월
- 번식 : 종자, 포기나누기
- 수확 : 지상부, 어린잎

❖ 효능

주로 뿌리를 약용한다. 뿌리에는 플라보노이드의 일종인 캠퍼롤(Kaempferol)과 글루코시드(Glucoside), 퀘세틴(Quercetin) 등의 성분이 함유되어 있다. 가래, 기침, 기관지염, 편도선염에 특히 좋다. 뱀이나 벌에 쏘인 상처에는 잎을 짓이겨 바른다.

❖ 효소 만들기

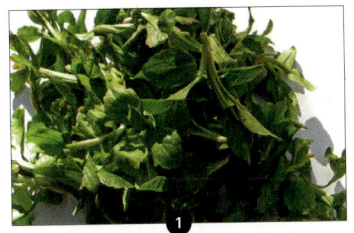

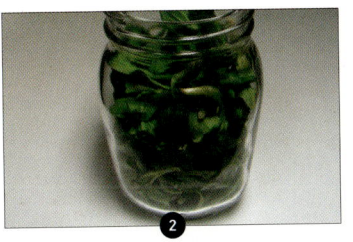

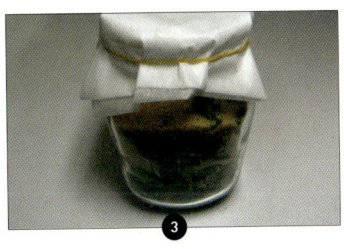

쑥부쟁이를 뿌리째 채취한 뒤 흐르는 물에 충분히 세척하여 물기를 털어낸다. 통풍이 잘되는 그늘에서 물기가 없도록 하루 정도 말린다. 사진은 봄에 캔 쑥부쟁이의 어린잎이다.

재료를 적당한 길이로 자른 뒤 용기에 넣고, 황설탕을 그 위에 붓는다. (재료와 황설탕 비율 1:0.8)

한지로 주둥이를 막고 뚜껑을 닫은 뒤 한 달동안 3~4회 골고루 섞어준다. 3개월 정도 숙성시킨 뒤 건더기를 걸러낸다. 2차로 9개월 더 숙성시켜 효소액과 생수를 1:5 비율로 희석한 뒤 음용한다.

유사 효소

개미취 효소 담기

여름~가을에 깊은 산에서 자생하지만 요즘은 화초로 흔히 식재한다. 도시공원에서 많이 볼 수 있으므로 재료 구하기가 용이하다. 뿌리와 황설탕 비율은 1:0.8~1 정도로 한다. 3~6개월 뒤 건더기는 걸러내고 6~9개월 더 숙성시켜 5~7배의 물에 희석하여 마신다. 가래, 기침, 천식에 효능이 있다.

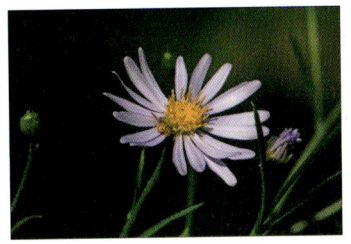

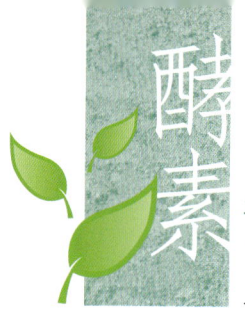

호흡기질환 _ 천식, 기관지염, 원기보충에 좋은 초본식물

영아자(염아자, 미나리싹나물)

초롱꽃과 여러해살이풀 | *Asyneuma japonicum* | 50~100cm

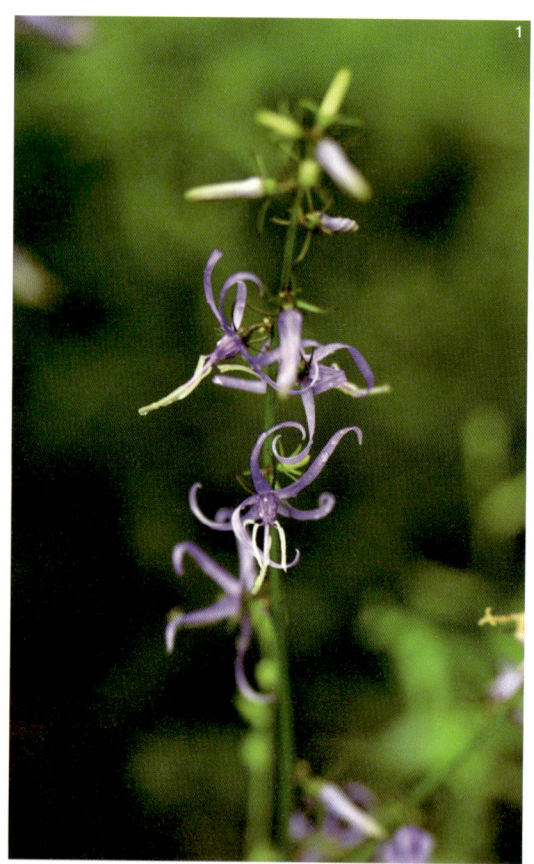

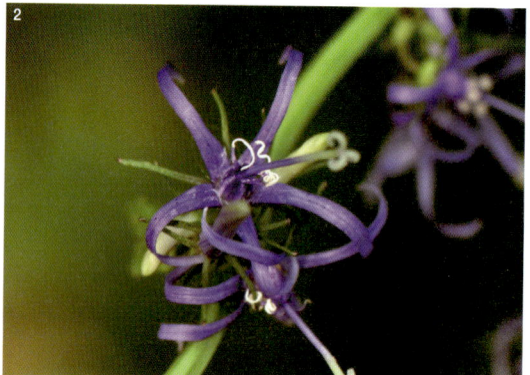

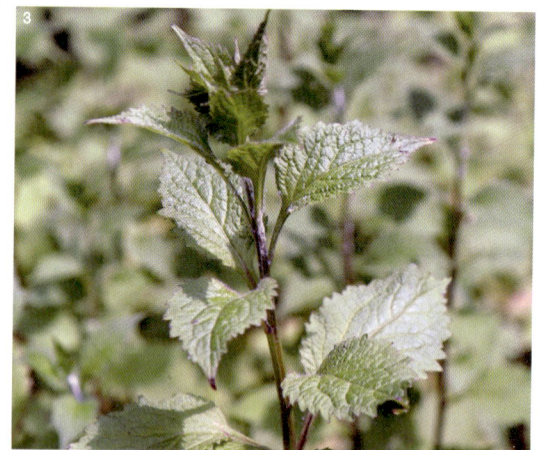

1 수형 2 꽃 3 잎

우리나라 전역 깊은 산의 낮은지대 숲가에서 자생한다.

줄기는 1m 내외로 자라며, 곧게 서고 능선과 털이 있다. 줄기 아래의 잎은 잎자루와 날개가 있고, 상단의 잎은 잎자루가 없다. 어긋나게 달리는 잎은 긴 타원형에 가장자리에 톱니가 있다. 꽃은 7~9월에 줄기 끝에서 보라색의 꽃이 총상꽃차례로 달린다. 화관은 5개로 깊게 갈라진 뒤 뒤로 젖혀진다. 꽃받침잎은 선 모양이다. 암술대는 끝이 3개로 갈라지고 수술 아래에는 잔털이 있다. 덩굴성은 아니지만 덩굴처럼 엉켜 자라는 경우가 많다. 봄에 채취한 어린잎은 간장 장아찌로 담가 먹을 수 있지만 맛은 평범하다.

- **꽃** : 7~9월, 보라색
- **잎** : 어긋나기
- **분포** : 전국의 깊은 산에서 자생한다
- **열매** : 9~10월, 납작한 공 모양
- **번식** : 종자
- **수확** : 꽃이 피기 전 줄기와 잎

❖ 효능

극동아시아에서 자생하는 영아자는 뿌리가 도라지 혹은 당근과 비슷하기 때문에 도라지 대용의 약재로 사용한다. 민간에서는 영아자의 뿌리를 기관지염, 가래, 천식, 오한, 원기보충에 약용하기도 한다. 산촌에서는 꽃이 피기 전 어린잎과 줄기를 '미나리싹'이라고 부르며 간장 장아찌를 담가 먹는다. 다른 나라에서는 뿌리를 날로 먹거나 조리해 먹기도 한다.

❖ 효소 만들기

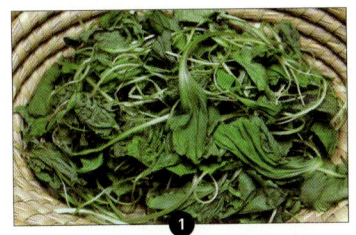

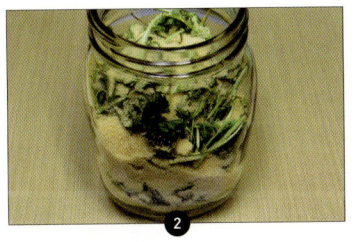

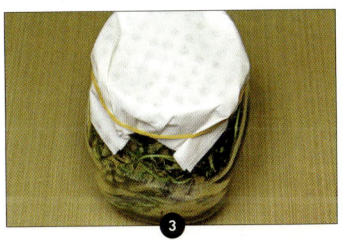

1. 소백산 같은 깊은 산의 산록에서 자생한다. 꽃이 피기 전 줄기와 잎 혹은 뿌리를 채취하여 흐르는 물에 깨끗이 세척하고 이틀 정도 건조시킨다.

2. 적당한 길이로 자른 뒤 황설탕과 1대 0.8 비율로 섞어 효소로 담근다. (재료와 황설탕 비율 1:0.8)

3. 한지로 주둥이를 막고 뚜껑을 닫은 뒤 한 달동안 3~4회 골고루 섞어준다. 6개월 정도 발효시킨 뒤 건더기는 걸러내고 2차로 6개월 더 숙성시킨다. 효소액과 생수를 1:5 비율로 희석한 뒤 음용한다.

기타 포인트

영아자 간장 짱아찌

야들야들한 잎을 깻잎처럼 간장 장아찌로 만들어 먹을 수 있다. 약간 아삭하고 질긴 식감을 갖고 있다. 특별한 향이나 독특한 맛은 없다.

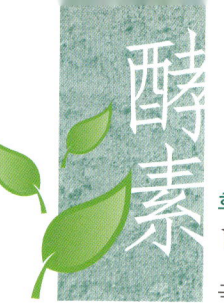

호흡기질환 _ 기관지염, 간염, 변비, 가려움증에 에 좋은 초본식물

민들레(서양민들레, 산민들레)

국화과 여러해살이풀 | *Taraxacum platycarpum* | 30cm

풀밭에서 흔히 보이는 민들레는 대부분 '서양민들레'이다.

서양민들레는 민들레와 비교했을 때, 총포조각이 뒤로 젖혀 있다. '민들레'와 '산민들레'는 총포조각이 뒤로 젖혀지지 않으므로 쉽게 구별할 수 있다. 만일 총포 끝에 삼각형 돌기가 있으면 '민들레', 삼각형 돌기가 없으면 '산민들레'이다. 민들레의 잎은 모두 뿌리에서 나와 수평으로 펼쳐지면서 깃골로 깊게 갈라지며 톱니가 있다. 잎이나 줄기를 자르면 흰액이 나온다. 유사종으로 흰색 꽃이 피는 민들레를 '흰민들레'라고 한다. 약용할 경우 모두 같은 약재로 취급하여 약용한다. 민들레는 높이 10~15cm 내외로 자란다. 번식은 5~6월에 씨앗을 채취한 뒤 이듬해 3월에 파종한다.

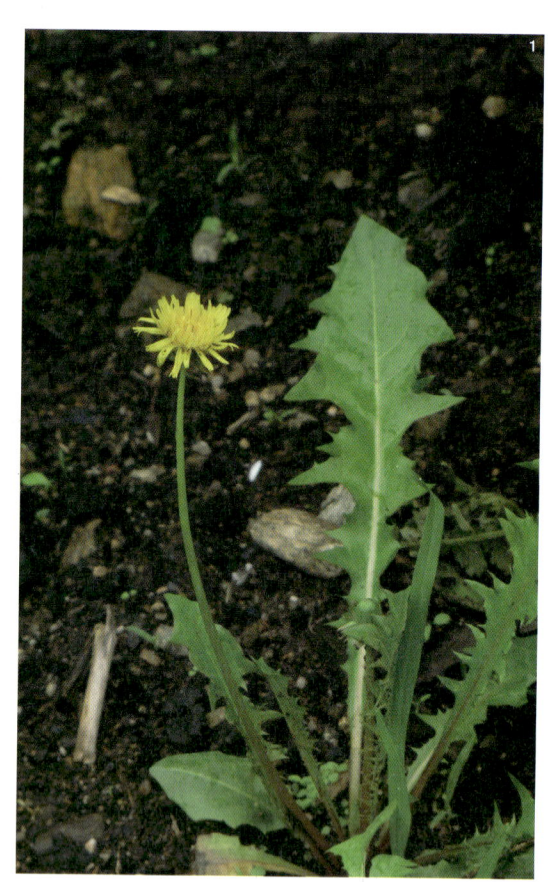

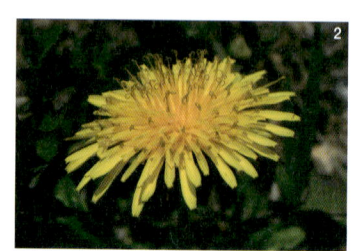

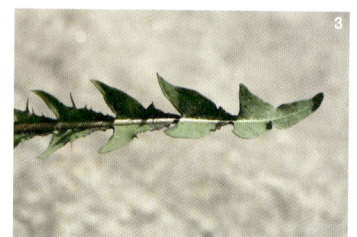

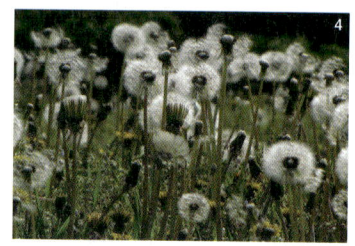

1 천마산 민들레 2 꽃 3 잎 4 열매

- **꽃** : 4~5월, 노란색, 흰색
- **잎** : 가장자리가 6~8개로 깊게 갈라짐
- **분포** : 산지의 들판
- **열매** : 5~6월, 둥근 털뭉치 모양
- **번식** : 종자
- **수확** : 잎 또는 뿌리를 수확

❖ 효능

청열, 해독, 이뇨, 가려움증, 급성결막염, 급성유선염, 간염, 편도선염, 감기, 기관지염, 담낭염, 간염, 요로 간염, 변비에 좋다. 약용할 경우에는 말린 민들레를, 효소로 담글 경우 생 민들레를 사용한다.

❖ 효소 만들기

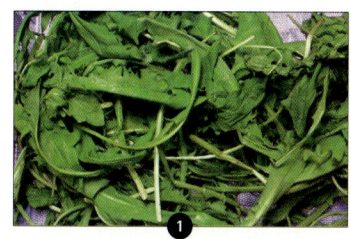
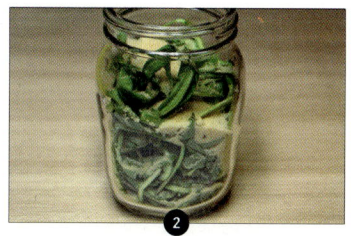
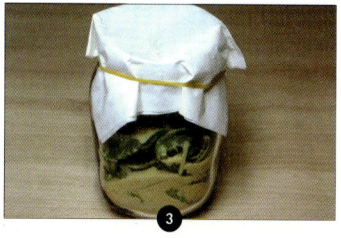

봄 또는 가을에 민들레를 뿌리째 채취한다. 시장에서 잎을 구입해 준비하기도 한다. 흐르는 물에 세척한 뒤 물기를 깨끗이 털어내고 통풍이 잘되는 그늘에서 하루 정도 펴서 말린다.

잎과 뿌리를 적당한 길이로 썬 뒤 용기에 넣고, 그 위에 설탕을 붓는다. 잎은 잎대로, 뿌리는 뿌리대로 담그기도 한다. (재료 500g:설탕 400g)

한지로 주둥이를 막고 뚜껑을 닫은 뒤 며칠 뒤 한번 흔들거나 뒤집어서 잘 섞이도록 한다. 3개월간 발효시킨 뒤 건더기는 걸러내고 다시 9개월 더 발효시켜 효소액과 생수를 1:5 비율로 희석하여 음용한다.

민들레술 만들기

생 민들레 500g을 1.8L의 담금주에 담가 약 3개월간 숙성시킨 뒤 하루 2회 1잔씩 마신다.

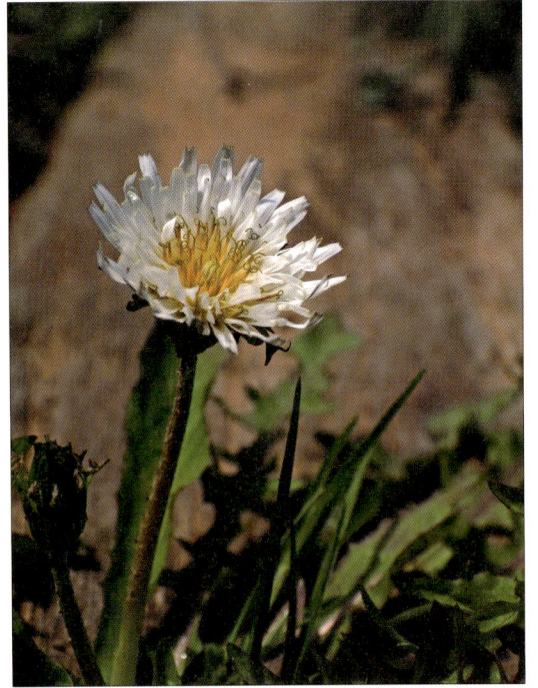
흰민들레의 전초

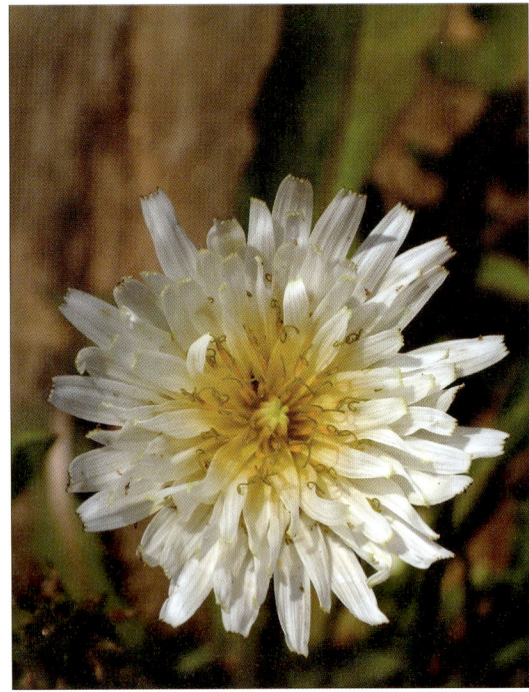
흰민들레의 꽃

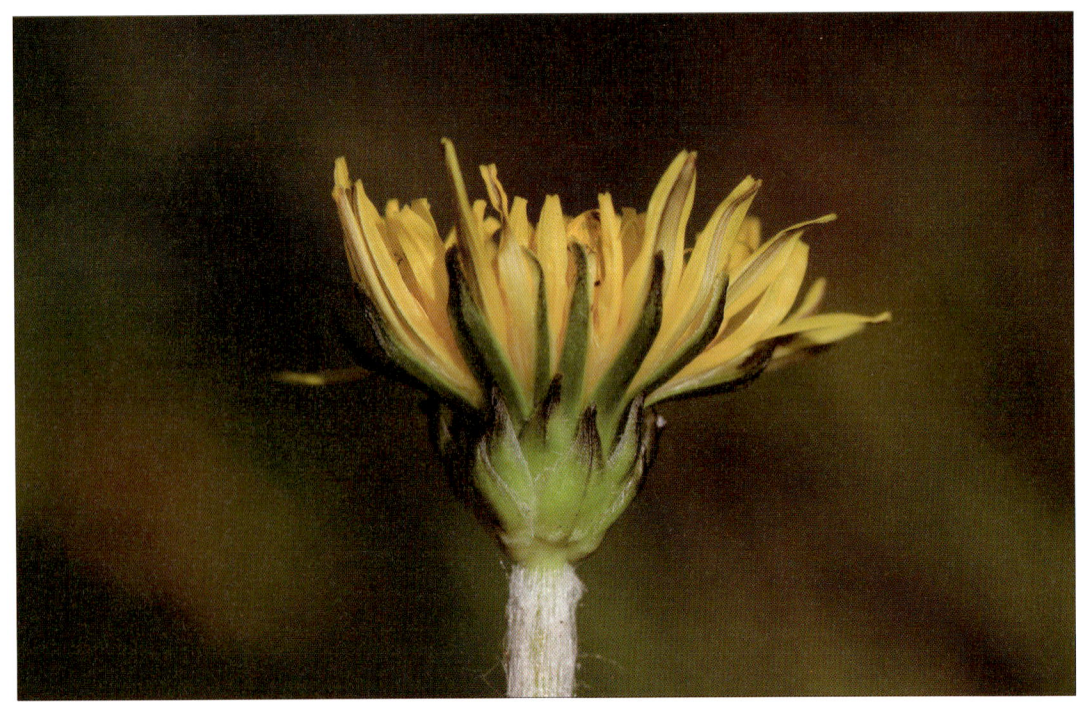
산민들레는 꽃받침 부분인 총포조각이 꽃잎 뒤에 붙어있고 총포의 끝부분에 삼각 모양의 돌기가 없다.

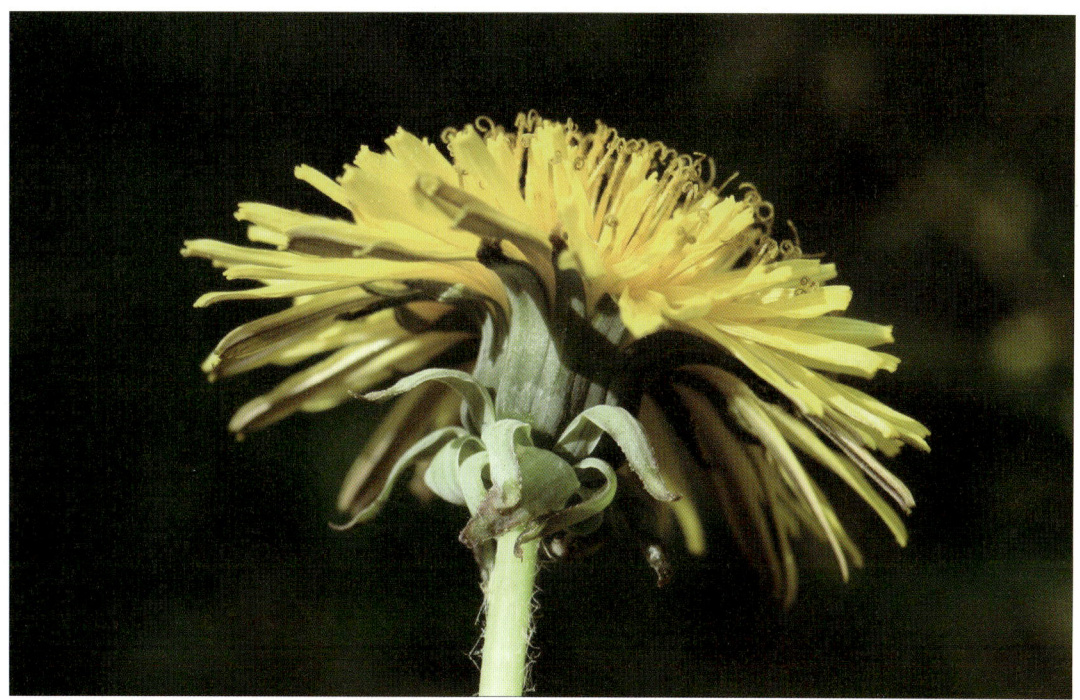

서양민들레는 꽃받침 부분인 총포조각이 뒤로 젖혀 있다.

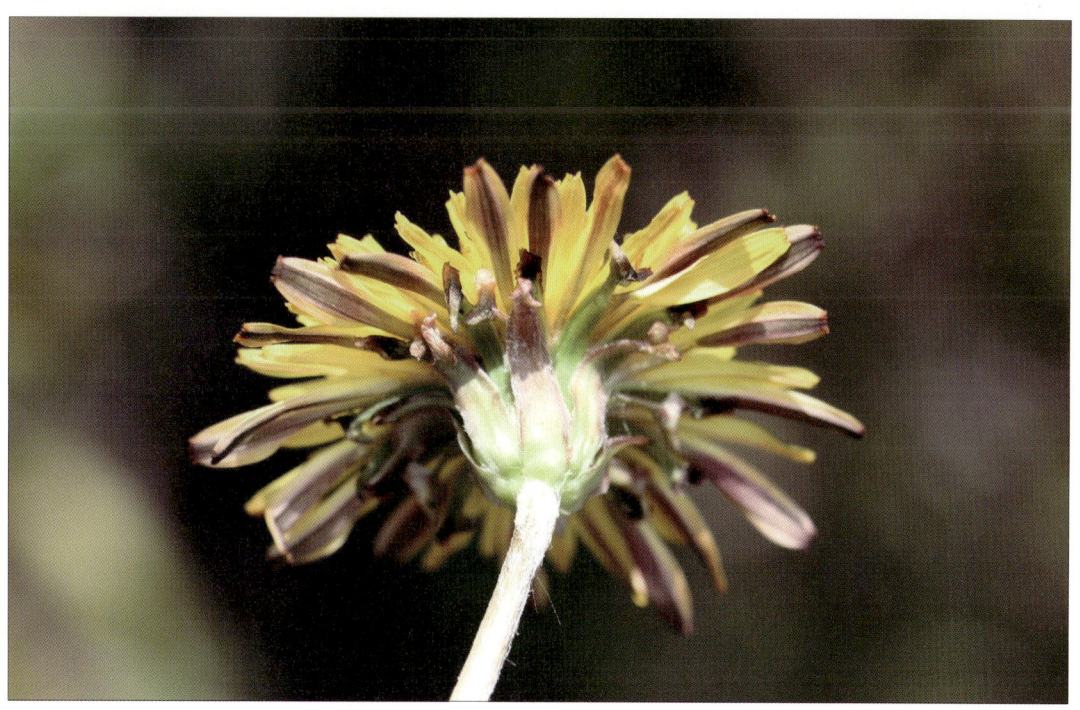

(토종) 민들레는 꽃받침 부분인 총포조각이 꽃잎 뒤에 붙어있고 총포의 끝부분에 삼각 모양의 돌기가 있다.

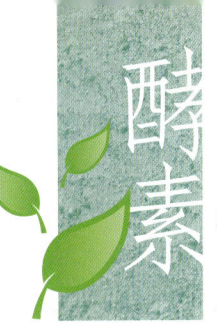

호흡기질환 _ 감기, 두통, 해열에 좋은 초본식물

개망초

국화과 두해살이풀 | *Erigeron annuus* | 30~100cm

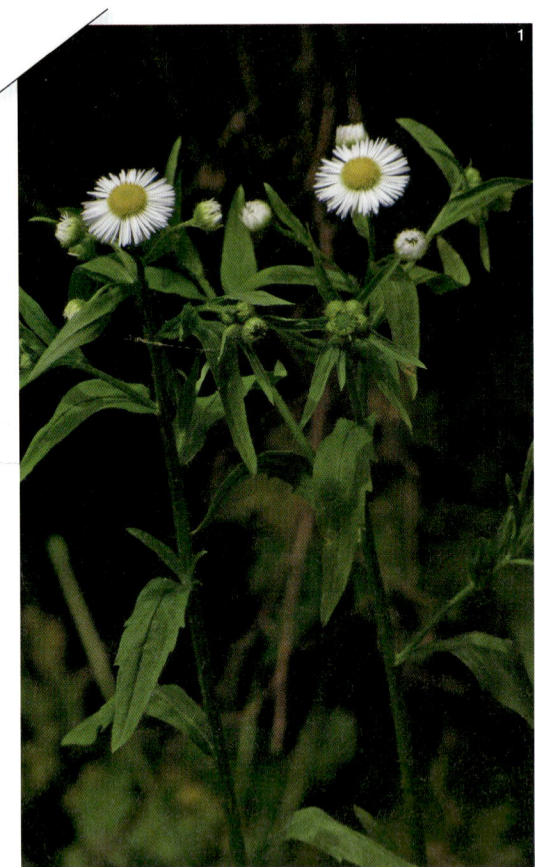

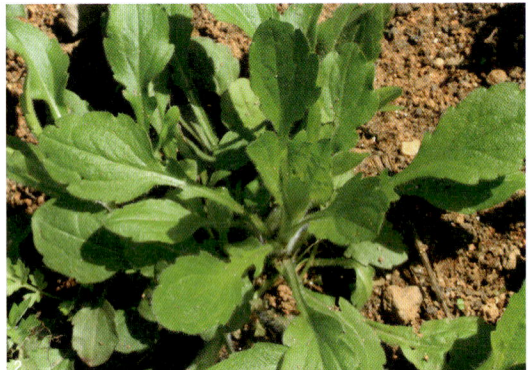

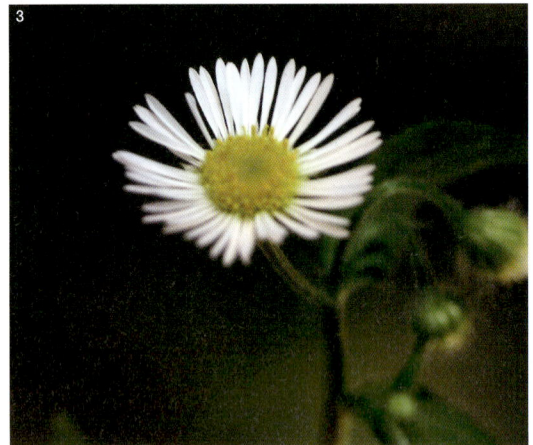

1 전초 2 어린잎 3 꽃

북미 원산의 귀화식물이다. 근대 말 철도를 가설할 때 미국에서 수입한 철도침목에 붙어있는 씨앗에 의해 국내에 널리 퍼진 것으로 알려져 있다.

늦봄부터 늦가을 사이에 빈 공터, 들판, 철로변, 산에서 흔히 볼 수 있다. 봄에 꽃이 피는 것은 봄망초, 여름에 피는 것은 개망초라고 말하지만 생김새는 똑같다. 단, 봄망초는 줄기 속에 비어 있다. 줄기는 높이 1m 내외로 자란다. 꽃은 관상화와 설상화로 이루어져 있고 꽃의 크기는 500원짜리 동전 크기와 비슷하다. 약용 혹은 효소로 담글 경우 뿌리를 포함한 전초를 채취한다. 봄에 채취한 어린잎은 나물로 섭취할 수 있다.

- 꽃 : 6~9월, 흰색
- 잎 : 난형~피침형
- 분포 : 산야, 공터, 길가
- 열매 : 7~10월
- 번식 : 종자
- 수확 : 뿌리를 포함한 지상부 전체

❖ 효능

전초는 급성간염, 혈뇨, 해독, 해열, 학질, 소화불량, 위장염에 좋다. 북미 인디언들은 두통이나 감기가 걸렸을 때 개망초 뿌리를 차로 우려 마시거나 쌩뿌리를 씹었다고 전해진다. 우려낸 즙은 각종 피부염에 외용하거나 시력이 혼탁할 때 눈에 주입했다. 임산부가 약용할 경우 유산이 될 수 있으므로 주의한다.

❖ 효소 만들기

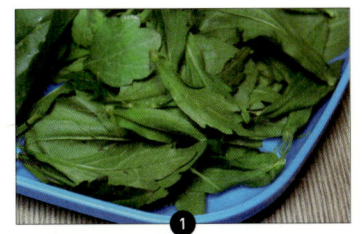 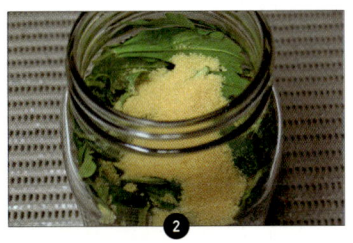 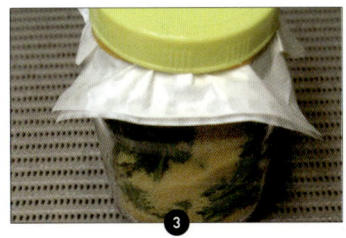

❶ 뿌리를 포함한 전초를 봄~가을 사이에 채취한 뒤 적당한 길이로 자른다. 흐르는 물에 세척한 뒤 물기를 털어낸다. 통풍이 잘 되는 그늘에서 물기가 없도록 이틀 정도 말린다.

❷ 물기가 마른 재료를 용기에 넣고, 황설탕을 그 위에 붓는다. (재료와 황설탕 비율 1:0.8)

❸ 한지로 주둥이를 막고 뚜껑을 닫은 뒤 한 달동안 3~4회 골고루 섞어준다. 3개월간 발효시킨 뒤 건더기는 걸러낸다. 2차 숙성을 9개월 더 한 뒤 효소액과 생수를 1:5 비율로 희석하여 음용한다.

나물 포인트

 개망초 나물 만들기

남부지방에서는 3~4월경, 중부지방에서는 4월경 뿌리에서 올라온 어린잎을 채취한다. 어린잎에는 솜털이 많지만 성장할수록 줄어든다. 끓는 물에 데친 뒤 2~3회 물기를 짜내어 쓴맛을 제거하고 간장 양념이나 고추장 양념에 나물로 무쳐 먹는다.

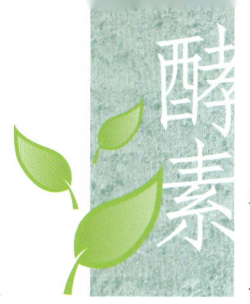

호흡기질환 _ 기침, 이뇨, 부종에 좋은 초본식물

갯기름나물(방풍나물), 갯방풍

산형과 여러해살이풀 | *Peucedanum japonicum* | 60~100cm

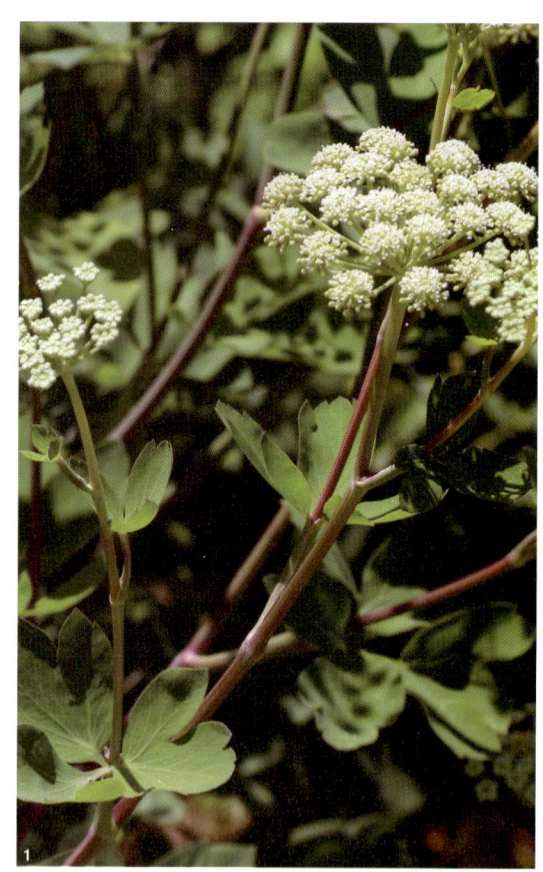

'갯기름나물'과 '갯방풍'은 혼동하기 쉬운데 가정에서 즐겨먹는 '방풍나물'은 갯기름나물을 말하고 갯방풍과는 다른 식물이다.

중부 이남의 바닷가나 산지에서 자라는 갯기름나물은 6~9월에 줄기와 가지 끝에서 흰색의 꽃이 겹산형꽃차례로 달린다. 잎에 윤채가 거의 없고 잎 가장자리에 자잘한 톱니도 없다. 갯방풍은 5~7월에 줄기 끝에서 흰색의 꽃이 조밀하게 달리며, 잎에 윤채가 있고 잎 가장자리에 날카로운 톱니가 있으므로 잎 모양을 보면 구별할 수 있다. 나물로는 갯기름나물을 먹고, 갯방풍은 뿌리의 향이 좋기 때문에 뿌리를 차로 우려 마신다. 또한 갯기름나물을 중국의 '방풍(*Saposhnikovia divaricata*)'이란 약재로 오인하는데 '방풍'이 아닌 '빈해전호'와 비슷한 식물이다.

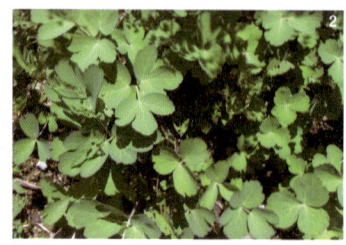
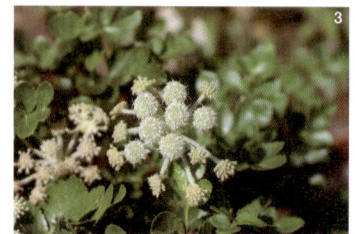
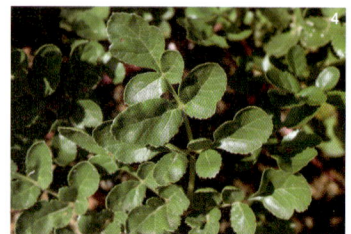

1 갯기름나물(방풍나물) 2 갯기름나물 잎 3 갯방풍 4 갯방풍

- **꽃** : 6~8월, 겹산형꽃차례
- **잎** : 2~3회 깃꼴겹잎
- **분포** : 충청이남의 해안가, 섬
- **열매** : 8월, 잔털
- **번식** : 종자
- **수확** : 뿌리, 잎, 꽃을 수확

❖ 효능

갯기름나물(방풍나물)의 뿌리, 잎, 꽃을 중국산 '빈해전호'에 준해 약용한다. 9~15g씩 달여 먹는다. 감기, 기침, 해수, 악창, 이뇨, 염증, 임통, 지통, 피부의 붓기에 좋다. 방풍나물이 중풍에 좋다고 알려져 있는데 이는 중국 방풍인 *Saphosnikovia divaricata*를 우리나라의 방풍나물로 오인했기 때문에 발생한 일이다. 중국 방풍은 감기, 류머티즘, 사지통증, 파상풍, 우울증, 두통 등에 약용한다. 약재상에서 수입해 판매하는 방풍도 방풍나물이 아닌 중국 방풍이다.

❖ 효소 만들기

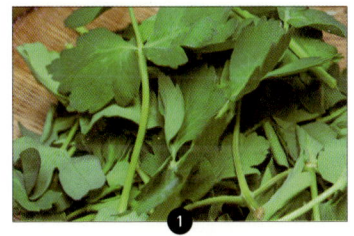
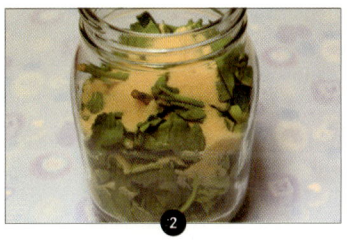
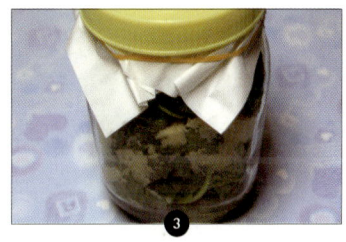

1. 준비한 방풍나물을 흐르는 물에 세척한 뒤 물기를 깨끗이 털어내고 통풍이 잘되는 그늘에서 하루 정도 펴서 말린다.
2. 잎을 잘게 썬 뒤 용기에 넣고, 그 위에 설탕을 붓는다. (재료 500g:설탕 400g)
3. 한지로 주둥이를 막고 뚜껑을 닫은 뒤 한 달동안 3~4회 골고루 섞어준다. 12개월 정도 발효시킨 뒤 효소액과 생수를 1:5 비율로 희석하여 음용한다.

약효 포인트

갯방풍의 약효

바닷가 백사장에서 자생하는 갯방풍은 '해방풍(海防風), 북사삼(北沙參), 해사삼(海沙參)'이라고도 불리며 뿌리를 기침, 가래, 해열, 폐렴, 쉰목소리 등에 약용한다. 갯방풍은 향이 좋은 뿌리를 차로 마시고, 어린잎은 나물로 먹기도 한다.

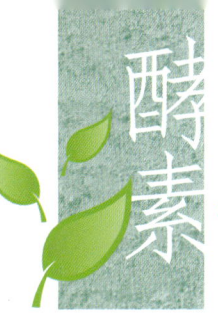

호흡기질환 _ 기관지염, 아토피 피부염, 감기에 좋은 초본식물

도라지 good

초롱꽃과 여러해살이풀 | *Platycodon grandiflorum* | 40~100cm

도라지는 주로 밭에서 심어 기르거나 산지에서 자라며, 뿌리를 나물로 무쳐 먹거나 약재로 사용한다.

원줄기는 높이 1m 내외로 곧게 자라고 어긋난 잎은 잎자루가 없고 가장자리에 톱니가 있다. 줄기나 잎을 자르면 흰액이 나오고 특유의 향내가 난다. 꽃은 보통 7~9월 사이 줄기 끝에서 보라색 또는 흰색의 꽃이 피고 꽃봉오리는 공처럼 부풀어 있다. 흰색 꽃이 피는 도라지를 '백도라지'라고 부른다. 꽃의 지름은 4~5cm, 끝이 5개로 갈라지고, 꽃잎이 겹으로 되어 있는 '겹꽃도라지'라고 부른다. 수술은 5개, 암술은 1개이다. 식용하려면 1년 이상 자란 도라지의 뿌리를 채취하되 봄~가을에 채취한다.

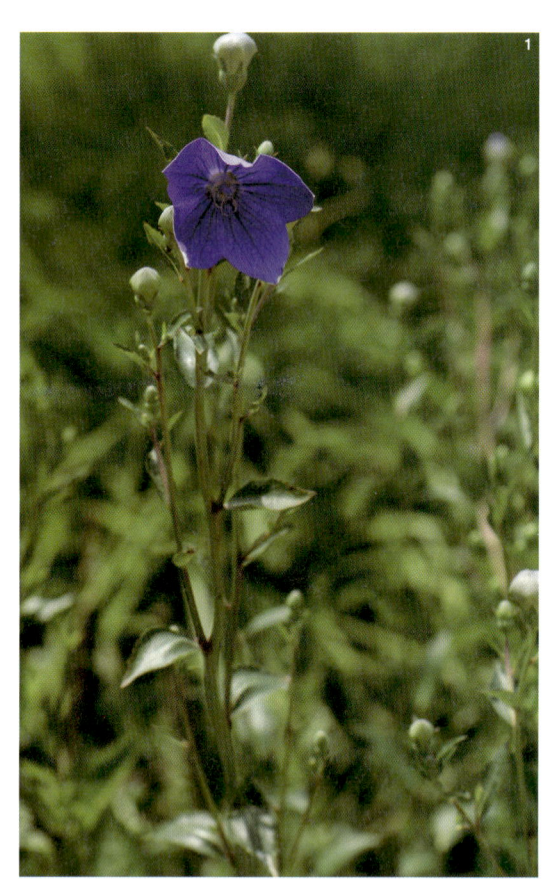

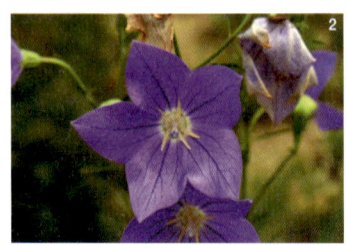

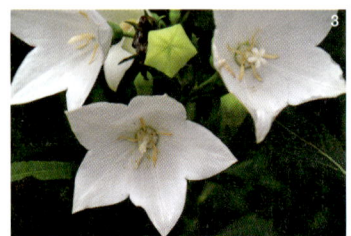

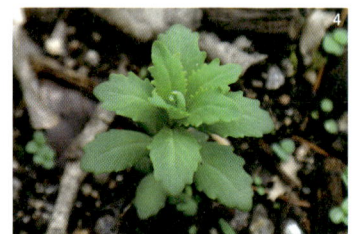

1 전초 2 꽃 3 백도라지 4 어린잎

- 꽃 : 7~9월, 보라색 또는 흰색
- 잎 : 달걀 모양~넓은 바소꼴
- 분포 : 전국의 산지
- 열매 : 9~10월, 달걀 모양
- 번식 : 종자
- 수확 : 뿌리째 수확

❖ 효능

약용할 경우 건조시킨 도라지 뿌리를 3~5g씩 달여 마신다. 백일해, 만성염증, 기침, 감기, 가래, 해열, 아토피, 호흡기 감염, 인후통, 편도선염 등의 기관지염과 이뇨, 설사에도 약용한다. 뿌리에 항암 유효성분이 있으므로 항암 예방 목적으로도 알려져 있다.

❖ 효소 만들기

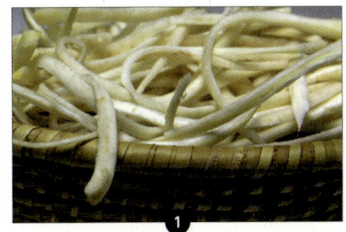
1

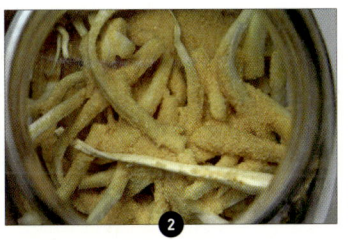
2

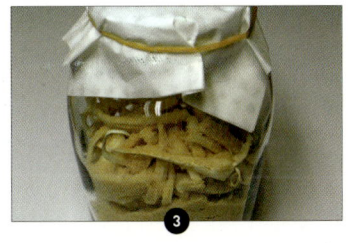
3

밭이나 산에서 채취할 경우 가을에 채취한 뿌리를 최고로 친다. 생도라지를 준비하고, 껍질이 있을 경우 껍질을 까지 않고 깨끗이 세척한 뒤 물기를 깨끗이 털어내어 통풍이 잘되는 그늘에서 하루 정도 말린다.

뿌리를 적당한 길이로 잘게 썬 뒤 용기에 넣고, 그 위에 황설탕을 켜켜이 넣는다. (재료와 황설탕 비율 1:0.8)

한지로 주둥이를 막고 뚜껑을 닫은 뒤 한 달동안 3~4회 골고루 섞어준다. 3~4개월 정도 발효시킨 뒤 건더기는 걸러내고 8~9개월 더 발효시킨다. 1년 뒤부터 효소액과 생수를 1:4 비율로 희석하여 음용한다.

약술 포인트

도라지술 만들기
길경주라고도 한다. 뿌리가 많은 생도라지 300g을 깨끗이 세척한 뒤 담금주 3L에 넣고 3~6개월간 숙성시켜 감기, 기침, 항암 예방 목적으로 음용한다.

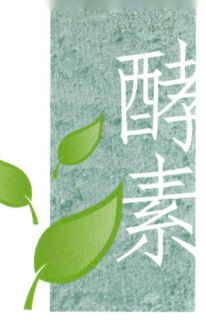

호흡기질환 _ 만성기관지염, 해열, 종기에 좋은 초본식물

개비름(비름나물)

비름과 한해살이풀 | *Amaranthus lividus* | 25~80cm

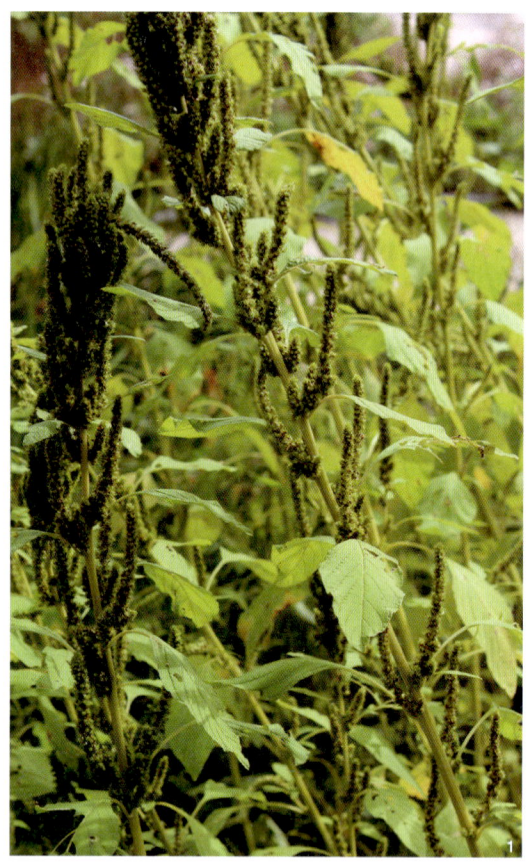

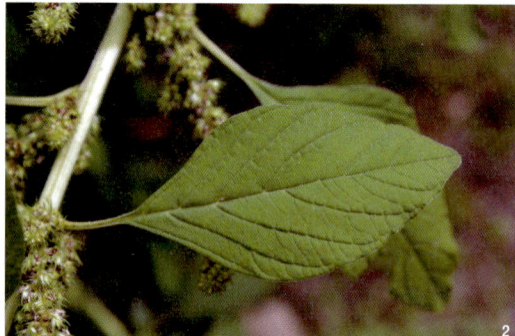

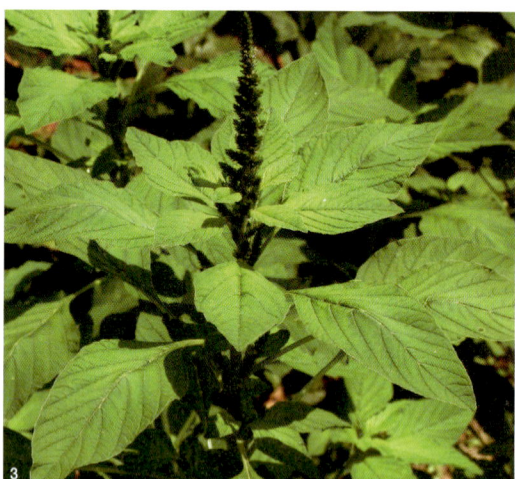

1 개비름나물 2 개비름나물잎 3 개비름나물잎

예로부터 개비름나물의 줄기와 잎을 '비름나물'이라고 부르며 나물로 무쳐 먹었다.

유럽 원산의 귀화식물로 농가에서 밭이나 길가에서 흔히 재배한다. 줄기는 높이 1m 내외이고 어긋난 잎은 마름모 모양의 달걀형이다. 7~9월에 줄기 끝에서 녹색의 꽃이 핀다. 잎은 비타민 C가 풍부하여 해열, 해독, 기관지염에 좋고 종기에 잎을 찢어 바른다. 씨앗과 뿌리는 대하, 부종, 설사에 쓴다. **뿌리를 포함한 지상부를 채취하여 황설탕과 1:0.8 비율로 효소를 담근다.** 3개월 뒤 걸러내고 9개월 간 더 숙성시켜 물에 희석해 음용하되, 성장이 왕성한 비름나물은 잎에 발암성분이 농축되어 있을 수 있으므로 소량 섭취를 원칙으로 한다.

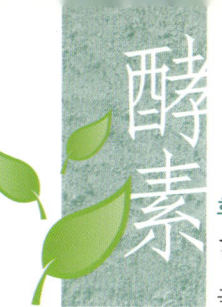

호흡기질환 _ 기침, 이뇨, 폐에 좋은 초본식물

해바라기

국화과 한해살이풀 | *Helianthus annuus* | 1~2m

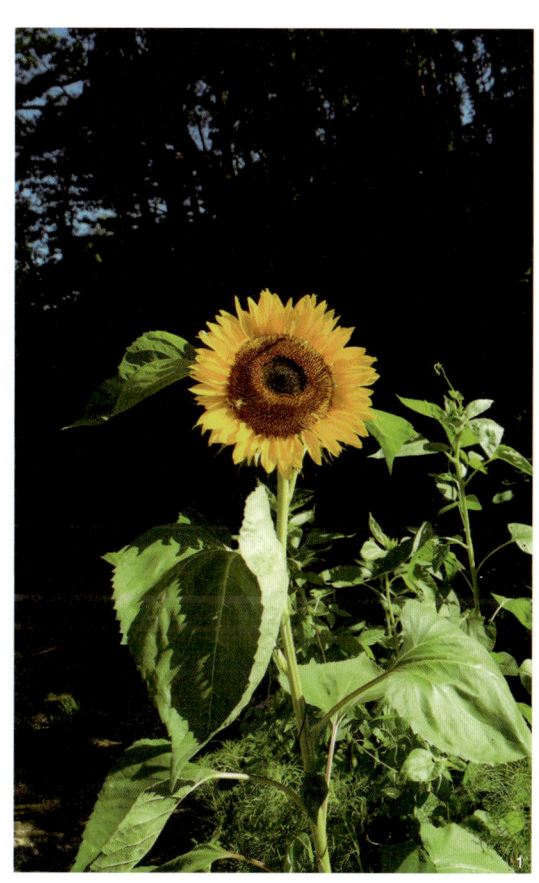
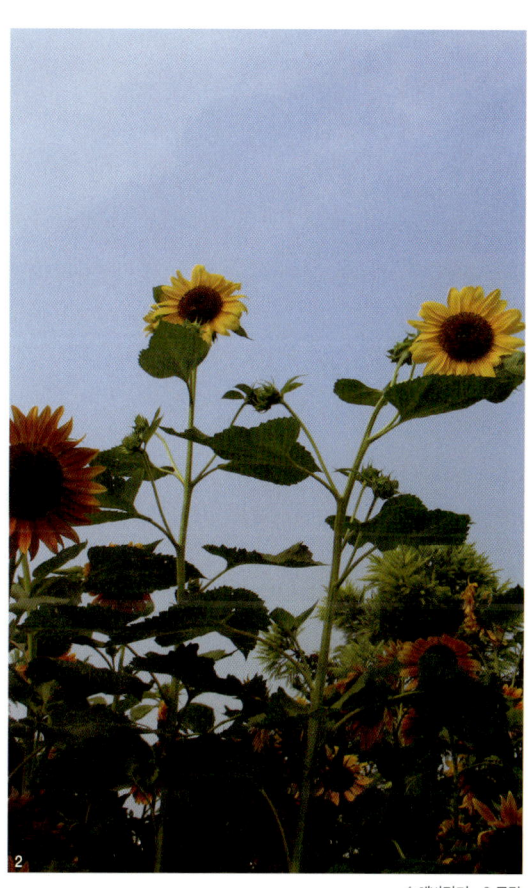

1 해바라기 2 군락

중앙아메리카 원산으로, 높이는 2m 내외로 자라고 줄기에는 거친 털이 나 있다.

어긋난 잎은 잎자루가 길며 잎의 모양은 심장형에 가깝고 가장자리에 톱니가 있다. 8~9월에 피는 꽃은 지름 8~60cm이다. 꽃잎처럼 보이는 설상화는 노란색이고, 꽃의 중앙에는 대롱 모양의 관상화가 빽빽하게 피어있다. 열매는 10월에 성숙한다. 꽃잎은 폐(허파)에 좋고, 줄기는 지혈, 이뇨, 기침에 쓴다. **효소로 담글 경우 껍질을 벗겨낸 줄기와 꽃잎으로 담그는데 꽃잎을 통째로 담그기도 한다. 효소는 재료와 황설탕을 1:0.8 비율로 하고, 3개월 뒤 건더기를 걸러내어 9개월 간 더 숙성시켜 물에 희석해 음용한다.**

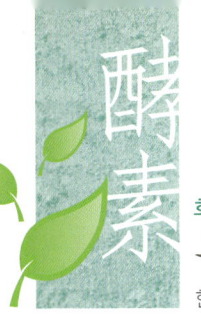

호흡기질환 _ 천식, 기관지염에 좋은 허브식물

우단담배풀(멀레인)

현삼과 두해 또는 여러해살이풀 | *Verbascum thapsus* | 1~2m

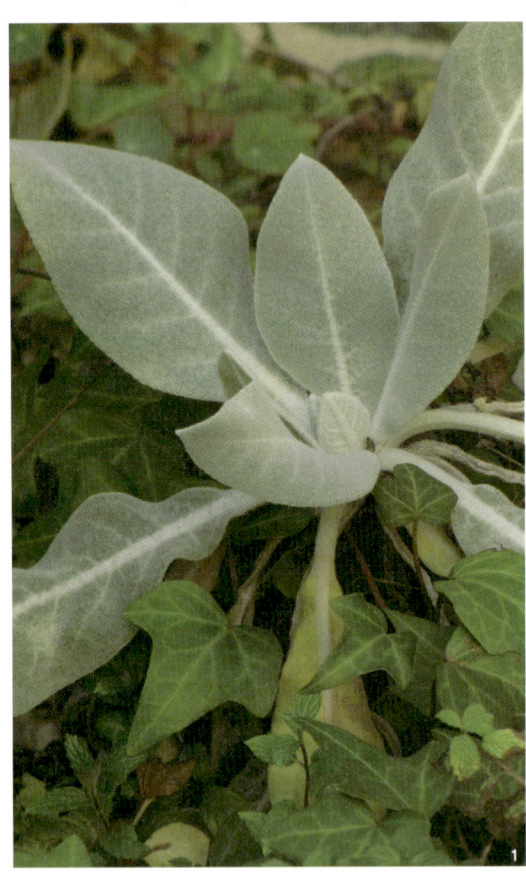
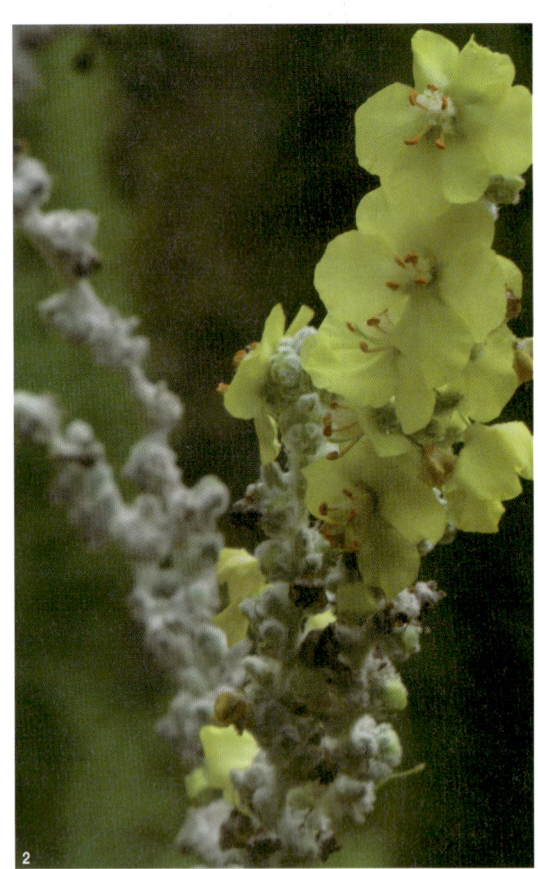

1 뿌리잎 2 전초

국내에서는 우단담배풀로 널리 알려진 식물로서 서양에서는 천식, 기관지염에 효과가 높은 허브로 알려져 있다.

여러 품종이 있는데 그중 *Verbascum thapsus* 학명을 가진 품종이 기본 품종이다. 줄기는 높이 2m로 자라고 꽃은 7~9월에 노란색의 꽃이 조밀하게 수상꽃차례로 달린다. 주로 약용하는 부위는 잎으로 기관지염, 천식, 기침, 진통, 불면증, 복통, 치질에 효능이 높다. 효소는 **잎과 줄기를 채취한 뒤 황설탕과 1:0.8 비율로 담근다. 3개월 뒤 건더기를 걸러내고 9개월 간 더 숙성시켜 물에 희석해 음용한다.** 잎의 잔털이 효소액에 남아있을 경우 섭취시 목구멍에 걸릴 수도 있으므로 잔털을 확실히 걸러내야 한다.

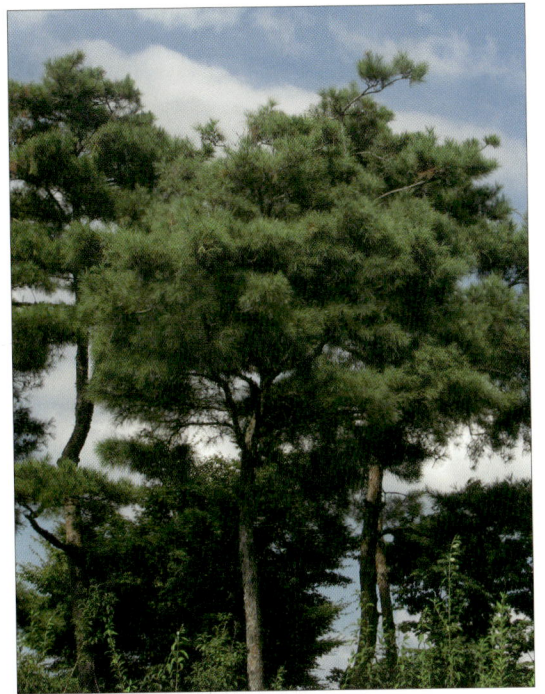
전주의 소나무

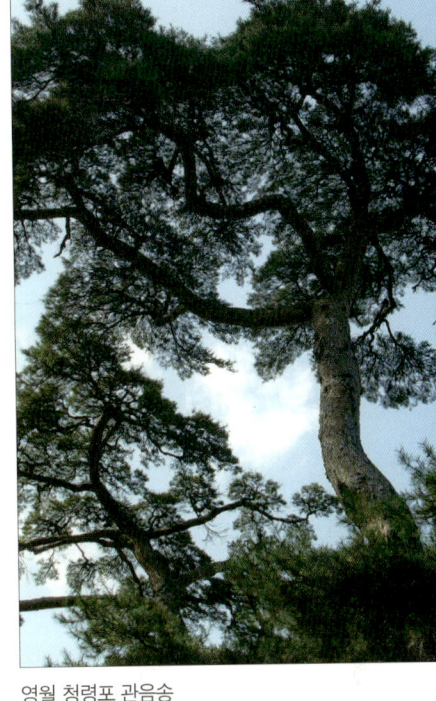
영월 청령포 관음송

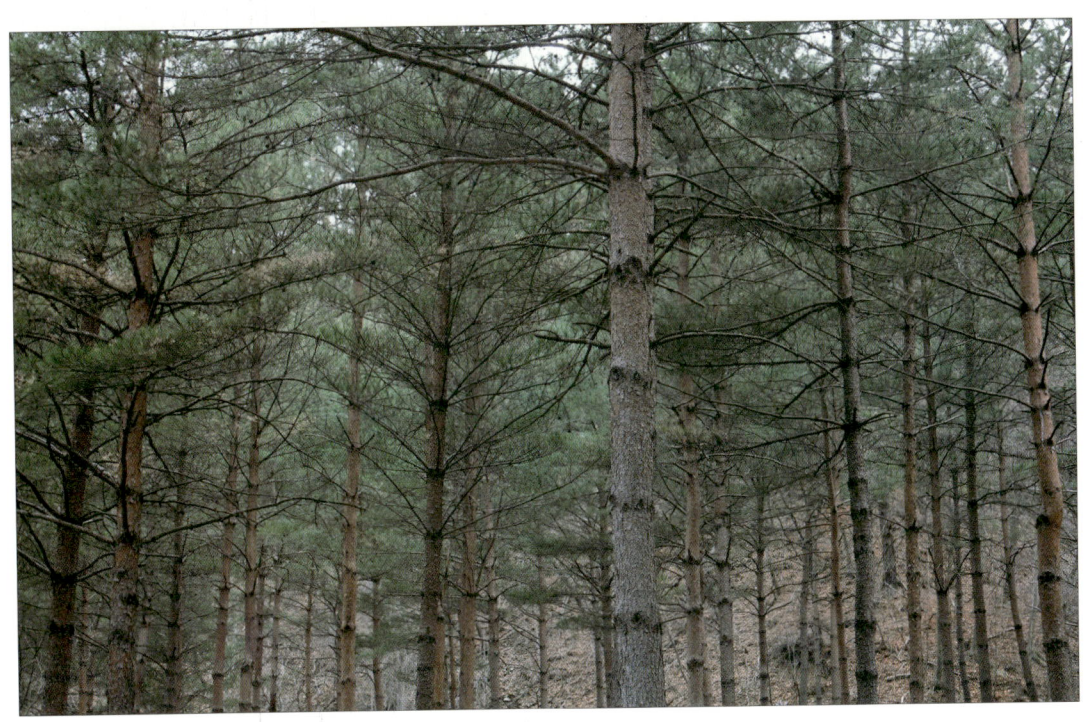
최대 소나무 군락지인 소광리 금강송 군락지

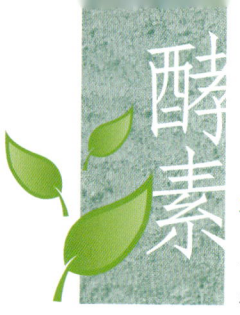

호흡기질환 _ 알레르기성 비염, 신경쇠약, 손발저림에 좋은 상록 목본식물

소나무

소나무과 상록 침엽 교목 | *Pinus densiflora* | 25~35m

소나무는 '반송', '백송', '리기다소나무', '잣나무' 등의 비슷한 나무들이 많지만 동네 야산에서 보는 것은 대부분 소나무이므로 잎을 보고 구별한다. 보통 잎이 2개씩 모여 달리고 줄기 상단부 수피 색상이 붉은 빛을 띠면 우리나라 토종 소나무이고, 잎이 3~4개씩 달리면서 줄기 상단부 수피에서 붉은빛이 보이지 않거나 줄기에도 잎이 여기저기 달리면 북미 원산의 '리기다소나무'로 동정한다. 높은 산에서 자생하는 잣나무는 잎이 5개씩 나므로 쉽게 알아볼 수 있다. 꽃은 암수한그루이고, 4~5월에 새 가지에서 꽃이삭이 달린다. 진한 자주색의 암꽃이삭은 난형이고, 황갈색의 수꽃이삭은 여러 개가 모여 핀다. 소나무를 효소로 담글 때는 가급적 우리나라 토종 소나무의 솔방울이나 잎을 채취한다.

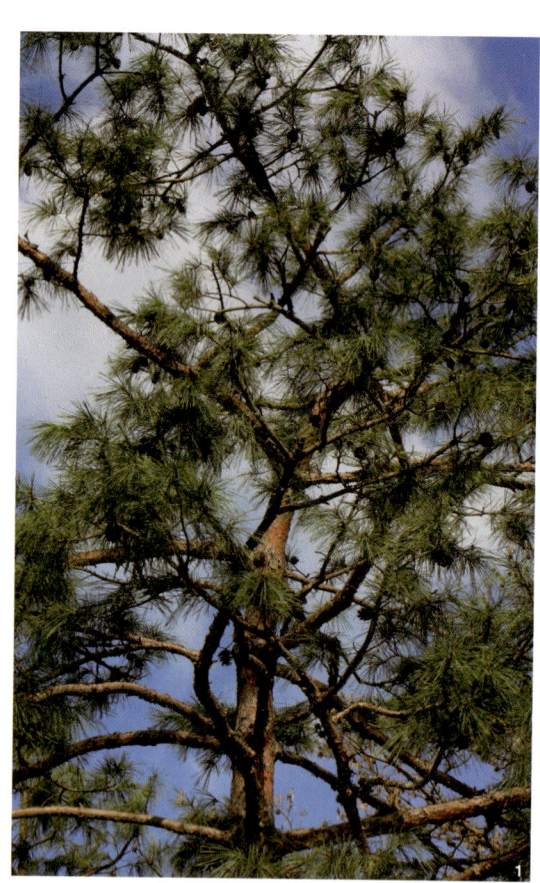

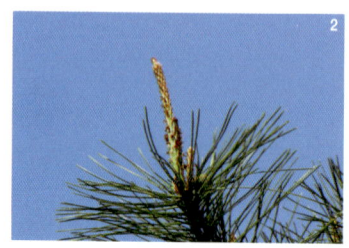

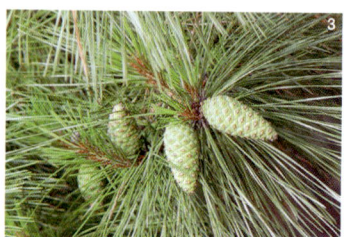

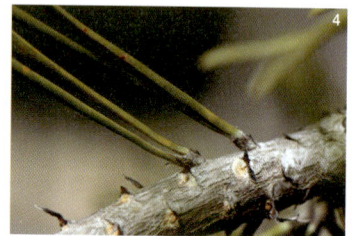

1 소나무 2 수꽃 3 솔방울 4 솔잎

- **꽃** : 4~5월, 암수한그루
- **잎** : 피침 모양 잎이 2개씩 달림
- **분포** : 전국에서 흔히 자생한다.
- **열매** : 6~10월, 구과
- **번식** : 종자, 접목
- **수확** : 겨울~봄에 잎 수확

❖ 효능

솔잎, 줄기, 열매, 뿌리 등을 필요할 때 채취한다. 솔잎은 가급적 봄에 채취하는 것이 좋다. 비타민 A, C, 옥시파르티민산, 타닌이 함유되어 있는 솔잎은 가려움증, 손발시림(저림), 뼈마디저림, 살충, 혈액순환, 발진, 습진, 무좀, 외상, 각기, 신경쇠약, 불면증, 만성신장염, 고혈압, 알레르기성 비염에 좋고 당뇨를 예방한다. 줄기는 지통, 관절통, 허리통, 손발저림에 쓴다. 열매는 한기, 손발저림, 치질, 변비에 쓴다. 수피는 류머티즘, 타박상, 손발저림, 어혈, 치질, 설사, 피부궤양에 좋다. 소나무를 효소로 담글 때는 잎이나 녹색 솔방울을 사용하고 비염, 손발저림 등에 음용한다.

❖ 효소 만들기

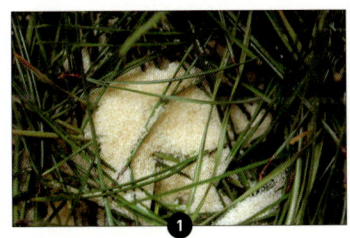
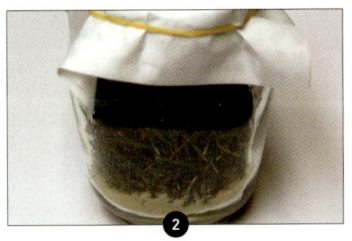
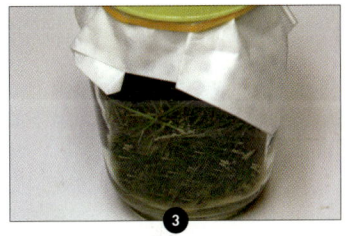

1. 겨울~봄에 솔잎을 채취한다. 깨끗이 세척한 뒤 통풍이 잘되는 그늘에서 물기가 없도록 이틀 정도 말린다. 가을에는 녹색 열매를 채취해 효소로 담근다.

2. 솔잎을 적당한 길이로 잘라 용기에 놓고 황설탕 60%를 시럽으로 만들어 솔잎과 버무린다. 그리고 그 위로 나머지 황설탕을 넣는다. (재료와 황설탕 비율 1:1)

3. 한지로 주둥이를 막고 뚜껑을 닫은 뒤 한 달동안 3~4회 골고루 섞어준다. 6개월 정도 숙성시킨 뒤 건더기를 걸러낸다. 2차로 6개월 더 숙성시켜 효소액과 생수를 1:5 비율로 희석하여 음용한다.

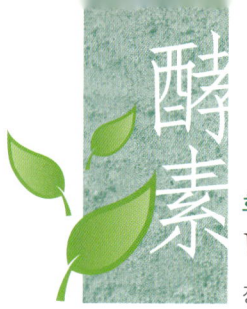

호흡기질환 _ 기관지염, 기침, 손발저림에 좋은 목본식물

마가목

장미과 낙엽 활엽 소교목 | *Sorbus commixta* | 6~8m

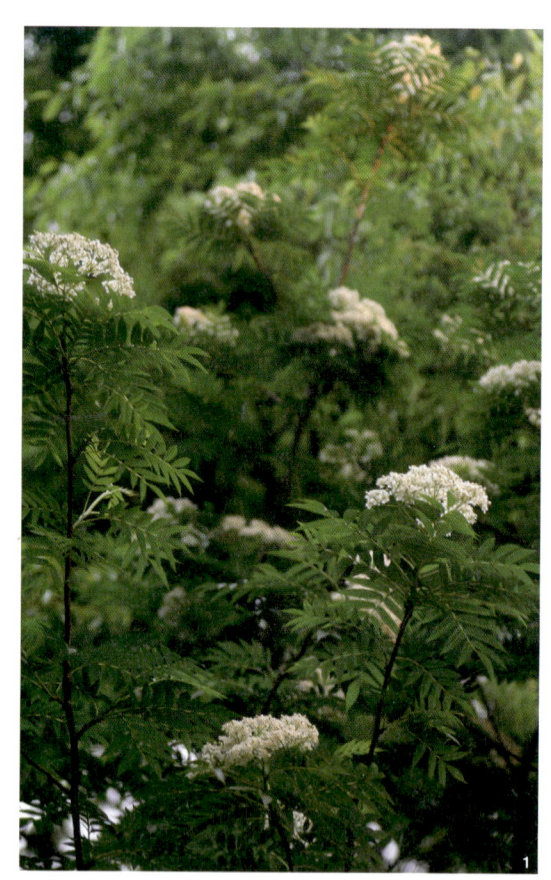

마가목, 당마가목, 산마가목의 수피와 종자를 약용한다.

위 품종들은 거의 비슷하게 생겼으므로 잎 뒷면에 털이 없고, 꽃줄기에 털이 없는 품종, 작은 잎의 개수가 9~13개인 품종을 마가목으로 본다. 마가목의 어긋난 잎은 홀수깃꼴겹잎이고, 작은 잎의 개수는 9~13개 내외이다. 꽃은 가지 끝에 자잘한 흰색의 꽃이 겹산방꽃차례로 모여 핀다. 열매는 9~10월에 붉은색으로 익는다. 당마가목의 작은 잎 개수는 13~15개이고, 잎 뒷면에 털이 있거나 없다. 약용할 경우 마가목, 당마가목, 산마가목을 모두 같은 약성이 있는 것으로 취급하며, **효소로 담글 때는 보통 잎이나 열매를 수확해 담근다.** 마가목은 새싹의 모습이 말의 이빨을 닮았다 하여 '마아목(馬牙木)'이라고 하던 것이 변한 이름이다.

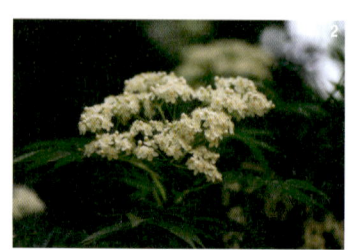
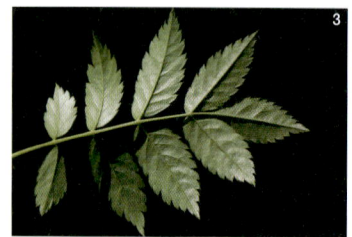
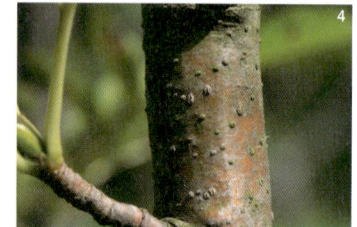

1 수형 2 꽃 3 잎 4 어린 수피

- 꽃 : 5~7월, 흰색
- 잎 : 홀수깃꼴겹잎, 9~13개의 작은잎
- 분포 : 전국의 높은 산
- 열매 : 6~8월, 붉은색
- 번식 : 종자, 삽목
- 수확 : 가을에 열매를 수확

❖ 효능

수피는 허약제질, 손발저림, 손발시림, 허리무릎이 시린 증세, 기침, 해수, 흰머리에 효능이 있다. 종자는 가래, 해수, 갈증, 강장, 기관지염, 부종, 위염, 폐결핵, 허약체질에 좋다.

❖ 효소 만들기

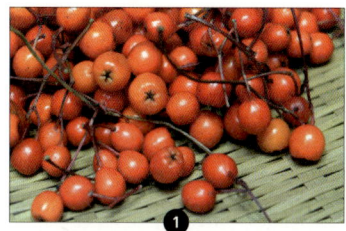
❶

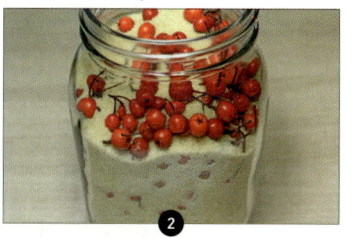
❷

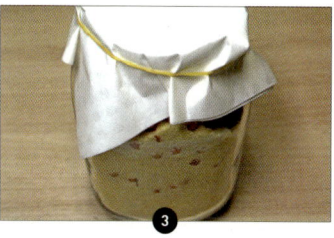
❸

가을~겨울에 약재상에서 마가목 열매를 구입한다. 효소로 담그려면 건조시킨 열매가 아닌 생열매를 구입한다. 열매를 깨끗이 세척한 뒤 물기를 털어내고 2일 정도 그늘에서 골고루 말려서 물기를 없앤다.

열매를 용기에 넣고, 그 위에 설탕을 켜켜이 붓는다. (재료 700g:설탕 560g)

한지로 주둥이를 막고 뚜껑을 닫은 뒤 한 달동안 3~4회 골고루 섞어준다. 6개월 뒤 건더기는 모두 걸러내고 6개월 더 숙성시켜 효소액과 생수를 1:5 비율로 희석하여 음용한다.

약술 포인트

마가목술 만들기

열매 500g을 담금주 1.8L에 담근 뒤 3~6개월간 숙성시켜 건더기를 걸러내고 다시 숙성시키면서 음용한다.

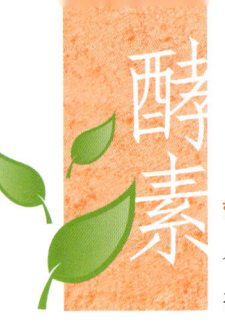

혈액순환 _ 요통, 관절통, 고혈압, 혈액순환에 좋은 목본식물

산사나무

장미과 낙엽 활엽 소교목 | *Crataegus pinnatifida* | 5~8m

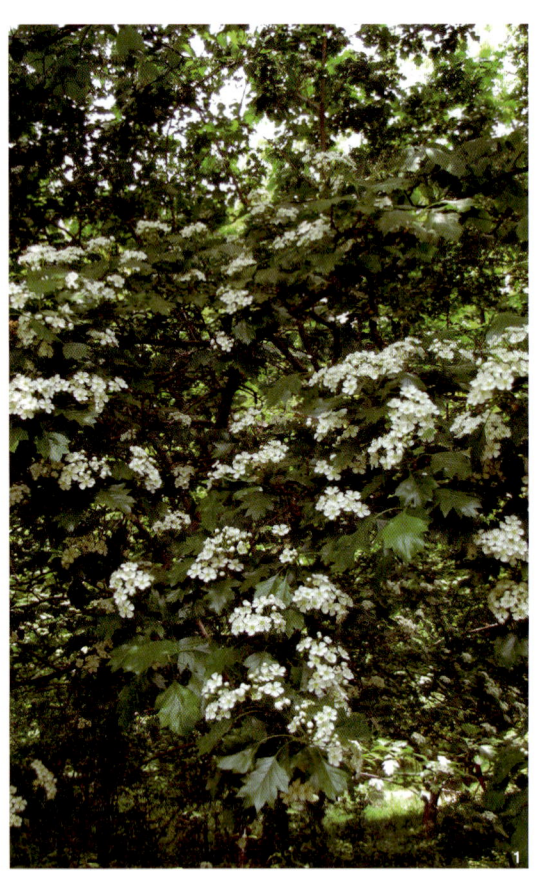

사과나무와 배나무의 중간형에 해당하지만 배나무와 조금 더 닮았다. 열매를 산사자(山査子)라 하여 소화를 돕는 차로 우려 마신다.

전국의 산야에서 흔하게 자란다. 잎이 갈라지는 모양에 따라 '넓은잎산사', '좁은잎산사' 등이 있고, 관상수로 보급되면서 도입종 '미국산사나무'도 널리 심어져 있다. 꽃은 4~5월에 흰색으로 모여 피고 지름은 1.8cm 내외, 꽃에서 배나무꽃과 비슷한 벌레 썩는 냄새가 난다. 열매는 9~10월에 붉은색으로 익고 약간 떫은 맛이 난다. 잎, 열매, 가지, 뿌리를 지혈, 요통, 객혈, 관절통, 산후통, 혈액순환, 고혈압, 고지혈증, 이질, 설사에 약용한다. 효소로 쓸 때에는 9~10월에 수확한 열매를 황설탕과 1:0.8~1 비율로 섞어, 6개월 뒤에 건더기를 걸러내고 다시 6개월 더 2차 숙성을 시켜 음용한다.

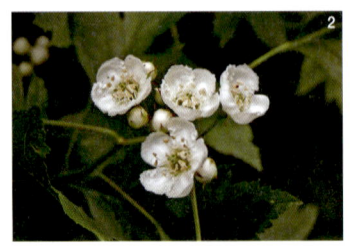
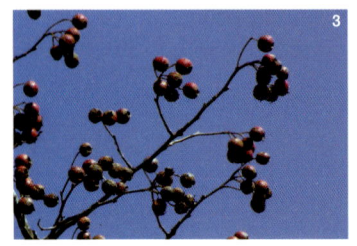
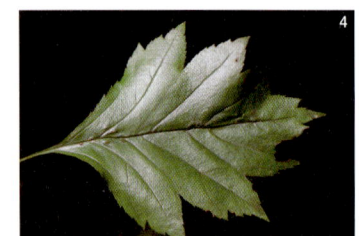

1 수형 2 꽃 3 열매 4 잎

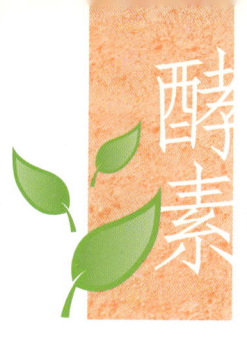

혈액순환 _ 심장병, 당뇨, 고혈압, 혈액순환에 좋은

야광나무

장미과 낙엽 활엽 소교목 | *Malus baccata* | 3~10m

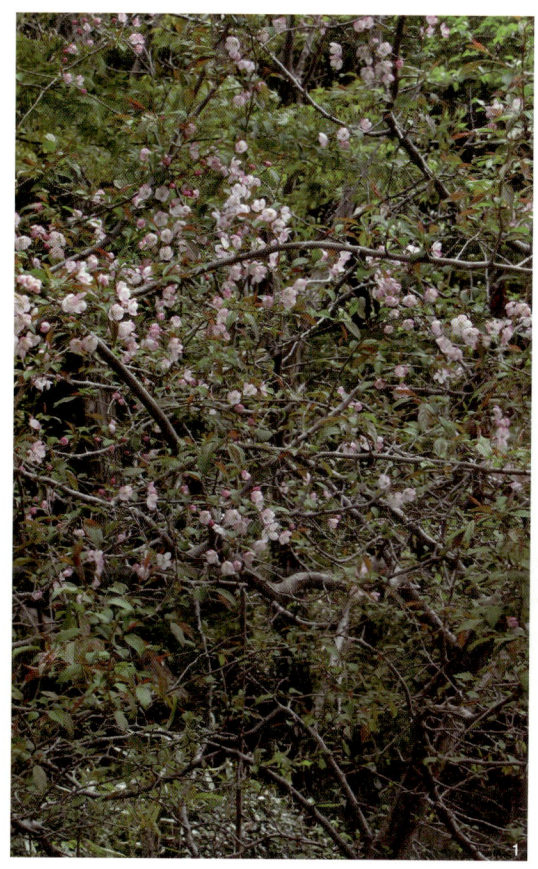

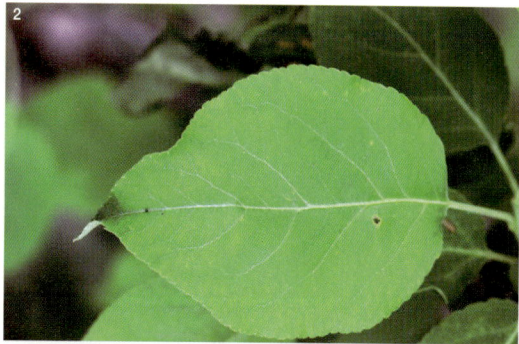

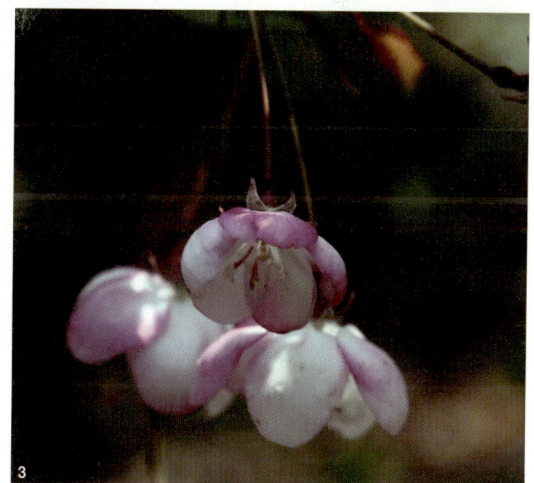

1 수형 2 잎 3 꽃

중북부 지방 산지나 계곡주변에서 자생하는 나무로 일종의 야생종 사과나무이다.

사과나무와 배나무 사이의 중간형에 해당하지만 사과나무와 조금 더 유사하다. 최근 조경수로 보급되어 일반 가정집에서도 더러 키운다. 잎은 어긋나게 달리고 타원형 또는 넓은 타원형이며 잎 가장자리에 톱니가 있다. 꽃은 4~6월에 약간 붉은빛을 띤 흰색으로 모여 핀다. 9~10월 붉은색으로 익는 열매의 크기는 지름 1cm 내외이고 꽃사과 열매와 비슷하다. 약용할 경우 '산사나무' 효능에 준해 약용한다. 효소로 사용하려면 9~10월에 수확한 열매를 황설탕과 1:0.8~1 비율로 버무려 6개월 뒤 건더기는 걸러내고, 다시 6개월 더 2차 숙성시켜 음용할 수 있다.

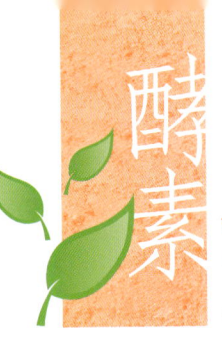

혈액순환 _ 혈액순환, 고지혈, 혈압강하에 좋은 초본식물

잇꽃(홍화, 샤플라워)

국화과 두해살이풀 | *Casthamus Tincorius* | 1m

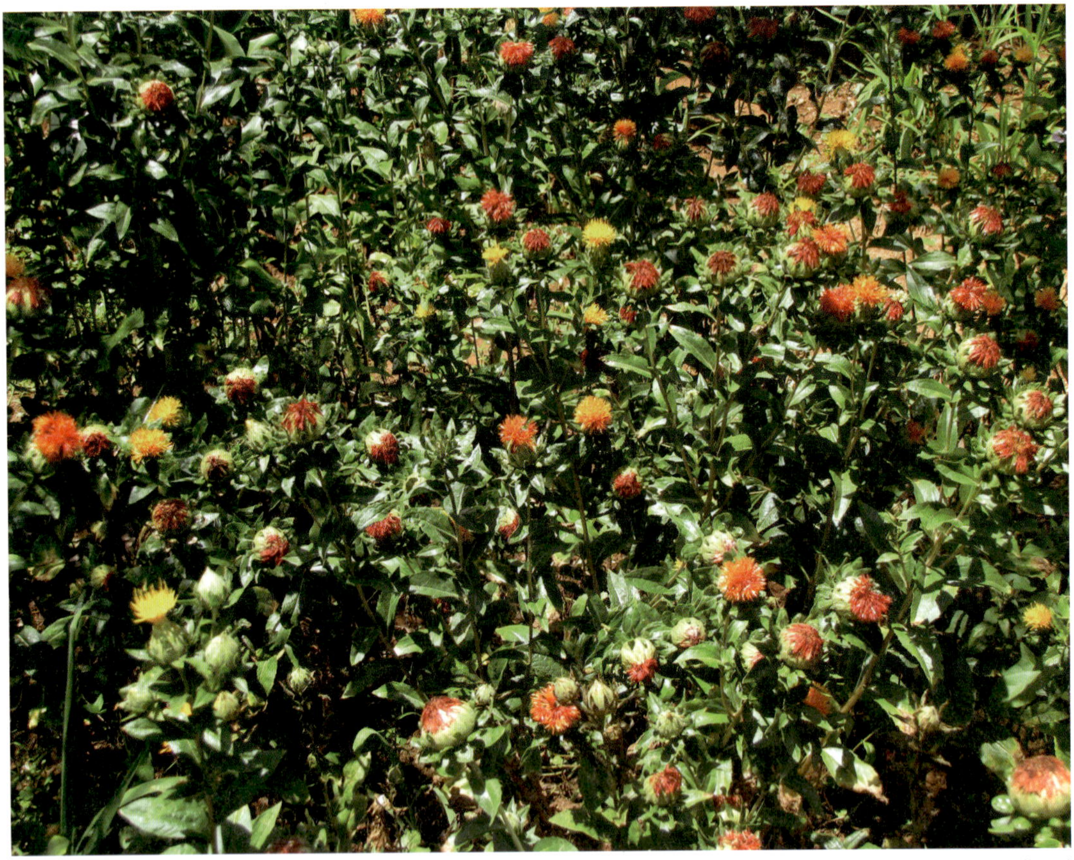

잇꽃 군락

정명은 '잇꽃', 한방에서는 '홍화', 허브명으로 '샤플라워'라고 부른다.

지중해 연안이 원산이다. 고대 이집트에서 염료식물로 재배한 기록이 있다. 국내에도 염료 목적으로 들어왔으나 지금은 약용 목적으로 농가에서 재배한다. 한방에서는 홍화씨 오일을 혈액순환 개선제로 약용한다. 잎은 어긋나고 가장자리에 톱니가 있는데 가을에는 톱니가 가시처럼 조금 날카롭게 변한다. 잎의 질은 다소 뻣뻣한 편이다. 꽃은 7~8월에 노란색에서 붉은색으로 피고 종자는 9~10월에 성숙한다. 꽃은 주로 염료나 진통, 지혈에, 종자는 약용하거나 홍화씨 기름을 만들어 식용한다.

- 꽃 : 7~8월, 노란색, 붉은색
- 잎 : 어긋나기, 넓은 피침형
- 분포 : 농가에서 재배한다.
- 열매 : 9~10월
- 번식 : 종자
- 수확 : 가을에 종자를 수확

❖ 효능

약용할 경우에는 어린싹과 꽃, 씨앗을 약용한다. 꽃은 혈액순환, 어혈, 지통, 타박상, 부인의 사산 및 난산, 산후 오로증, 무월경 등에 좋고, 종자는 혈액순환, 해독, 부인의 혈액순환이 좋지 않아 발생하는 복통 등에 쓰인다.

❖ 효소 만들기

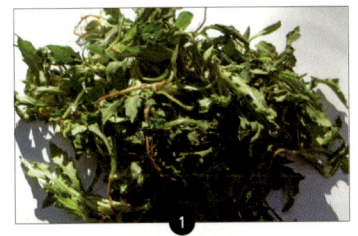
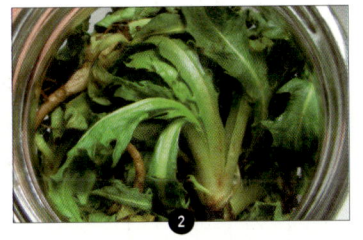
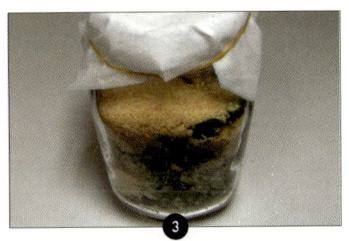

여기서는 잇꽃 어린싹으로 효소를 담그기 위해 준비했다. 깨끗이 세척한 뒤 물기를 털어내고 하루 정도 그늘에서 물기를 완전히 건조시킨다. 여름에는 싱싱한 꽃과 잎으로 효소를 담가도 괜찮다.

황설탕 반으로 재료를 버무린 뒤 용기에 넣고 그 위에 남아 있는 황설탕을 붓는다. (재료와 황설탕 비율 1:0.8)

한지로 주둥이를 막고 뚜껑을 닫는다. 3개월 뒤에 건더기를 걸러내고 약 9개월 동안 2차 숙성을 한다. 혈액순환 개선제로 효소와 물을 1:5로 희석해 음용한다.

약술 포인트

홍화주 만들기

홍화씨 100g, 소주 1.8L, 황설탕 300g으로 술을 만든다. 홍화씨와 술을 섞어서 10~20일 동안 밀봉 저장했다가 건더기는 걸러내고 설탕을 넣어 잘 섞은 뒤 다시 숙성시키고 음용한다.

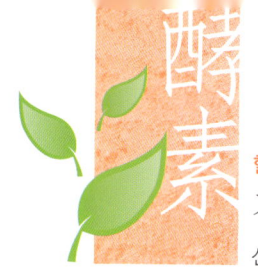

혈액순환 _ 고혈압, 중풍예방에 좋은 초본식물

참나물

산형과 여러해살이풀 | *Pimpinella brachycarpa* | 30~80cm

1 소백산 참나물　2 꽃　3 잎

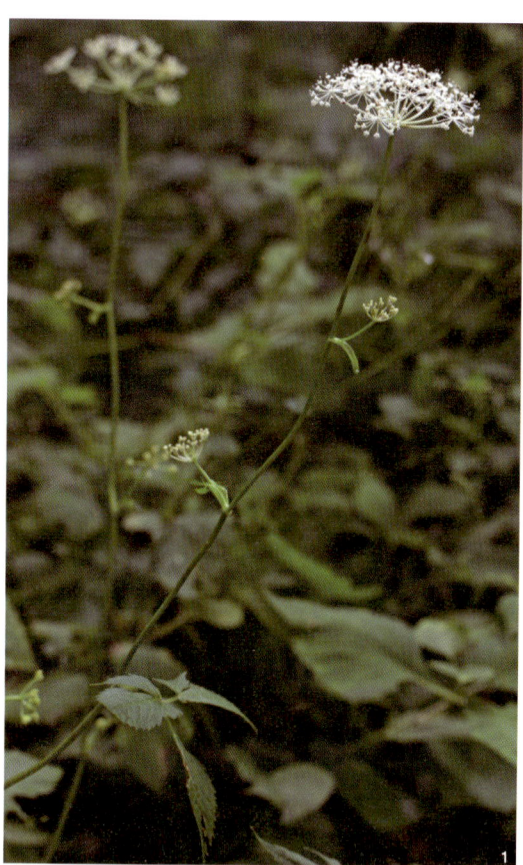

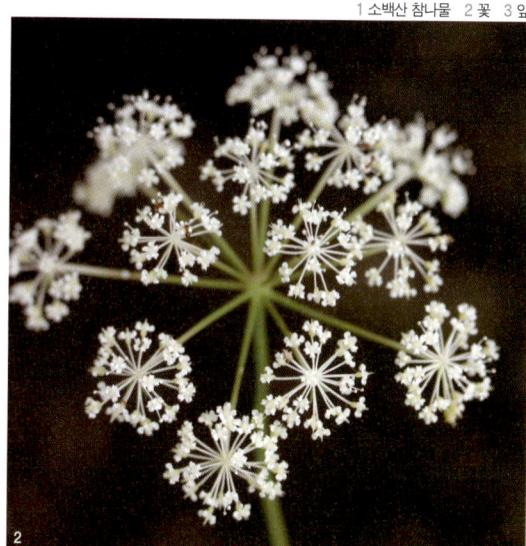

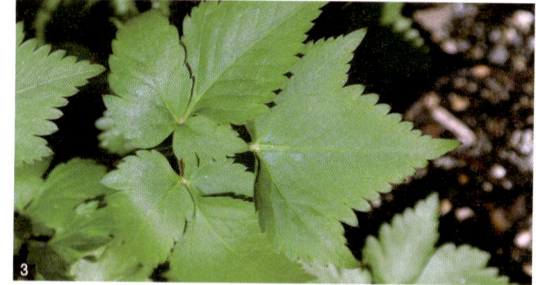

참나물은 '좋은 나물'이라는 뜻의 이름으로 심산유곡의 그늘진 숲속에서 자생하는 반음지성 식물이다.

곧게 선 줄기는 높이 30~80cm로 자란다. 줄기와 가지 끝에 겹산형꽃차례로 자잘한 흰색 꽃이 둥글게 모여 달린다. 작은 꽃차례는 10~15개 내외, 각각의 작은 꽃차례마다 20개 내외의 자잘한 꽃이 달린다. 잎은 어긋나게 달리고, 줄기 아래의 3출엽은 작은 잎이 3개씩 달리며, 잎 가장자리에 겹톱니가 있다. 줄기 상단의 잎은 밑부분이 원줄기를 감싼다. 작은 잎은 마름모 꼴이지만, 전체적으로는 긴 달걀 모양을 띤다. 봄에 채취한 어린잎을 참나물이라고 부르며 나물로 무쳐먹는다.

- 꽃 : 6~8월
- 잎 : 3출엽
- 분포 : 높은 산의 그늘
- 열매 : 8~9월
- 번식 : 종자, 포기나누기
- 수확 : 어린잎, 전초

❖ 효능

시중에서 판매하는 참나물은 실제로는 대부분 '파드득나물'이다. 그러므로 시중에서 구입한 참나물은 '파드득나물'에 준해 약용해야 한다. 토종 참나물은 산에서 채취하는 것이 정답이다. 참나물은 고혈압, 빈혈, 식욕증진, 해독, 해열, 지통에 좋고 중풍을 예방하고 알레르기에 쓴다.

❖ 효소 만들기

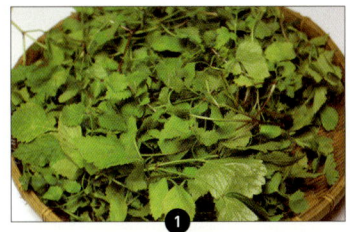

❶ 봄에서 여름 사이, 산지 나무밑 그늘이나 숲가에서 참나물을 채취하거나 시중에서 구입한다. 채취한 잎을 세척한 뒤 물기를 털어낸다. 통풍이 잘되는 그늘에서 물기가 없도록 하루 정도 말린다.

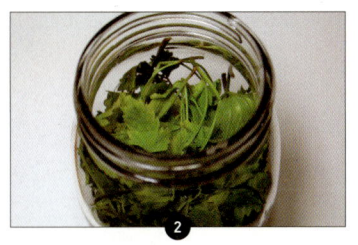

❷ 적당한 길이로 자른 뒤 용기에 넣고, 황설탕을 붓는다. (재료와 황설탕 비율 1:0.8)

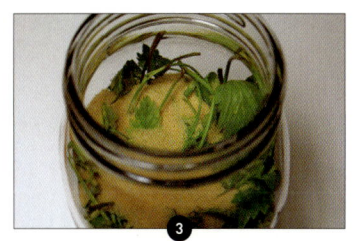

❸ 한지로 주둥이를 막고 뚜껑을 닫은 뒤 한 달동안 3~4회 골고루 섞어준다. 약 12개월 동안 발효시킨 뒤 효소액과 생수를 1:5 비율로 희석하여 음용한다.

유사 효소

파드득나물 효소 담기

깊은 산에서 자라는 것이 진짜 참나물이고 시장에서 참나물이라고 판매하는 것은 파드득나물 종류인 경우가 많다. 파드득나물 효소는 참나물과 같은 방법으로 만든다. 파드득나물은 소염, 혈액순환, 종기, 해독, 폐렴, 임병, 피부소양에 효능이 있다. 파드득나물이나 참나물은 뿌리로 효소를 담그는 것이 더 약효가 높다.

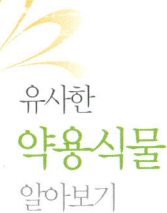

유사한 약용식물 알아보기

시장에서 참나물이라 불리는 초본식물
파드득나물

산형과 여러해살이풀 | *Cryptotaenia japonica* | 30~60cm

시중에서 참나물로 판매하는 것은 대부분 재배한 '파드득나물'이다. 우리나라 산야에서 자생하는 파드득나물은 증식이 잘되기 때문에 토종 참나물을 대신하고 있다. 파드득나물은 참나물과는 다른 모양의 꽃이 핀다. 잎 모양은 참나물과 비슷하지만 잎 가장자리 톱니 모양을 보면 구별할 수 있다. 참나물 잎의 가장자리에는 큰 톱니가 듬성한 간격으로 비교적 균일하게 나오고, 파드득나물의 잎 가장자리에는 예리한 톱니가 불규칙하고 촘촘하게 나있다. 파드득나물은 염증, 혈액순환, 해독, 피부소양, 임병에 효능이 있다.

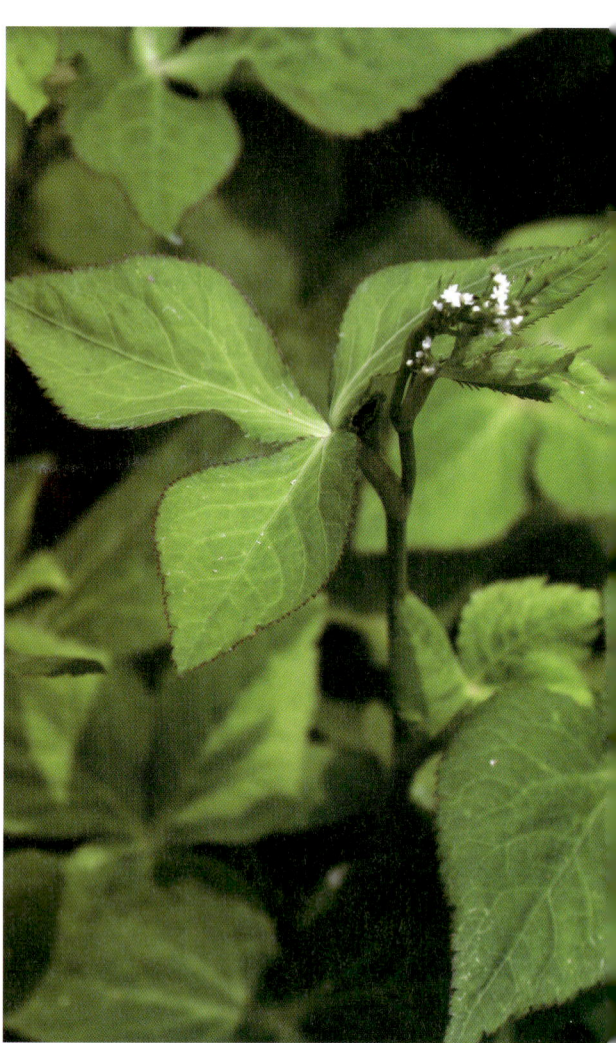

파드득나물의 꽃과 잎

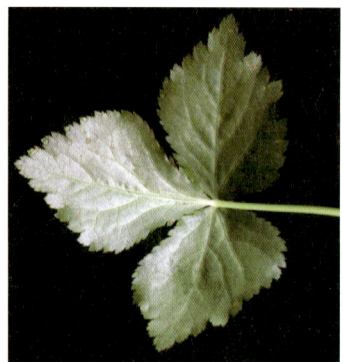

회색빛을 띠는 잎 뒷면

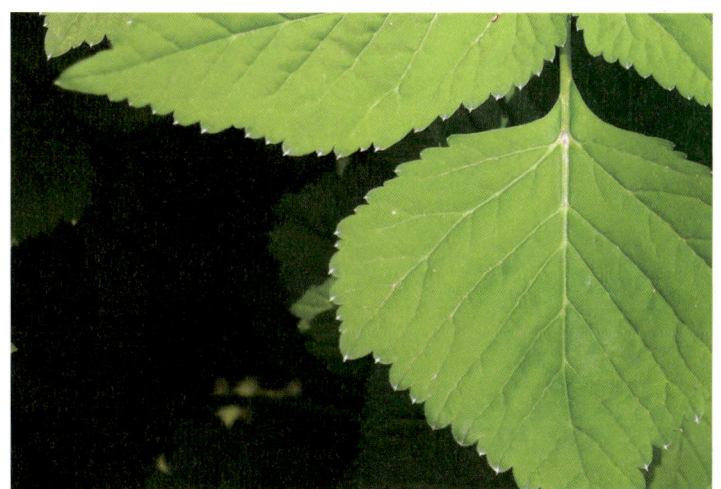

참나물의 잎 가장자리 톱니 – 톱니 간격이 넓고 톱니 크기는 일정한 편이다.

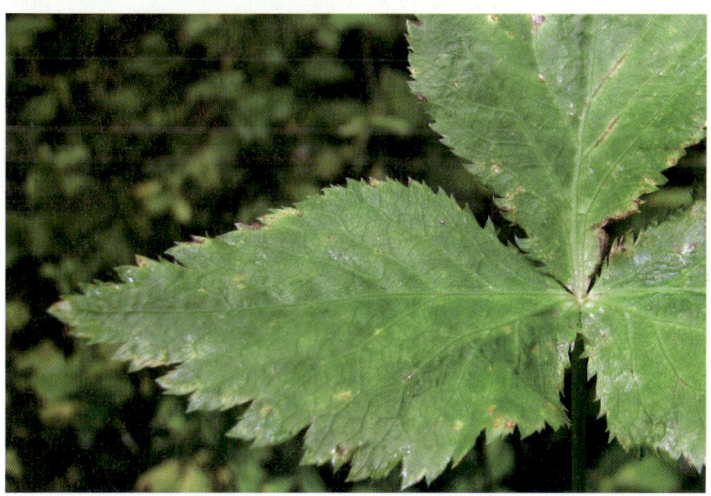

파드득나물의 잎 가장자리 톱니 – 톱니 간격과 크기가 불규칙하고 촘촘하다.

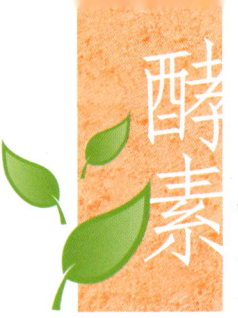

혈액순환 _ 혈액순환, 현기증, 통증에 좋은 초본식물

참취

국화과 여러해살이풀 | *Aster scaber* | 1~1.5m

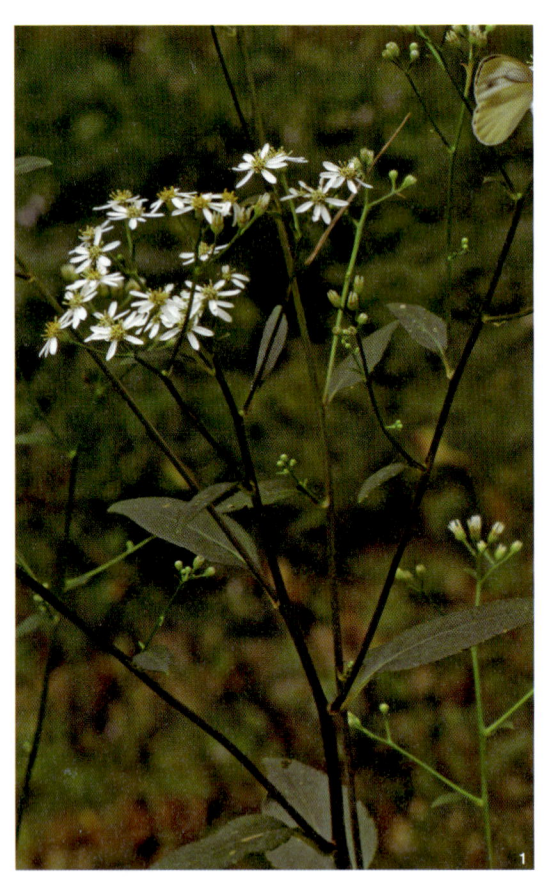

진짜 취나물이라는 뜻의 이름이며, 다른 이름으로 '취나물'라고도 한다.

우리나라 전역의 산과 들에서 자란다. 줄기는 높이 1~1.5m로 자라고 뿌리쪽 잎은 심장형이거나 난상 삼각형이고 잎자루에 날개가 있지만 줄기 상단으로 갈수록 피침형으로 변한다. 잎 가장자리에는 톱니가 있다. 보통 7~10월에 피는 꽃은 산방꽃차례로 10여 송이의 흰색 두상화가 모여 핀다. 10~11월에 익는 열매는 긴 타원형이고 갈색의 섬모가 있다. 이른 봄에 채취한 은은한 향기의 어린잎을 '취나물'이라 하여 식용하는데, 살짝 데쳐서 나물로 먹거나, 봄에서 여름 사이에 수확한 성숙한 잎은 묵나물로 만들어 나물로 무쳐 먹기도 한다.

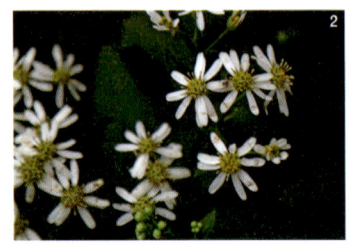
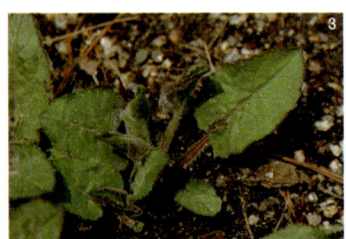
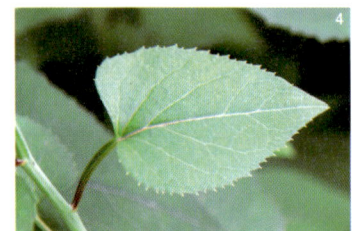

1 전초 2 꽃 3 어린잎 4 줄기 하단잎

- 꽃 : 7~10월, 흰색
- 잎 : 하트 모양~피침형
- 분포 : 산지의 그늘
- 열매 : 10~11월, 섬모
- 번식 : 종자, 포기나누기
- 수확 : 뿌리, 지상부

❖ 효능

전초에 플라보노이드, 사포닌 성분이 있고, 뿌리에는 세포의 변이를 억제하는 강력한 항산화 기능의 쿠마린(courmarin) 성분 등이 있다. 지상부는 통증, 가래에 좋고, 타박상, 독사에 물린 상처에 짓찧어 바른다. 뿌리는 타박상, 골통, 통증, 혈액순환, 현기증, 졸도, 손발경련, 복통에 약용한다.

❖ 효소 만들기

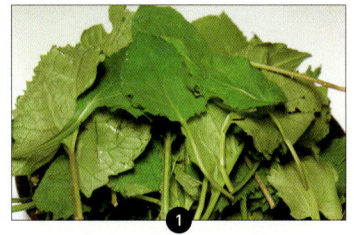 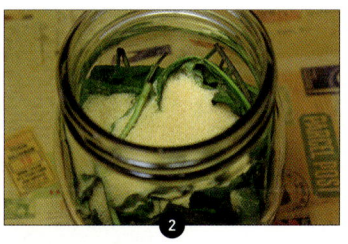 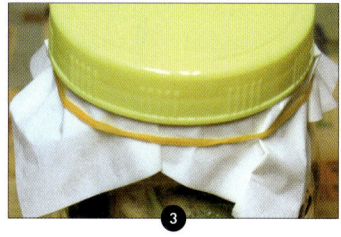

산에서 채취하거나 시중에서 구입한 참취의 잎과 줄기를 흐르는 물에 깨끗이 세척한 뒤 이틀 정도를 말려 물기를 없앤다. 뿌리를 구할 수 있으면 뿌리를 권한다.

참취의 잎과 줄기를 적당한 길이로 썬 뒤 용기에 넣고, 황설탕을 그 위에 붓는다. (재료와 황설탕 비율 1:0.8)

한지로 주둥이를 막고 뚜껑을 닫은 뒤 한 달동안 3~4회 골고루 섞어준다. 1차로 3~6개월 발효시킨 뒤 건더기는 걸러낸다. 2차 숙성을 6개월 이상 한 뒤 효소액과 생수를 1:5 비율로 희석하여 음용한다.

약술 포인트

참취술 만들기

참취 뿌리 300g과 담금주 1.8L, 황설탕 100g으로 술을 담근 뒤 3개월 동안 밀봉 숙성시켜 건더기는 걸러내고 혈액순환이나 현기증이 있을 때 음용한다.

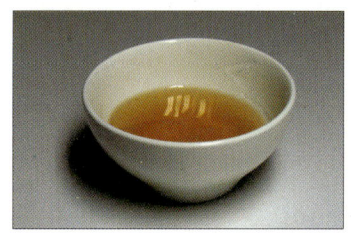

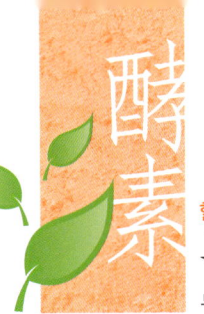

혈액순환 _ 류머티즘, 만성기관지염, 혈액순환에 좋은 초본식물

독활

두릅나무과 여러해살이풀 | *Aralia cordata* | 1.5m

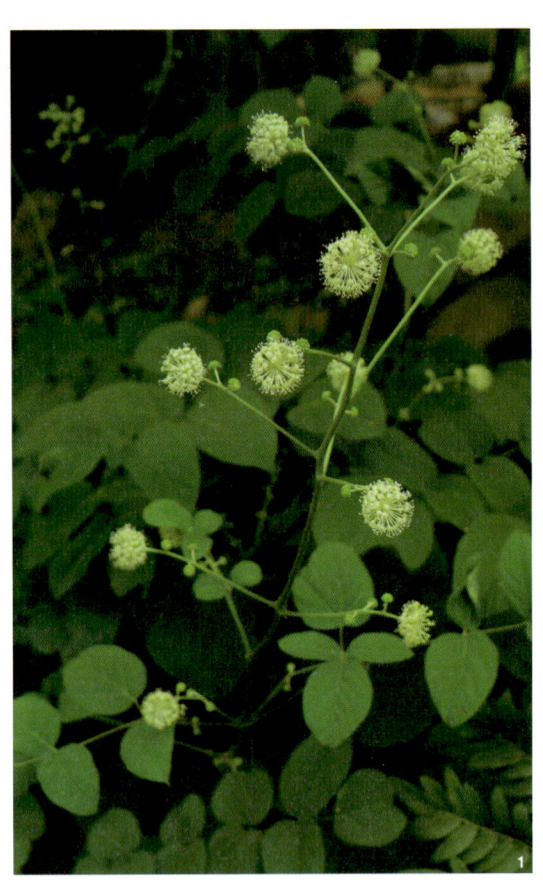

어린순을 '땅두릅'이나 '두릅나물'이라고 부른다. 끓는 물에 데친 뒤 초장에 찍어먹는 맛있는 나물 중 하나이다.

독활은 우리나라 전국의 들이나 산기슭과 만주에서 자생하지만 주산지는 울릉도이다. 높이는 1.5m 내외, 생김새는 키 작은 관목처럼 보인다. 줄기에는 가시는 아니지만 가시 같은 거친 털이 있다.

잎은 어긋나고 2회 홀수깃꼴겹잎이다. 소엽은 5~9장이고 양면에 털이 있다. 난산 타원형의 잎끝은 뾰족하며 가장자리에 톱니가 나 있다.

7~8월에 피는 꽃은 연록색이고 암수딴포기로 핀다. 열매는 9~10월에 검은색으로 익는다. 봄철에 시장이나 마트에서 어린순인 땅두릅을 판매하므로 효소로 손쉽게 담글 수 있다.

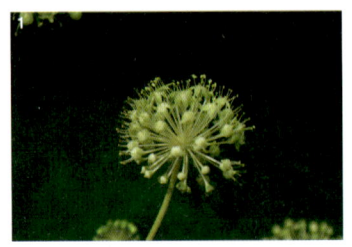
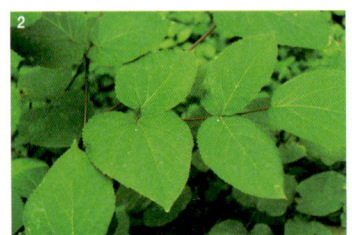
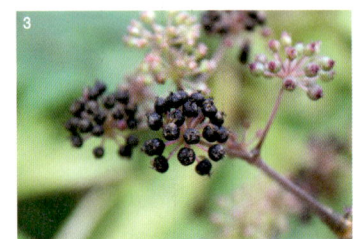

1 전초 2 꽃 3 잎 4 열매

- 꽃 : 7~8월, 원뿔모양화서
- 잎 : 달걀형~타원형
- 분포 : 깊은 산의 비옥한 계곡 주변
- 열매 : 9~10월, 구형
- 번식 : 종자, 분주
- 수확 : 줄기에서 올라온 어린순, 뿌리

❖ 효능

한방에서는 뿌리를 독활이라고 부르며 말린 전초를 달여 먹는다. 종기, 이뇨, 혈액순환, 마비증, 감기, 두통, 편두통, 류머티즘, 신경통에 효능이 있다. 팔, 다리의 염좌에는 형개, 총백과 함께 달인 액으로 씻는다.

❖ 효소 만들기

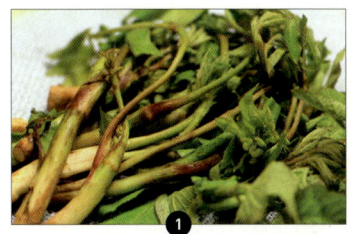
①
독활의 어린순과 뿌리를 굴취하여 준비한다. 어린잎, 꽃도 함께 준비하여 효소로 담글 수 있다. 흐르는 물에 충분히 세척한 뒤 물기를 털어낸다. 통풍이 잘되는 그늘에서 물기가 없도록 하루 정도 말린다.

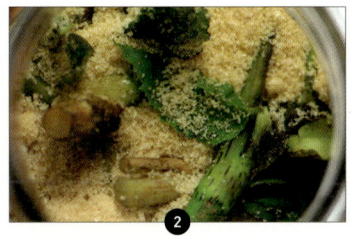
②
재료를 적당한 길이로 자른 뒤 유리단지에 넣고, 준비한 황설탕의 60%를 그 위에 붓는다. 황설탕 40%는 나중에 진액이 나오고 곰팡이가 낄 때 조금씩 넣어준다. (재료와 황설탕 비율 1:1)

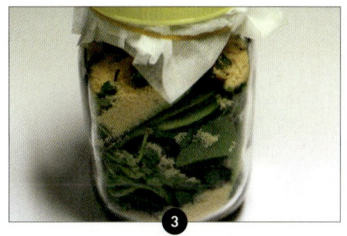
③
한지로 주둥이를 막고 뚜껑을 닫은 뒤 한 달 동안 3~4회 골고루 섞어주면서 설탕을 녹여준다. 3개월간 숙성시킨 뒤 건더기를 걸러내고 뚜껑은 살짝 열어준다. 2차로 9개월 더 숙성시킨 뒤 효소액과 생수를 1:7 비율로 희석한 뒤 마신다.

약술 포인트

독활술 만들기
독활 뿌리를 1kg을 채취 또는 구매하여 세척한 뒤 일주일간 건조시킨 후 통째로 술단지에 넣는다. 담금주 1.8L를 붓고 1년 간 숙성시킨 뒤 감기나 가벼운 마비증에 하루 2~3회 음용한다.

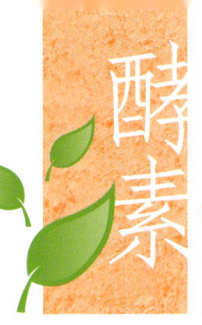

혈액순환 _ 혈액순환, 피로회복에 좋은 초본식물
전호(아삼)
산형과 여러해살이풀 | *Anthriscus sylvestris* | 50~120cm

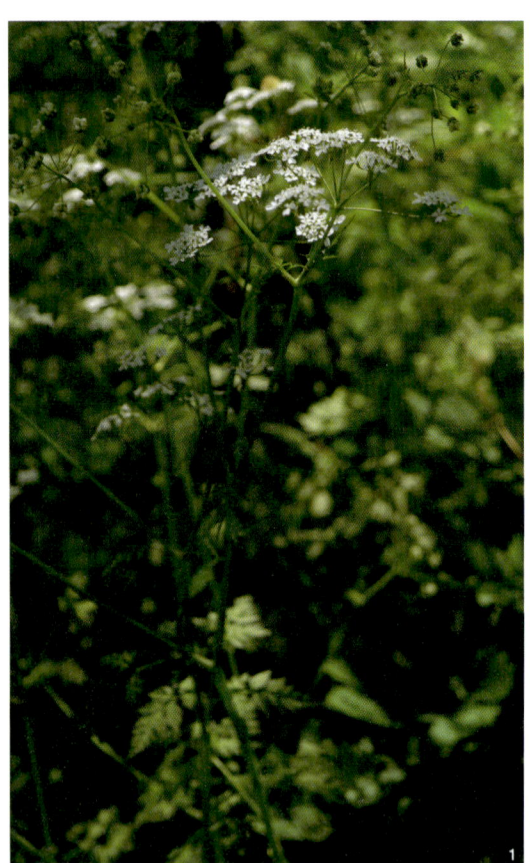
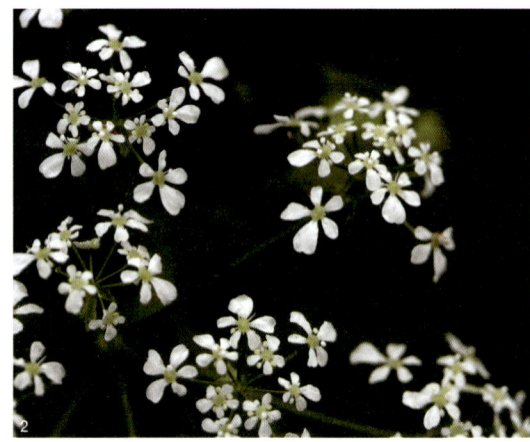
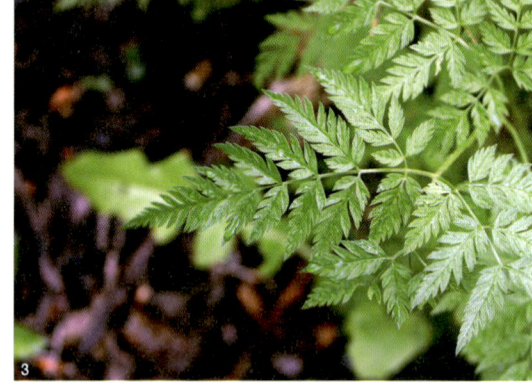

1 전초 2 꽃 3 잎

사상자, 천궁 등과 비슷한 풀꽃으로, '사생이나물'이라고도 한다.

섬이나 산지 숲가에서 자란다. 줄기는 곧게 서며, 꽃은 4~6월 줄기 끝에서 흰색의 꽃이 자잘하게 달린다. 유사종인 사상자의 꽃은 6~8월에, 천궁의 꽃은 8~9월에 핀다. 전호는 사상자와 비슷하여 줄기가 녹색이고 털이 거의 없으면 전호로 본다. 꽃잎은 5개, 거꾸로 된 달걀 모양이고, 외각쪽 꽃잎 하나가 크다. 잎은 2~3회 3출엽이고 잎자루가 줄기를 감싼다. 주로 깊은 산이나 축축한 곳에서 자생한다. 울릉도에 특히 전호가 많아서 봄나물로 인기가 높다.

- 꽃 : 4~6월, 흰색
- 잎 : 어긋나기, 뒷면 맥에 퍼진 털
- 분포 : 깊은 산 축축한 지대, 들판
- 열매 : 6월
- 번식 : 종자, 포기나누기
- 수확 : 뿌리, 지상부

❖ 효능

3~4월에 뿌리를 채취하거나 8~9월에 채취한다. 혈액순환, 야뇨증, 부종, 사지무력감, 피로감에 특히 좋고 위장병에도 사용한다. 그외 거담, 진정, 해열 등의 효능이 있어 기침이나 열이 동반되는 증세, 천식 등에도 쓰인다.

❖ 효소 만들기

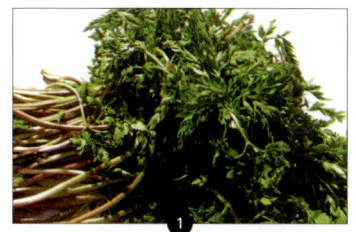 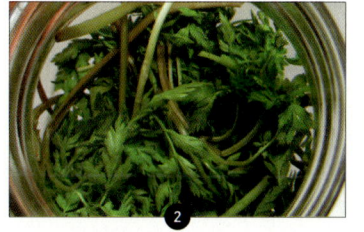 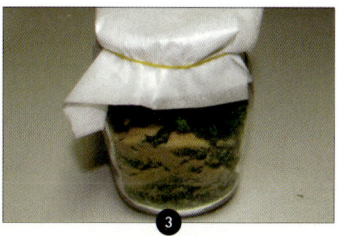

1. 3~4월에 뿌리째 채취하거나 뿌리와 잎을 채취하여 흐르는 물에 충분히 세척한 뒤 물기를 털어낸다. 통풍이 잘되는 그늘에서 물기가 없도록 하루 정도 말린다.

2. 재료를 적당한 길이로 자른 뒤 용기에 넣고, 황설탕을 그 위에 붓는다. (재료와 황설탕 비율 1:0.8)

3. 한지로 주둥이를 막고 뚜껑을 닫은 뒤 한 달동안 3~4회 골고루 섞어준다. 3개월 정도 숙성시킨 뒤 건더기를 모두 걸러낸다. 2차로 9개월 더 숙성시켜 효소액과 생수를 1:5 비율로 희석하여 음용한다.

효소 포인트

야생초의 말린 뿌리나 나무 수피로 효소를 담글 경우에는 재료와 황설탕 비율을 1:1로 하되, 황설탕의 절반을 같은 량의 뜨거운 물과 섞어 시럽으로 만든 뒤 그것으로 말린 뿌리나 수피를 버무린 뒤 효소로 담고 남아있는 황설탕을 그 위에 붓는다.

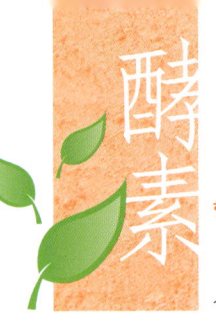

혈액순환 _ 혈액순환과 어혈, 빈혈, 간을 보하는 초본식물

천궁 good!

산형과 여러해살이풀 | *Cnidium officinale* | 30~60cm

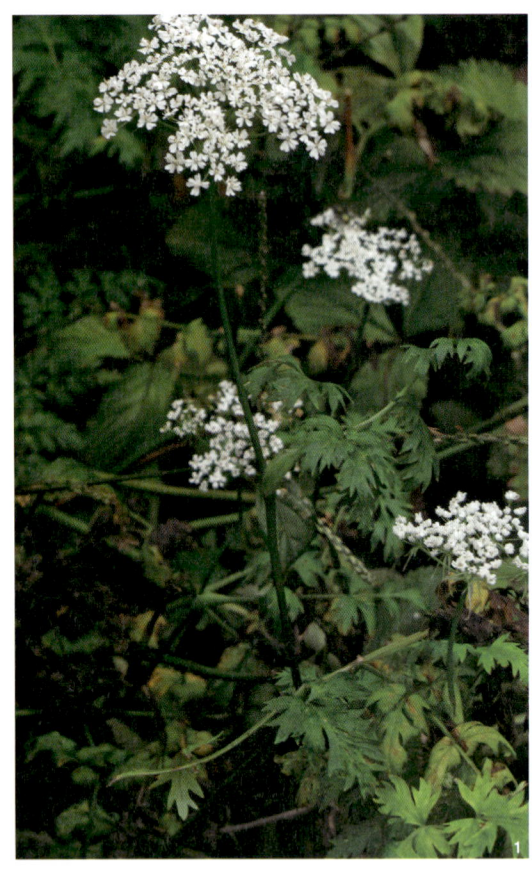

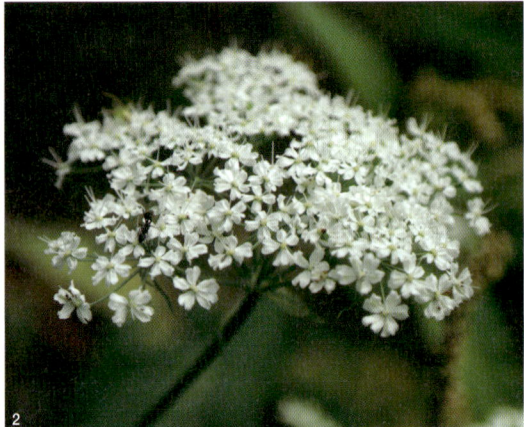

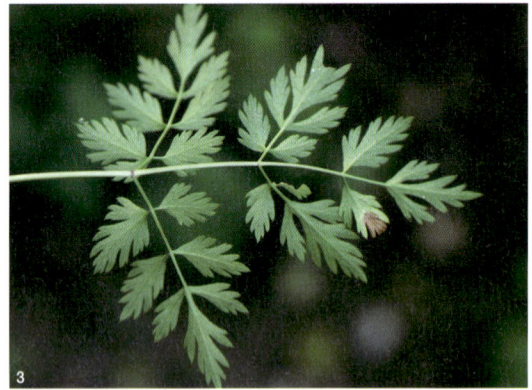

1 전초 2 꽃 3 잎

한방에서 혈액순환계통에 처방하는 약제에 꼭 들어가는 혈액순환 대표 약초이다.

국내에서는 자생하는 천궁이 없으므로 재배농장을 통해 생뿌리를 구입하거나 키워서 약용해야 한다. 천궁 뿌리는 혈액순환, 어혈, 빈혈, 뇌졸중, 감기, 오한, 두통, 류머티즘, 사지통, 무월경, 월경불순, 가슴통증, 타박상, 노화예방에 좋고 간을 보한다. 효소로 이용하려면 천궁의 생뿌리, 줄기, 잎을 준비하여 물에 깨끗이 세척하고 하루 동안 그늘에서 물기를 말린다. **천궁을 적당한 길이로 자른 뒤 황설탕과 1:0.8~1 비율로 버무려 용기에 넣고 밀봉시켜 3개월 간 숙성시켰다가 건더기는 걸러낸다. 2차 발효 기간은 9개월로 한다.**

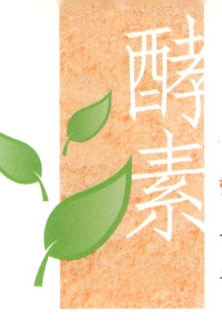

혈액순환 _ 혈액순환, 관절통, 종기에 좋은 초본식물

우산나물

국화과 여러해살이풀 | *Syneilesis palmata* | 70~120cm

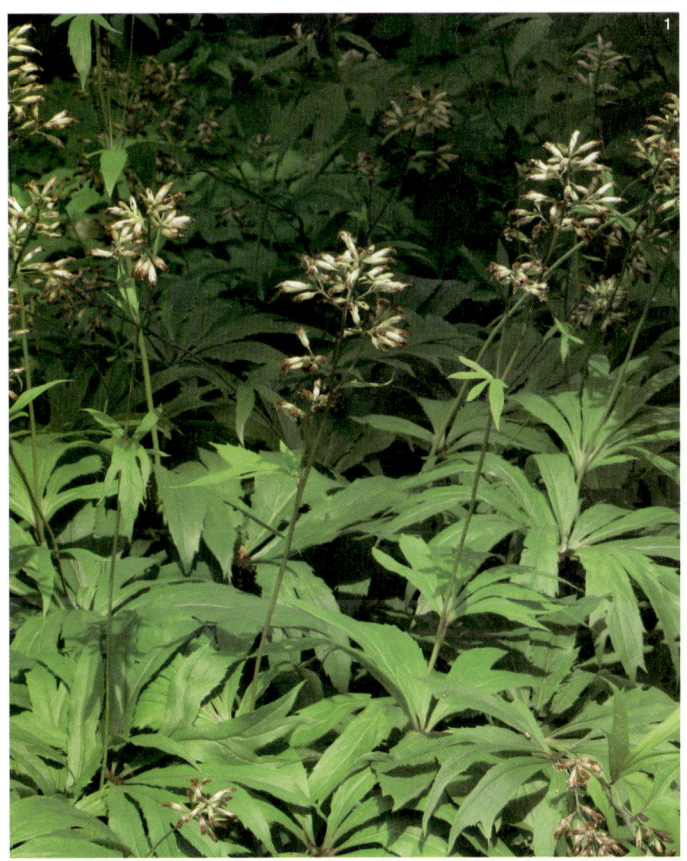
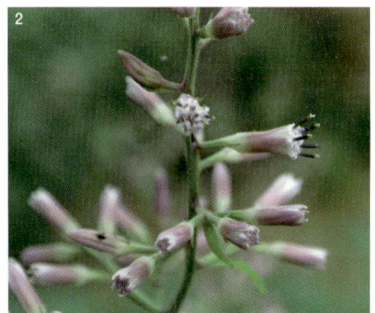
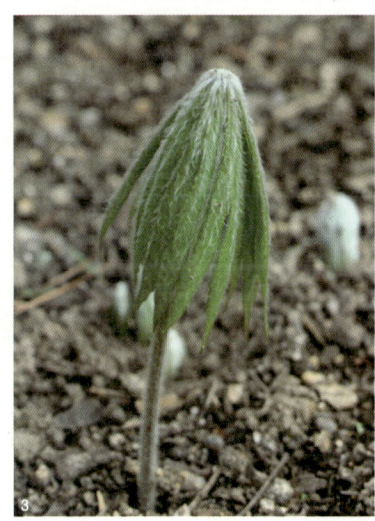

1 전초 2 꽃 3 어린순

잎의 생김새가 우산을 닮아 붙여진 이름이다. 어린순을 나물로 먹고, 뿌리는 혈액순환에도 약용한다.

성숙한 잎은 7~9개로 깊게 갈라지고 마치 풍차처럼 돌려난다. 3월 말에서 4월 초 사이에 어린순을 채취하여 나물로 무쳐먹을 수 있다. 생뿌리는 혈액순환, 종기, 지통, 관절통, 타박상에 효능이 있다. 효소는 가을에 산야의 울창한 수림 밑에서 우산나물의 생뿌리를 채취한 뒤 물에 깨끗히 세척하고 하루 동안 그늘에서 물기를 말린다. 물기가 없는 생뿌리를 적당한 길이로 잘라 황설탕과 1:0.8~1 비율로 버무려 용기에 넣고 밀봉시켜 3개월 간 숙성시켰다가 건더기는 걸러내고 2차 발효 기간은 9개월로 한다.

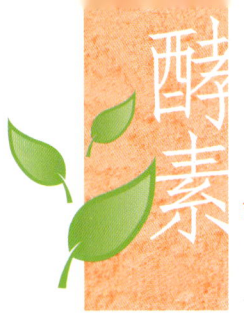

혈액순환 _ 어혈, 간질환, 종기, 항염에 좋은 초본식물

엉겅퀴

국화과 여러해살이풀 | *Cirsium japonicum* var. *maackii* | 50~100cm

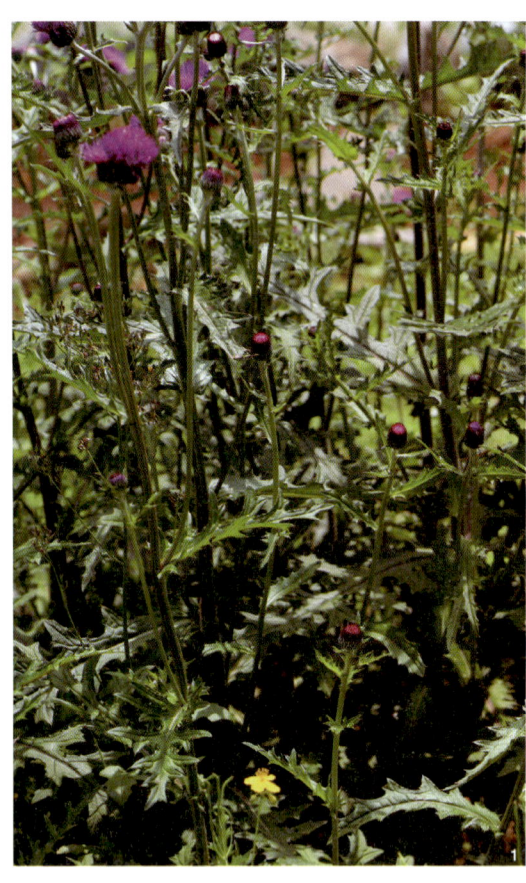

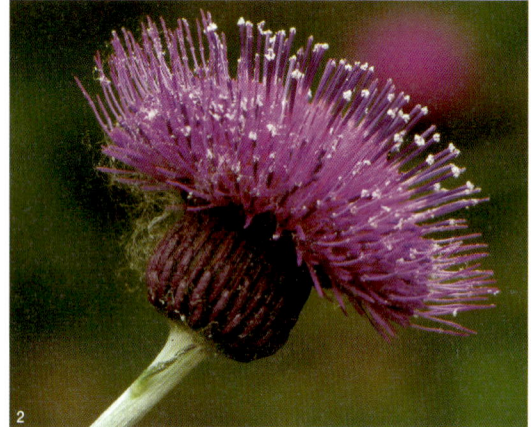

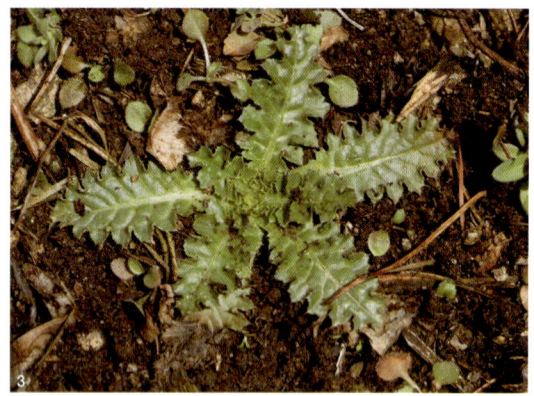

1 전초 2 꽃 3 어린잎

가시나물이라고도 하며, 우리나라의 산과 들판에서 흔히 자란다.

도시 근교의 풀밭에서도 볼 수 있다. 곧게 선 줄기는 높이 1m 내외이다. 줄기 잎은 톱니와 뾰족한 가시가 있어 살에 찔리면 아프다. 약용 부위는 지상부이고 어린잎은 나물로, 어린줄기는 껍질을 벗겨 샐러드로 먹을 수 있다. 어혈, 혈액순환, 종기, 혈변, 자궁출혈, 코피, 충수염, 가려움증, 항염에 효능이 있다. 효소로 이용할 때는 **봄~여름에 지상부와 뿌리를 채취한 뒤 깨끗이 세척하여 물기를 말린다. 물기가 마르면 잘게 썬 뒤 황설탕과 1:0.8~1 비율로 섞어 3개월 뒤에 건더기를 걸러내고 2차로 9개월 간 더 숙성시켜 물에 희석해 음용한다.** 유사종 큰엉겅퀴, 바늘엉겅퀴 등도 동일한 방법으로 효소로 담글 수 있다.

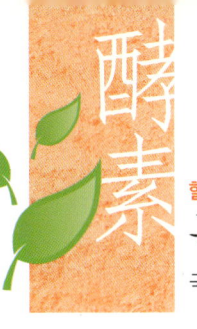

혈액순환 _ 혈액순환, 통증, 가래에 효능이 있는 초본식물

곰취

국화과 여러해살이풀 | *Ligularia fischeri* | 100~200cm

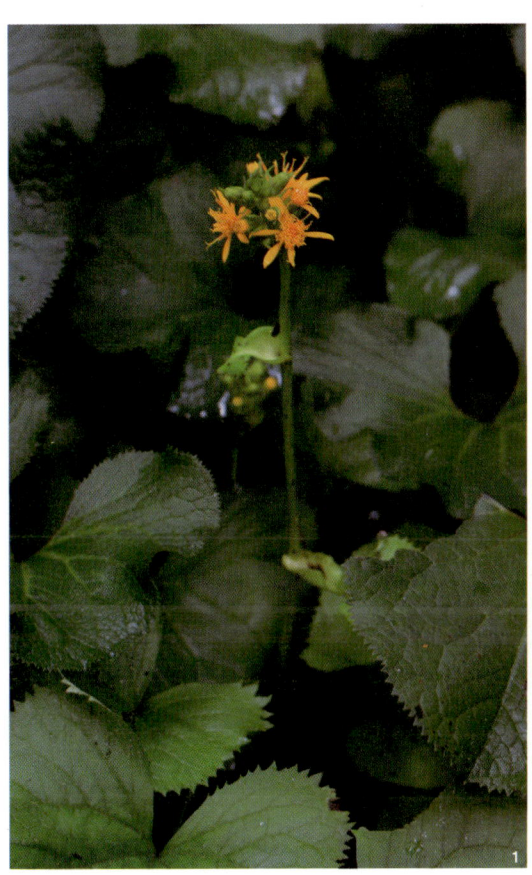

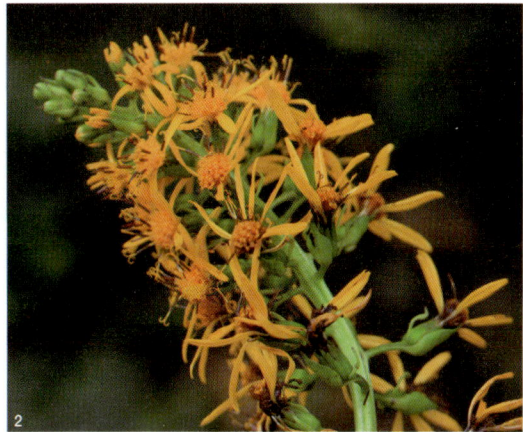

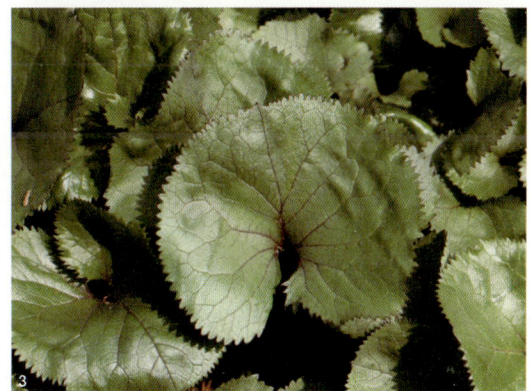

1 전초 2 꽃 3 잎

높은 산지나 냇가에서 자란다. 넓다란 곰취 잎은 쌈으로 식용하기 위해 심어 기르기도 한다.

잎은 신장상의 심장 모양이고 가장자리에 비교적 뾰족하고 규칙적인 톱니가 있다. 꽃은 7~8월에 줄기 끝에 노란색의 두상화가 총상꽃차례로 달린다. 꽃잎은 보통 7개씩 붙어있다. 간혹 봄에 노란색 꽃을 피우는 미나리아재비과의 동의나물을 잎 모양이 비슷한 곰취와 혼동하여 채취하는 경우도 더러 있는데, 세심한 주의가 필요하다. 유독성의 동의나물은 잎이 두툼하고 광택이 있다. 곰취의 뿌리는 혈액순환, 통증, 가래, 타박상, 등에 효능이 있다. 효소는 **뿌리를 포함한 지상부를 채취한 뒤 황설탕과 1:0.8~1 비율로 섞어 3개월 뒤쯤 건더기를 걸러내고 2차로 9개월 간 더 숙성시켜 물에 희석해 음용한다.**

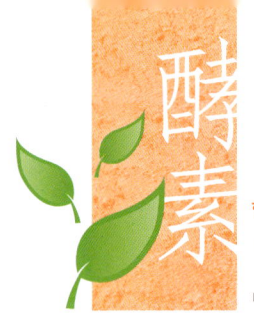

혈액순환 _ 혈당강하, 혈액순환, 향균, 고혈압에 좋은 채소

양파 good 👍

백합과 여러해살이풀 | *Allium cepa* | 50cm

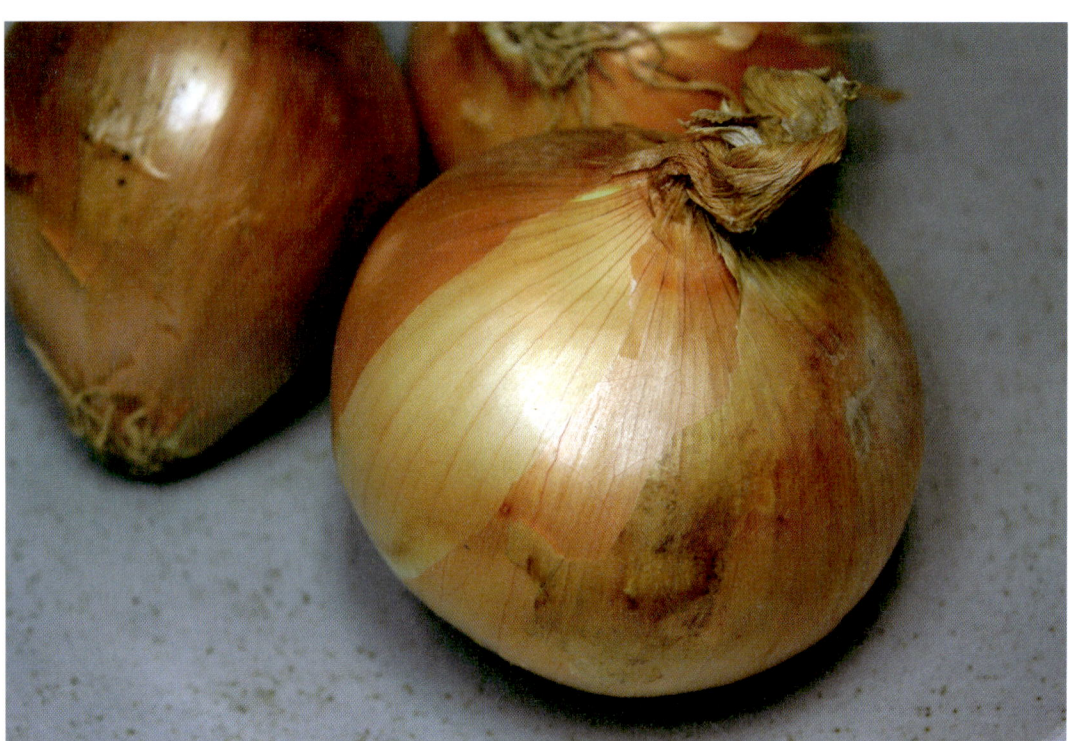

양파는 잎과 꽃의 생김새가 파와 거의 비슷하기 때문에 밭에서는 구별이 쉽지 않다.

그러나 시간이 지날수록 뿌리 부분이 커지기 때문에 뿌리를 보면 금방 알 수 있다. 양파는 기원전 5천년 전부터 재배한 것으로 추정하며 향미채소로 이용한 것도 그 무렵부터이다. 우리나라에는 조선 말기에 전해진 것으로 알려져 있다. 품종에 따라 비늘줄기(뿌리)의 색상은 노란색, 자색, 흰색 등이 있다. 꽃은 줄기 사이에서 꽃대가 올라온 뒤 9월에 파꽃과 비슷한 꽃이 핀다. 국내의 경우 무안지역 토양이 양파재배에 최적이고 실제로도 무안에서 재배한 양파는 당도가 높아 먹기 편하다고 알려져 있다. 재배의 시기는 지역별로 차이가 있으나, 보통 봄(4월 경)에 햇양파가 출하된다.

- 꽃 : 9월, 흰색
- 잎 : 파 모양
- 분포 : 밭에서 재배한다.
- 열매 : 10월, 검정색
- 번식 : 종자
- 수확 : 뿌리, 어린잎

❖ 효능

양파의 주 효능은 혈액순환과 항균, 살균이다. 그 외 진경, 거담, 복부가스, 이뇨, 해열, 협심증, 해독, 동맥경화, 당뇨(혈당저하)에 좋고, 고혈압, 심장마비, 신장병, 백내장을 예방한다. 양파즙으로 문지르면 모발이 많이 자라기 때문에 대머리 예방에 좋다. 피부궤양이나 무좀에 양파 즙을 문지르면 효능이 있다. 살균력이 강하기 때문에 충치로 인한 치아통증이 있을 때 양파 한쪽을 씹으면 통증이 사라진다.

❖ 효소 만들기

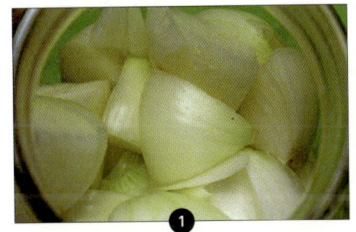
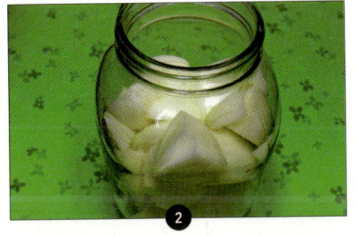
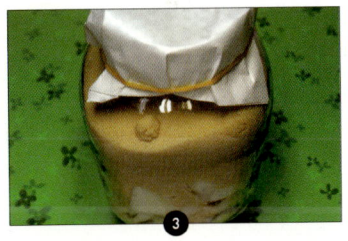

1. 시중에서 구입한 양파를 껍질을 벗겨내고 적당한 크기로 잘라낸다.

2. 자른 양파를 용기에 넣고, 황설탕을 그 위에 붓는다. 며칠 뒤 바로 효소액이 나오기 시작한다. (재료와 황설탕 비율 1:0.7~.08)

3. 한지로 주둥이를 막고 뚜껑을 닫은 뒤 한 달동안 3~4회 골고루 섞어준다. 3개월 정도 숙성시킨 뒤 건더기는 걸러내어 조미료로 사용한다. 9개월 정도 2차 숙성을 한 뒤 효소액과 생수를 1:5 비율로 희석하여 마신다. 효소액은 각종 요리의 조미료로 사용하기도 한다.

약술 포인트

양파와인 만들기
양파 3개를 적당한 크기로 잘라 준비한다. 유리병에 토막낸 양파와 와인 2병을 붓고 술을 담근다. 밀봉한 뒤 10일 후부터 당뇨, 노화예방, 불면증, 혈액순환 목적으로 음용할 수 있다.

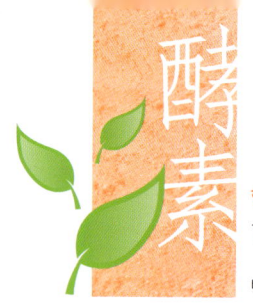

혈액순환 _ 혈액순환, 노화예방, 항암에 좋은 채소

단호박

박과 한해살이풀 | *Cucurbita maxima* | 200cm | 6~10월

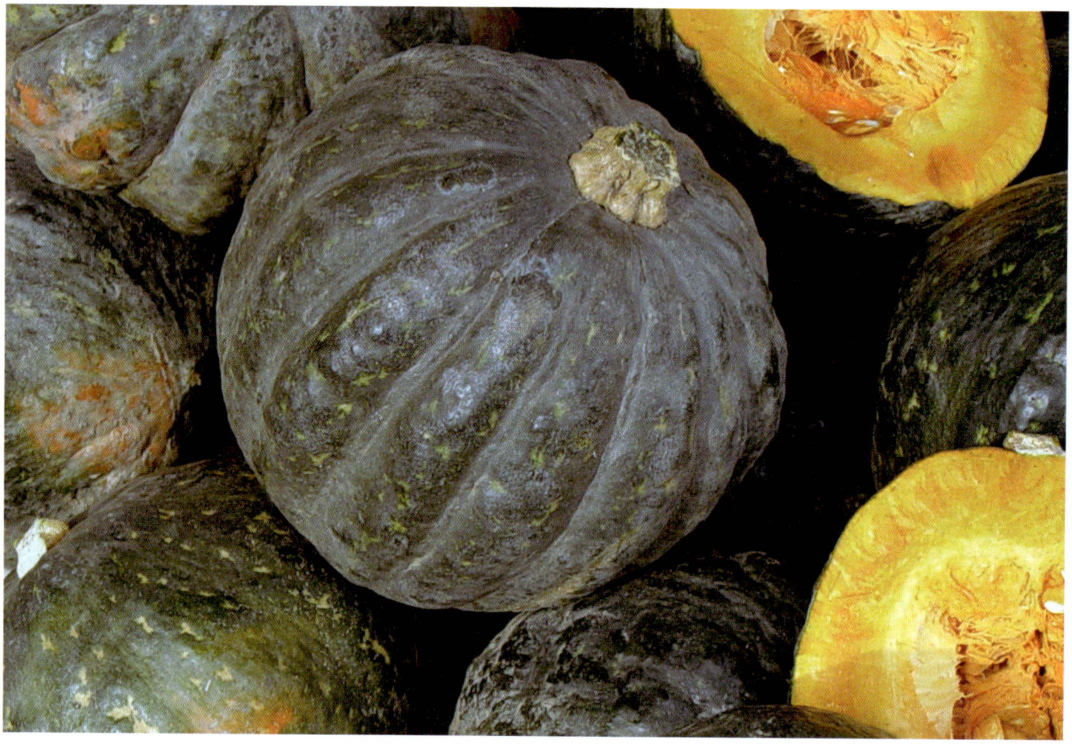

단맛이 나는 단호박은 흔히 서양계 호박(*C. maxima*)을 일컫는다.

단호박은 박과의 작물로 과육이 단단하고 좀처럼 썩지 않으며 그 맛이 아주 달다. 주로 찜으로 식용하는 단호박은 약간 밤맛이 나기 때문에 호박죽은 물론 여러 가지 요리에서 응용된다. 특히, 비타민과 미네랄이 풍부하여 이뇨작용으로 부종을 개선하거나, 식이섬유가 풍부한 저칼로리 섬유 식품으로 비만 해소는 물론, 다이어트와 피부 미용에도 좋다. 효소를 담그려면 **단호박과 황설탕 비율을 1:0.8~0.9로 한다.** 먼저 시중에서 가급적 농약을 사용하지 않은 재배한 단호박을 구입하여 세척한 뒤 물기를 말리고 깍두기처럼 썰어둔다. 그리고 황설탕으로 버무려 용기에 넣고 밀봉시킨 뒤, 3개월 간 숙성시켰다가 건더기는 걸러내되, 설탕이 빨리 녹도록 휘저을 때 단호박이 뭉개지지 않도록 조심한다. 2차 숙성 기간은 9개월로 한다. 혈액순환, 항암, 노화예방, 피로회복, 다이어트에 좋다.

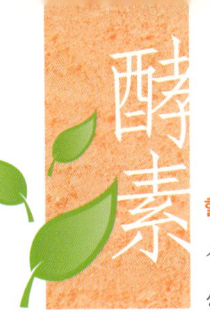

혈액순환 _ 혈액순환, 감기, 노화예방, 항암에 좋은 뿌리 초본식물

생강 good

생강과 여러해살이풀 | Zingiber officinale | 60cm

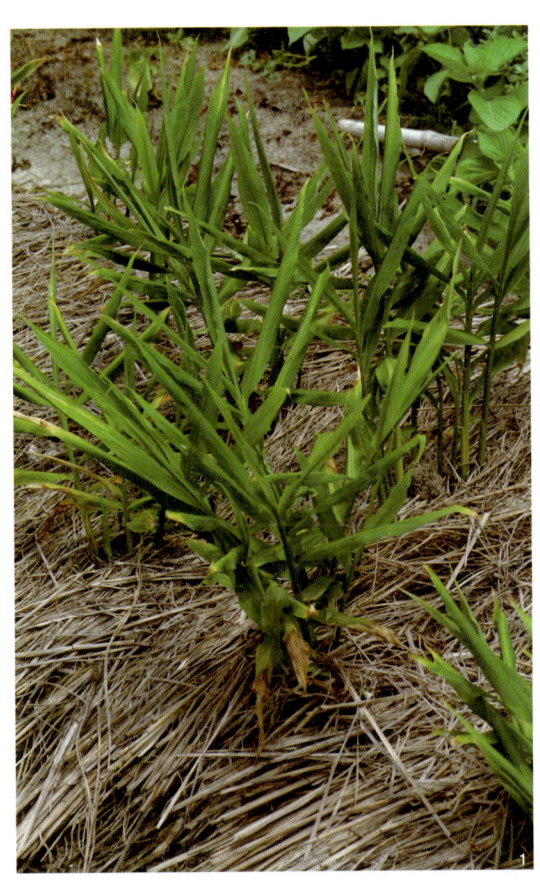
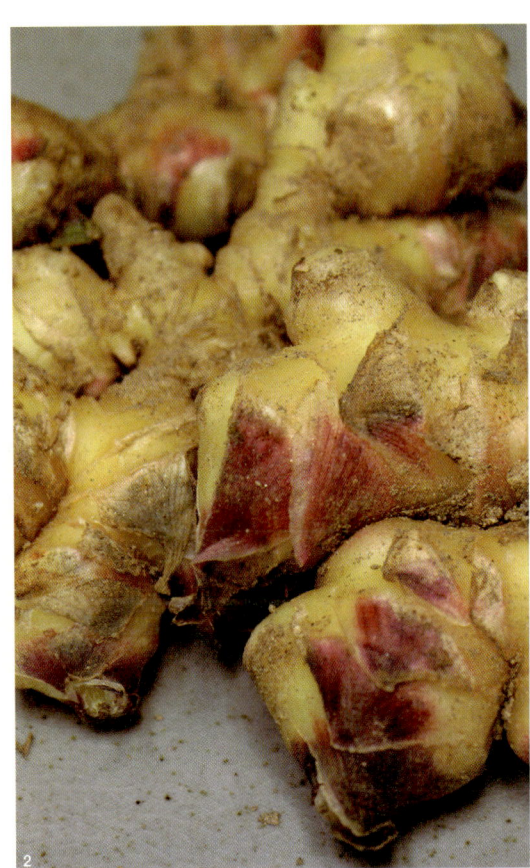

1 생강 전초 2 뿌리

아시아 열대 원산의 생강은 예로부터 우리 민족이 즐겨 사용한 조미료였다.

생강 특유의 매운 성분 중 하나인 진게롤(ginggerol) 성분은 지방세포의 분화를 촉진, 생성하며, 염증을 진정시키는 작용을 한다. 주로 농가에서 재배하며 줄기는 높이 60cm로 자란다. 잎은 어긋나게 달리는데 흡사 대나무잎처럼 생겼고 잎의 폭은 좁거나 넓다. 효소로 사용할 때는 시중에서 무농약 **생강을 구입하거나 밭에서 수확하여 세척한 뒤 물기를 말리고 깍두기처럼 썰어둔다. 그리고 재료와 황설 비율을 1:0.7~0.8 비율로 버무려 용기에 밀봉시키고 3개월 간 숙성시켰다가 건더기는 걸러내고 2차 발효 기간은 약 9개월 간 한다.** 항암, 당뇨, 혈액순환, 식중독, 감기, 관절염, 소화불량 등에 효능이 있다.

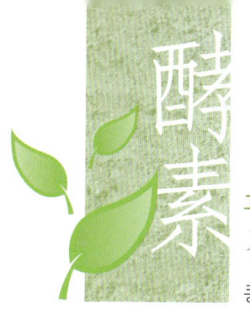

고혈압 _ 고혈압, 두통, 식욕부진, 당뇨에 좋은 덩굴성 목본식물

칡

콩과 낙엽 활엽 덩굴나무 | *Pueraria lobata* | 10월

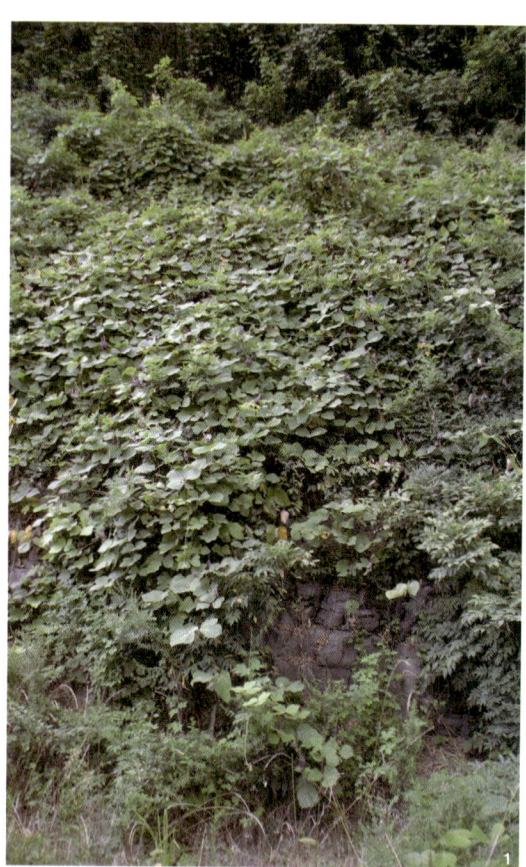
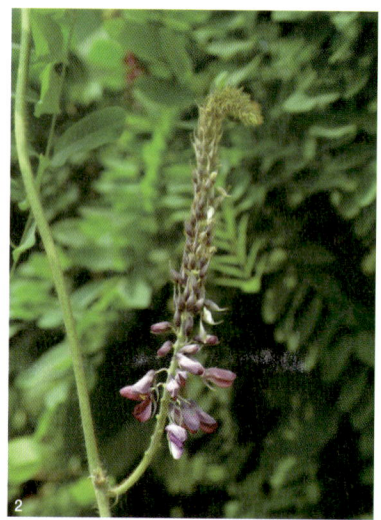
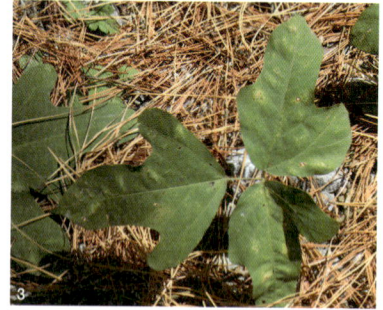

1 우포늪의 칡 덩굴 2 꽃 3 잎

한방에서는 땅속 굵은 뿌리를 '갈근(葛根)'이라 하여 약용하거나 식용한다.

우리나라의 해발 1,200m 이하 전역에서 흔히 자란다. 도시의 야산에서도 흔한 식물이므로 채취하기가 용이하다. 뿌리는 길이 2~3m로 자라고 줄기는 10m 내외로 자란다. 줄기 하단은 목질화되기 때문에 칡뿌리를 캐려면 곡괭이가 필요하다. 잎은 3출엽이고, 작은 잎은 가장자리가 3개로 갈라진다. 7~8월에 잎겨드랑이에서 홍자색의 꽃이 수상꽃차례로 달린다. 열매는 9~10월에 익는다. 어린잎은 데쳐서 쌈으로 먹을 수 있다. 꽃은 튀김으로 먹고 뿌리분말은 칡냉면의 재료가 된다.

- 꽃 : 8월, 수상꽃차례
- 잎 : 3출엽
- 분포 : 야산에서도 흔히 자란다.
- 열매 : 9~11월, 꼬투리 모양
- 번식 : 종자, 꺾꽂이, 분주
- 수확 : 뿌리, 잎, 꽃

❖ 효능

어린잎은 끓는 물에 살짝 데쳐서 쌈으로 먹는다. 칡뿌리는 당뇨, 두통, 해열, 고혈압, 협심증, 홍역, 설사, 난청에 좋다. 꽃은 개화하기 전에 채취하여 건조시켜 달여먹으면 알콜중독, 식욕부진에 좋고, 술을 담가 먹거나 튀김으로 먹을 수도 있다. 잎은 칼로 베인 상처에 짓찧어 바른다. 칡은 종기, 목구멍 속 종기에 달여서 약용한다.

❖ 효소 만들기

1

싱싱한 칡뿌리를 산에서 캐거나 약재상에서 구입한다. 적당한 길이로 토막낸 뒤 깍두기 형태로 자른다. 물에 깨끗이 세척하고 물기가 가시도록 하루 정도 말린다.

2

칡을 용기에 넣고 황설탕을 그 위에 붓는다. (재료와 황설탕 비율 1:0.8~1)

3

뚜껑을 닫고 한달동안 3~4회 골고루 섞어준다. 3개월 정도 발효시킨 뒤 건더기는 걸러낸다. 2차 숙성은 9개월 동안 진행한 뒤 효소액과 생수를 1:5 비율로 희석하여 음용한다. 당뇨를 목적으로 섭취하려면 2차 숙성 기간을 2년 정도로 한다.

칡술 만들기

갈근주라고도 한다. 뿌리 300g과 담금주 1.8L로 술을 담근 뒤 6개월간 숙성시켜 음용한다.
당뇨에는 칡의 생뿌리를 갈아 먹기도 한다. 이때 식사대용으로 먹는 것이 좋으며 당분의 가미를 피한다.

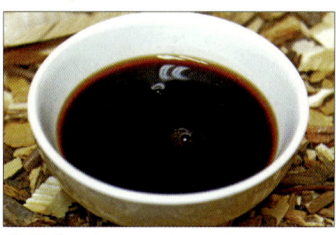

칡 진액

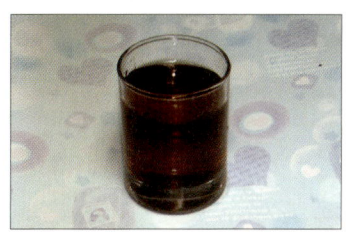

칡술

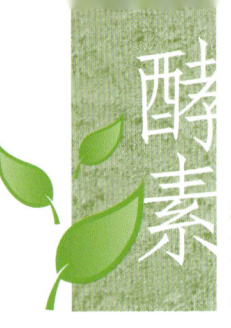

고혈압 _ 고혈압, 허약체질, 당뇨에 좋은 초본식물

황기

콩과 여러해살이풀 | *Astragalus membranaceus* | 80~120cm

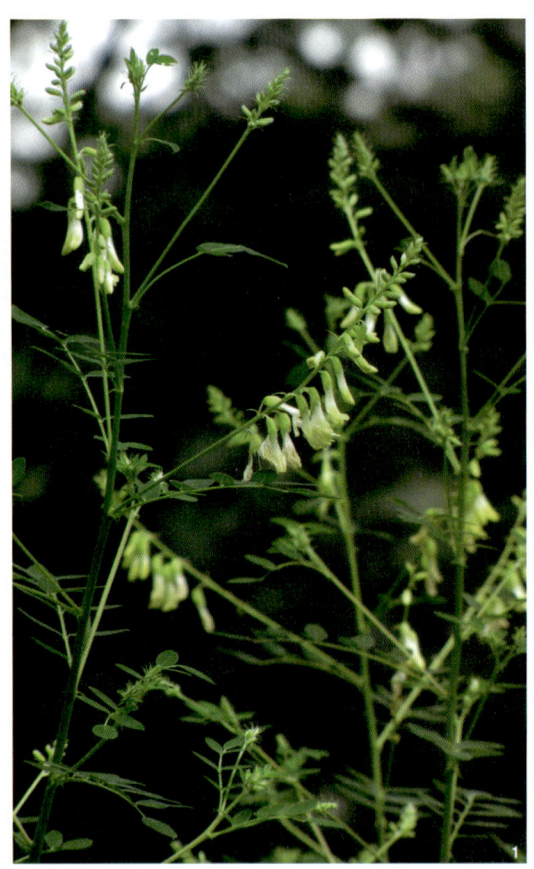

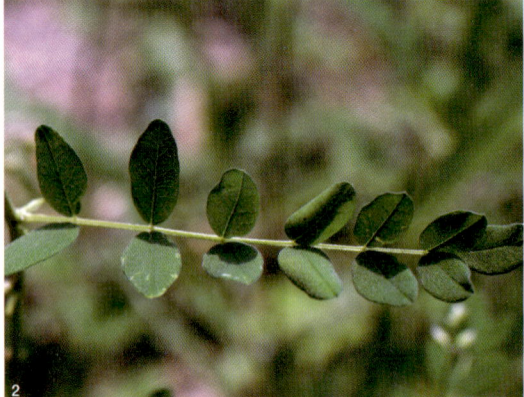

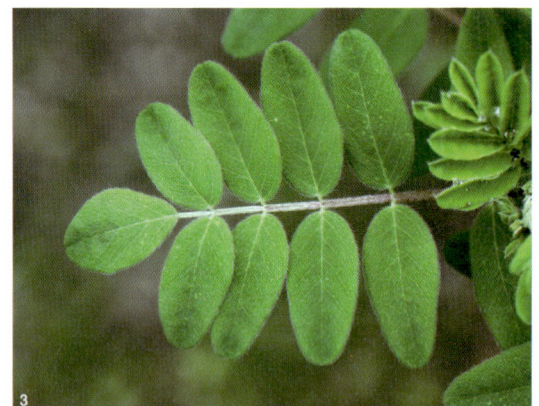

1 전초 2 여름 잎 3 봄 잎

뿌리를 고혈압, 허약체질, 당뇨 등의 한약재로 사용한다.

경상북도 이북의 산지에서 드물게 자란다. 보통은 심어서 기르는 편이다. 줄기는 곧게 서며, 부드러운 잔털이 있다. 7~8월에 연한 노란색의 꽃이 나비 모양으로 핀다. 잎은 어긋나고 홀수깃꼴겹잎이며 6~11쌍의 작은 잎으로 되었다. 봄에는 뽀얀 잔털이 있지만 여름으로 넘어가면 잔털이 사라진다. 비슷한 식물이 많으므로 잎자루 아래와 줄기가 만나는 부분에 있는 턱잎이 긴 피침형인지 확인한다. 깊은 산에서 아주 드물게 자생하므로 직접 키우는 경우가 많고, 모종은 황기농장에서 구입한다. 가을에 뿌리 위주로 채취하되 채취량이 부족하면 잎을 함께 채취해 효소로 담근다.

- 꽃 : 7~8월, 총상꽃차례
- 잎 : 홀수깃꼴겹잎
- 분포 : 황기농장에서 재배한다.
- 열매 : 8~9월, 꼬투리 모양
- 번식 : 종자
- 수확 : 뿌리, 잎

❖ 효능

주로 뿌리를 약용한다. 허약체질, 식은 땀, 빈혈, 고혈압, 피로회복, 천식, 신장염, 종기, 이뇨, 자궁출혈에 효능이 있고, 최근 당뇨에도 그 효능이 있기로 알려져 있다.

❖ 효소 만들기

1
황기농장 등에서 생뿌리와 잎을 구입한 뒤 깨끗히 세척한다. 물기를 털어낸 뒤 물기가 마르도록 하루 정도 말린다.

2
말린 황기 재료를 적당한 길이로 자른 뒤 용기에 넣고 황설탕의 절반은 시럽으로, 나머지 황설탕을 그 위에 붓는다. (재료와 황설탕 비율 1:0.8~1)

3
뚜껑을 닫고 한달동안 3~4회 골고루 섞어준다. 3개월 간 발효시킨 뒤 건더기는 걸러낸다. 2차 숙성을 9개월 동안 한 뒤 효소액과 생수를 1:5 비율로 희석하여 음용한다.

약술 포인트

황기술 만들기
뿌리 300g, 황설탕 100g, 담금주 1.8L로 술을 담근 뒤 6개월 간 숙성시켜 피로회복 등에 음용한다.

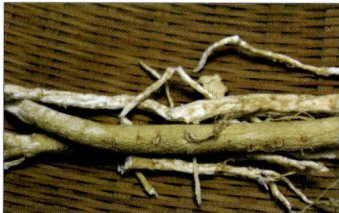

황기 뿌리

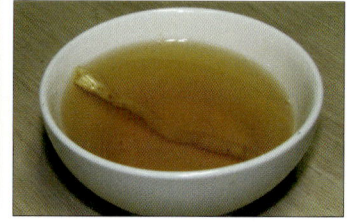

황기술

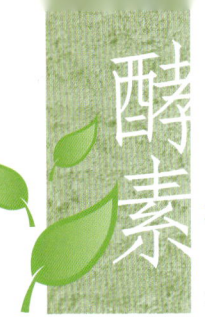

고혈압 _ 고혈압, 변비, 비만에 좋은 염습성 초본식물
칠면초
명아주과 한해살이풀 | *Suaeda japonica* | 15~50cm

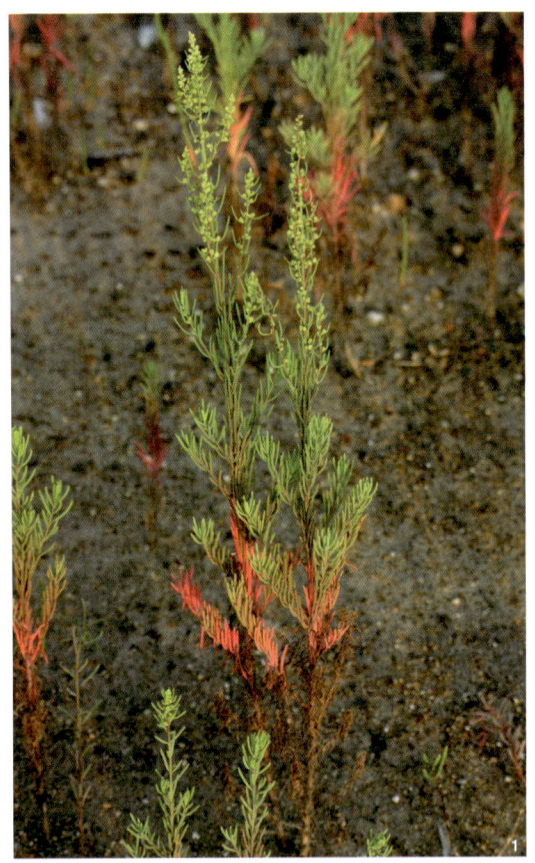
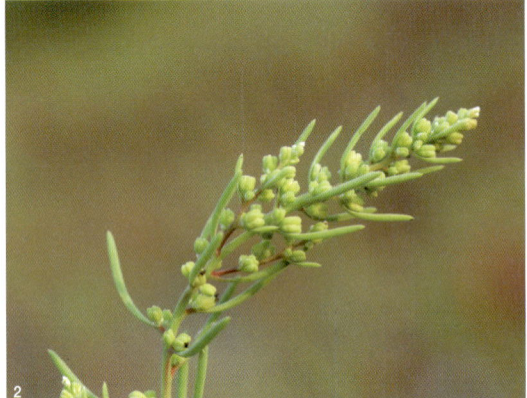
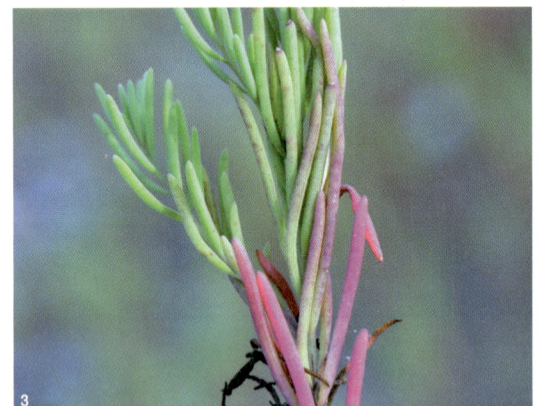

1 전초　2 개화기 전의 꽃　3 잎

바닷가의 개펄 등 염색지에서 자생하는 풀들은 대부분 고혈압, 변비 등에 유용하다.

줄기는 곧게 서고 아래쪽은 나무처럼 단단하다. 잎은 어긋나게 달리고 다육질에 녹색이었다가 가을~겨울이 되면 붉은색으로 변한다. 꽃은 8~9월에 연록색으로 피었다가 자주색으로 변한다. 전체적으로 짠맛이 난다. 유사종인 '퉁퉁마디(함초)'도 칠면초와 약성이 흡사하다. 주로 지상부를 약용하는데 고혈압, 변비, 소화불량, 비만, 해열, 결핵성림프염에 사용한다. 어린잎은 나물로 섭취할 수 있다. 서남해안 갯벌가에서 **봄~여름**에 지상부를 수확한 뒤 황설탕과 1:0.8 비율로 하여 효소를 담근다. 보통 3개월 뒤에 건더기는 걸러내고 9개월 간 2차 숙성시켜 음용한다.

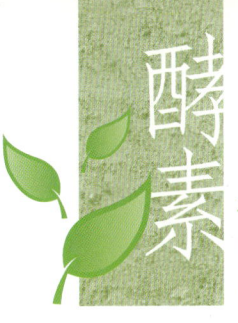

고혈압 _ 고혈압, 간해독에 좋은 염습성 초본식물
나문재(염봉)
명아주과 한해살이풀 | *Suaeda glauca* | 50~120cm

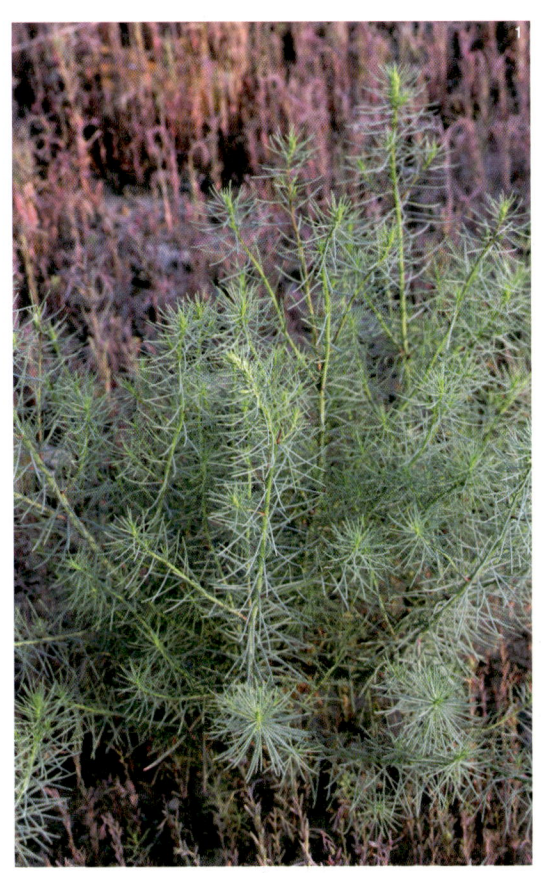

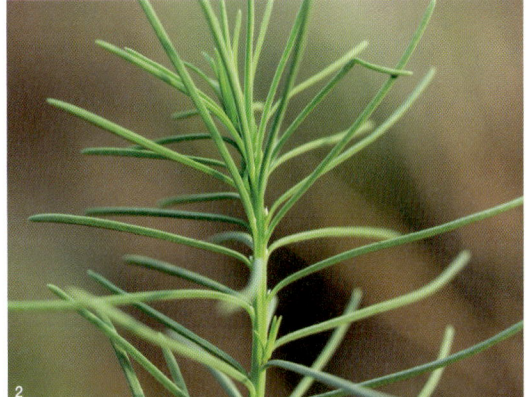

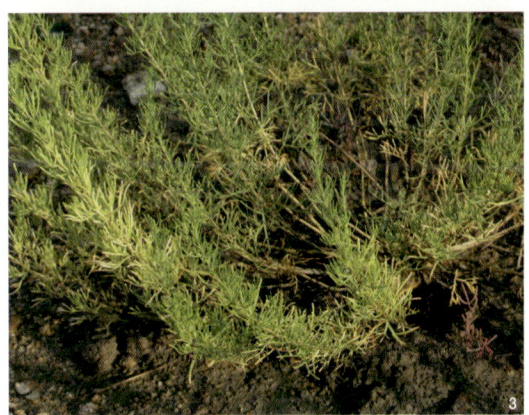

1 전초 2 잎 3 퍼져 자라는 모습

서해안과 남해안, 그리고 제주도 바닷가의 개펄과 모래땅 주변에서 자생한다.

줄기는 곧게 서며, 가지가 많이 갈라지고 아래쪽은 목질화되어 나무처럼 단단하다. 잎 모양은 다른 염생식물과 달리 다육질 느낌이 없고 촘촘히 어긋나게 달린다. 봄에는 녹색이었다가 가을에는 붉은색을 띤다. 꽃은 8~10월에 꽃대 끝에 녹황색으로 핀다. 수술은 5개, 암술은 2개이다. 봄에 수확한 어린잎은 나물로 무쳐 먹는다. 효소로 사용할 때에는 보통 **5월 말 이전에 잎을 채취한 뒤 황설탕과 1:0.8 비율로 섞는다. 3개월 뒤 건더기를 걸러내고 9개월 간 2차 숙성을 거친다.** 고혈압, 변비, 간해독에 효능이 있다.

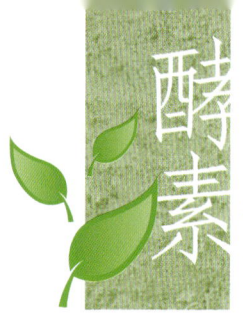

고혈압 _ 고혈압, 두통, 해독에 좋은 초본식물
수송나물, 솔장다리
명아주과 한해살이풀 | *Salsola Komarovill* | 10~30cm

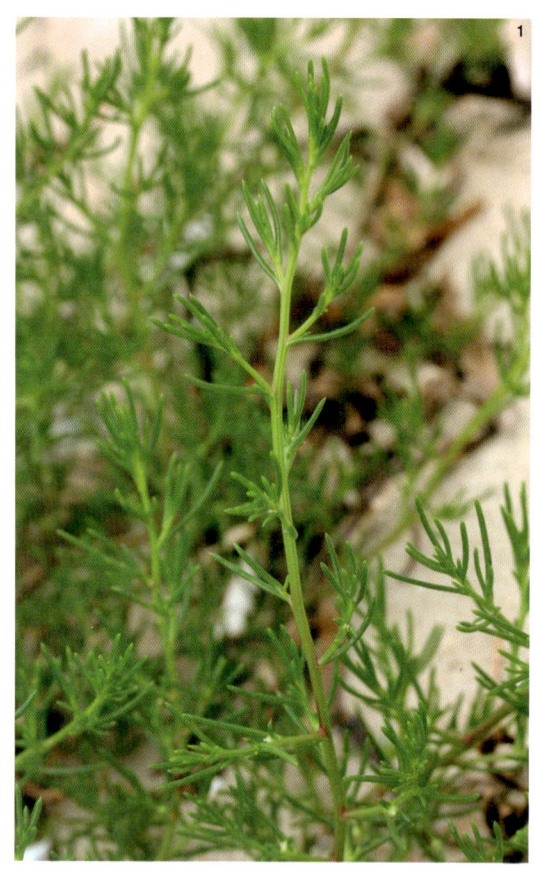

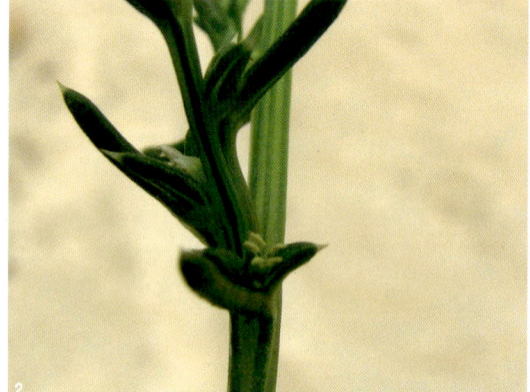

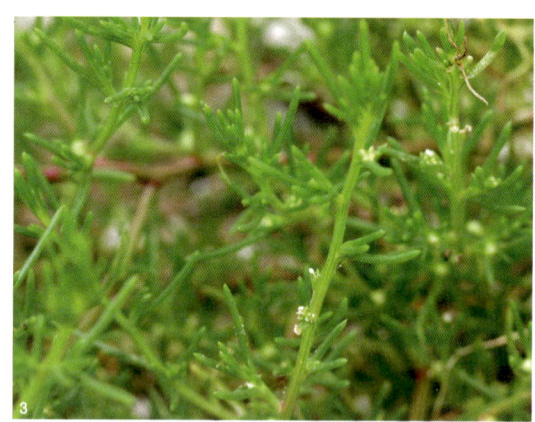

1 전초 2 꽃 3 군락

수송나물과 유사종 솔장자리는 거의 비슷하며, 바닷가 백사장에서 흔히 자란다.

수송나물은 줄기의 가지가 많이 갈라져 기는 듯이 퍼져 자라고, 솔장자리(*Salsola collina*)의 줄기는 곧게 서고 갈라진 가지에 억센 털이 있다. 꽃은 두 종류 모두 7~8월에 잎겨드랑이에 연한 녹색꽃이 피는데, 수송나물은 띄엄띄엄 달리고, 솔장다리는 촘촘히 돌려나듯이 핀다. 잎은 두 종류 모두 원주형에 육질이다. 봄과 여름에는 다소 부드럽지만 가을, 겨울이 되면 딱딱해지고 날카롭다. 전초는 고혈압, 두통, 지통, 해열, 해독에 효능이 있다. 어린잎은 나물로 먹는다. 효소는 봄에 **지상부를 수확하여 황설탕과 1:0.8 비율로 하여 3개월 뒤 건더기는 걸러내고 9개월 간 숙성시켜 음용한다.** 중국에서는 고혈압 약재로 유명하다.

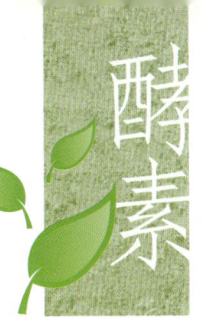

酵素

고혈압 _ 고혈압, 당뇨예방에 좋은 초본식물
달맞이꽃
바늘꽃과 두해살이풀 | *Oenothera biennis* | 50~150cm

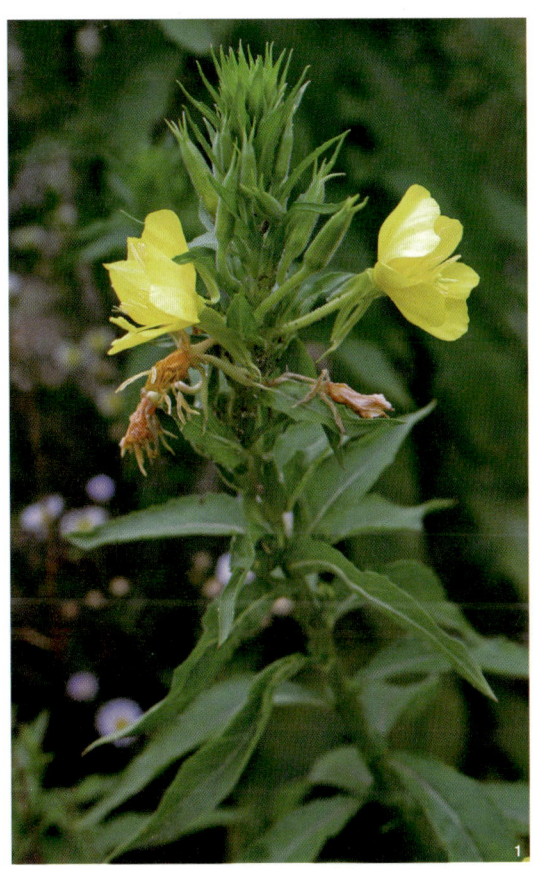
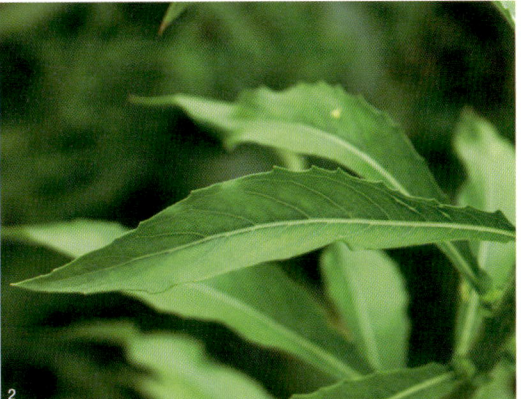
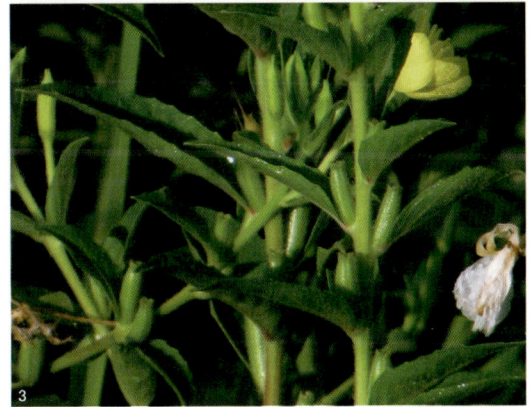

1 전초　2 잎　3 덜익은 열매

남미 원산의 귀화식물로 농촌의 길가, 강가, 해변가에서 흔히 자란다.

낮에는 꽃잎을 닫고 밤에만 꽃잎이 열린다 하여 달맞이꽃이라 불린다. 줄기는 곧게 서고 위쪽에서 가지가 갈라진다. 뿌리잎은 방석처럼 펼쳐 자라고, 줄기잎은 어긋나게 달리며 끝이 뾰족한 피침형이다. 꽃은 6~10월에 노란색의 꽃의 총상꽃차례로 달린다. 지상부는 기관지염, 피부염 등에 쓰고, 종자에서 짜낸 기름은 고혈압, 천식, 당뇨, 소화불량, 두통, 피부염 등에 쓴다. 효소는 꽃과 줄기, 그리고 9월경 열매가 익을 때 덜익은 열매를 채취하여 담근다. 황설탕과 1:0.8 비율로 섞어 3개월 뒤 건더기를 걸러낸다. 2차 숙성을 9개월 정도로 하고, 당뇨약으로 쓸 때는 2차 숙성을 2년 정도 한다. 유산의 위험으로 임산부는 복용을 삼가한다.

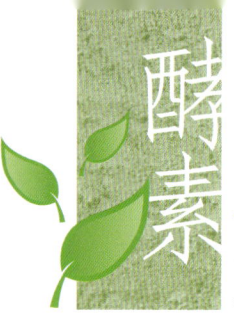

고혈압 _ 혈압강하, 항염, 불면증에 좋은 채소
샐러리
산형과 한두해살이풀 | *Apium graveolens* | 60~90cm

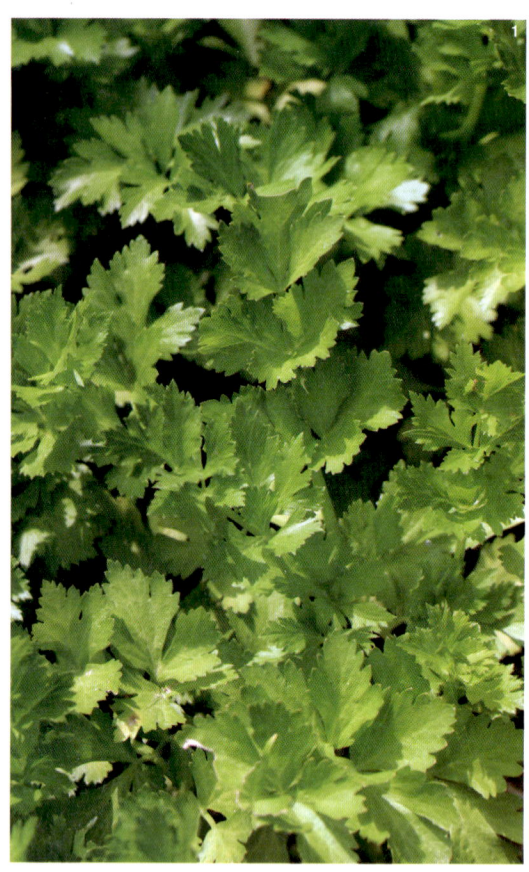
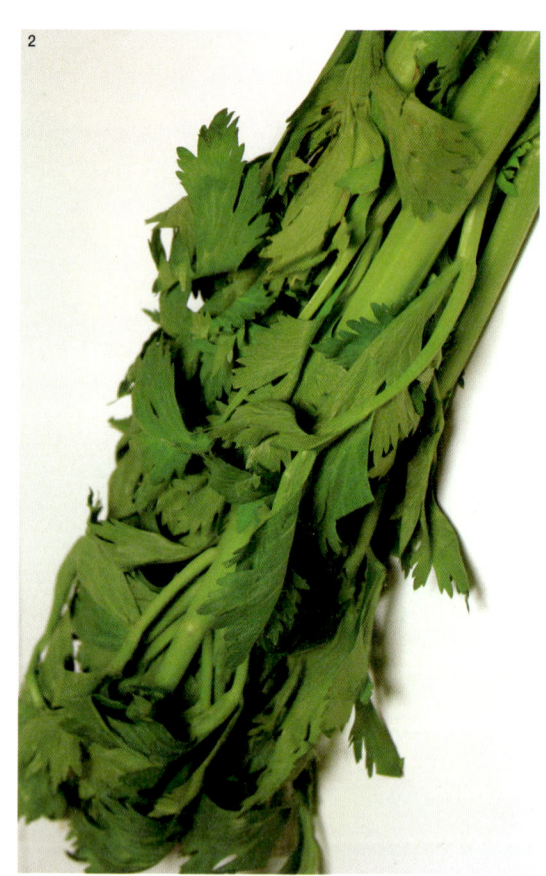

1 샐러리 잎 2 샐러리

고대 지중해 연안에서 자생하던 서양의 미나리, 샐러리가 식용으로 널리 전파된 것은 약 17세기경 이태리에서부터로 추정하고 있다.

쌉사래하고 아삭한 식감을 자랑하는 샐러리는 본래 야생에서는 쓴맛이 강했던 것을 17세기 이후 이태리인들에 의해 품종이 개량되어 샐러리를 각종 요리에 첨가해 먹기 시작하였다. 비교적 서늘한 기온에서 자라는 샐러리는 줄기가 높이 90cm로 자라고, 잎은 어긋나게 자란다. 꽃은 6~9월에 피고, 열매는 10월경에 익는다. 식물체에서 당귀의 향이 연하게 나지만 맛과 식감은 당귀만 못하다. 주로 연한 줄기와 잎을 식용하는데 보통은 샐러드 먹거나나 갈아서 주스로 마신다.

- 꽃 : 6~9월, 흰색
- 잎 : 깃꼴겹잎
- 분포 : 비닐하우스에서 재배한다.
- 열매 : 9~10월
- 번식 : 종자
- 수확 : 뿌리, 줄기, 잎 수확

❖ 효능

뿌리는 각종 소스 재료로 사용하고, 생채로는 줄기와 잎을 사용한다. 씨앗을 제외한 전초에 비타민 B1, B2, C가 풍부하다. 줄기와 잎은 항염(자궁염), 소화불량, 고혈압, 불면증, 진정, 항경련, 피로회복에 좋고, 뿌리는 복부가스, 이뇨, 월경촉진, 젖 분비에 좋다. 단, 임산부는 약용을 피해야 하며, 민감한 사람은 샐러리수액에 닿을 경우 피부염을 일으킬 수 있으므로 주의한다.

❖ 효소 만들기

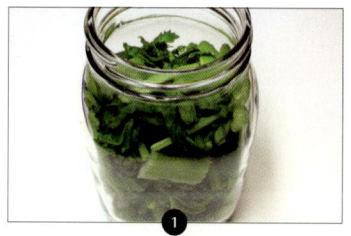
❶
구입한 샐러리를 흐르는 물에 세척한 뒤 물기를 털어낸다. 통풍이 잘되는 그늘에서 물기가 없도록 하루 정도 말린다.

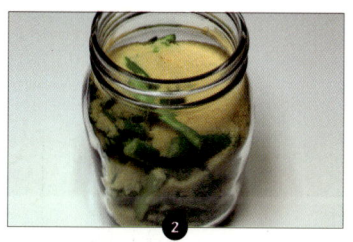
❷
적당한 길이로 자른 샐러리의 잎과 줄기를 황설탕에 버무려 용기에 넣고 그 위에 남아 있는 황설탕을 붓는다. (재료와 황설탕 비율 1:0.7~0.8)

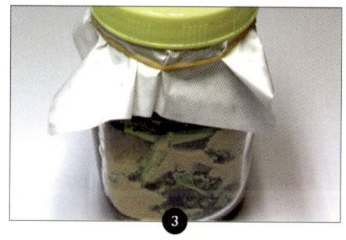
❸
한지로 주둥이를 막고 뚜껑을 닫은 뒤 한 달동안 3~4회 골고루 섞어준다. 3개월 정도를 발효시켜 건더기는 걸러내고, 다시 9개월 정도 더 발효시킨 후 효소액과 생수를 1:5 비율로 희석하여 음용한다.

약술 포인트

샐러리술 만들기

샐러리 200g, 담금주 1.8L로 술을 담근 뒤 2개월간 숙성시켜 건더기를 걸러낸다. 다시 숙성시키면서 필요할 때마다 음용한다. 맛은 쌉싸래 한 편이나 식욕부진이나 피로회복에 좋다.

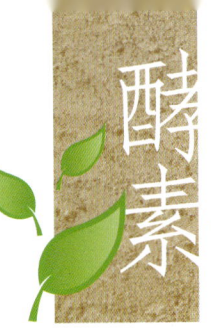

신장질환 _ 신장결석, 강장, 강정에 좋은 목본식물
참가시나무
참나무과 상록 활엽 교목 | *Quercus salicina* | 10~20m

참가시나무는 제주도를 비롯하여 남부해안과 경북 울릉도에서 자생한다.

유사종으로는 가시나무, 종가시나무, 개가시나무 등이 있으므로 잎을 채취할 때 반드시 참가시나무인지 확인한다. 참가시나무는 잎의 상단부 절반 이상이 날카로운 톱니가 있으며, 잎 뒷면을 보면 분백색이 도는 특징을 가지고 있다. 잎은 어긋나게 달리고 긴 타원형의 피침형으로 가죽질이다. 측맥 수는 9~12쌍이므로 톱니 모양과 톱니 위치, 측맥 수를 보고 동정한다. 꽃은 5월에 황록색으로 피는데, 수꽃은 새로 난 가지의 아래에, 암꽃은 잎겨드랑이에서 핀다. 열매 모양은 도토리처럼 생겼고 도토리 깍정이에는 7~9개의 줄이 있다. 주로 신장질환의 약재로 인기가 많고 남부지방을 중심으로 자생한다.

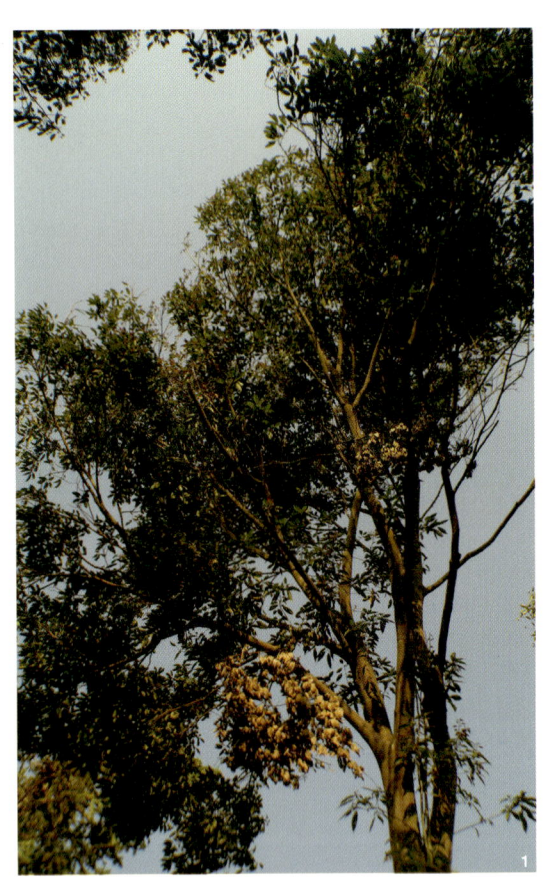

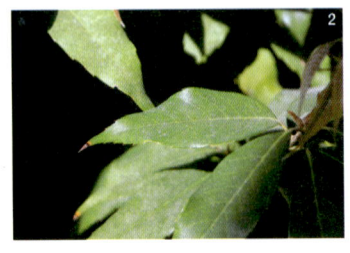

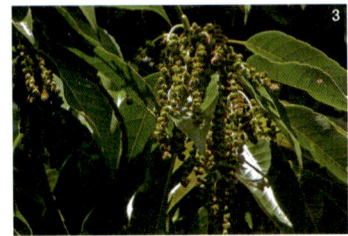

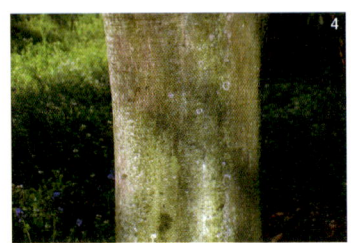

1 참가시나무 2 잎 3 꽃 4 수피

- **꽃** : 5월, 황록색
- **잎** : 긴 타원형
- **분포** : 산지의 그늘
- **열매** : 10월, 도토리 모양
- **번식** : 종자, 삽목
- **수확** : 뿌리껍질, 잎, 열매 등을 수확

❖ 효능

예로부터 참가시나무는 결석 제거에 효능이 있어 민간에서 약용식물로 활용하던 식물이다. 잎, 수피, 어린가지 등은 담석, 신장결석, 요로결석, 요통, 기력회복에 효능이 있다. 화상, 여드름, 치질, 각종 피부염에는 외용한다. 잎을 차로 마실 수 있는 수입산 티백 제품도 시중에서 판매되고 있다.

❖ 효소 만들기

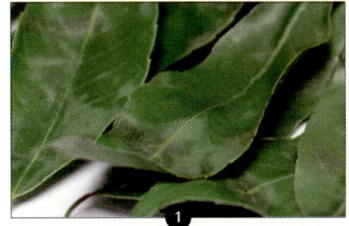

1

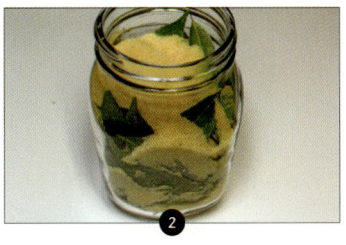

2

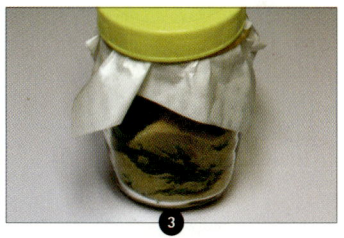

3

봄, 가을에 잎을 채취한 뒤 흐르는 물에 충분히 세척하여 물기를 털어낸다. 통풍이 잘 되는 그늘에서 하루 정도 말리면서 물기를 완전히 없앤다.

물기를 말린 잎을 적당한 길이로 자른 뒤 용기에 넣고, 황설탕을 그 위에 붓는다. 황설탕 절반을 시럽으로 만들어 넣는 것이 더 좋다. (재료와 황설탕 비율 1:0.8~1)

한지로 주둥이를 막고 뚜껑을 닫은 뒤 한 달동안 3~4회 골고루 섞어준다. 6개월 정도 발효시켜 건더기는 걸러낸다. 2차 숙성을 6개월 더 한 뒤 효소액과 생수를 1:5 비율로 희석하여 음용한다.

약효 포인트

참가시나무는 각종 결석증에 특효가 있으므로 효소가 아닌 잎을 달여먹거나 차로 우려 마시기도 한다. 산야초 초본식물 중에 긴병꽃풀(금전초)이 결석증에 특효이므로 긴병꽃풀과 함께 우려마시면 체내 결석의 소변으로의 방출에 효과적이다.

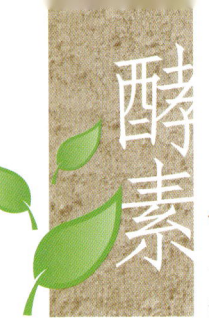

신장질환 _ 결석증, 담석증에 효능이 높은 초본식물
긴병꽃풀(금전초)
꿀풀과 여러해살이풀 | *Glechoma grandis* | 10~25cm

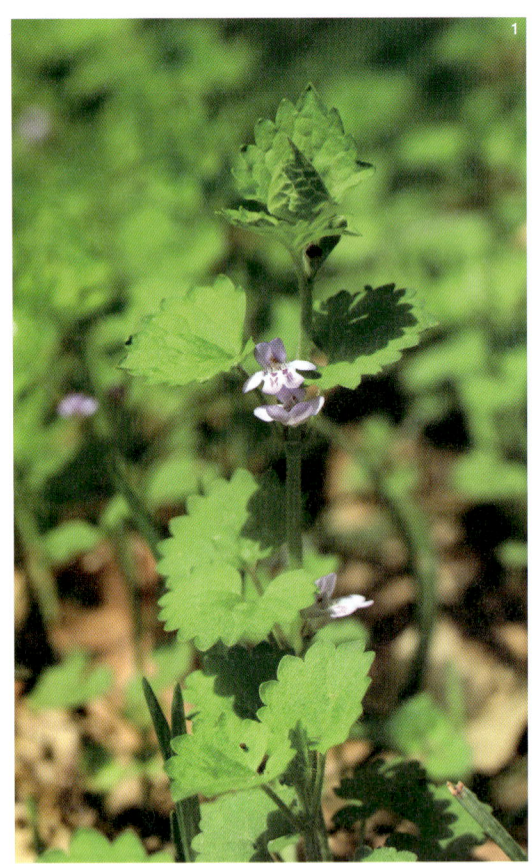

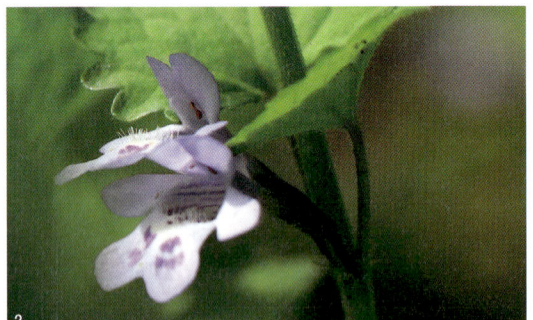

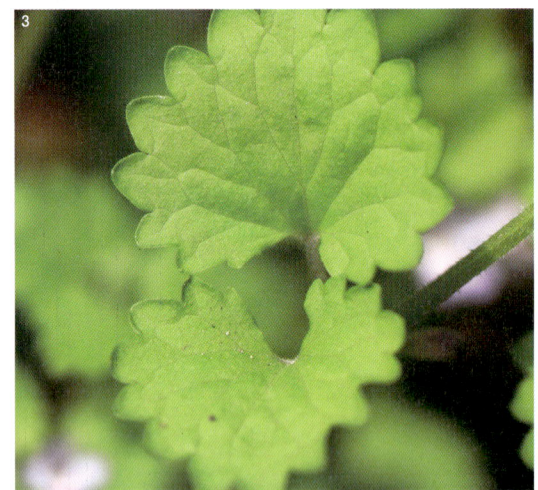

1 전초 2 꽃 3 잎

화관의 통이 긴 병처럼 핀다하여 붙여진 이름으로, 제주도를 제외한 전국의 숲 가장자리나 도시의 공원 등에서도 흔히 자라 쉽게 볼 수 있다.

보통 양지바른 풀밭에서 볼 수 있는데 높이 10~25cm이므로 작은 잡초처럼 보인다. 줄기는 네모지고 비스듬히 자란다. 잎은 심장 모양의 둥근 원형이고 가장자리에 둔한 톱니가 있다. 보통 3월부터 풀밭 귀퉁이에서 잎이 돋아나기 시작하고, 풀 전체에서 박하 향이 나므로 쉽게 구별할 수 있다. 꽃은 4~5월에 잎겨드랑이에서 연한 홍자색 꽃이 1~3개씩 달리고, 수술은 4개이다. 약용 부위인 뿌리는 담석증에 효능이 있어 효소로 사용할 경우 **지상부와 뿌리를 함께 채취한 뒤 황설탕과 1:0.8 비율로 담근다.**

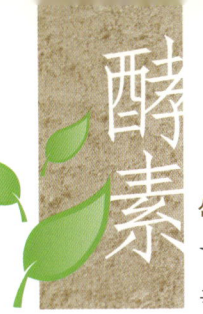

신장질환 _ 결석증, 하지정맥류에 효능이 있는 초본식물

금잔화

국화과 한해살이풀 | *Calendula officinalis* | 20~50cm

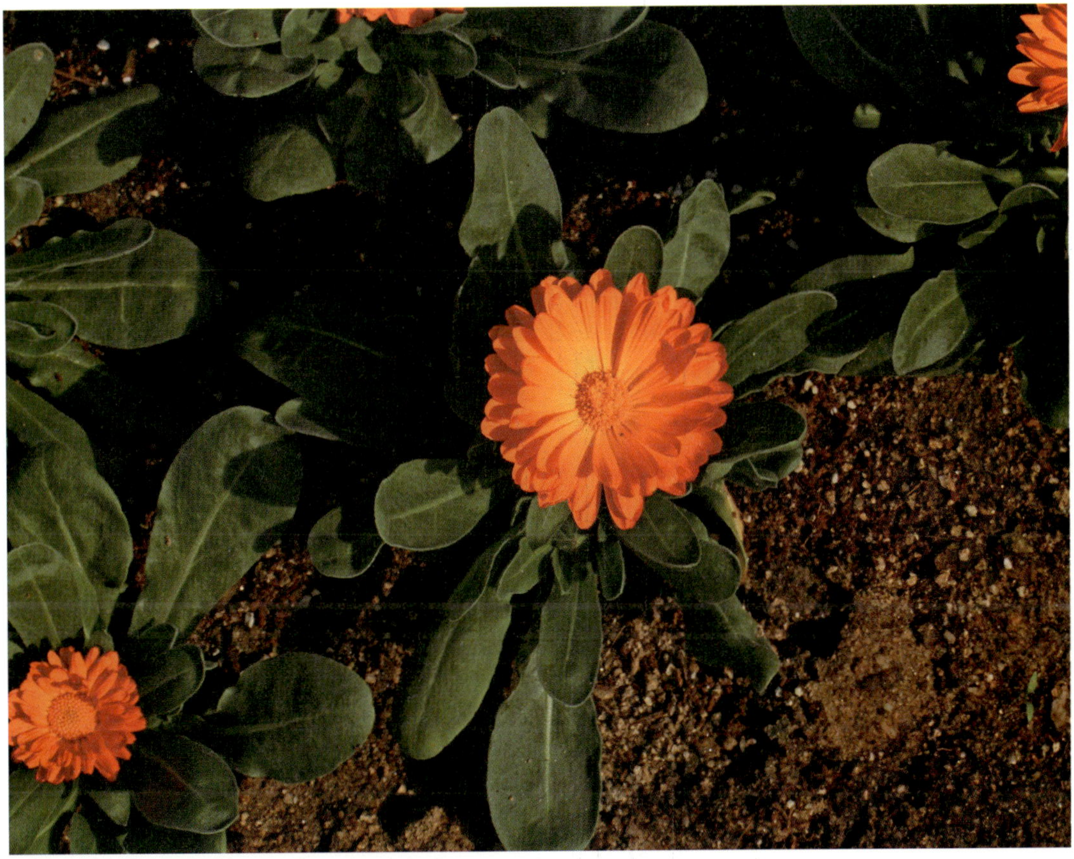

남부 유럽 원산으로 가정집 화단 등에 흔히 심는 금잔화는 결석증에 효능이 있는 약초이다.

잎은 어긋나게 달리고 약간 두텁다. 꽃은 봄에 주황색 또는 노란색으로 핀다. 꽃을 약용할 때는 아침에 채취한 뒤 생것을 약용하거나 그늘에서 말려서 쓴다. 꽃에는 항염증제 Triterpenoid Esters와 Carotenoids Flavoxanthin 등의 항산화제가 함유되어 있다. 꽃잎을 10g 정도 달여 1일 3회 나누어 마시면 방광결석, 담낭결석, 만성간염, 하지정맥류 등에 효능이 있다. 전초는 노화방지, 항염, 항균 효능이 있어 염좌, 상처, 통증이 있는 눈, 피부완화에 외용하며, 민감한 피부에는 알레르기를 유발할 수 있으므로 주의한다. 효소로 쓸 때는 **꽃과 지상부를 채취하여 황설탕과 1:0.8 비율로 섞어 사용한다.**

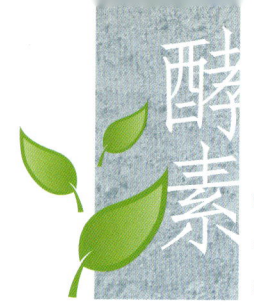

이뇨·부종 _ 부종, 불면증에 좋은 초본식물

원추리
백합과 여러해살이풀 | *Hemerocallis hakuunensis* | 80~120cm

유사종으로 적황색의 재배종인 '왕원추리', 꽃대가 여러 개로 갈라지지 않고 두툼한 난형의 포엽을 가진 '큰원추리', 연한 노란색에 밤에 꽃피는 '노랑원추리' 등이 있다.

우리나라 전역의 산과 들에서 자란다. 원추리는 꽃대의 길이가 잎보다 2배 정도 길다. 그러나 '큰원추리'는 꽃대의 길이가 잎의 길이와 비슷하다. 잎은 2줄로 마주나게 달리고 칼 모양이며 둥글게 휘어지는 특성을 갖고 있다. 7~8월 무렵에 꽃대 끝이 갈라지면서 진한 노란색의 꽃이 총상꽃차례로 달린다. 화피와 수술은 6개이다. 땅속의 뿌리는 방추형의 덩이뿌리가 있다. 원추리는 보통 꽃이 피기 전에 어린 잎이나 어린 싹을 수확해 나물로 데쳐서 식용하거나 효소로 사용한다.

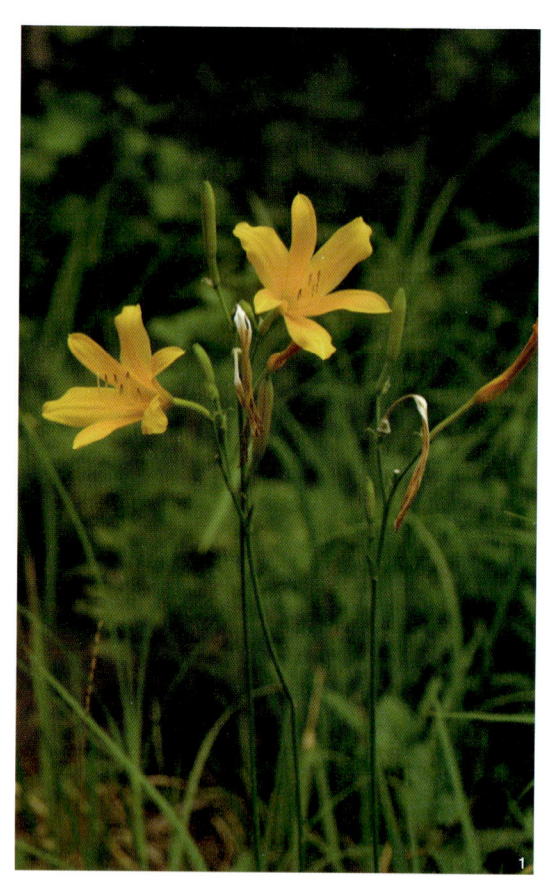

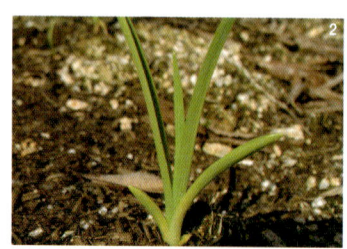

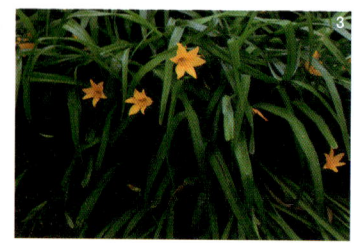

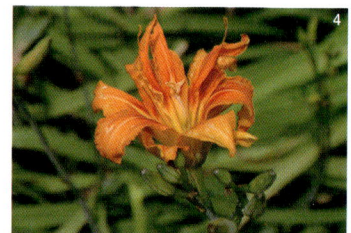

1 원추리 2 잎 3 큰원추리 4 홑왕원추리

- **꽃** : 7~8월, 총상꽃차례
- **잎** : 긴 줄(칼) 모양
- **분포** : 전국의 산기슭, 들판, 해안가 풀밭
- **열매** : 8~9월, 넓은 타원형
- **번식** : 종자, 포기나누기
- **수확** : 싹, 어린잎, 뿌리를 수확한다.

❖ 효능

잎은 소화, 부종, 혈뇨, 가슴이 답답한 증세에 좋고 꽃은 불면증, 혈변, 혈뇨에, 뿌리는 부종, 부스럼, 유선염, 배뇨, 탁한 소변, 요로결석, 대하, 황달, 혈변, 코피, 탈장에 쓴다.

❖ 효소 만들기

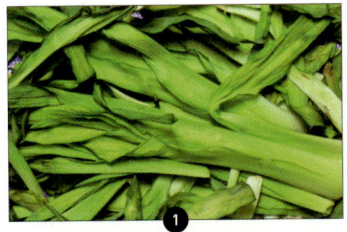 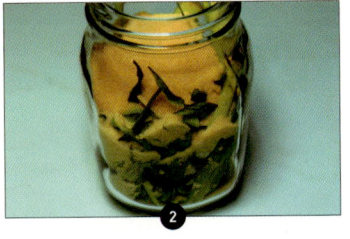 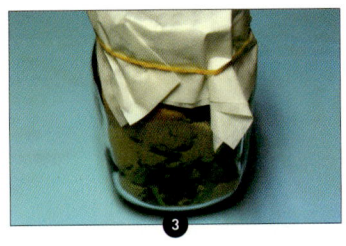

1. 수확한 어린 싹이나 야들야들한 잎을 깨끗히 세척하고 물기가 없도록 건조시킨 뒤 하루정도 통풍이 잘되는 서늘한 곳에서 말린다. 적량의 원추리 뿌리를 함께 담가도 되지만 가급적 잎만 사용하자. 잎을 장시간 건조시키면 낙엽처럼 변하므로 주의한다.

2. 잎을 밑에 깔고 그 위에 황설탕을 켜켜히 붓는다. (재료와 황설탕 비율 1:0.8)

3. 한지로 주둥이를 막고 뚜껑을 닫른 뒤 한 달동안 3~4회 골고루 섞어준다. 6개월 뒤에 건더기는 걸러낸다. 2차 숙성은 6~18개월 동안 보관하여 효소와 생수를 1:5 비율로 희석하여 음용한다.

약술 포인트

원추리술 만들기

원추리 뿌리를 채취 또는 구입한 뒤 깨끗이 세척하고 그늘에서 건조시킨다. 뿌리 150g, 담금주 1.8L, 황설탕 100g으로 술을 담근 뒤 6개월간 숙성시켜 건더기를 걸러낸다. 그리고 다시 6개월 동안 더 숙성시킨 뒤 음용한다.

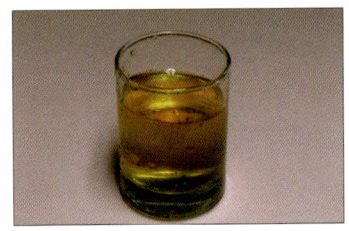

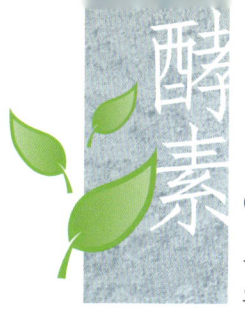

이뇨·부종 _ 이뇨, 혈액순환에 유용한 덩굴성 목본식물

으름덩굴(팔월찰)

으름덩굴과 낙엽 활엽 덩굴나무 | *Akebia quinata* | 5~7m

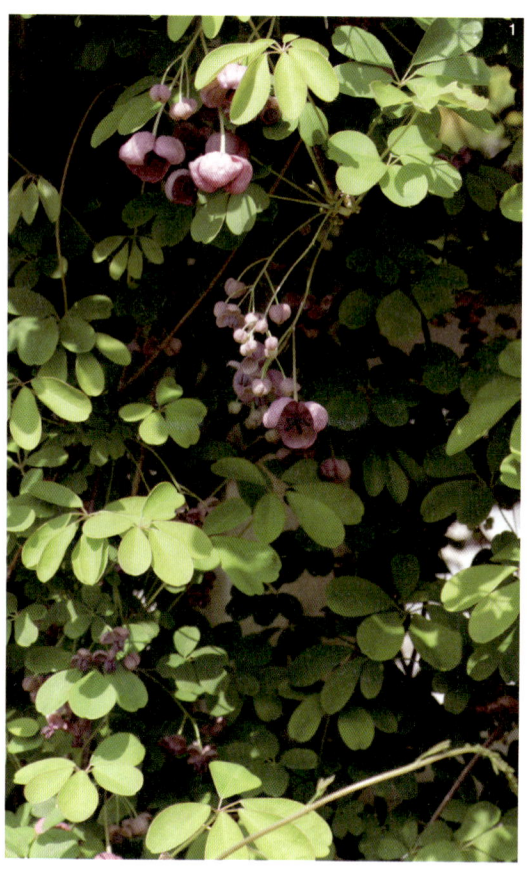
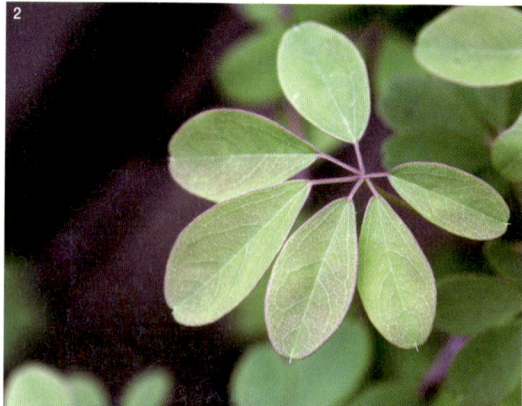
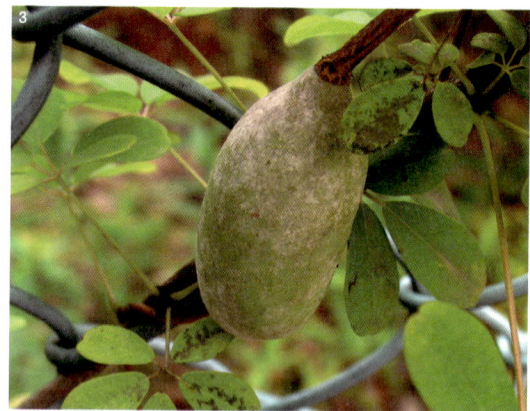

1 수형 2 잎 3 열매

10월에 익는 열매를 '으름'이라 부르며 식용하거나 약용한다.

경기·충청이남의 산과 들판에서 흔히 자란다. 잎은 새 가지에서는 어긋나고 오래된 가지에서는 모여 달리며, 작은잎이 손바닥 모양을 하고 있다. 꽃은 4~5월에 가지 끝에서 총상꽃차례에 연한 보라색 꽃이 아래를 향해 핀다. 암수한그루이며, 꽃에서 꿀 향기가 난다. 타원형의 갈색으로 익는 열매는 익으면 갈라져서 과육을 드러내기도 한다. 열매는 이뇨작용에 효능이 높고, 요로결석, 늑막염, 혈액순환, 지통, 위장, 혈뇨에 좋다. 수피는 이뇨, 부종, 인후통, 전신통증에, 뿌리는 이뇨, 혈액순환, 보신의 효능이 있다. **가을에 열매를 채취하여 황설탕과 1:0.8 비율로 섞어 3개월 뒤에 건더기를 걸러내고 9개월 간 숙성시킨 후에 음용한다.**

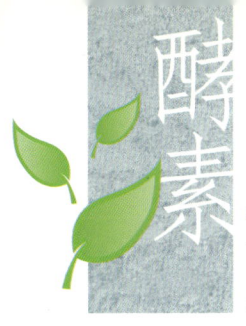

이뇨·부종 _ 이뇨, 방광질환에 좋은 초본식물

마디풀(편축)

마디풀과 한해살이풀 | *Polygonum aviculare* | 20~40cm

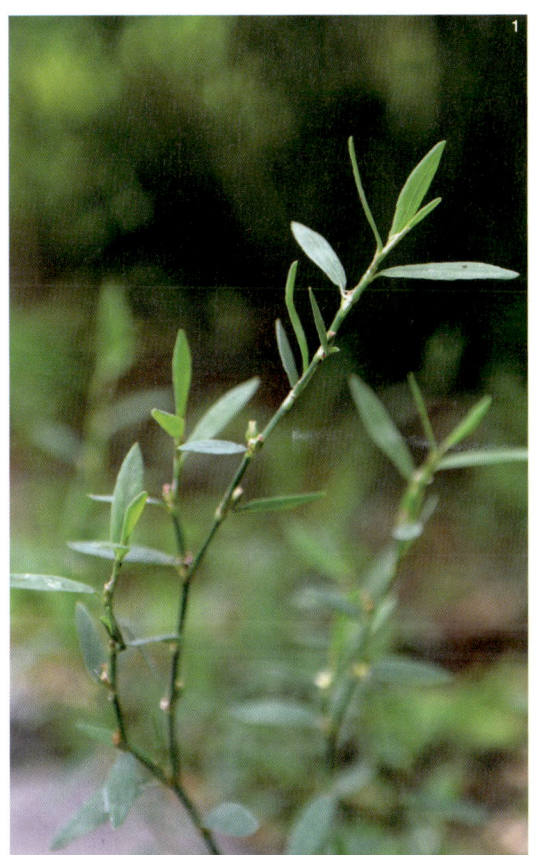

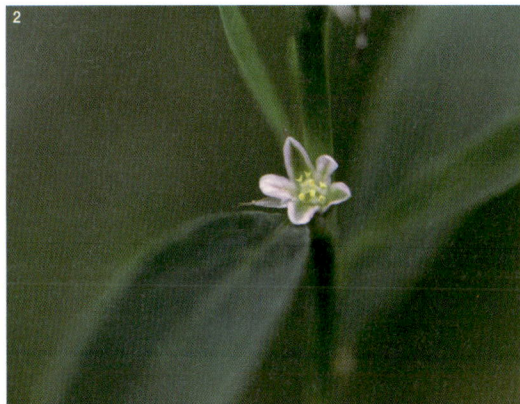

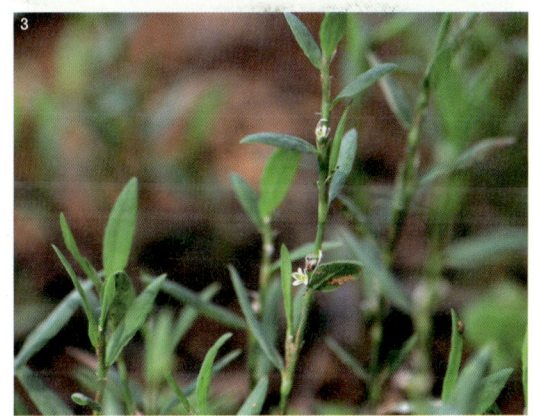

1 전초 2 꽃 3 꽃과 줄기

시골의 논둑, 밭둑에서 흔히 자란다. 줄기가 마디처럼 이어지듯 연결되어 있어 붙여진 이름이다.

줄기는 높이 40m로 비스듬히 퍼져 자라거나 곧게 서서 자란다. 잎은 어긋나고 피침형이다. 꽃은 6~7월에 흰색으로 피며 꽃잎은 없고 붉은빛이 도는 꽃받침이 꽃잎처럼 보인다. 열매는 달걀 모양이고 9~10월에 암갈색으로 익는다. 줄기가 방석처럼 땅바닥에 누워 자라는 경향이 많다. 전초는 이뇨, 살충, 황달, 음부소양증, 백대하, 살충, 감적, 혈압강하, 치통, 복통, 기생충 퇴치에 효능이 있고 습진에는 잎을 짓찧어 외용한다. 효소로 이용할 때는 **전초를 채취한 뒤 적당한 길이로 썰고 황설탕과 1:0.8~1 비율로 담근다.** 3개월 뒤 건더기를 걸러내고 9개월 간 숙성시켜 음용한다.

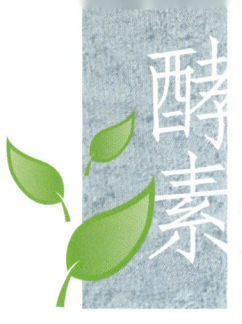

이뇨·부종 _ 이뇨, 부종, 초기 당뇨에 좋은 초본식물
옥수수
벼과 한해살이풀 | *Zea mays* | 1~3m

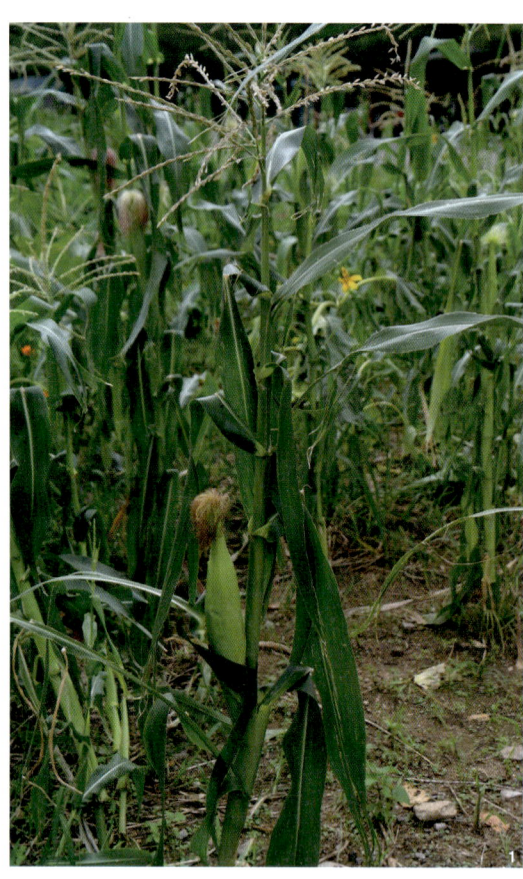 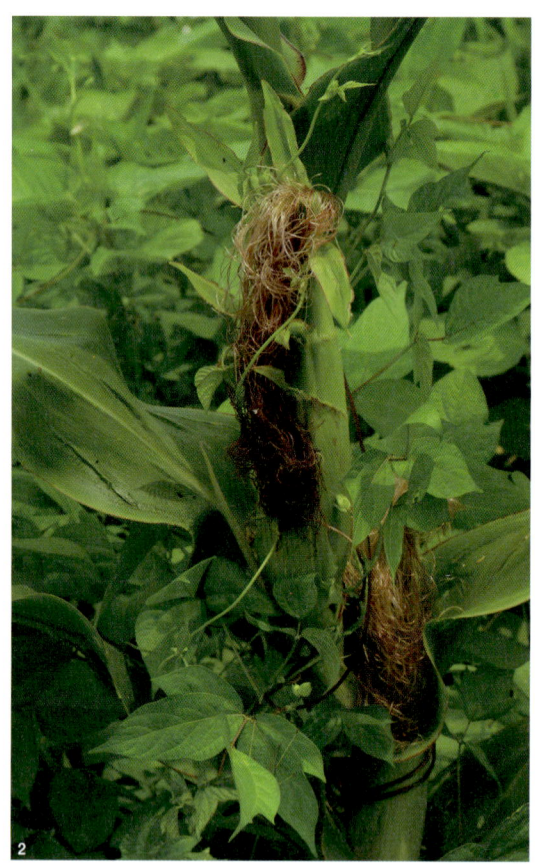

1 옥수수 2 열매

세계 3대 작물의 하나로 멕시코를 비롯한 남북아메리카를 옥수수의 원산지로 추정하고 있다.

줄기는 높이 서고 잎은 어긋나며 길이 1m 내외로 자란다. 밑부분은 잎집이 되어 줄기를 감싼다. 꽃은 7~8월에 피는데 수꽃은 원줄기 끝에, 암꽃은 줄기 상단부 잎겨드랑이에서 핀다. 뿌리, 잎, 옥수수수염이 이뇨에 탁월하다. 또한 결석증, 당뇨에서 효능이 있다. 옥수수 알갱이는 이뇨, 부기, 관절통과 암, 당뇨, 저혈압을 예방한다. 효소를 담그려면 **싱싱한 뿌리, 잎, 옥수수수염을 채취한다.** 준비한 재료를 적당한 길이로 썬 뒤 황설탕과 1:0.8~1 비율로 섞어 3개월 뒤에 걸러내고 9개월 간 숙성시킨다. 또는 생열매를 적당한 길이로 토막내어 옥수수 효소를 담가도 좋다.

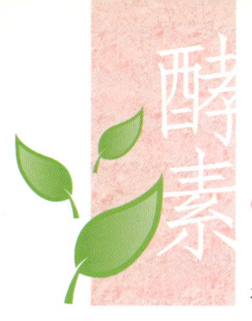

여성질환 _ 항암, 자궁출혈, 아토피 피부염에 좋은 초본식물

뱀딸기 good

장미과 여러해살이풀 | *Duchesnea indica* | 10~30cm

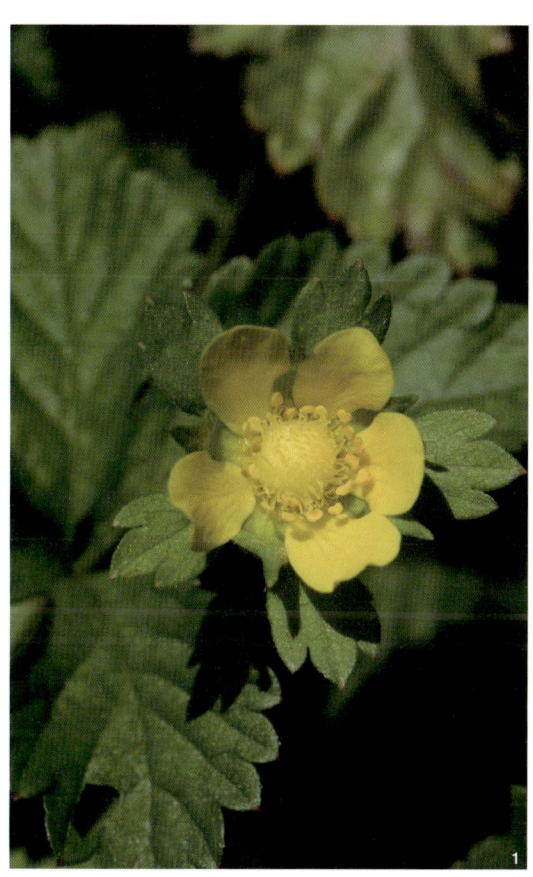
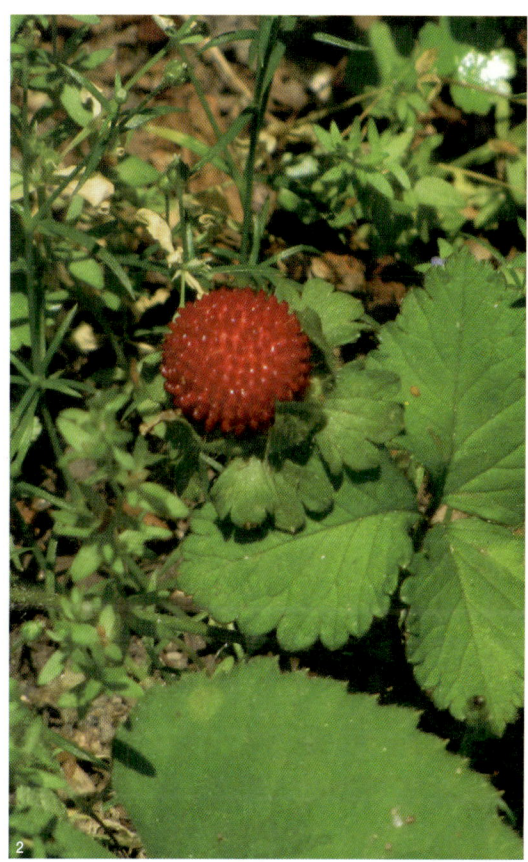

1 꽃 2 열매와 잎

뱀딸기는 잎이 3출엽(작은 잎이 3장)이고, 긴 꽃자루에 한 개의 꽃만 핀다.

전국의 풀밭에서 흔히 자란다. 줄기는 땅 위에 길게 벋고 전체에 털이 많다. 꽃은 3~6월에 노란색으로 핀다. 열매는 6~9월에 둥글고 붉은색으로 익는다. 맛은 텁텁하고 밋밋하다. 한방에서는 뱀딸기를 '사매(蛇莓)'라고 하여 감기, 황달, A형간염, 인후염, 종기, 지혈, 자궁출혈, 대상포진, 결막염, 항암예방에 전초를 달여 먹는다. 뱀에 물린 상처에 잎을 짓찧어 바르고 아토피 피부염에는 잎을 달여서 바르거나 씻는다. 약용할 경우 열매가 열리는 가을에 전초를 채취한다. 뱀딸기에는 항암성분이 함유되어 있어 항암을 목적으로 효소를 만들 때에는 열매를 채취한 뒤 딸기효소에 준해 담글 수 있다.

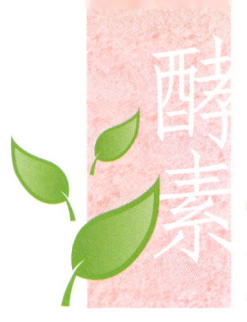

여성질환 _ 갱년기장애, 피부미용에 좋은 유실수
석류나무
석류나무과 낙엽 활엽 소교목 | *Punica granatum* | 3~6m

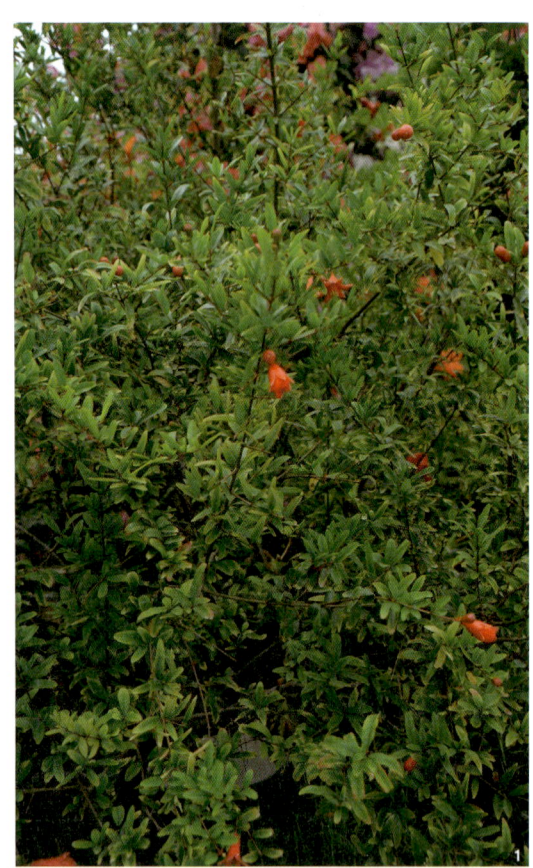

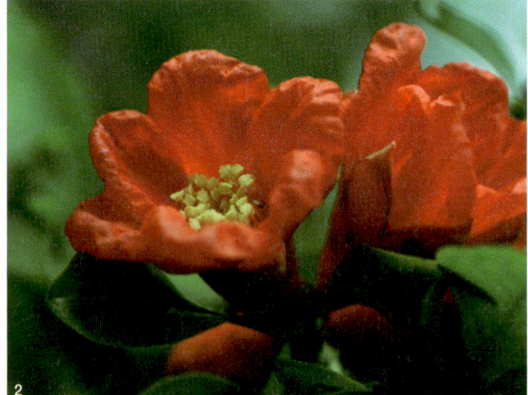

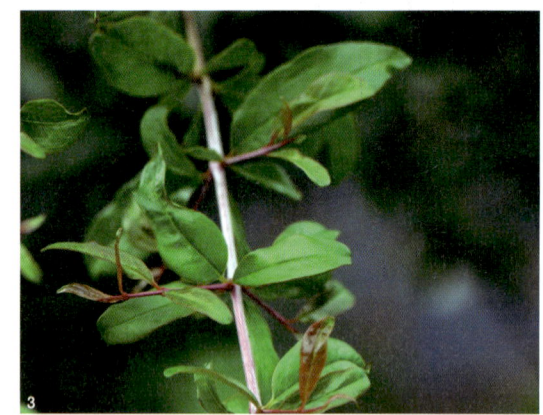

1 수형 2 꽃 3 잎

지중해 연안과 서아시아, 인도 원산으로 우리나라 중부 이남에서 심어 기른다.

우리나라에는 고려 초에 중국에서 들어온 것으로 알려져 있다. 국내에서는 가정집의 정원수나 관상수로 심어 기른다. 품종에 따라 꽃잎이 홑꽃인 품종과 겹꽃인 품종이 있다. 꽃의 색상은 붉은색, 흰색, 노란색 등이 있고 흔히 볼 수 있는 품종은 붉은꽃 품종이다. 9~10월에 붉게 익어 과육이 터지면서 씨를 드러내는 열매를 '석류'라고 부르며 날것을 식용하거나 약용한다. 석류는 국내에서는 3m 내외로 자라지만 원산지에서는 최고 10m 높이로 자란다. 잎은 마주나고 어린잎에는 약간 윤채가 있다. 주로 남부지방에서 키우지만 중부지방에서도 성장이 양호한 편이다.

- 꽃 : 5~7월
- 잎 : 마주나기, 긴 타원형, 도란형
- 분포 : 중부 이남에서 심어 기른다.
- 열매 : 9~10월
- 번식 : 종자, 삽목
- 수확 : 가을에 열매를 수확

❖ 효능

열매 속의 붉은색 즙, 알갱이, 섬유질을 날것으로 먹거나 효소로 이용한다. 과육에는 비타민 A, 비타민 C, 에스트로겐이 풍부하여 피부미용, 갱년기장애, 골다공증, 기생충예방, 동맥경화 등에 좋고 변비에도 효능이 있다. 한방에서는 열매와 뿌리를 중이염, 혈변, 자궁출혈, 항문탈출 등에 약용한다.

❖ 효소 만들기

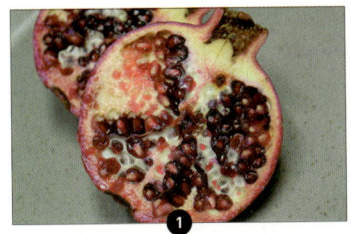
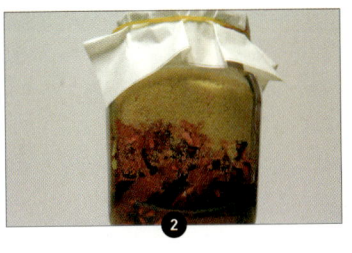
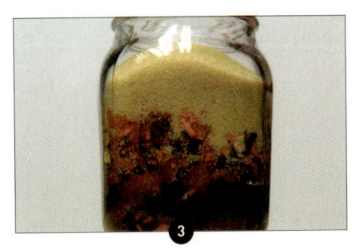

구입하거나 재배한 석류 열매 큰것 4~5개를 준비한다. 열매를 반으로 가른 뒤 수저로 알갱이와 섬유질을 긁어낸다. 긁어낸 재료들을 황설탕에 버무린다.

버무린 알갱이를 용기에 넣고, 그 위에 남아있는 설탕을 붓는다. 한지로 주둥이를 막고 뚜껑을 닫은 뒤 2일 뒤에 개봉한다. 재료가 즙 위에 떠 있으면 곰팡이가 낄 수 있으므로 즙 속에 가라앉도록 나무주걱으로 눌러준다. (재료와 황설탕 비율 1:0.8)

3개월 뒤 건더기는 걸러내고 다시 9개월 더 2차 발효시켜 효소액과 생수를 1:5 비율로 희석하여 음용한다.

약술 포인트

석류술 만들기

석류 알갱이 400g, 담금주 1.8L로 술을 담근 뒤 6개월간 숙성켜 알갱이는 여과시키고 다시 6개월간 2차 숙성을 시켜 하루 2잔씩 음용한다. 기호에 따라 설탕을 가미하기도 하지만, 석류 자체가 시큼하고 맛이 좋으므로 굳이 설탕을 가미할 필요는 없다.

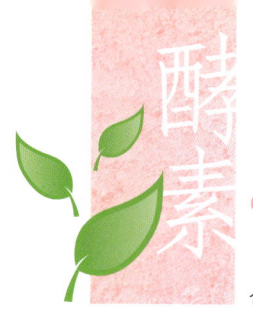

여성질환 _ 월경촉진, 분만촉진에 좋은 초본식물

일당귀

산형과 여러해살이풀 | *Angelica acutiloba* | 60~100cm

깊은 산에서 자생하는 자줏빛 꽃의 토종 당귀와는 달리 일본에서 들여온 도입 품종을 일당귀 또는 왜당귀라고 부른다.

대표적인 약용식물인 당귀는 예전에는 산에서 채취하였으나 지금은 농가에서 많이 재배한다. 한방에서는 토종 당귀와 일당귀를 같이 취급한다. 특유의 향긋한 향취가 있어 쌈 채소로 인기가 높다. 줄기는 1m 내외로 자라고 잔가지가 사방으로 갈라지면서 자란다. 잎의 길이는 10~25cm 내외, 1~3회 깃꼴로 갈라진다. 8~9월에 피는 꽃은 겹우산모양꽃차례로 30~40개의 흰색의 작은 꽃이 무리지어 달린다. 토종 당귀와 향은 거의 비슷하지만 토종 당귀는 식감이 조금 두툼하고 일당귀는 식감이 상대적으로 부드러운 편이다.

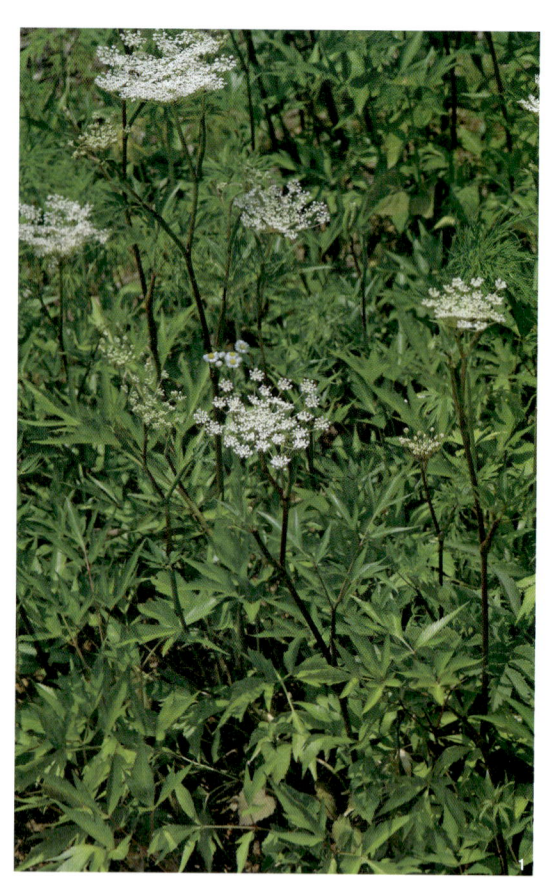

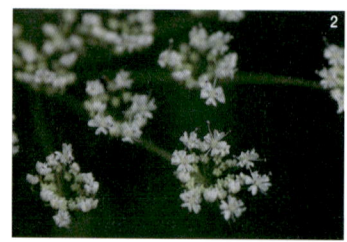
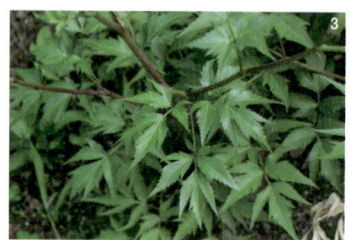
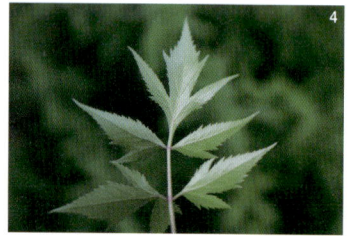

1 전초 2 꽃 3 잎 4 잎 뒷면

- 꽃 : 8~9월, 흰색
- 잎 : 1~3회 깃꼴겹잎
- 분포 : 농가에서 재배한다.
- 열매 : 9~10월
- 번식 : 파종, 모종
- 수확 : 잎자루 포함 잎 길이가 15cm일 때 수확

❖ 효능

토종 당귀의 뿌리가 약용효능이 높다. 토종 당귀의 뿌리는 월경촉진, 분만촉진, 현기증, 통증, 마비, 혈액순환, 어혈 등에 효능이 있다. 효소는 월경이나 분만촉진 같은 각종 여성질환에 효능이 있다.

❖ 효소 만들기

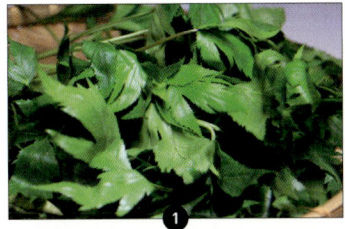
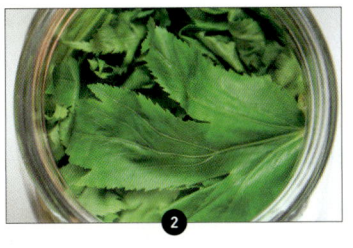
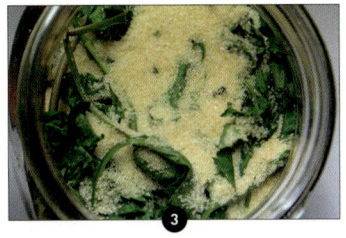

1. 시중에서는 대부분 일당귀를 당귀라 부르며 판매한다. 구입한 당귀를 물에 씻어 서늘한 곳에서 말려서 사용하자.

2. 적당한 크기로 자른 일당귀의 잎과 줄기를 황설탕과 1대 0.7~8 비율로 섞는다. 재료를 미리 설탕에 버무려 담아도 괜찮다. (재료와 황설탕 비율 1:0.7~0.8)

3. 한지로 주둥이를 막은 뒤 뚜껑을 닫고 한 달동안 3~4회 골고루 섞어준다. 3개월 뒤 건더기를 걸러내고 2차 숙성을 9개월 동안 더 한다. 효소액과 생수를 1:5 비율로 희석하여 음용한다.

 약술 포인트

 당귀술 만들기
토종 생 당귀뿌리 180g, 설탕 100g을 담금주 1.8L를 넣어 밀봉한 뒤 3개월간 숙성하여 음용한다. 말린 당귀뿌리로 술을 담가도 상관은 없다.

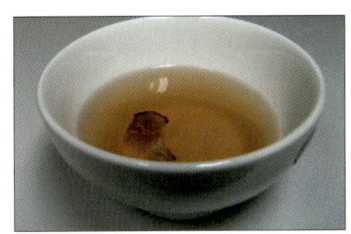

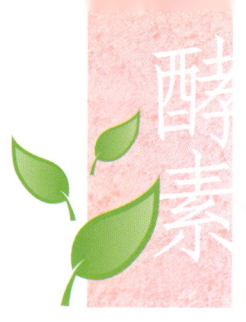

여성질환 _ 산후오로, 부인병에 좋은 초본식물

양지꽃

장미과 여러해살이풀 | *Potentilla fragarioides* | 20~50cm

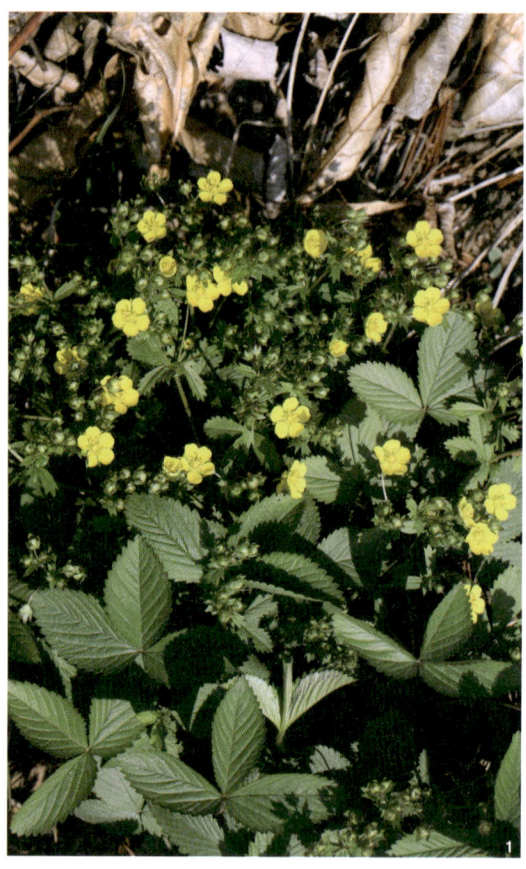

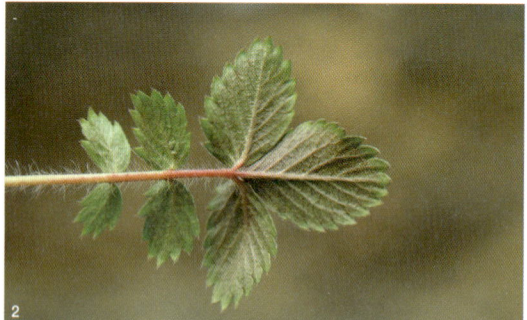

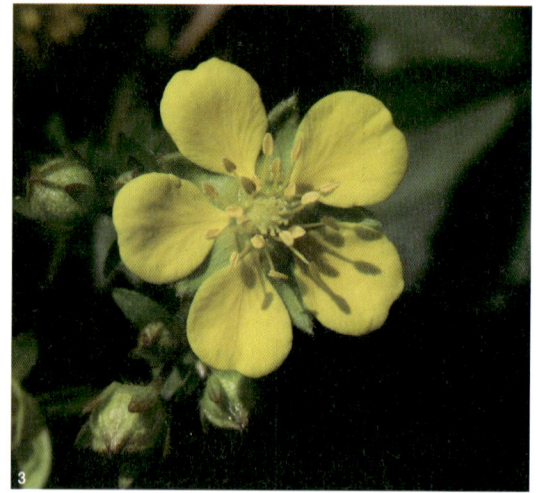

1 양지꽃 2 잎 뒷면 3 꽃

이른 봄 전국의 양지바른 산과 들에서 쉽게 볼 수 있는 야생화이다.

지방에서는 '소시랑개비'라고도 부른다. 줄기는 비스듬히 자라고 털이 많은 편이다. 깃꼴겹잎의 뿌리잎은 2~3월경부터 올라와 사방으로 퍼지고, 줄기잎은 3출엽이다. 꽃은 4~6월에 줄기 끝에서 가지마다 노란색의 꽃이 취산꽃차례로 달린다. 꽃잎은 5개이고, 넓은 난형에 끝이 오목하게 패여 있다. 유사종인 뱀딸기는 작은 잎이 3장씩 붙고 줄기 끝에 꽃이 꽃차례를 이루지 않고 하나씩만 피는 점이 양지꽃과 다르다. 뱀딸기는 야산이나 논둑에서 흔하게 자라고, 양지꽃은 도시 근교의 높은 산 양지바른 풀밭이나 묘지 부근에서 흔히 자란다.

- 꽃 : 4~6월, 노란색
- 잎 : 3~15개의 작은 잎
- 분포 : 산야의 양지바른 풀밭
- 열매 : 6~7월, 달걀 모양
- 번식 : 종자, 포기나누기
- 수확 : 뿌리를 포함한 전초 수확

❖ 효능

한방에서는 양지꽃을 '치자연(雉子筵)'이라고 하여 전초를 약용한다. 전초는 비장이나 위장을 보하고 혈액순환장애로 인한 영양장애, 화병에 좋다. 뿌리는 지혈 효과가 탁월하여 자궁출혈, 월경과다, 골반내염증, 산후 오로증(오장이 허약해져서 나타나는 증세), 객혈 등에 좋다.

❖ 효소 만들기

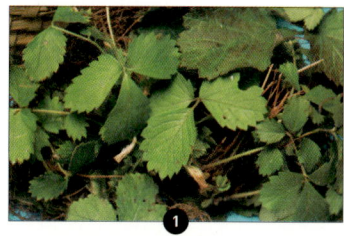
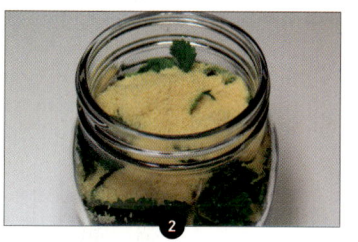
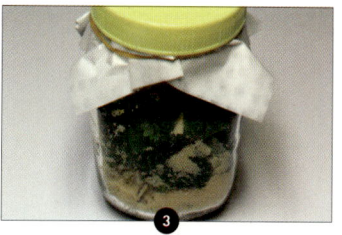

뿌리를 포함한 전초를 채취한 뒤 흐르는 물에 충분히 씻어 물기를 털어낸다. 통풍이 잘되는 그늘에서 물기가 없도록 하루 정도 말린다.

재료를 적당한 길이로 자른 뒤 용기에 넣고, 황설탕을 그 위에 붓는다. (재료 300g: 황설탕 240g)

한지로 주둥이를 막고 뚜껑을 닫은 뒤 한 달에 3~4회 정도 골고루 섞어준다. 이를 6개월 정도 발효시켜 건더기는 걸러내고 2차 숙성을 6개월 더 한 뒤 효소액과 생수를 1:5 비율로 희석하여 음용한다.

약술 포인트

뱀딸기술 만들기

뱀딸기 열매 500g을 채취하여 1.8L의 담금주에 담근 뒤 3개월 후, 건더기는 걸러내고 음복한다. 대개 약초로 술을 담글 때 설탕을 넣는데 적량의 설탕을 넣더라도 달아서 마시지 못하는 경우가 많다. 따라서 당분이 있는 열매로 술을 담글 때는 아예 설탕을 넣지 말아야 하며, 재료가 쓴 맛이 강한 경우에 적량의 설탕을 넣는다.

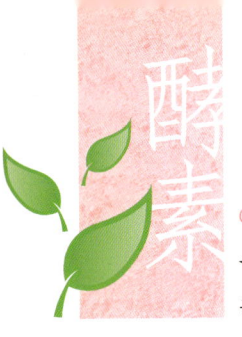

여성질환 _ 침침한 눈, 여성질환, 부종에 좋은 초본식물

쑥, 참쑥, 사철쑥, 개똥쑥, 더위지기

국화과 여러해살이풀 | *Artemisia princeps* | 50~120cm

산과 들, 풀밭에서 흔히 자라는 쑥 외에도 '참쑥' '사철쑥' 등의 유사종이 많으며 대부분 식용하거나 약재로 사용한다.

전체에 거미줄 같은 털이 있다. 쑥의 원줄기는 높이 120cm 내외이고 잎은 어긋나게 달리며, 잎 가장자리는 깃꼴로 깊게 갈라진다. 꽃의 길이는 3.5mm 내외로 꽃자루가 거의 없고, 7~9월이면 자잘한 녹자색의 꽃들이 무리지어 달린다. 쑥과 유사한 품종 중에 약용으로 인기 있는 쑥은 강가나 모래땅에서 자라며 줄기 하단이 목질화 되어 있는 '사철쑥'과 초본식물이 아닌 낙엽 관목 '더위지기'가 있는데 이들은 한방에서 '인진쑥'으로 불린다. 쑥, 참쑥, 인진쑥, 개똥쑥, 제비쑥 등은 모두 동일한 방법으로 효소를 담글 수 있다.

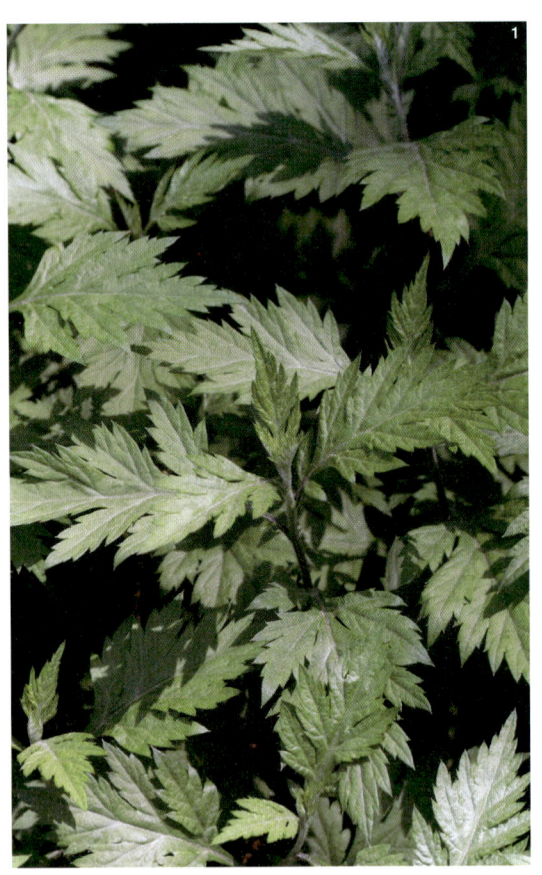

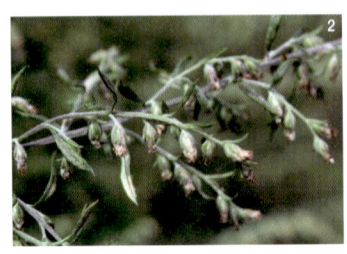
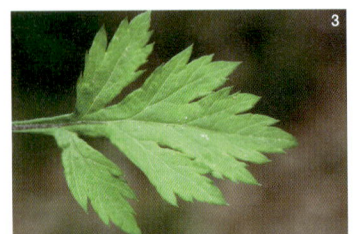
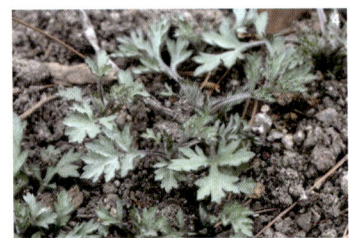

1 전초 2 꽃 3 잎 4 어린잎

- **꽃** : 8~9월
- **잎** : 깊게 갈라진 모양
- **분포** : 논둑, 밭둑, 산지의 양지바른 풀밭
- **열매** : 9~11월
- **번식** : 포기나누기, 꺾꽂이
- **수확** : 꽃이 피지 않은 어린잎 채취

❖ 효능

말린 쑥은 항균, 지혈, 비출혈, 부스럼, 설사, 복부냉증, 태동불안, 월경불순, 대하, 고혈압, 노화예방에 약용하는데 특히 여성질환에 좋다. 약으로 복용할 경우 3~10g씩 달여 먹는다. 사철쑥은 이뇨, 간염, 황달에 사용하고 더위지기는 비장과 위장을 보하고 황달, 악창, 정신불안, 공복감에 좋다. 목본식물인 더위지기와 비슷한 개똥쑥은 해열, 거풍, 말라리아, 악창, 설사 등에 약용하였고, 항암에 대해서는 항암치료제로서의 가능성이 있다는 연구가 보고 되고 있지만 부작용이 있는 것으로 알려져 있다.

❖ 효소 만들기

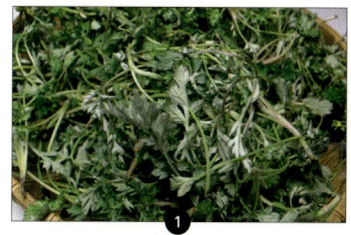
1
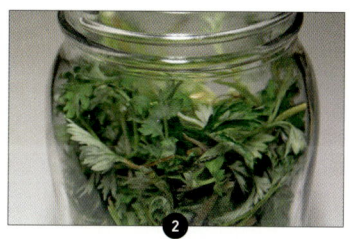
2
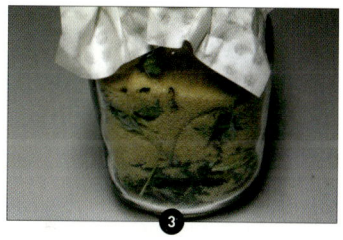
3

봄에서 가을에 꽃이 피기 전의 어린잎을 채취하여 흐르는 물에 씻은 뒤 물기를 털어낸다. 통풍이 잘되는 그늘에서 물기가 없도록 하루 정도 말린다.

잎을 칼로 잘게 썬 뒤 설탕과 1대0.8 비율로 섞어 담근다. (재료 300g:설탕 240g)

한지로 주둥이를 막고 뚜껑을 닫은 뒤 한 달에 3~4회 골구로 골고루 섞어준다. 6개월 동안 숙성시켜 건더기를 걸러내고 2차 숙성을 6개월 더 한다. 효소액을 생수나 막걸리와 1:5 비율로 희석하여 음용한다.

약술 포인트

쑥술 만들기
어린 쑥 150g, 담금주 1.8L로 술을 담되, 설탕은 소량을 넣거나 넣지 않는다. 3개월 숙성시킨 뒤 건더기를 걸러내고 음용한다.

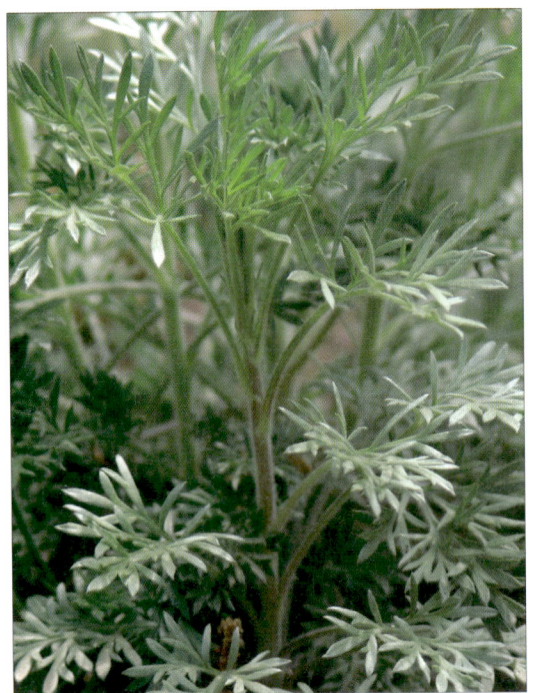

사철쑥의 어린잎

사철쑥의 줄기잎

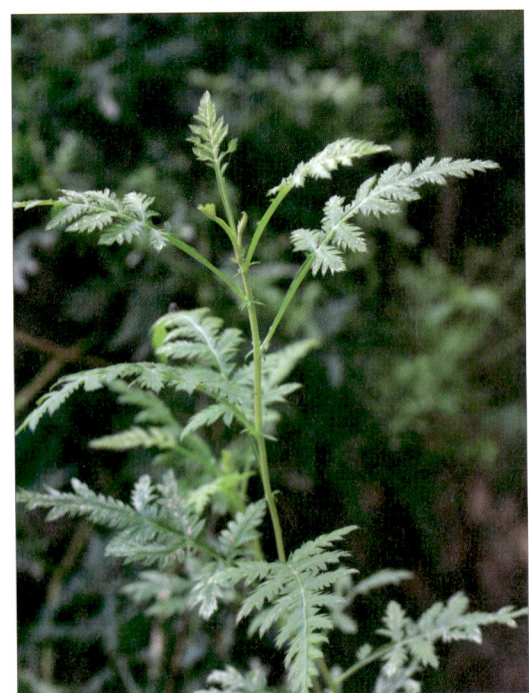

더위지기의 잎

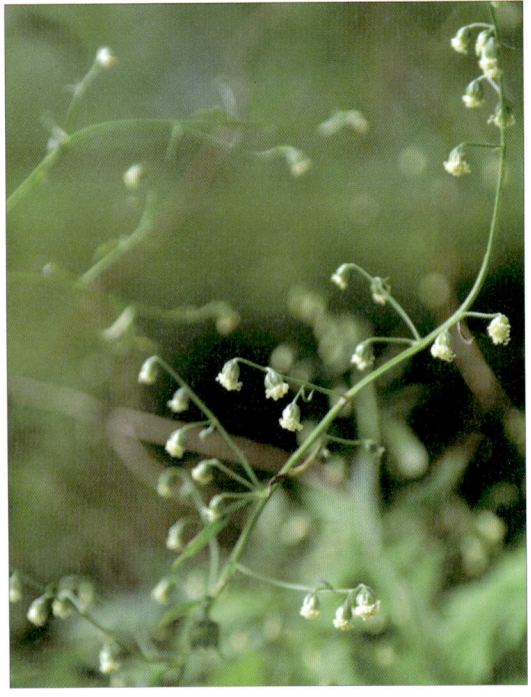

더위지기의 꽃

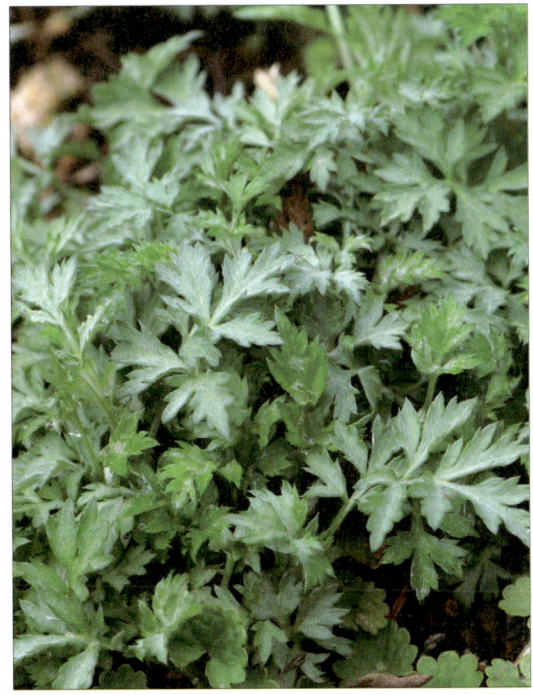
참쑥의 어린잎

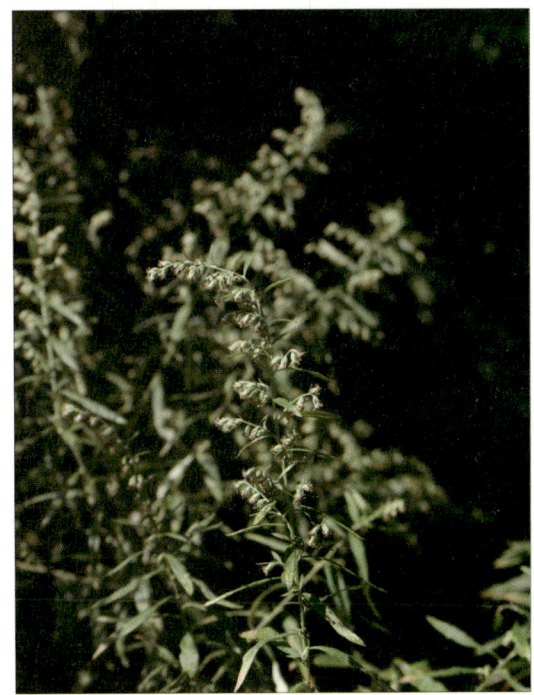
참쑥의 줄기잎과 꽃

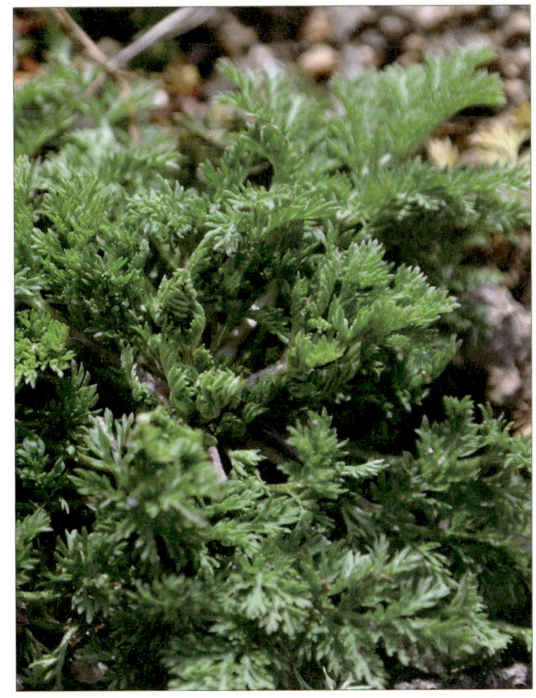
개똥쑥의 어린잎

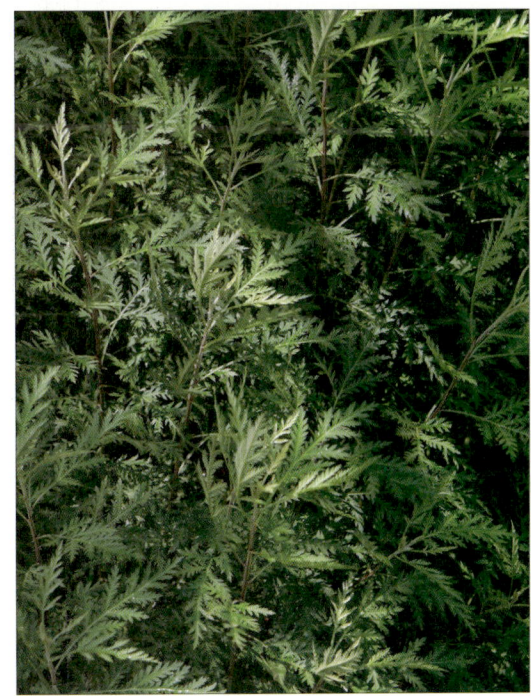
개똥쑥의 줄기잎

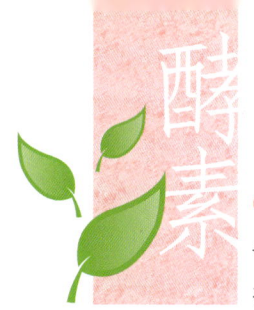

여성질환 _ 붓기, 여성질환에 약용하는 초본식물

솜양지꽃

장미과 여러해살이풀 | *Potentilla discolor* | 10~40cm

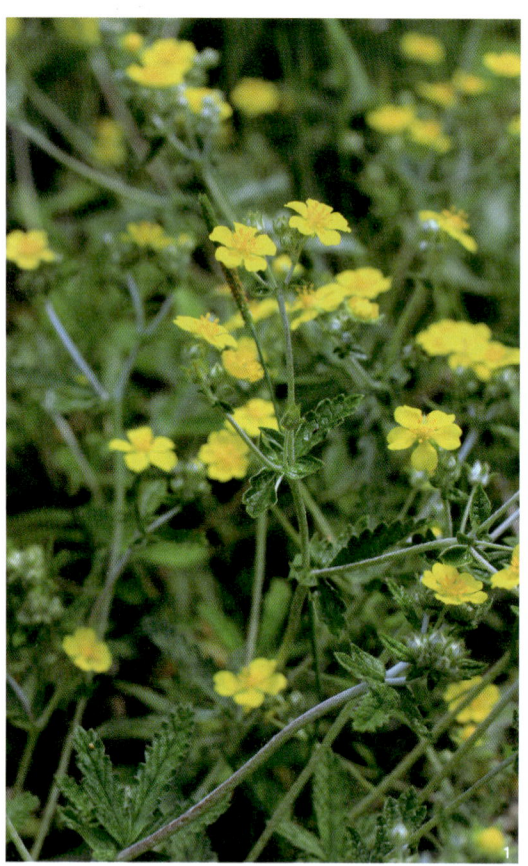
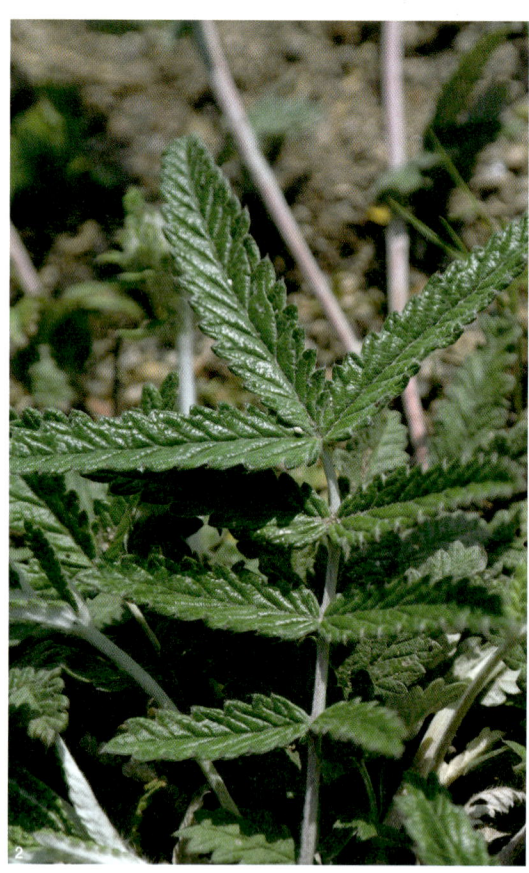

1 전초 2 잎

한방에서 뿌리를 '번백초(翻白草)'라 하여 약용한다. 식물체에 빽빽한 솜털이 나 있다.

솜양지꽃은 지혈, 해열, 해독, 이질, 말라리아, 붓기, 부스럼, 한기, 질출혈, 가래 등에 효능이 있다. 바닷가나 양지바른 산기슭에서 자생하지만 개체수는 그리 많지 않다. 뿌리잎은 홀수깃꼴겹잎에 3~4쌍의 작은 잎으로 구성되어 있고, 줄기잎은 3출엽이다. 잎 뒷면에 흰색털이 빽빽하게 나 있지만, 여름이면 털이 많이 사라진다. 꽃은 4~8월에 가지 끝에 몇 개의 노란색 꽃이 취산꽃차례로 달리고, 열매는 5~9월에 익는다. 효소로 쓸 경우에는 **뿌리를 포함한 전초를 채취하여 양지꽃에 준해 담글 수 있다.** 민간에서 봄에 어린 덩이뿌리를 밤처럼 쪄서 먹거나 말려서 해열제 등으로 쓰기도 한다.

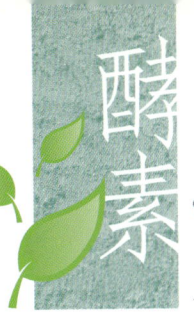

안과질환 _ 녹내장, 자양강장에 좋은 허브식물
회향(훼넬)
산형과 한두해살이풀 | *Foeniculum vulgare Gaertner* | 1.5~2m

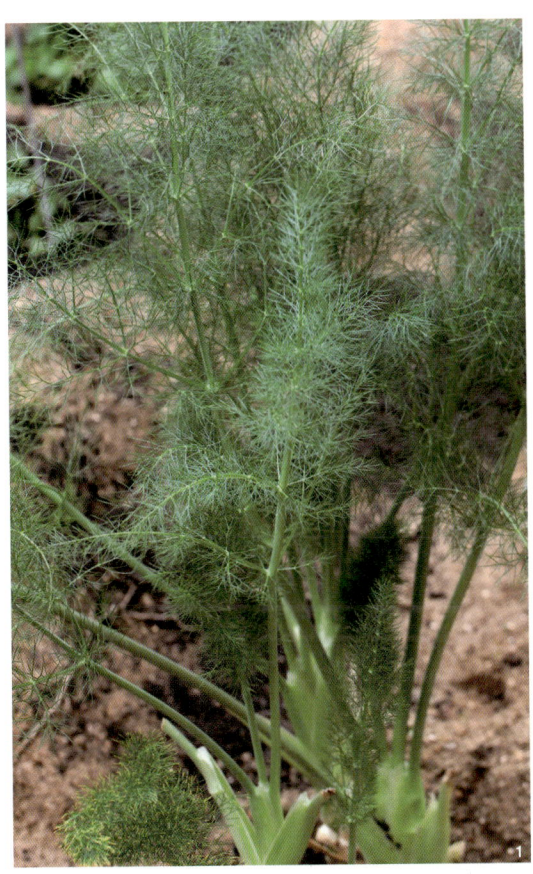
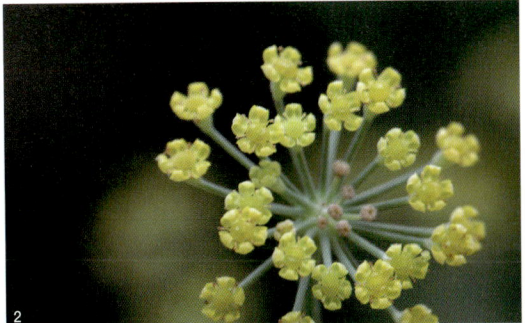
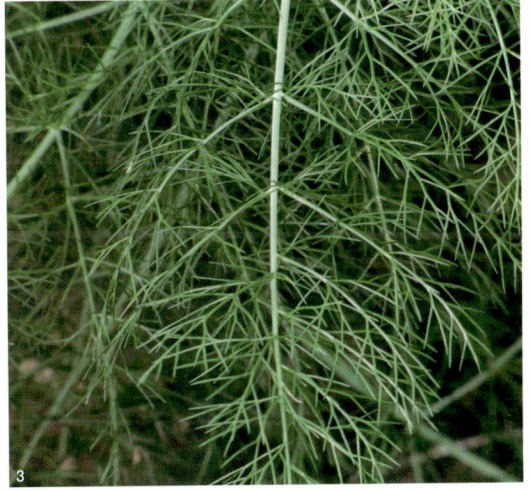

1 훼넬 2 꽃 3 잎

지중해 연안이 원산지인 허브식물이다.

우리나라에서는 수목원에서 볼 수 있고 화초도매상가에서 판매하기도 한다. 열매가루는 '회향'이란 향신료로 유명하다. 줄기는 높이 1.5~2m로 곧게 자라고 속은 비어 있다. 잎 모양은 3~4개로 갈라진다. 꽃은 초여름에 노란색의 꽃이 우산모양의 꽃차례로 핀다. 열매는 둥글고 감초맛이 난다. 열매는 시력, 배앓이, 고혈압, 기침에 효능이 있고 자양강장, 각종 여성질환, 이뇨작용을 통한 비만해소, 노화예방에도 좋을 뿐 아니라 녹내장 치료 성분이 있다. 효소로 쓸 때는 **지상부를 잘게 썰어 황설탕을 1:0.7~0.8 비율로 하여 담근다. 약 3개월 뒤에 건더기는 걸러내고 9개월 간 숙성시켜 물에 희석해 음용한다.**

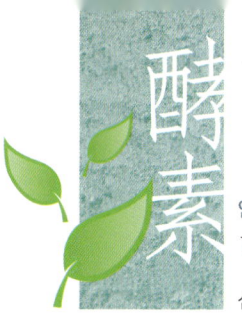

안과질환 _ 침침한 눈, 여성질환, 부종에 좋은 초본식물

냉이 good 👍

십자화과 여러해살이풀 | *Capsella bursapastoris* | 10~50cm

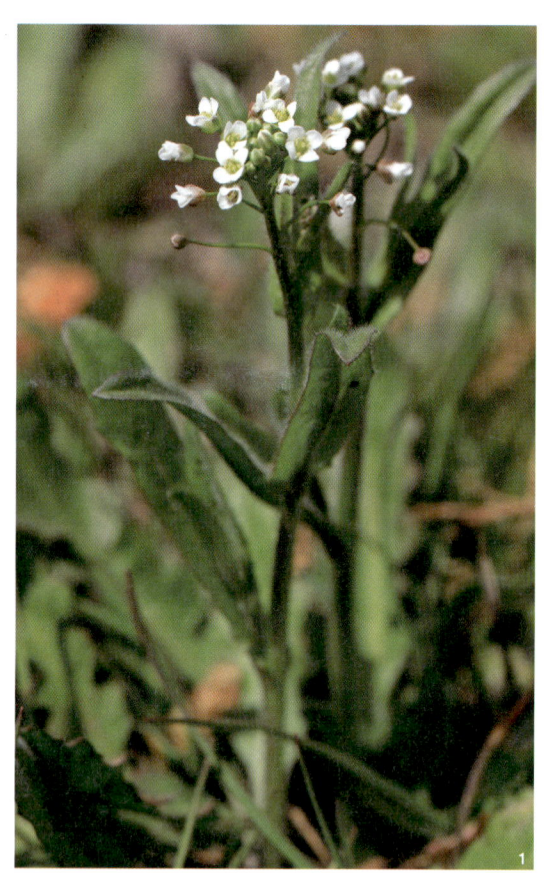

우리나라 전역, 산지의 양지바른 풀밭, 논둑이나 밭둑에서 흔히 자생한다.

열매 모양이 역삼각꼴이므로 유사종과 구별할 수 있다. 줄기는 곧게 서고 전체에 털이 있다. 뿌리에서 올라온 잎은 치아 모양의 깊은 톱니가 있다. 잎은 줄기 상단부로 갈수록 피침형으로 변한다. 상단부 잎은 톱니가 없고 가장자리가 밋밋한 형태로 바뀐다. 잎의 하단부는 줄기를 반쯤 감싼다. 4~5월에 줄기나 가지 끝에 달리는 총상꽃차례에 흰색의 꽃이 모여 핀다. 꽃잎은 4개, 수술은 6개이다. 봄에 어린잎과 뿌리를 통째로 채취하여 국이나 나물로 식용하는데 특유의 향취가 있다. 냉이는 꽃이 피면 억세고 맛이 없으므로 꽃이 피기 전에 채취해야 한다.

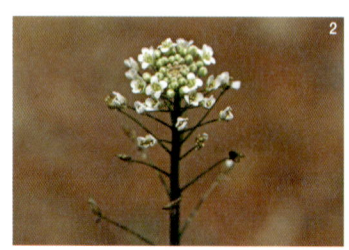
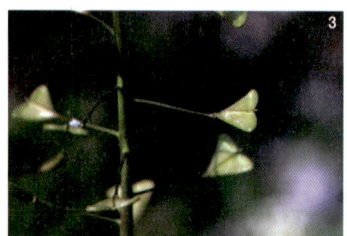
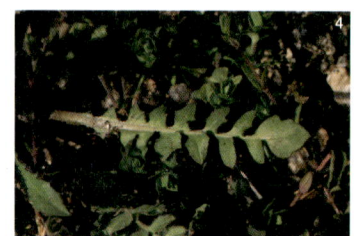

1 전초 2 꽃 3 열매 4 뿌리잎

- 꽃 : 5~6월, 흰색
- 잎 : 어긋나기, 치아모양 톱니
- 분포 : 논둑, 밭둑에서 자란다.
- 열매 : 6월, 역삼각꼴
- 번식 : 종자
- 수확 : 꽃이 피기 전 뿌리째 수확

❖ 효능

건조시킨 전초를 이질, 임병, 지혈, 혼탁한 오줌, 혈변, 월경과다, 적백리대하, 충혈, 침침한 눈, 부종에 9~15g씩 달여 먹는다. 효소로 쓸 경우에는 싱싱한 전초로 사용한다.

❖ 효소 만들기

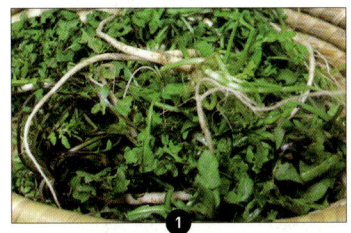
1

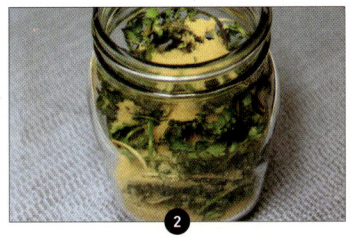
2

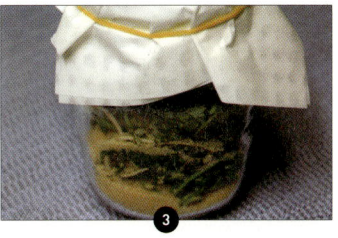
3

논둑이나 밭둑에서 냉이를 채취하거나 시중에서 구입하여 흐르는 물에 10회 정도 깨끗이 세척한다. 물기를 털어낸 뒤 그늘에서 1~2일 정도 건조시킨다.

냉이를 잘게 썬 뒤 황설탕과 1대 0.8 비율로 섞어 효소로 담근다. 미리 설탕에 버무려 담가도 되지만, 위쪽에 설탕을 부어 공기와 재료가 닿지 않도록 해준다. (재료 300g:황설탕 240g)

한지로 주둥이를 막고 뚜껑을 닫은 뒤 한 달동안 3~4회 골고루 섞어준다. 3개월 뒤 건더기를 걸러내고, 2차 숙성을 9개월 더 한 뒤 효소액과 생수를 1:5 비율로 희석하여 음용한다.

약술 포인트

냉이술 만들기

생 냉이 200~300g을 물에 깨끗이 씻은 후에 물기를 제거하고 하루정도 건조시킨다. 용기에 냉이를 적당한 크기로 썰어 넣거나 통째로(전초) 넣어 설탕과 1.8L 담금주를 붓고 서늘한 곳에서 6~8개월 정도 보관한다. 취향에 따라 설탕은 넣거나 넣지 않아도 상관없다. 냉이주는 혈액순환과 혈관의 확장, 눈의 피로회복에 효과적이다.

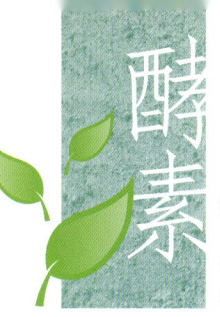

안과질환 _ 머리와 눈을 맑게 하는 상록성 목본식물
차나무
차나무과 상록 활엽 관목 | *Camellia sinensis* | 1~5m

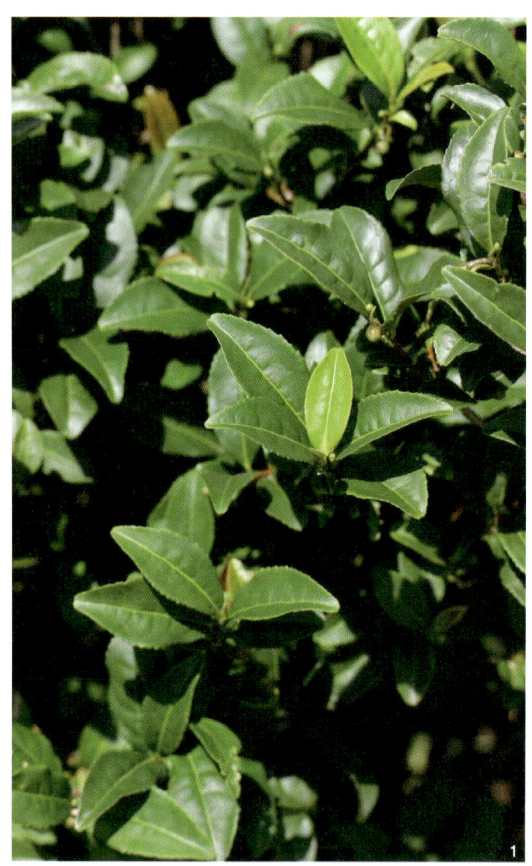

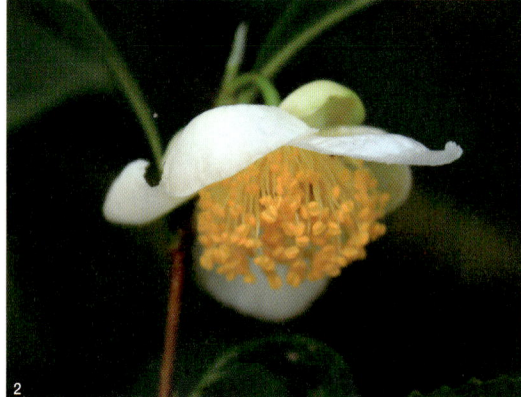

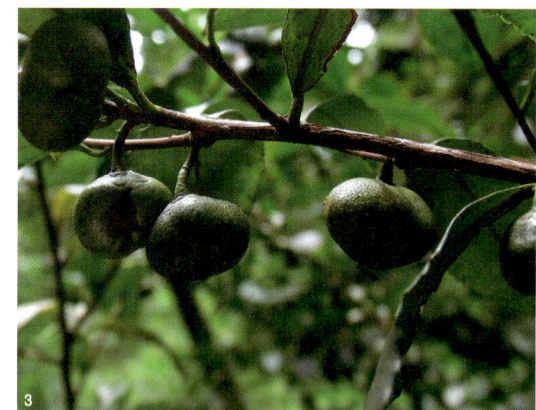

1 수형 2 꽃 3 열매

중국, 인도가 원산지이다. 우리나라에는 약 1천년 전 도입되어 재배한다.

원산지에서는 8m 이상으로 자란다. 주로는 겨울눈이나 새순을 따서 차를 만들어 마신다. 10~12월에 피는 흰색의 꽃은 아래를 향해 피고, 열매는 다음해 10~11월에 익는다. 효소로 쓸 때는 1~3번째 어린잎을 수확해 사용하는 것이 좋고 4월경에 채취하는 것이 가장 좋다. 잎은 가래, 이뇨, 해독, 시력, 설사에 좋다. 어린줄기와 뿌리는 심장병, 건선피부염, 구내염에 좋다. 어린잎, **어린줄기를 채취한 뒤 황설탕과 1:0.8~1 비율로 버무리고, 필요에 따라 설탕의 절반을 뜨거운 물에 풀어 시럽으로 만든 뒤 담그기도 한다. 6개월 뒤에 건더기를 걸러내고 다시 6개월 정도 더 숙성시켜 음용할 수 있다.**

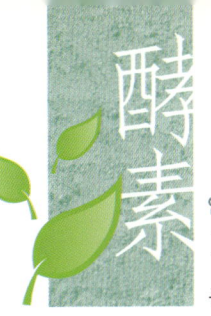

안과질환 _ 시력회복과 간기능 개선, 소화불량에 좋은 초본식물

결명자, 석결명

콩과 한해살이풀 | *Senna tora* | 150cm

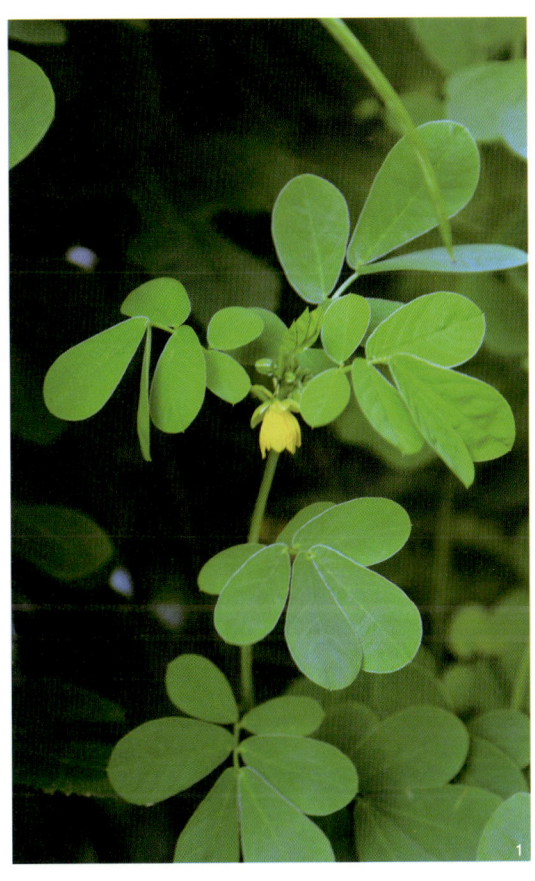
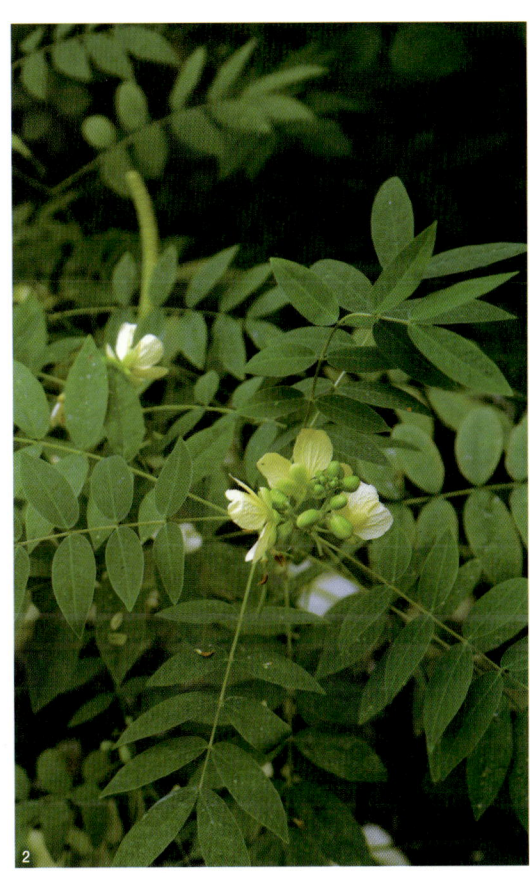

1 결명자 2 석결명

결명자의 원산지는 북미이며 극동아시아에서 흔히 재배하며, 유사종 석결명의 원산지는 멕시코이다.

땅콩과도 비슷하지만 땅콩의 잎은 2쌍씩 나므로 결명자와 구별할 수 있다. 줄기는 높이 150cm, 어긋난 잎은 짝수깃꼴겹잎으로 2~4쌍씩 달린다. 종자를 '결명자'라고 하며 약용하거나 차로 우려 마신다. 석결명은 멕시코 자생식물로서 결명자와 비슷한 효능을 지녔다. 잎과 종자는 녹내장, 야맹증, 간, 소화불량, 위통, 피부염에 효능이 있다. 효소로 쓰려면 채취한 **지상부를 황설탕과 1:0.8 비율로 섞어 3개월 뒤에 건더기를 걸러내고 2차로 9개월 간 더 숙성시켜야 한다.** 어린잎은 나물로도 식용할 수 있다.

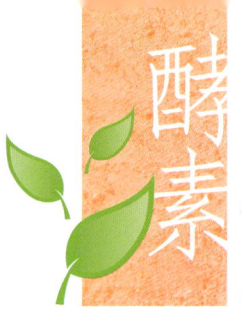

소화 · 위장질환 _ 위장, 소화, 식중독, 피로회복에 좋은 유실수

매실나무(매화나무)

장미과 낙엽 활엽 관목 | *Prunus mume* | 4~6m

흔히 매화나무로 부르지만 정식명칭은 '매실나무'이다. 열매를 '매실(梅實)'이라고 한다.

중국 원산이지만 우리나라에는 삼국시대 이전에 들어와서 지금은 산에서도 흔히 자라거나 전국에서 심어 기르기도 한다. 꽃은 2~4월에 가지마다 1~3개의 흰색 꽃이 향기를 내며 모여 피고 꽃자루는 짧거나 거의 없다. 열매는 6~7월에 초록색으로 익는다. 효소로 쓸 때는 열매에서 씨를 빼거나 빼지 않고 황설탕과 1:0.7~0.8 비율로 섞는다. 씨를 빼고 담그면 3개월 뒤 건더기를 걸러내어 각종 양념으로 사용한다. 건더기를 걸러낸 효소액은 9개월 간 2차 숙성시켜 물에 타서 마시거나 각종 요리의 양념으로 사용한다. 소화, 위장, 식중독, 숙취에 좋고 피부미용에도 좋다. 1년 이상 묵은 효소액도 요리의 양념으로 사용한다.

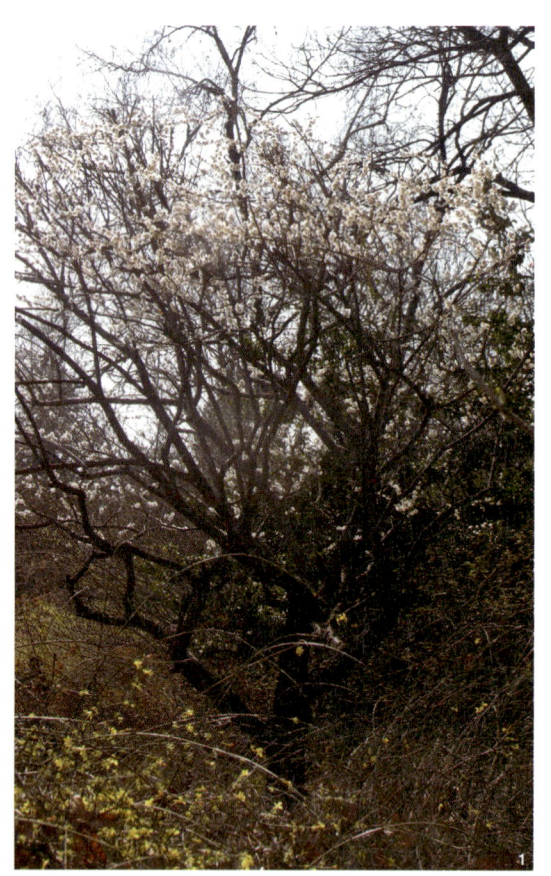

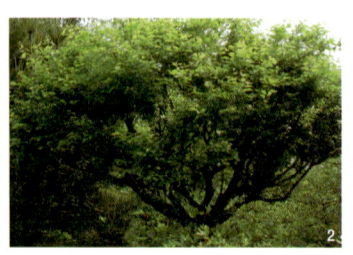

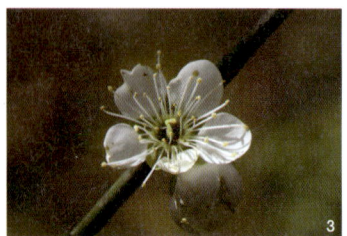

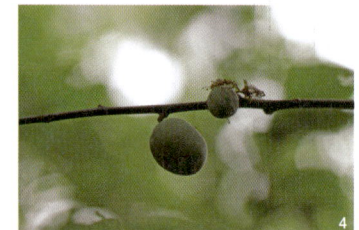

1 봄 수형 2 여름 수형 3 꽃 4 열매

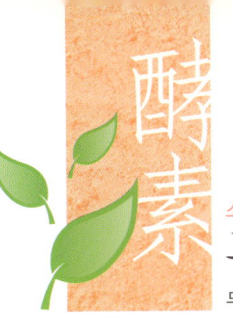

소화·위장질환 _ 위장염, 당뇨, 혈액순환에 좋은 목본식물
두릅나무
두릅나무과 낙엽 활엽 소교목 | *Aralia elata* | 3~4m

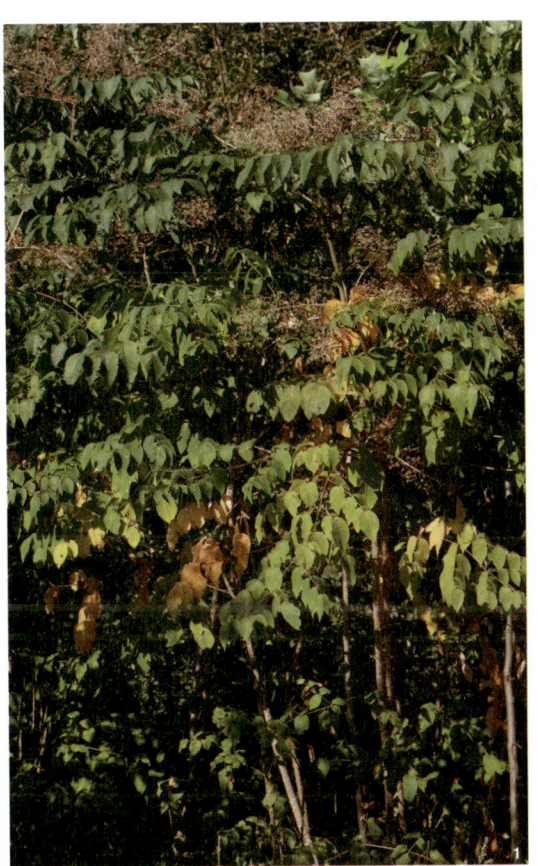
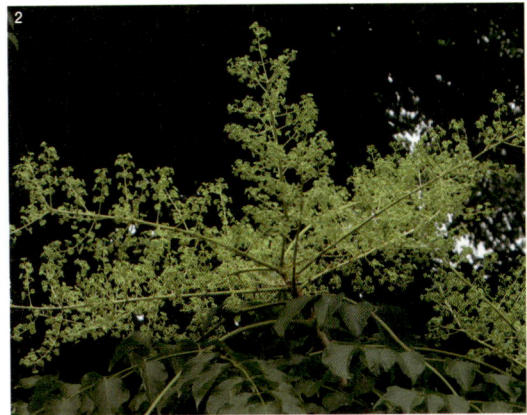
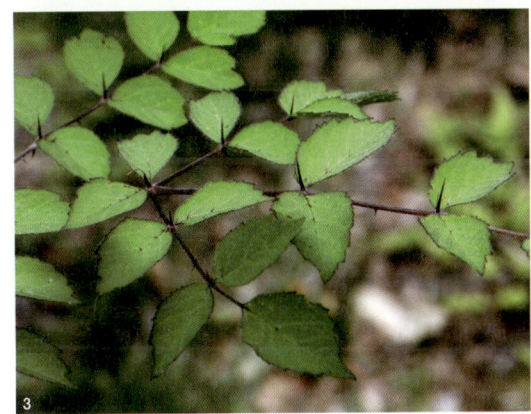

1 수형 2 꽃 3 잎

줄기에 날카로운 가시가 많이 달리다가 차츰 없어진다. 줄기에서 올라오는 새순을 '두릅'이라 하여 살짝 데쳐서 나물로 식용한다.

잎은 어긋나게 달리고 2~3회 깃꼴겹잎이며 작은 잎들은 서로 마주난다. 꽃은 8~9월에 녹백색의 꽃이 겹산형꽃차례로 달리고, 열매는 10월에 검정색으로 익는다. 뿌리껍질과 수피를 약용하는데 혈액순환, 위장염, 당뇨, 관절염, 신경쇠약, 소염, 이뇨에 효능이 있다. 효소로 쓸 때는 **어린순을 채취할 때 수피도 함께 채취해 사용한다.** 황설탕과 1:1비율로 섞어 3개월 동안 숙성시킨 후 건더기를 걸러낸다. 2차 숙성은 9개월 동안 한 뒤 효소와 생수를 1:5비율로 타서 음용한다.

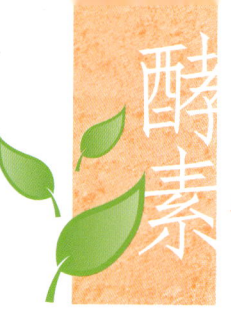

소화 · 위장질환 _ 변비, 비만, 노화예방에 좋은 염습성 초본식물

갯개미자리(세발나물, 갯나물)

석죽과 한두해살이풀 | *Spergularia marina* | 10~20cm

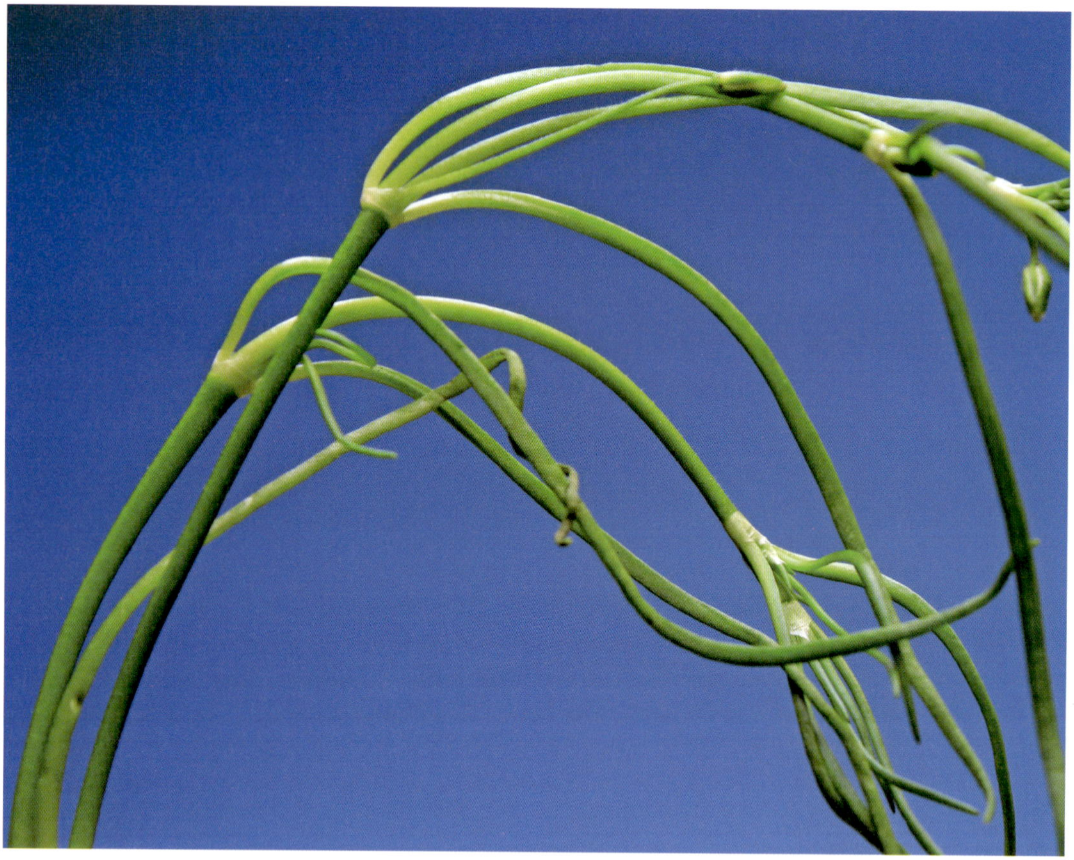

바닷가의 갯개미자리

남부지방의 해남, 무안, 신안, 영암 등의 바닷가와 제주도에서 자생한다.

주로 가을부터 봄 사이에 채취하는 세발나물은 '갯나물'이라고도 부르며 나물로 무쳐 먹는다. 최근에 노화예방에 효과가 있다 하여 대규모로 재배되기도 하지만 보통은 변비예방 약재로 사용한다. 줄기는 밑에서 여러 갈래로 갈라져 높이 10~20cm로 자라고 잎은 마주나게 달리며 한쪽 면이 납작한 선형이다. 꽃은 5~8월 줄기의 잎겨드랑이에서 흰색 또는 연한 분홍색으로 피고, 꽃잎은 5개, 수술도 5개, 암술머리는 3개이다. 열매는 달걀 모양이고 길이 5~6mm 정도이다. 9~5월 사이에서 남부지방의 바닷가에서 채취할 수 있다. 갯개미자리는 바닷가에서 자라는 개미자리 종류라는 뜻의 이름이다.

- 꽃 : 5~8월, 흰색, 연한 분홍색
- 잎 : 마주나기
- 분포 : 남부지방의 바닷가 바위 근처
- 열매 : 8월, 달걀 모양
- 번식 : 종자
- 수확 : 늦가을~봄에 줄기와 잎 채취

❖ 효능

갯개미자리는 식물체에 비타민 C, E, 칼슘, 칼륨, 베타카로틴과 섬유질이 풍부하다. 특히 베타카로틴은 몸속의 해독작용을 통해 암과 노화예방에 관여하는 것으로 알려져 있다. 또한 당뇨, 골다공증, 비만, 살균, 변비에 효능이 있고 노화예방, 항암 성분이 함유되어 있다. 이를 끓는 물에 데쳐서 식용할 경우에는 그 효능이 약간 저하되는 것으로 알려져 있다.

❖ 효소 만들기

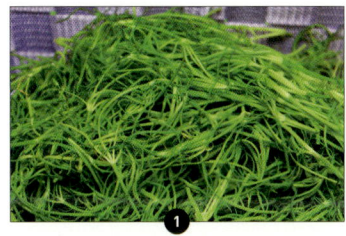
①

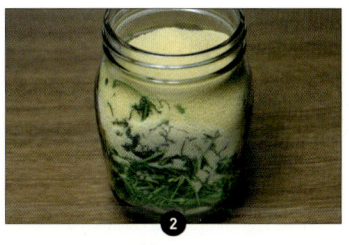
②

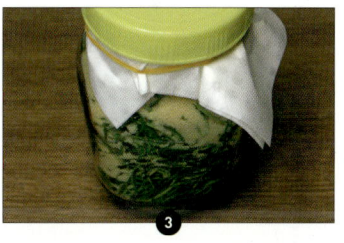
③

① 늦가을~봄에 바닷가 바위틈에서 채취하거나, 시중에서 구입한다. 흐르는 물에 세척한 뒤 물기를 털어낸다. 통풍이 잘되는 그늘에서 물기가 없도록 이틀 정도 말린다.

② 재료를 황설탕에 버무린 뒤 용기에 재료를 넣고 그 위에 남아있는 황설탕을 붓는다. (재료 300g:황설탕 240g)

③ 한지로 주둥이를 막고 뚜껑을 닫은 뒤 한 달 동안 3~4회 골고루 섞어준다. 6개월 정도 발효시킨 뒤 건더기는 걸러내고 다시 6개월을 더 발효시켜 발효된 효소액과 생수를 1:5 비율로 희석하여 음용한다.

나물 포인트

세발나물 만들기

줄기가 세의 발처럼 생겼다 하여 세발나물이라고 한다. 초봄에 채취 또는 구매한 세발나물을 끓는 물에 살짝 데친 후 찬물에 다시 헹궈 된장, 마늘, 참기름, 깨소금 등으로 버무려 나물로 무쳐 먹는다. 비타민 C가 풍부하여 노화예방과 풍부한 식이섬유는 변비에도 탁월하다.

| 183

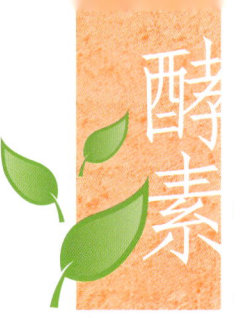

소화·위장질환 _ 변비, 설사, 인후통, 항암에 좋은 초본식물

질경이

질경이과 여러해살이풀 | *Plantago asiatica* | 10~50cm

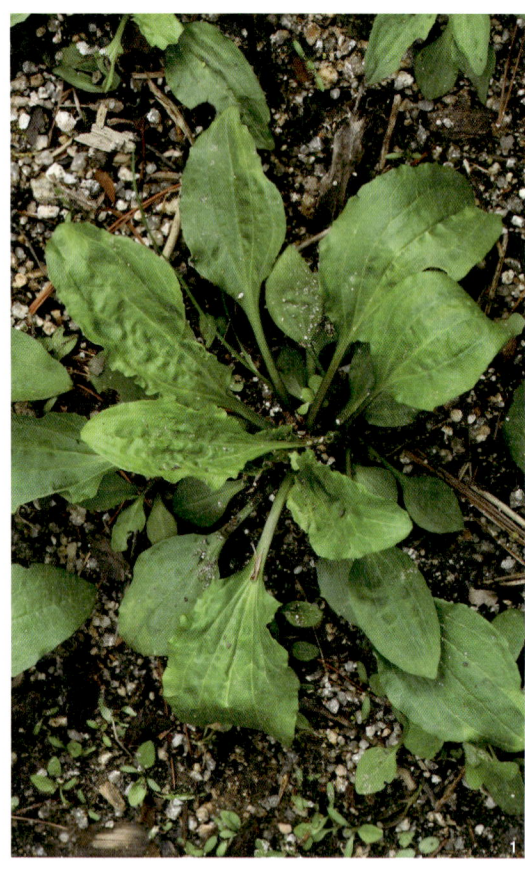
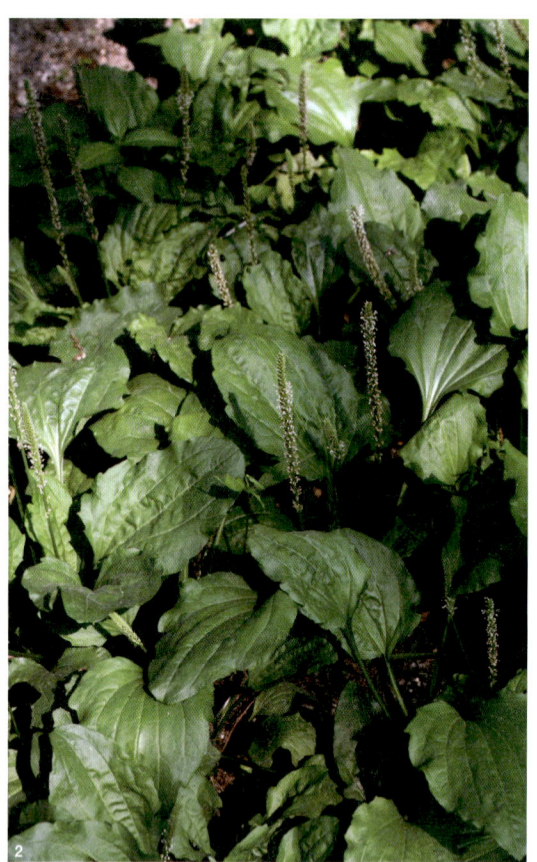

1 잎 2 전초와 꽃

산지의 양지바른 풀밭이나 길가에서 흔히 자라고, 밟아도 생명력이 강해 잘 자라는 식물이다.

길가 수레바퀴 주변에 흔히 있는 풀이라 하여 한방에서는 '차전초(車前草)'라고도 부른다. 본래 질경이는 염료를 만드는 염료식물로 알려져 있지만 어린잎은 나물로도 무쳐 먹을 수 있다. 줄기 없이 뿌리에서 잎이 주걱 모양으로 모여 올라온다. 잎에는 물결 모양의 깊은 맥이 그어져 있다. 꽃은 5~9월 사이에 꽃자루가 길게 올라온 뒤 꽃자루 위에 자잘한 노란빛이 도는 흰색 꽃이 수상꽃차례로 모여 달린다. 질경이의 뿌리에도 약용 성분이 있으므로 효소로 쓸 경우에는 뿌리째 채취하는 것이 좋다. 유사종인 개질경이에는 부드러운 털이 나 있고, 열매에 든 씨가 질경이(6~8개)에 비해 적게(4개) 들어 있다.

- 꽃 : 6~8월, 흰색, 연녹색
- 잎 : 주걱 모양
- 분포 : 공원 풀밭, 논밭둑, 등산로
- 열매 : 8~9월, 방추형
- 번식 : 종자
- 수확 : 뿌리째 수확

❖ 효능

전초는 항암, 가래, 해수, 부종, 이뇨, 혈뇨, 코피, 대하, 황달, 설사, 고혈압, 급성결막염, 인후통, 편도선염, 피부궤양, 축농증, 시력, 변비에 좋다. 칼에 베인 상처에는 질경이 잎을 짓찧어 바르기도 한다. 종자는 전초와 거의 같은 효능이 있다. 변비에는 질경이 종자 껍질이 특효인데 위장에서 몇 십배로 팽창되기 때문이다.

❖ 효소 만들기

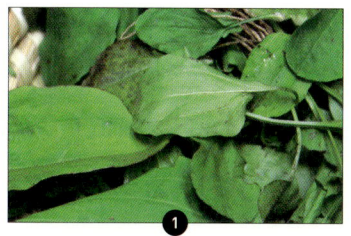
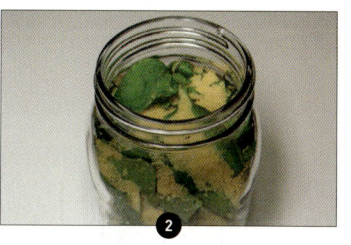
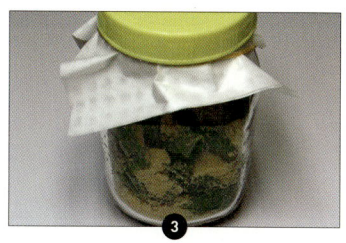

질경이의 잎을 채취하거나 뿌리째 채취하여 흐르는 물에 충분히 세척한 뒤 물기를 털어낸다. 통풍이 잘되는 그늘에서 물기가 없도록 하루 정도 말린다.

물기가 마른 질경이를 칼로 썬 뒤 용기에 넣어 황설탕을 켜켜이 붓는다. (재료 500g:황설탕 400g)

한지로 주둥이를 막고 뚜껑을 닫은 뒤 한 달 동안 3~4회 골고루 섞어준다. 3개월 정도 발효시킨 뒤 건더기는 걸러내고 2차 숙성을 9개월 더 한다. 이후 효소액과 생수를 1:5 비율로 희석하여 음용한다.

 질경이술 만들기

싱싱한 전초 혹은 건조시킨 씨앗 500g과 담금주 1.8L로 술을 담근 뒤 3개월 숙성시켜 건더기를 걸러낸다. 바로 음용하거나 6개월 정도 더 숙성시킨 뒤 음용할 수도 있다.

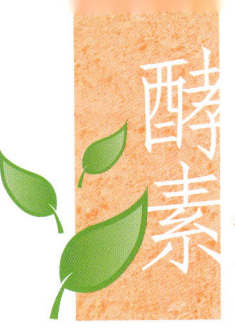

소화·위장질환 _ 위장, 피부염에 좋은 초본식물

수영

마디풀과 여러해살이풀 | *Rumex acetosa* | 30~80cm

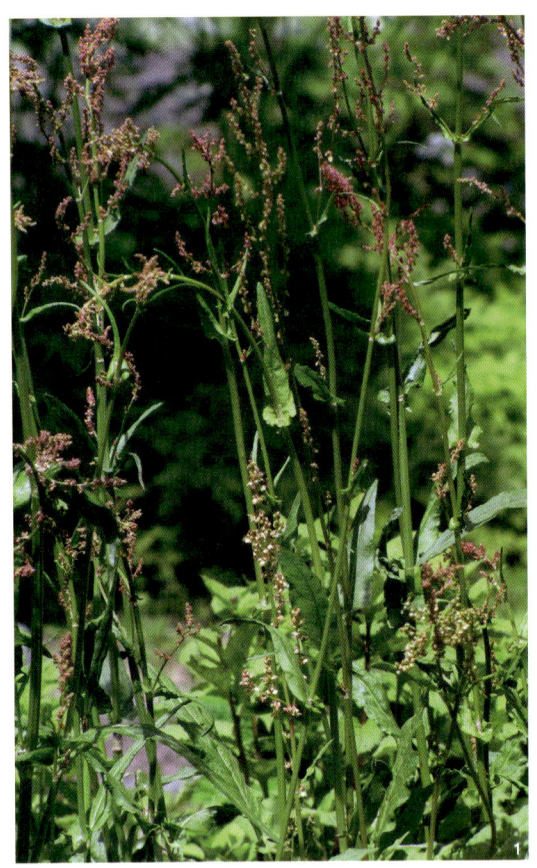

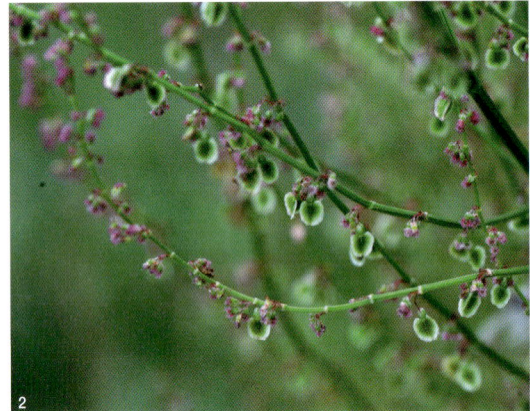

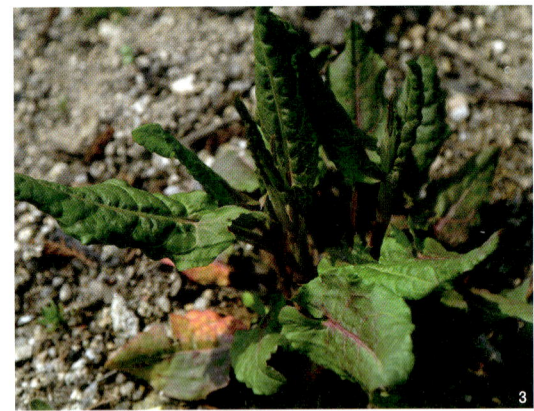

1 전초 2 꽃과 열매 3 어린잎

시골 밭둑이나, 산과 들판에서 자라는 풀꽃으로 습기가 있는 곳에서 자라는 소리쟁이와 비슷하다.

줄기는 곧게 서고 세로줄이 있다. 잎은 어긋나며 피침형이고 잎과 줄기를 씹으면 시큼한 맛이 난다. 꽃은 4~5월에 원추꽃차례로 녹자색의 꽃이 자잘하게 핀다. 참고로 수영의 암꽃은 붉은 자색빛을, 소리쟁이의 꽃은 황색빛을 띤다. 열매는 작은 부채꼴로 타원형이다. 뿌리는 이뇨, 충혈, 살충, 피부염에 좋다. 잎은 부스럼에 짓이겨 바르기도 한다. 본래 피부염에 외용하는 식물로 알려졌지만 최근 위궤양, 소화불량, 관절염에도 효과가 있다고 밝혀졌다. 효소로 쓸 때는 **줄기와 뿌리를 채취해 적당한 길이로 잘라 황설탕과 1:0.8~1 비율로 섞어 3개월 뒤 걸러내고 9개월 간 숙성시킨다.** 단, 효소의 과량 섭취를 삼가해야 한다.

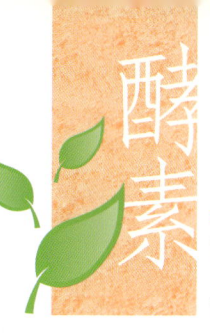

소화·위장질환 _ 위장질환, 통증, 종기에 유용한 초본식물

방아풀
꿀풀과 여러해살이풀 | *Isodon japonicus* | 60~100cm

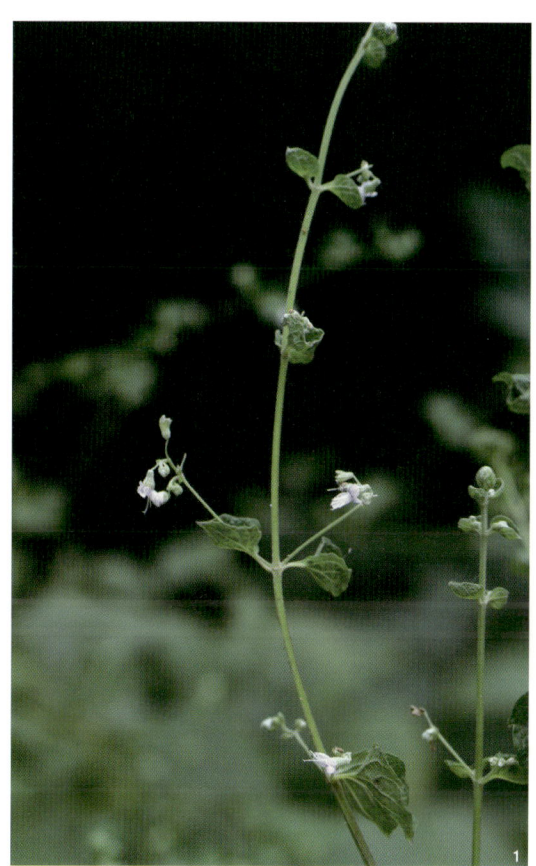

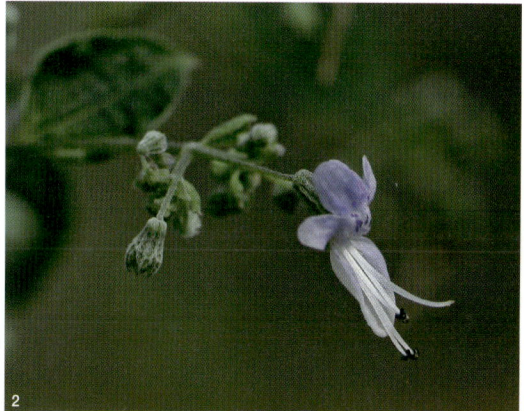

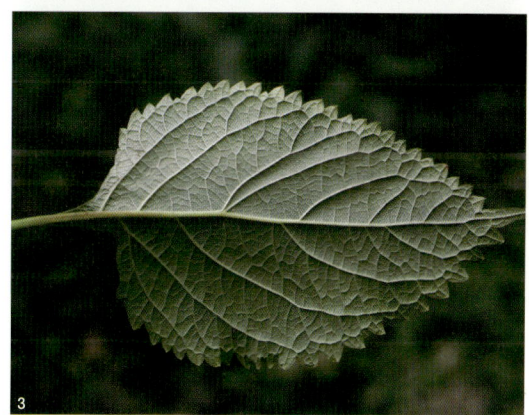

1 전초 2 꽃 3 잎

방아풀과 꽃과 잎이 비슷한 풀꽃은 같은 꿀풀과의 오리방풀, 산박하 등이 있다.

보통 꽃이 피었을 때 수술과 암술이 꽃 밖으로 길게 나와 있으면 방아풀로 동정한다. 줄기는 곧게 서고 가지가 갈라진다. 잎은 마주나게 달려 난형 긴 타원형에 끝이 뾰족하다. 꽃은 8~9월에 연한 보라색꽃이 핀다. 주로 항균, 위장염, 소화불량, 해독, 통증, 복통, 종기에 효능이 있다. **꽃이 필무렵 방아풀이나 오리방풀의 지상부를 잘라 효소로 담근다. 황설탕과 1:0.7~0.8 비율로 섞어 3개월 뒤 건더기를 걸러내고 2차로 9개월 간 더 숙성시킨다.** 꿀풀과 식물은 유산의 위험성이 있으므로 임산부는 복용하지 않는 것이 좋다. 방아풀은 위장에 특히 효험이 있어 위장을 보할 목적으로 약용하거나 효소를 담근다.

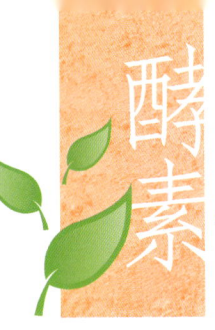

소화·위장질환 _ 위장, 혈액순환, 어혈에 좋은 초본식물
왕고들빼기
국화과 한두해살이풀 | *Lactuca indica* | 60~120cm

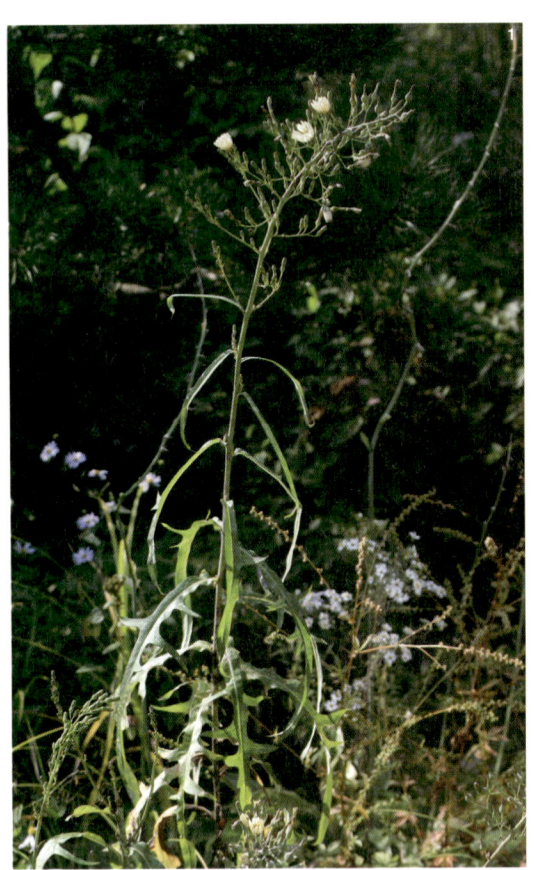

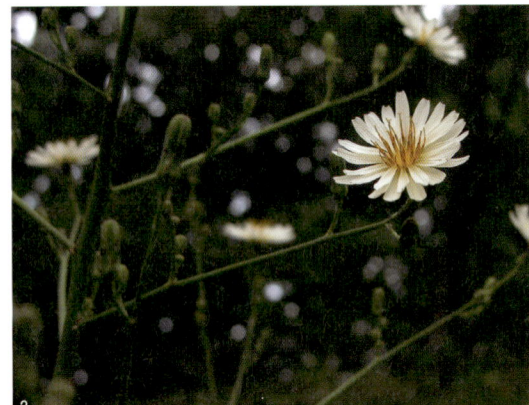

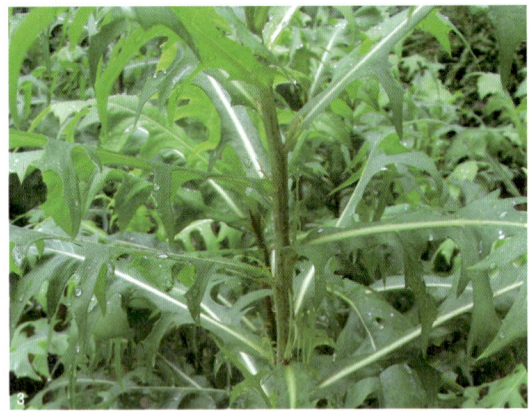

1 전초 2 꽃 3 잎

농촌의 길가, 밭둑, 야산 풀밭에서 흔히 자라고 줄기나 잎을 자르면 황백색의 액이 나온다.

우리나라 전역 시골의 풀밭이나 강둑, 들에서도 흔히 볼 수 있다. 줄기는 곧게 서고 위쪽에서 가지가 갈라진다. 잎은 어긋나게 달리며 깃 모양으로 깊게 갈라진다. 꽃은 8~10월 사이에 연한 노란색의 두상화가 원추꽃차례로 모여 핀다. 주로 소화계, 위장, 혈액순환, 맹장염, 부종, 어혈, 편도선염, 사마귀에 효능이 있다. 효소로 쓸 때는 **지상부와 뿌리 등을 깨끗이 세척한 뒤 물기를 말리고, 적당한 길이로 잘라 황설탕과 1:0.8~1 비율로 섞는다. 이를 3개월 뒤쯤 건더기를 걸러내고 9개월 간 숙성시켜 사용한다.** 어린잎은 살짝 데친 뒤 나물로 무쳐 먹어도 좋고, 고추장에 찍어 먹어도 괜찮다.

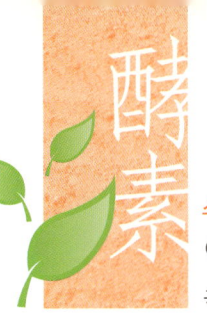

소화·위장질환 _ 위장, 변비, 당뇨, 고혈압에 좋은 뿌리

야콘

국화과 한해살이풀 | *Polymnia sonchifolia* | 100cm

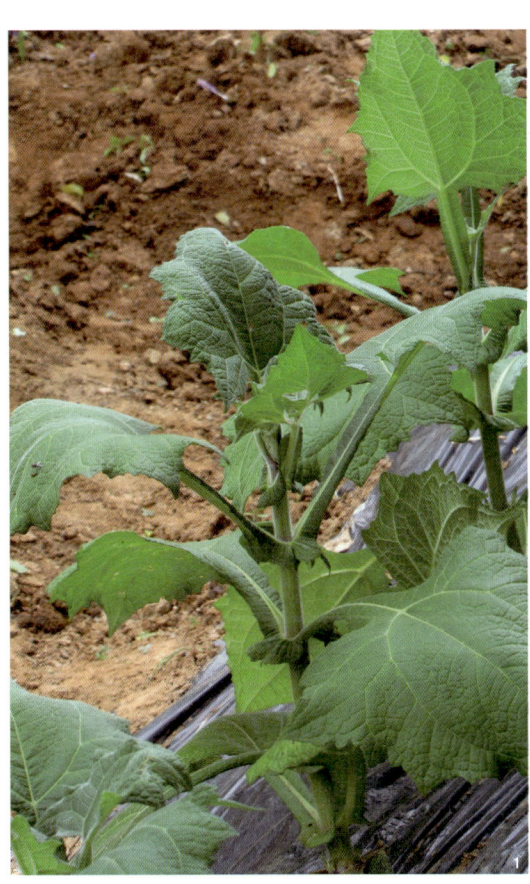
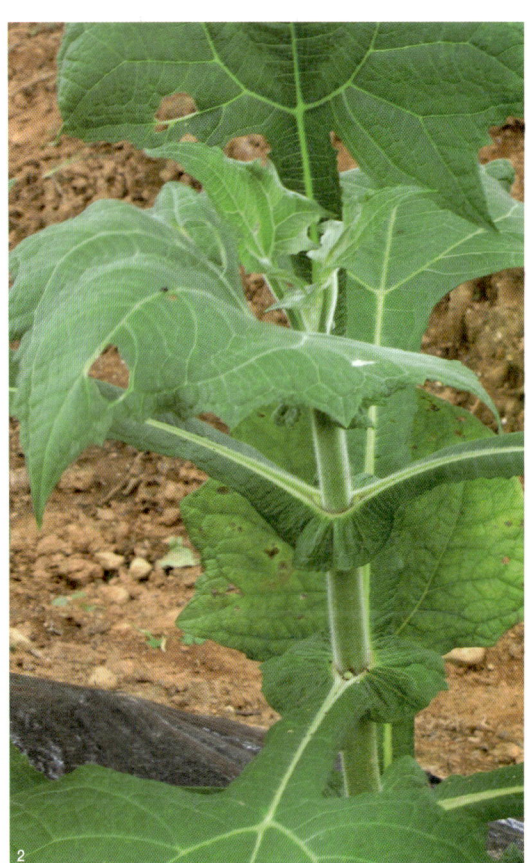

1 전초 2 잎자루 모양

중앙아메리카 볼리비아와 페루가 원산지이다.

야콘은 주로 알뿌리를 식용하기 위해 재배한다. 알뿌리는 가루를 내어 냉면 등으로 만들어 식용한다. 싱싱한 뿌리는 샐러드로 먹거나 볶아 먹을 수 있고 요구르트와 섞어 주스로 마시기도 한다. 어린잎은 나물로 무쳐 먹고 늙은 잎은 차로 우려 마신다. 효소로 이용할 때는 싱싱한 뿌리, 묵은 뿌리(시장에서 볼 수 있는 야콘 뿌리는 말린 뿌리가 아니고 껍질을 벗기면 배나 마처럼 촉촉한 알맹이가 나온다), **잎으로 담근다. 황설탕과 1:0.8 비율로 섞어 3개월 뒤에 건더기를 걸러내고 9개월 간 숙성시켜 음용한다.** 야콘은 당뇨와 성인병예방, 위장에 효능이 있다. 날것으로 섭취하면 변비에도 효과적이다.

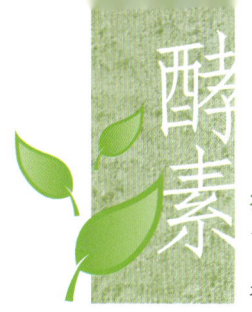

간기능 개선 _ 간에 좋고 숙취해소에 좋은 목본식물

헛개나무 good

갈매나무과 낙엽 활엽 교목 | *Hovenia dulcis* | 10~15m

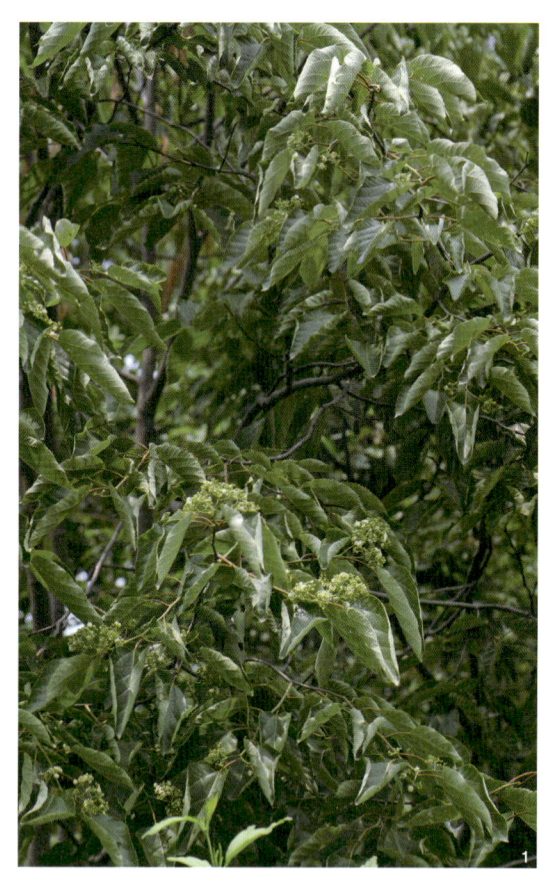

'지구자나무'라고도 하며, 우리나라 황해도와 경기도 이남, 울릉도 등에서 자란다.

잎은 어긋나게 달리고 넓은 달걀형에 잎의 가장자리에 불규칙한 톱니가 있다. 잎의 하단부에서 3개의 맥이 동시에 뻗어나가므로 3개의 맥을 보면 헛개나무 임을 쉽게 알아낼 수 있다. 꽃은 7~8월에 잎겨드랑이에서 황록색의 꽃이 취산꽃차례로 모여 피고 진한 꿀향기가 난다. 열매는 10월에 자갈색으로 익는다. 헛개나무는 주로 잎, 수피, 종자, 뿌리를 약용하는데, 약효는 종자가 가장 좋다고 알려져 있다. 종자는 9~10월에 수확한 열매를 방망이로 빻으면 채취할 수 있다. 효소로 사용할 경우에는 열매를 통째로 담근다.

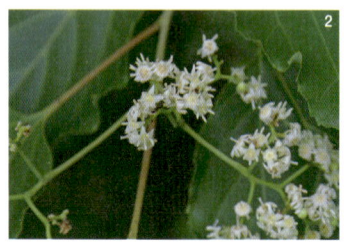
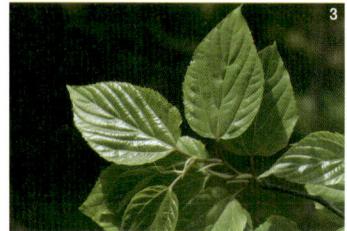
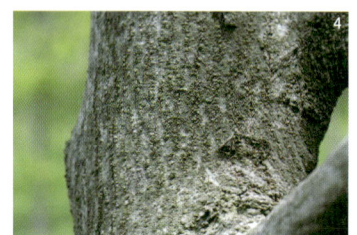

1 수형 2 꽃 3 어린잎 4 수피

- **꽃** : 7~8월, 황록색
- **잎** : 잎하단에서 3개의 맥이 나옴
- **분포** : 경기 이남 산지에서 자생한다.
- **열매** : 9~10월, 자갈색
- **번식** : 종자
- **수확** : 뿌리, 잎, 수피, 종자

❖ 효능

헛개나무는 간에 이로운 약재이고 주로 종자를 약용한다. 한방에서는 열매를 '지구자'라고 한다. 숙취해소, 음주해독, 이뇨, 사지마비, 류머티즘, 구토, 갈증에 좋다. 헛개나무 잎은 갈증, 변비, 음주해독, 숙취, 변비에 좋다. 뿌리는 근골통, 혈액순환, 기침, 결핵, 음주해독, 숙취에 좋다. 어린 잎을 끓는 물에 데쳐 쌈으로 먹기도 한다. 헛개나무는 줄기, 열매 등에 독성이 있으므로 장기복용은 피하는 것이 좋다.

❖ 효소 만들기

1
헛개나무 잎이나 열매를 채취하거나 시중에서 구입하여 흐르는 물에 충분히 세척한 뒤 물기를 털어낸다. 통풍이 잘되는 그늘에서 물기가 없도록 이틀 정도 말린다.

2
물기를 말린 재료를 용기에 넣고, 황설탕을 그 위에 붓는다. 열매가 완전히 마른 경우에는 황설탕의 절반을 시럽으로 만들어 사용한다. (재료 1kg:황설탕 1kg)

3
한지로 주둥이를 막고 뚜껑을 닫은 뒤 한 달동안 3~4회 골고루 섞어준다. 6개월 정도 발효시킨 뒤 건더기는 걸러낸다. 2차 숙성을 6개월 더 한 뒤 효소액과 생수를 1:7 비율로 희석하여 음용한다.

  약술 포인트

헛개나무술 만들기

헛개나무 뿌리, 열매, 가지를 채취한 뒤 깨끗이 세척하고 그늘에서 잘 건조시킨다. 준비한 헛개나무 재료를 용기에 절반 이상 넣고, 담금주를 붓는다. 밀봉시킨 뒤 6개월 간 숙성시켜 음용한다. 헛개술은 향이 아주 좋다.

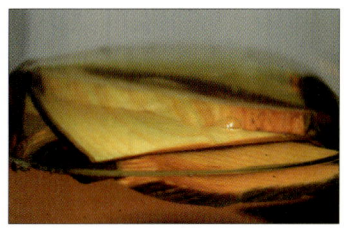

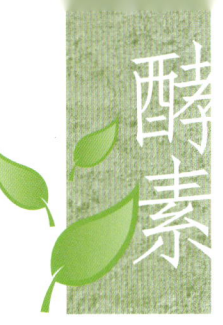

간기능 개선 _ 간염, 항암 성분이 있는 목본식물

오리나무

자작나무과 낙엽 활엽 교목 | *Alnus japonica* | 15~20m

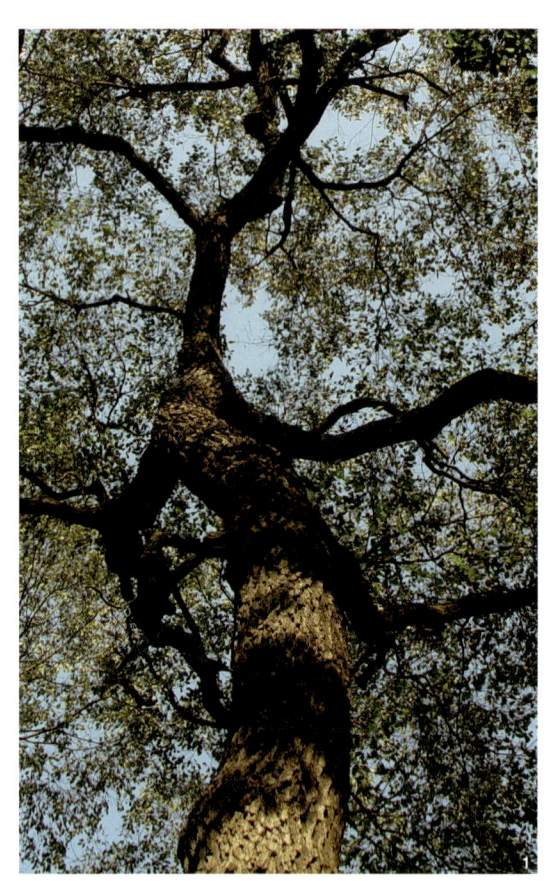

옛날에 5리(약 2km)마다 심어놓고 이정표로 삼았다고 하여 오리목(五里木), 오리나무라고 부른다.

제주도를 제외한 전국의 산야에서 볼 수 있고, 도시의 야산에서도 군집으로 심은 오리나무를 종종 볼 수 있다. 잎은 어긋나게 달리고 긴 타원형에 끝이 뾰족하고 가장자리에 불규칙한 잔톱니가 있다. 꽃은 3월에 가지 끝에서 잎보다 먼저 암수한그루로 피고, 열매는 10월에 다갈색으로 익은 뒤 이듬해까지 달려있다. 오리나무는 주로 수피를 약용하므로 효소로 사용하려면 생수피를 채취하고 어린잎도 함께 채취해 담는다. 준비한 재료를 적당한 길이로 썬 뒤 황설탕과 1:1 비율로 섞는다. 3개월 뒤 건더기를 걸러내고 9개월 간 숙성시킨다. 두통, 혈변, 출혈증에 좋고 간염, 숙취해소, 항암 목적으로도 약용한다.

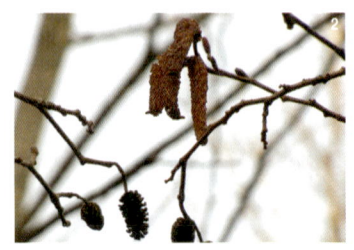
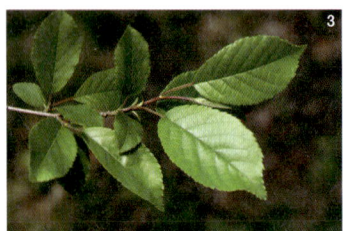
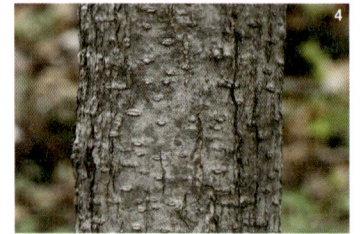

1 오리나무 2 꽃과 열매 3 잎 4 수피

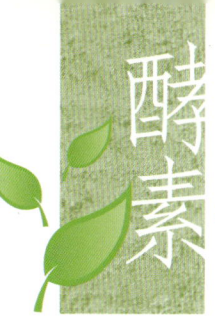

간기능 개선 _ 간암, 숙취에 특히 좋은 목본식물

산겨릅나무(산청목, 벌나무)

단풍나무과 낙엽 활엽 소교목 | *Acer tegmeutosum* | 10~15m

정식 명칭은 '산겨릅나무'이지만 '산청목', '벌나무'라는 이름으로 더 알려져 있다.

지리산 이북의 높은 산에서 자란다. 어린줄기는 녹색빛이 나고 세로줄이 있다. 잎은 마주나게 달리고 박쥐나무의 잎처럼 아원형에 3~5갈래로 갈라진다. 꽃은 4~5월에 가지 끝에 황록색의 꽃이 총상꽃차례로 달린다. 열매는 8~9월에 익는다. 산겨릅나무는 생줄기와 잎, 뿌리 등을 채취해 효소로 담그는데 주로 **생줄기를 사용한다. 준비한 재료를 적당한 길이로 썬 뒤 황설탕과 1:1 비율로 섞는다. 3개월 뒤 건더기를 걸러내고 9개월 간 숙성시킨다.** 약리적으로 이뇨, 출혈증에 사용했지만 간염, 간암, 숙취해소에도 특히 좋다. 등산을 하다가 넘어져서 출혈이 발생할 경우 잎을 짓찧어 바르면 효능이 있다.

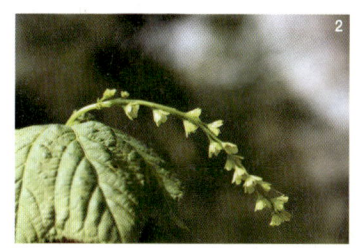
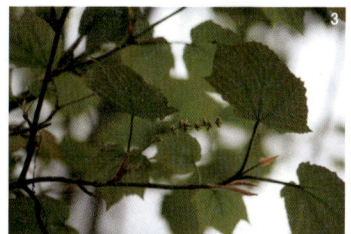
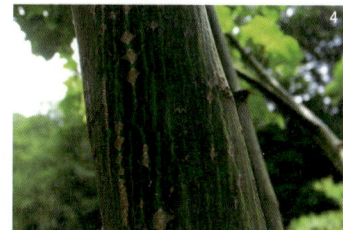

1 수형 2 꽃 3 잎 4 어린수피

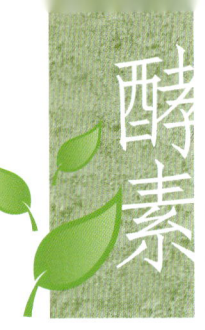

간기능 개선 _ 간염에 효능이 있는 초본식물
돌나물(돈나물, 석지갑)
돌나물과 여러해살이풀 | *Sedum sarmentosum* | 10~15cm

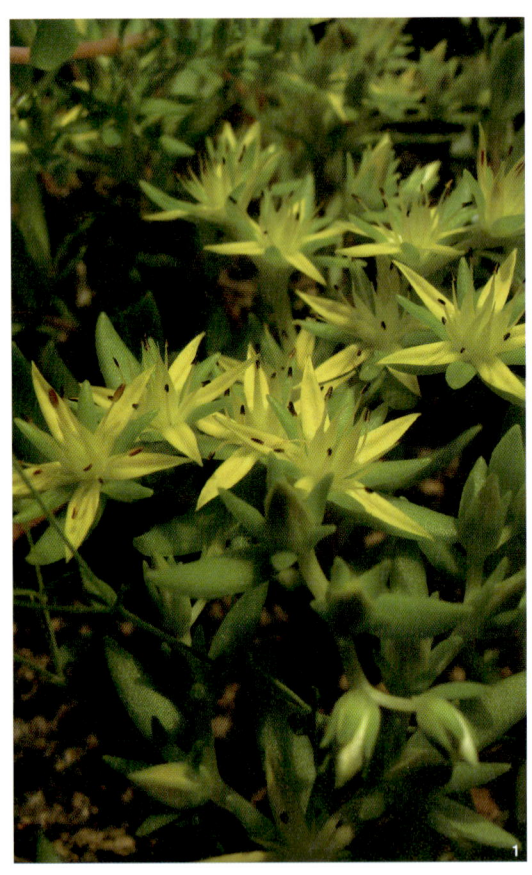
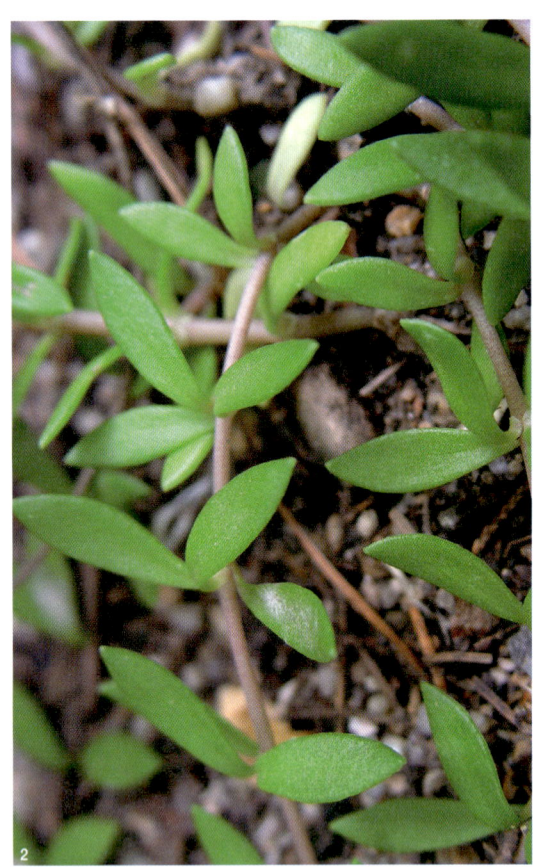

1 꽃 2 잎

정식 명칭은 '돌나물'이지만 '돈나물'로 더 알려진 나물이다.

돌 위에서 자라는 나물이라는 뜻이다. 줄기는 밑에서 많이 갈라지고 땅 위를 눕듯이 자란다. 잎은 3개씩 돌려나고 줄기와 잎이 다육질이다. 5~6월에 피는 꽃은 취산꽃차례로 노란색의 꽃이 모여 핀다. 꽃잎은 5개, 수술 10개이다. 번식은 포기나누기로 할 수 있는데 땅을 기는 줄기에서 저절로 뿌리가 내리면서 번식이 잘 된다. 돌나물은 생명력이 강한 편이어서 줄기를 잘라 심어도 뿌리를 내린다. 독특한 향취와 시큼한 맛이 있어서 민간에서 나물로 무쳐먹거나 물김치에 넣어 먹기도 한다. 돌나물을 효소로 사용하려면 공해가 없는 시골에서 채취한 것이어야 한다.

- **꽃** : 5~6월, 노란색
- **잎** : 3개씩 돌려나기
- **분포** : 빈터, 담장가에서 흔히 자란다.
- **열매** : 6~7월
- **번식** : 포기나누기
- **수확** : 어린잎을 수확

❖ 효능

돌나물은 종기, 해독, 간염, 인후통 등에 효능이 있다. 주로 지상부를 약용한다. 베인 상처, 화상이나 벌레에 물린 상처에는 생잎을 짓찧어 바르기도 한다. 어린 돌나물을 말려 차로 끓여 마시면 해열과 해독의 효과가 있고, 돌나물의 생즙은 간경변에 좋다. 비타민 C를 함유하고 있어 피로회복에도 효과가 있다. 그 외 식용으로 물김치의 재료가 되며, 초고추장에 나물로 무쳐먹기도 한다.

❖ 효소 만들기

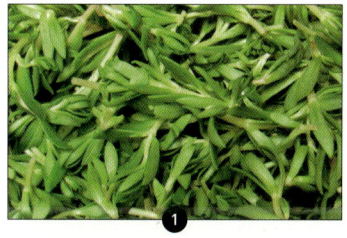

1

돌나물 잎을 깨끗한 물에 세척한 뒤 물기를 잘 말려둔다.

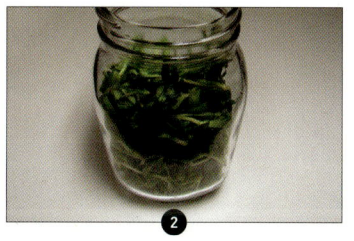

2

물기가 마른 잎과 황설탕을 1:0.8 비율로 하여 효소를 담근다. (설탕 절반으로 버무린 뒤 용기에 넣고 그 위에 남아있는 설탕을 붓는다.)

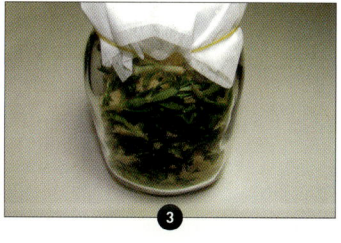

3

한지로 주둥이를 막아 뚜껑을 닫고 약 한 달동안 3~4회 골고루 섞어준다. 이후 3개월 정도를 발효시켜 건더기는 걸러낸다. 뚜껑을 살짝 열고 2차 숙성을 9개월 정도 더 하여 효소액과 생수를 1:5 비율로 희석한 뒤 음용한다.

유사 효소

기린초 효소 만들기

깊은 산 약초인 기린초 역시 효소로 담글만 하다. 뿌리나 잎을 약용하므로 효소로 담글 때는 뿌리나 잎을 사용한다. 혈액순환, 지혈, 종기, 해독에 효능이 있다. 재료와 황설탕 비율은 1:0.8 정도가 좋다.

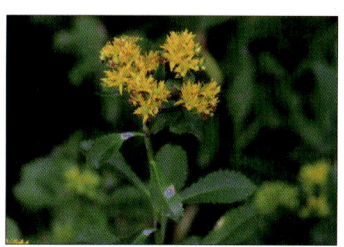

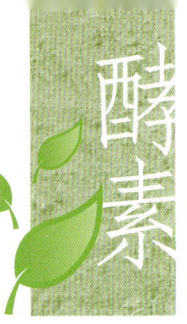

간기능 개선 _ 숙취해소, 감기, 간 기능에 좋은 초본식물

콩나물(콩, 대두)

콩과 한해살이풀 | *Glycine max* | 5~60cm

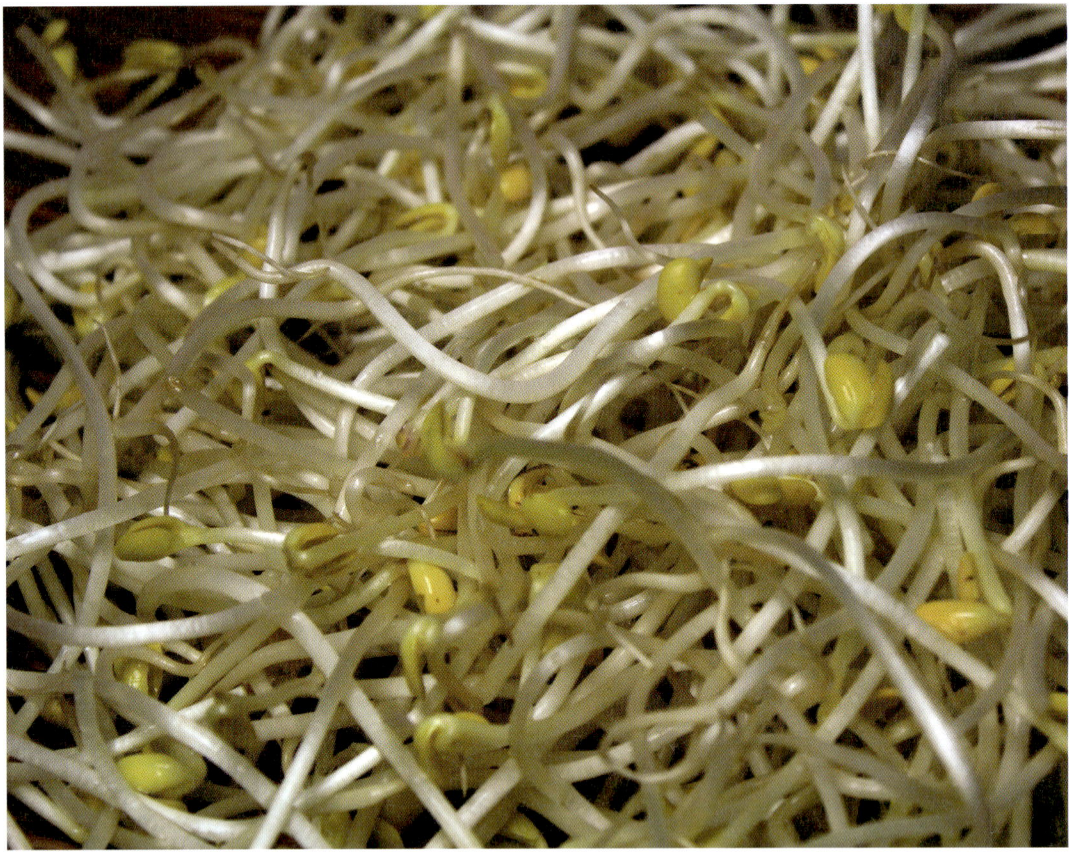

'대두(大豆)'라고 부르며, 콩나물은 콩나물용 대두를 수경재배하여 발아시켜 키운 것을 말한다.

원산지는 중국이지만 콩의 소비가 늘면서 미국에서 가장 많이 재배한다. 우리나라는 콩나물 재배목적 외에 두부, 된장, 간장, 두유, 콩국수 용도로 미국콩을 수입한다. 최근 유전자 변형콩이 문제시 되고 있으므로 가급적 국산콩 섭취를 권장한다. 높이 60cm 내외로 자라며, 잎은 3출엽이고 모양은 타원형이다. 꽃은 7~8월에 잎겨드랑이에 달리고 꼬투리 모양의 열매 안에 1~7개의 콩이 들어 있다. 품종에 따라 흰콩은 '백태', 검정콩은 '서리태' 등이 있다. 콩나물은 보통 콩을 상온에서 4~6시간 물에 담가 충분히 흡수시킨 후 어두운 시루 등에 넣고 7~10일 정도 수경재배를 한 뒤, 5~7cm 가량 자랐을 때 먹기 시작한다.

- 꽃 : 8~9월
- 잎 : 손바닥 모양의 겹잎
- 분포 : 산지의 그늘
- 열매 : 9~11월
- 번식 : 종자, 꺾꽂이, 분주
- 수확 : 뿌리껍질, 잎, 열매 등을 수확

❖ 효능

콩 100g에는 단백질 13%, 지방 5.7%, 탄수화물 11%가 들어있다. 비교적 고단백질이 함유되어 있지만 지방도 많으므려 다량으로 섭취하는 것은 피하는 것이 좋다. 약콩은 흔히 서목태 종류를 말하는데 서목태 종류는 혈액순환, 부종, 해독, 마비 증세에 좋다. 백태 종류는 하리, 임신중독, 부종에 좋다. 콩의 싹인 콩나물의 영양성분을 보면 콩나물 전체에는 단백질, 지방, 사포닌, 메치오닌, 비타민 A, B, C, 당분, 섬유질 성분이 있다. 숙취해소에 좋은 아스파라긴산은 콩나물의 꼬리 부분에 많이 함유되어 있다. 콩나물은 숙취해소, 감기, 간기능 강화, 피로회복, 피부미용에 유익하고 암을 예방하는 효과도 있다.

❖ 효소 만들기

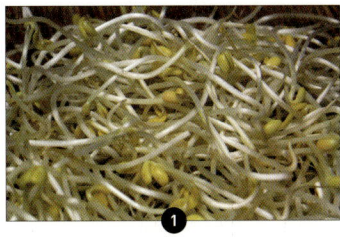

①
콩나물을 흐르는 물에 충분히 세척한 뒤 물기를 털어낸다. 통풍이 잘되는 그늘에서 물기가 없도록 이틀 정도 잘 말린다.

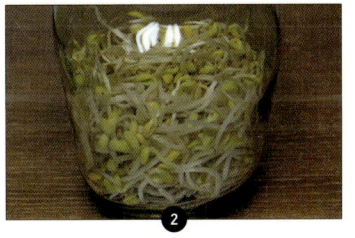

②
물기가 없는 콩나물을 용기에 넣고, 황설탕을 그 위에 붓는다. (재료 500g:황설탕 400g)

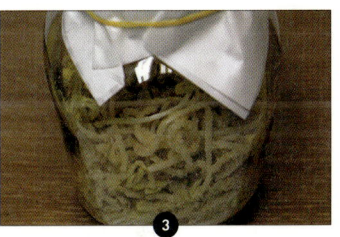

③
뚜껑을 닫고 일주일 뒤 한번씩 흔들어 골고루 섞어준다. 이후 3~6개월 정도 발효시킨 뒤 건더기는 걸러낸다.

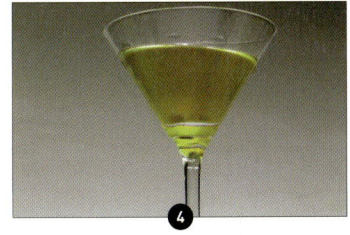

④
2차 숙성을 6개월 더 한 뒤 효소액과 생수를 1:5 비율로 희석하여 음용한다.

콩 효소 만들기

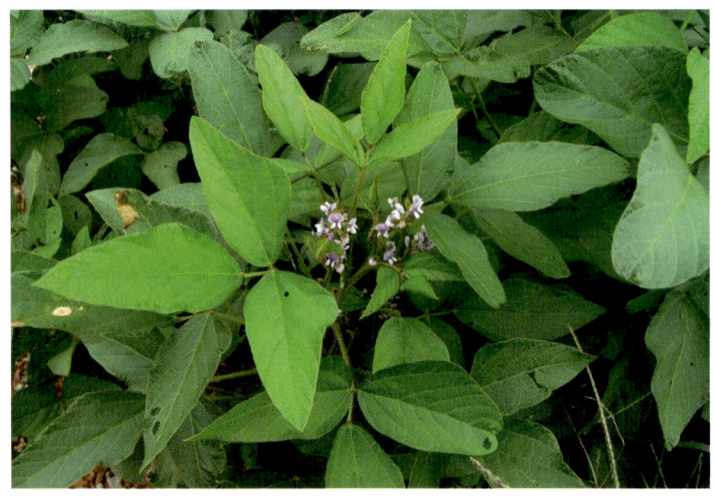

1. 콩을 씻은 뒤 물기를 닦아내거나, 발아 콩을 준비한다.
2. 콩과 황설탕은 1:1 비율로 준비한다. 황설탕 80%를 콩과 버무린다.
3. 버무린 콩을 용기에 담는다.
4. 남아 있는 황설탕을 그 위에 붓는다.
5. 용기 입구를 한지로 막고 그 위에 뚜껑을 덮는다.
6. 일주일 간격으로 한번씩 골고루 섞어 준다.
7. 3개월 동안 숙성시킨다.
8. 건더기를 모두 걸러낸다.
9. 남아 있는 액상은 9개월 동안 더 숙성시킨다.
10. 효소액과 생수를 1:5 비율로 희석하여 음용한다.

팥 효소 만들기

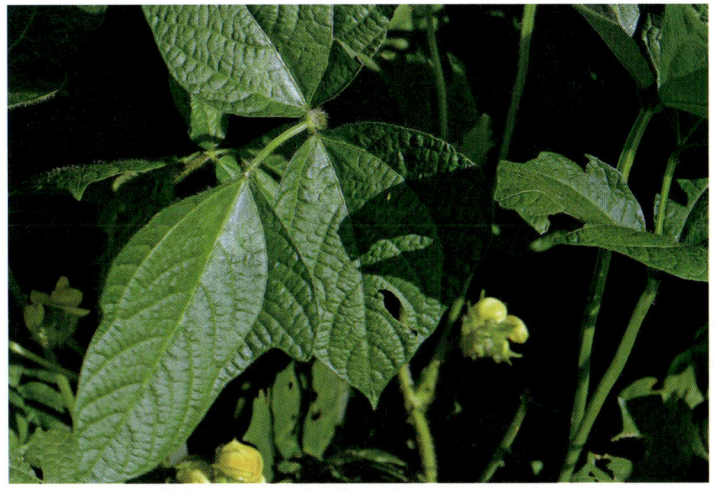

1. 팥을 씻은 뒤 물기를 닦아내거나, 발아 팥을 준비한다.
2. 팥과 황설탕은 1:1 비율로 준비한다. 황설탕 80%를 팥과 버무린다.
3. 버무린 팥을 용기에 담는다.
4. 남아 있는 황설탕을 그 위에 붓는다.
5. 용기의 입구를 한지로 막고 그 위에 뚜껑을 덮는다.
6. 일주일 간격으로 한번씩 골고루 섞어 준다.
7. 3개월 동안 숙성시킨다.
8. 건더기를 모두 걸러낸다.
9. 남아 있는 액상은 9개월간 더 숙성시킨다.
10. 효소액과 생수를 1:5 비율로 희석하여 음용한다.

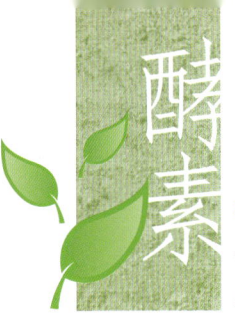

간기능 개선 _ 간, 항암, 손발저림에 좋은 목본식물
음나무(엄나무, 해동피)
두릅나무과 낙엽 활엽 교목 | *Kalopanax septemlobus* | 10~25m

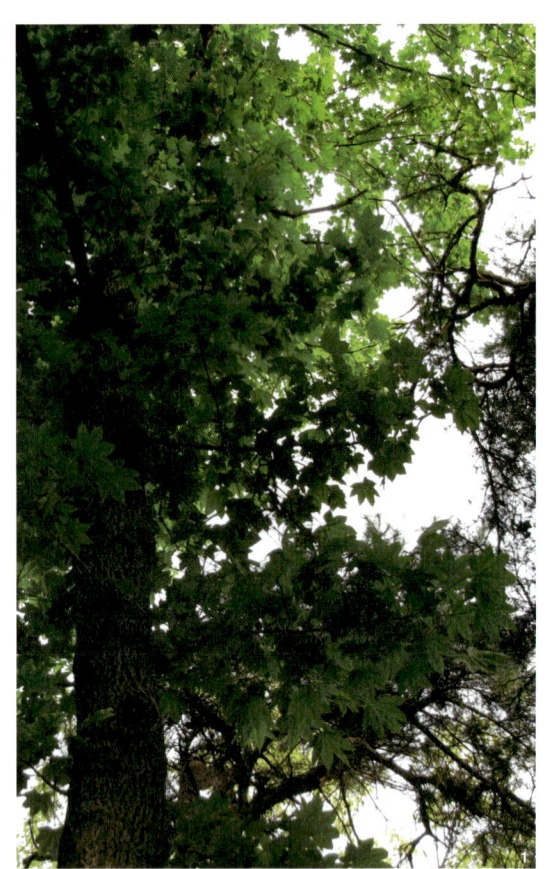

정식 명칭은 '음나무'이지만 '엄나무'라는 이름으로 더 알려진 나무이다. 한방에서는 해동피로 통한다.

어린 줄기에는 날카로운 가시가 있지만 자라면서 점점 없어진다. 봄에 줄기에서 올라온 어린순은 '개두릅'이라 하여 나물로 식용한다. 잎은 어긋나게 달리고 5~9갈래의 손바닥 모양으로 갈라진다. 꽃은 7~8월에 가지 끝에 황백색의 꽃이 모여 핀다. 열매는 검은색으로 익는다. 약성은 수피와 뿌리에 많고 주로 당뇨, 신장질환, 근육마비, 손발저림, 가래, 종기, 피부염, 어혈과 간에도 유익하다. 음나무순인 개두릅에는 항암 성분이 함유되어 있다. 음나무를 효소를 쓸 때는 **싱싱한 뿌리, 잎, 수피, 음나무순, 가지**를 채취한다. 준비한 재료를 적당한 길이로 썬 뒤 황설탕과 1:1 비율로 담근다. 3개월 뒤에 건더기를 걸러내고 9개월 간 숙성시켜 음용할 수 있다.

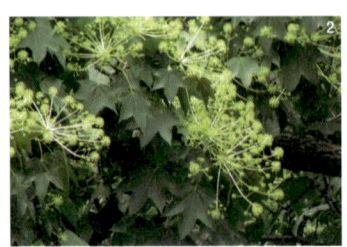
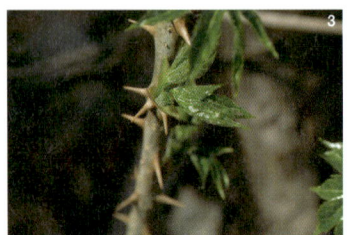
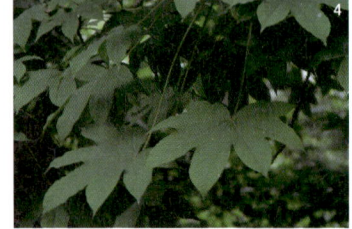

1 수형 2 꽃 3 음나무순 4 잎

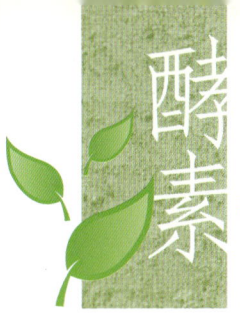

간기능 개선 _ 숙취해소, 관절염, 골다공증에 이로운 목본식물

고로쇠나무

단풍나무과 낙엽 활엽 교목 | *Acer pictum* | 10~30m

전국의 높은 산에서 흔히 자라는 단풍나무과의 키 큰 나무이다.

이른 봄이면 수피에 호수를 꽂고 수액을 받아먹는 나무로 유명한데 이 수액을 고로쇠수액이라고 부른다. 고로쇠라는 이름은 뼈를 좋게 한다는 뜻의 골리수(骨利樹)에서 유래된 말이다. 어린 묘목일 때의 고로쇠나무는 잎 모양이 음나무 잎과 비슷하지만 줄기에 가시가 없으므로 쉽게 구별할 수 있다. 고로쇠 수액은 2~3월 경칩 전후에 채취하며 물처럼 맑지만 약간 미세하게 단맛이 난다. 국내에서는 지리산, 광양 백운산 고로쇠나무가 유명하지만 서울 근교의 천마산 등지에서도 고로쇠수액이 수확된다.

수액은 관절통, 골다공증, 숙취해소에 효능이 있고 잎은 지혈제, 뿌리는 관절통에 좋다. 싱싱한 뿌리를 효소로 담글 수 있다.

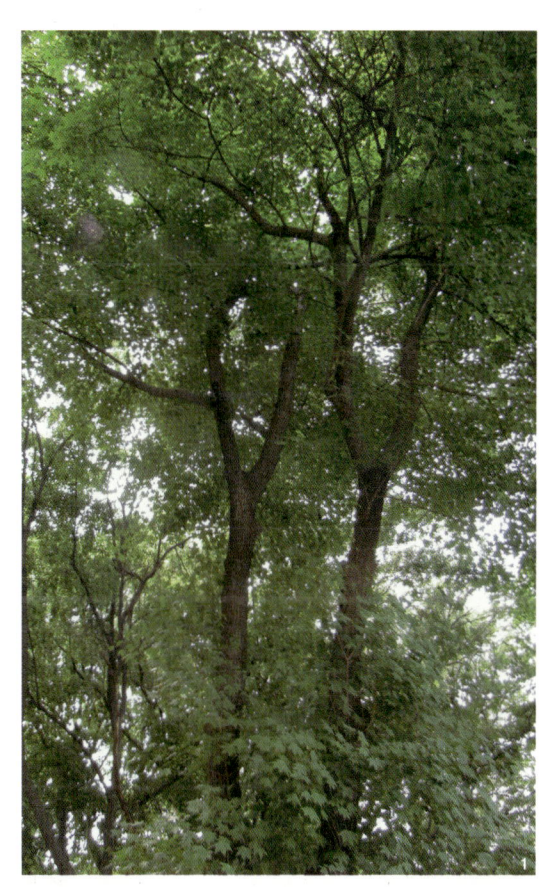

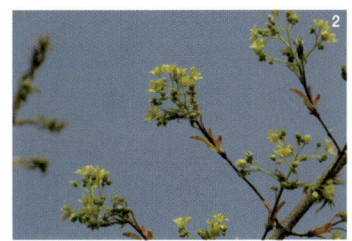

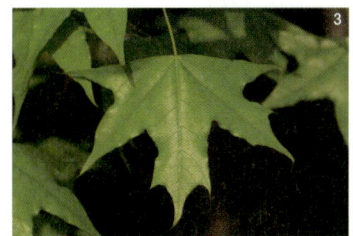

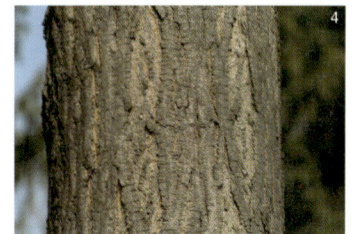

1 수형 2 꽃 3 잎 4 수피

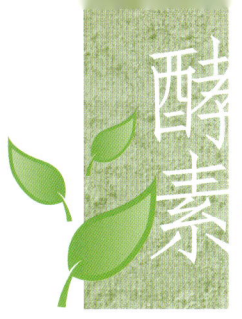

간기능 개선 _ 만성간염, 방광염, 난청에 좋은 초본식물

용담 & 과남풀

용담과 여러해살이풀 | *Gentiana scabra* | 30~70cm

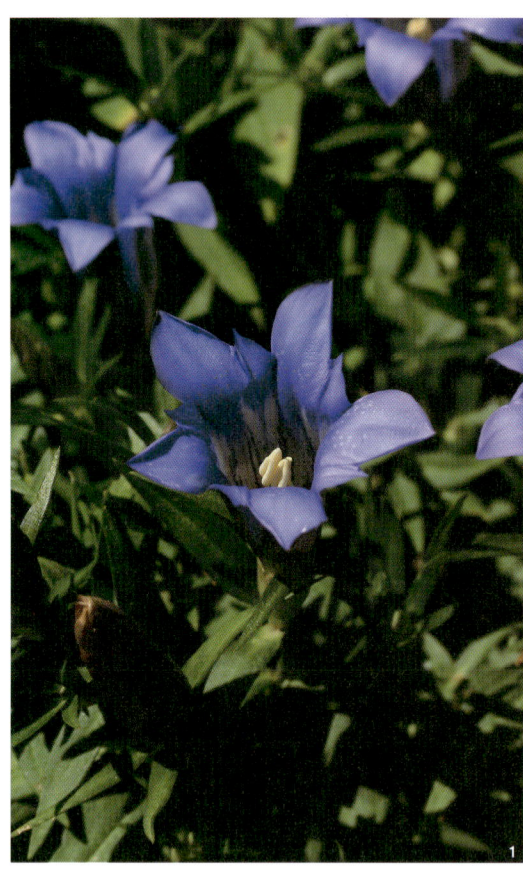
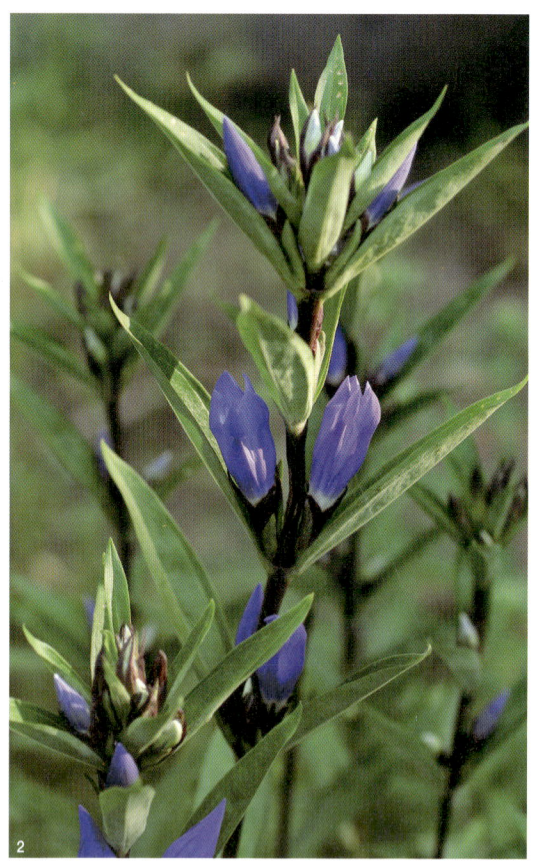

1 용담 2 과남풀

뿌리를 씹으면 곰의 쓸개인 웅담처럼 쓴맛이 난다 하여 '용담'이라고 불린다.

줄기는 곧게 서거나 비스듬히 서고 종 모양의 꽃받침이 뒤로 젖혀지는 특징을 갖고 있다. 유사종인 과남풀은 용담과 달리 종 모양의 꽃받침이 뒤로 젖혀지지 않고 용담보다 잎과 전초가 큰 편이다. 간과 방광에 유익한 약재인 용담과 과남풀은 동일한 약재로 취급한다. 충혈, 인후통, 간화(肝火)에 의한 어지럼증이나 스트레스, 난청, 황달, 만성간염, 혈뇨, 방광염, 요도염, 음부소양증, 대하, 혈뇨, 종기, 습진에 좋다. 용담을 효소로 쓸 때에는 **지상부와 뿌리를 함께 채취하여 세척한 뒤 물기를 말린다.** 재료와 설탕을 1:0.8~1 비율로 섞어서 3개월 뒤 건더기는 걸러내고 1년 간 더 숙성시킨다.

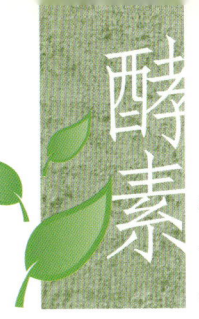

간기능 개선 _ 간염, 기관지염, 암에 좋은 초본식물

꿀풀(하고초)

꿀풀과 여러해살이풀 | *Prunella vulgaris* | 20~30cm

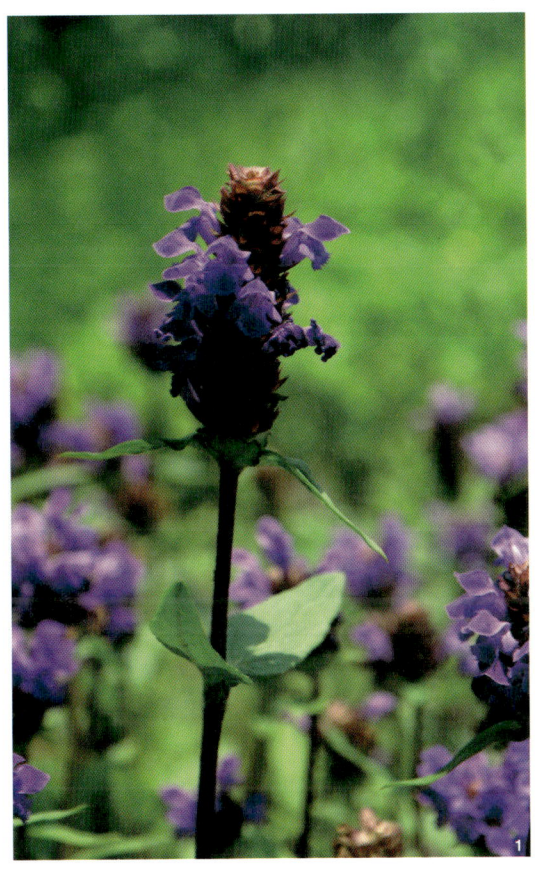

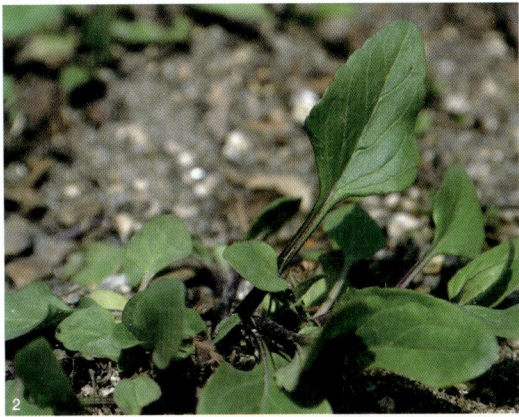

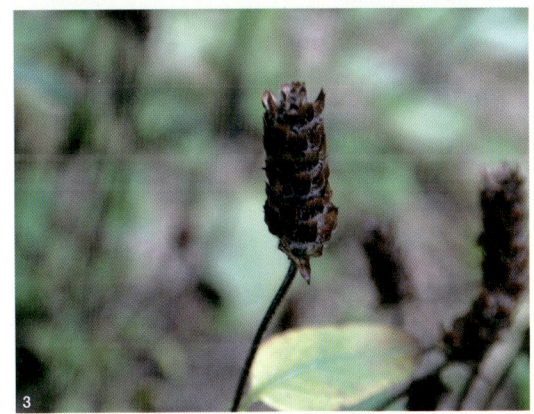

1 전초 2 잎 3 열매

한방에서는 '여름이면 말라 없어지는 풀'이라는 뜻의 '하고초(夏枯草)'라 하여 약용한다.

산과 들의 풀밭에서 자라고 줄기는 네모지고 여러 대가 모여 난다. 잎은 마주나게 달리고 주걱 모양의 긴 난형이다. 꽃은 5~7월에 원기둥처럼 보라색의 꽃이 돌려가며 핀다. 어린잎은 나물로 섭취할 수 있다. 꿀풀은 뿌리를 포함한 지상부를 모두 약용하는데 간염, 이뇨, 혈압강하, 폐결핵, 대하, 갑상선종, 급성유선염 등에 효능이 있고 기관지염과 유방암에도 좋다. 효소로 쓸 때는 **뿌리와 함께 전초를 채취하여 황설탕과 1:0.8 비율로 섞는다. 3개월 뒤 건더기는 걸러내고 2차로 9개월 간 더 숙성시킨다.** 임산부는 유산의 위험이 있으므로 다량 또는 장기 섭취를 금해야 한다.

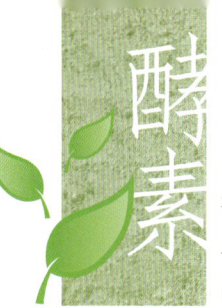

간기능 개선_ 간, 신장, 당뇨에 좋은 초본식물
부추(정구지)
백합과 여러해살이풀 | *Allium tuberosum* | 40cm

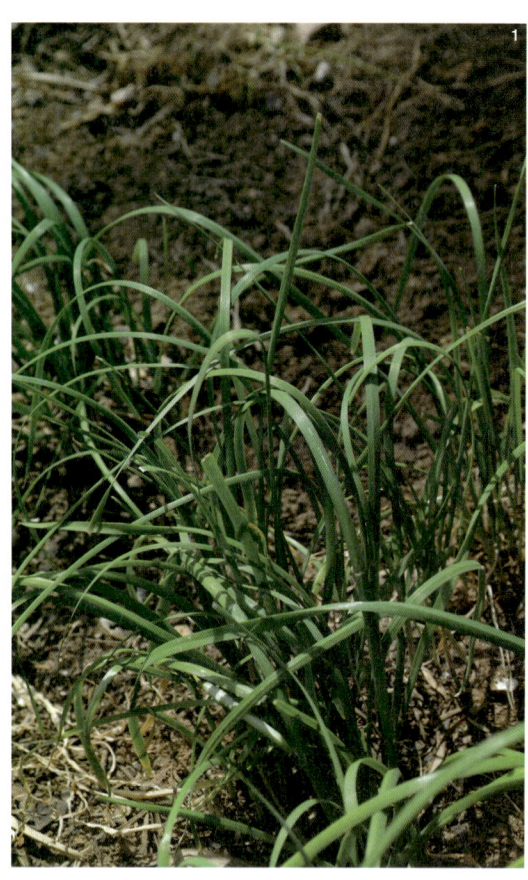
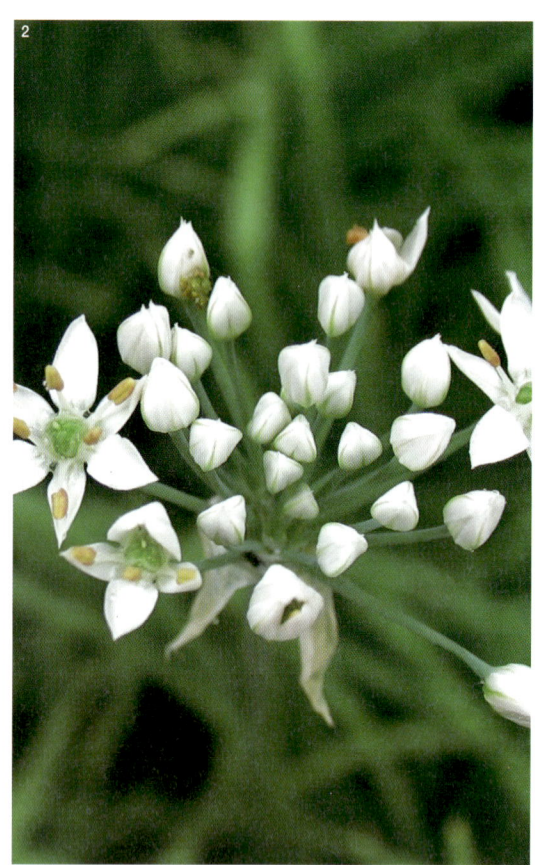

1 부추 2 꽃

동아시아 원산으로 우리나라는 고려이전부터 재배하였다. 정구지는 부추를 일컫는 사투리이다.

잎은 뿌리에서 무리지어 올라오고, 꽃은 7~8월에 긴 꽃대에서 올라온 뒤 우산모양의 꽃차례로 흰색의 꽃이 핀다. 부추는 간기능 강화와 신장에 유익하고 항균, 소화계, 요실금, 대하, 탁한 오줌, 당뇨, 해독, 치루, 가슴이 막히고 통증이 심한 증세에 효능이 있다. 생즙을 내어 식초에 타서 마시거나 벌레에 물렸을 때는 부추를 짓찧어 바르기도 한다. 뿌리에도 약효가 있으므로 효소로 쓸 때에는 **뿌리와 지상부를 함께 채취하여 적당한 길이로 썬 뒤 황설탕과 1:0.7~0.8 비율로 섞어서 효소를 담근다**. 3개월 뒤 건더기는 걸러내고 2차로 9개월 정도 더 숙성시켜 물과 1:5비율로 희석하여 음용한다.

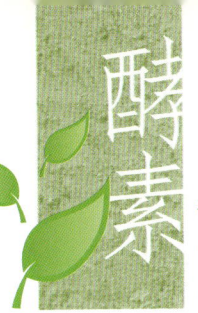

간기능 개선 _ 숙취해소, 항암, 노화예방에 좋은
아스파라거스
백합과 여러해살이풀 | *Asparagus officinalis* | 100~150cm

기원전부터 재배한 것으로 추정하는 아스파라거스는 남유럽이 원산지이다.

우리나라에는 어린순이나 어린줄기를 식용하기 위해 1970년대부터 도입되었다. 줄기는 덩굴처럼 자라고 잎은 비늘 모양이고 작다. 꽃은 잎겨드랑이에 흰색꽃이 암수딴포기로 달린다. 아스파라거스에는 사포닌, 비타민 A, B, C, 아스파라진, 루틴 등이 함유되어 항암, 노화예방, 간, 고혈압, 빈혈, 동맥경화, 변비, 이뇨, 신장, 피로회복에 좋은 효능을 갖고 있다. 숙취해소 효능은 콩나물국보다 3배 가량 높다. 효소로 사용하려면 구입한 어린순을 깨끗히 세척한 뒤 물기를 말린다. 재료와 설탕을 1:0.8 비율로 섞어서 3개월 후에 건더기를 걸러낸다. 다시 9개월 간 숙성시켜 물에 희석해 음용한다.

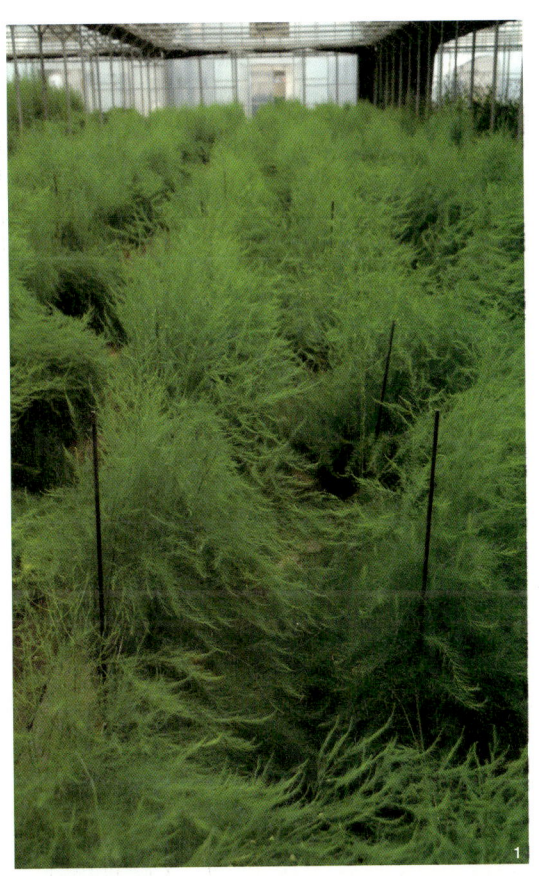

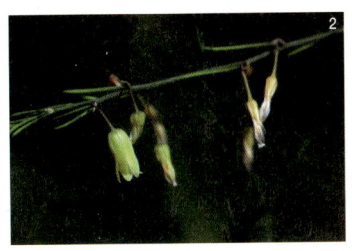

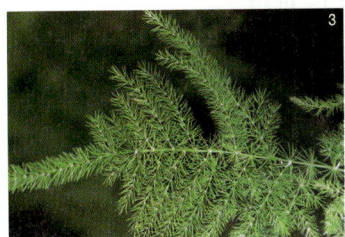

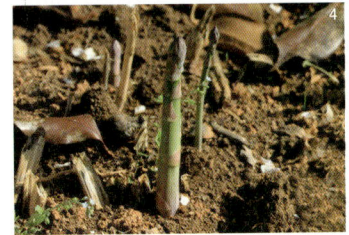

1 아스파라거스 군락 2 꽃 3 잎 4 순

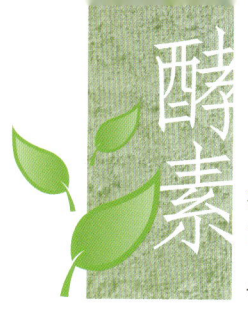

간기능 개선 _ 간경화, 간암에 유용한 허브식물

밀크시슬

국화과 두해살이풀 | *Silybum marianum* | 100~150cm

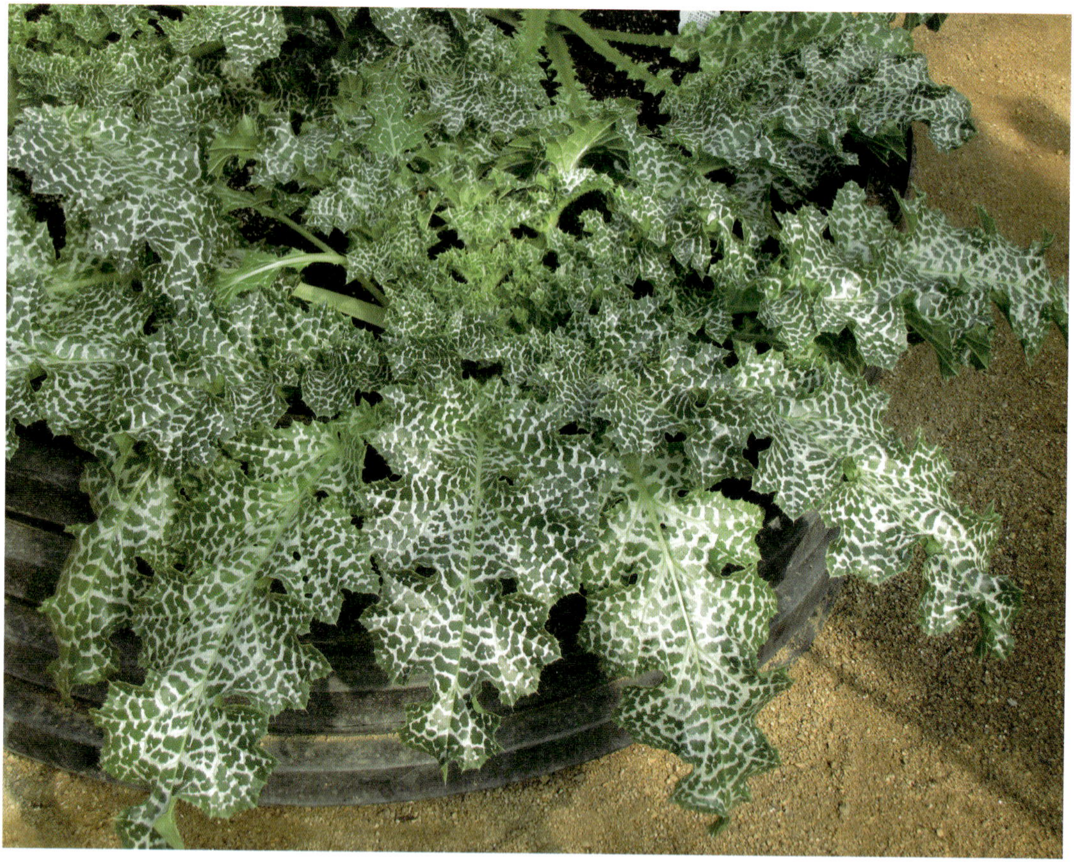

밀크시슬은 북아프리카, 남서유럽 원산의 허브식물로 간기능 개선에 효능이 있다.

밀크시슬은 전초를 식용할 수 있으며, 간세포 재생능력이 탁월하여 만성간염, 급성간염, 간병변증 등에 효능이 높다. 우리나라의 약초와 비교한다면 엉겅퀴 류에 해당하지만 간세포 재생능력 면에서 밀크시슬이 더 알려져 있다. 또한 간암, 전립선암 등에도 효능이 있는 성분이 함유된 것으로 알려져 있다. 허브농가에서 구입하거나 씨앗을 구입해 재배한 뒤 효소로 사용할 수 있다. 효소로 쓸 때에는 **씨앗에 담긴 이로운 성분을 포함하여 열매와 전초를 잘게 썰어 효소로 담근다.** 설탕과 1:0.8 비율로 섞어서 3개월 후 건더기를 걸러낸다. 이를 다시 9개월 간 숙성시킨 뒤에 물에 희석해서 음용한다.

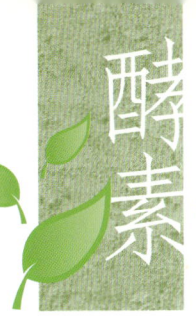

간기능 개선 _ 간질환과 백내장에 좋은 초본식물
맨드라미
비름과 한해살이풀 | *Celosia cristata* | 100cm

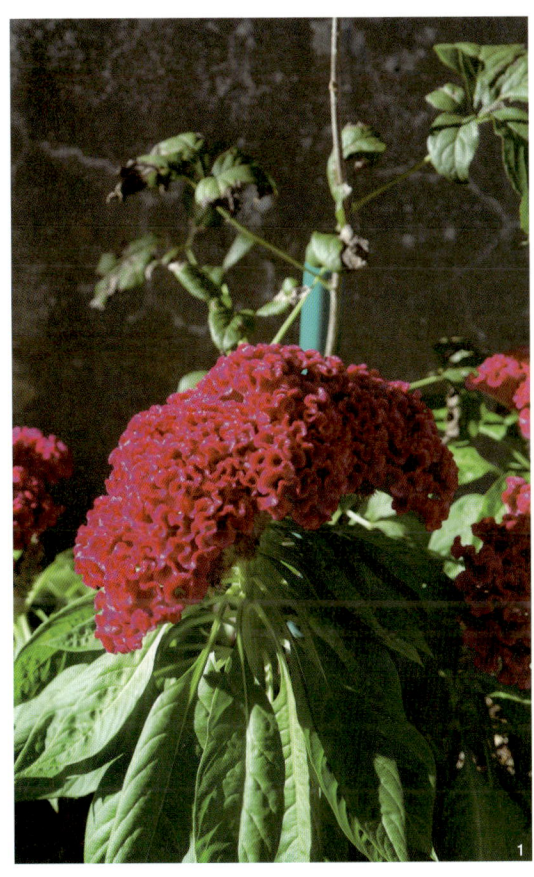
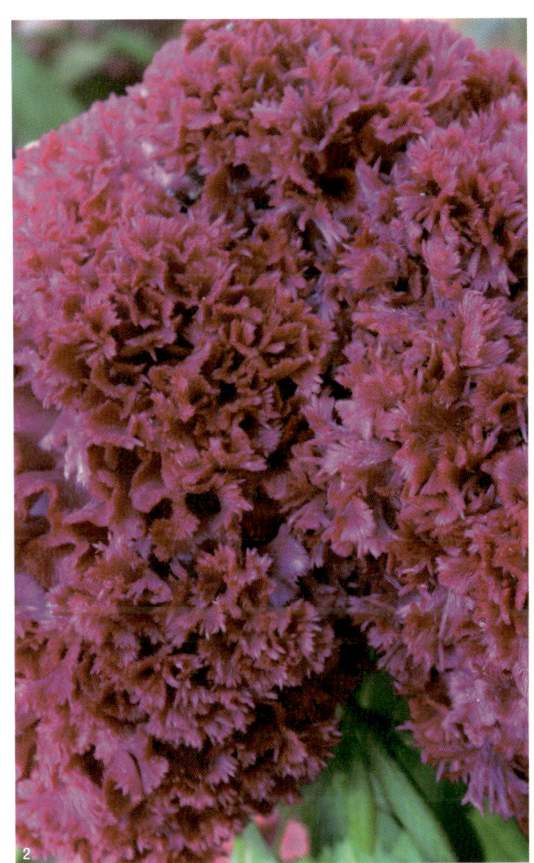

1 주먹맨드라미 2 꽃

열대 아시아와 인도가 원산지이다. 꽃이 닭의 볏을 닮아 '계관화(鷄冠花)'라고도 한다.

줄기는 굵고 곧고 자란다. 잎은 어긋나게 달리고 난상 피침형에 끝이 뾰족하다. 꽃은 7~8월에 원줄기 끝에 홍자색의 꽃이 피는데 때에 따라 흰색, 노란색 꽃도 볼 수 있다. 화단에 관상용으로 심거나 약재로 사용한다. 약재로 사용할 때는 보통 주먹맨드라미의 꽃을 약용한다. 꽃은 간질환, 항균, 구충, 나병, 자궁출혈, 혈변에 효능이 있고, 종자는 백내장과 혈압강하에 효능이 있다. 꽃이 피어있을 때 전초를 채취하는데 **어린줄기, 어린잎, 꽃 위주로 채취한다. 설탕과 1:0.8 비율로 섞어서 3개월 후에 건더기를 걸러낸다. 이를 다시 9개월 간 숙성시켜 물에 희석해서 음용한다.** 어린잎과 어린줄기는 나물로도 먹을 수 있다.

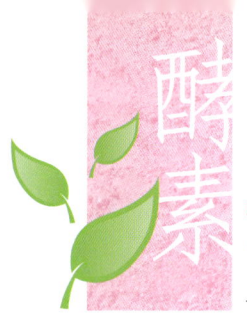

피부질환 _ 항균, 피부질환, 부종에 좋은 초본식물

약모밀(어성초)

삼백초과 여러해살이풀 | *Houttuynia cordata* | 20~60cm

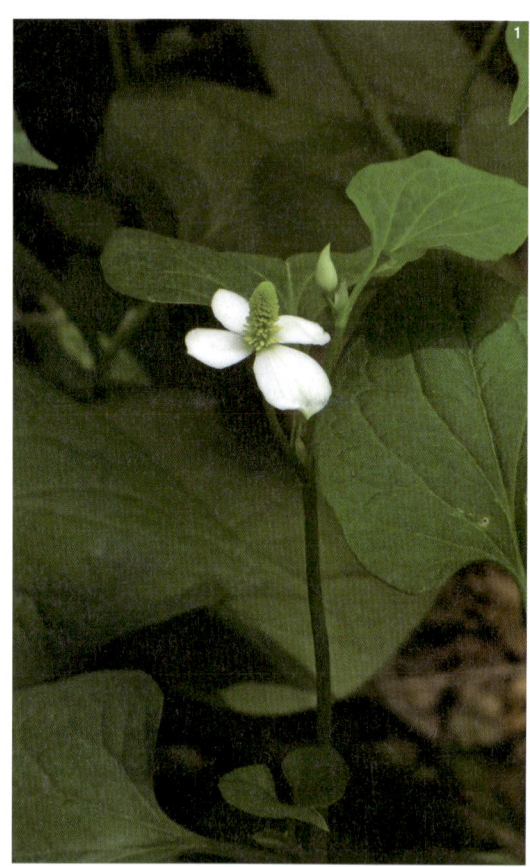
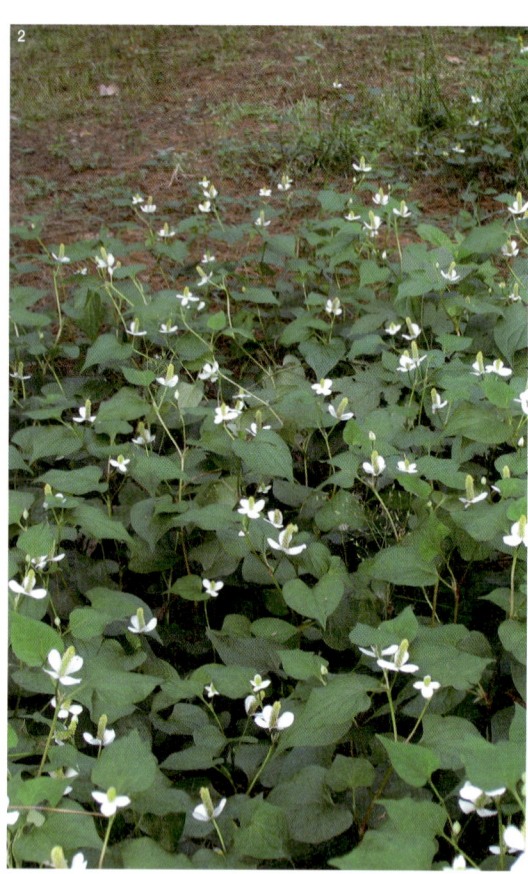

1 전초 2 군락

울릉도, 제주도를 비롯한 남부지방의 그늘진 습지에서 자라는 대표적인 항염증의 약초이다.

약모밀은 잎과 줄기에서 고기 썩는 듯한 비린 냄새가 난다고 하여 생약명으로는 '어성초(魚腥草)'라고 부른다. 줄기는 아래쪽으로 퍼져 자라고 잎은 어긋나게 달려 난상 심장형으로 끝이 뾰족하다. 꽃은 5~6월에 줄기 끝에서 수상꽃차례로 연한 노란색 꽃이 촘촘히 모여 피고 4개의 흰색 포엽이 꽃잎처럼 달려 있다. 약모밀은 뿌리를 포함한 전초를 약재로 이용하며, 유사종인 삼백초에 비해 꽃차례가 짧고 포엽이 있는 점이 다르다. 잎이 메밀의 잎을 닮았다 하여 약모밀이라는 이름이 붙여졌다. 약모밀(어성초)은 자연산 항생제로 널리 알려져 있다.

- **꽃** : 6월, 노란색, 수상꽃차례
- **잎** : 심장 모양
- **분포** : 남부지방의 습지 주변
- **열매** : 7월, 삭과
- **번식** : 포기나누기
- **수확** : 뿌리를 포함한 전초

❖ 효능

자연산 항생제로 유명하다. 항균, 항염, 해독, 이뇨, 부종, 종기, 폐렴, 말라리아, 임병, 성병, 방광염, 백대하, 습진, 개선피부염, 여드름, 농약중독, 항문탈출에 쓴다. 피부염 등에는 가루나 진액을 물에 풀어 세수하거나 팩을 만들어 얼굴에 바르기도 한다.

❖ 효소 만들기

1
재배하여 채취하거나 시중의 약재상 등지에서 구입할 수 있다. 약재상가에서는 일반적으로 건조시킨 뿌리를 판매한다. 생뿌리와 잎을 흐르는 물에 충분히 세척한 뒤 물기를 털어낸다. 통풍이 잘되는 그늘에서 물기가 없도록 이틀 정도 말린다.

2
약모밀 뿌리와 잎을 잘게 썬 뒤 용기에 넣고, 황설탕을 그 위에 붓는다. (재료 500g: 황설탕 400g)

3
한지로 주둥이를 막고 뚜껑을 닫은 뒤 한 달 동안 3~4회 골고루 섞어준다. 3개월 간 발효시킨 뒤 건더기는 걸러낸다. 이후 2차 숙성을 9개월 정도 한 뒤 효소액과 생수를 1:7 비율로 희석하여 음용한다. 피부질환에는 효소액을 세숫물에 풀어 세안한다.

어성초술 만들기

어성초 지상부 생 것 300g을 깨끗하게 세척한 뒤 물기를 건조시키고 담금주 1.8L로 술을 담근다. 3개월 가량 숙성시켜 붓기가 있을 때 하루 한 잔씩 음용한다.

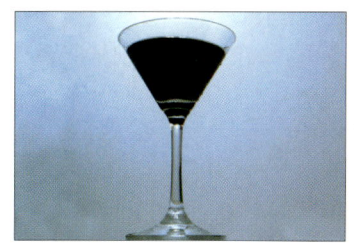

약모밀(어성초) 효소진액

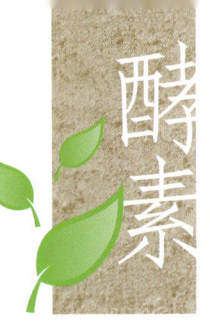

신경질환 _ 불면증, 소화불량에 좋은 초본식물

달래 & 산달래 good

백합과 여러해살이풀 | *Allium monanthum* | 5~15cm

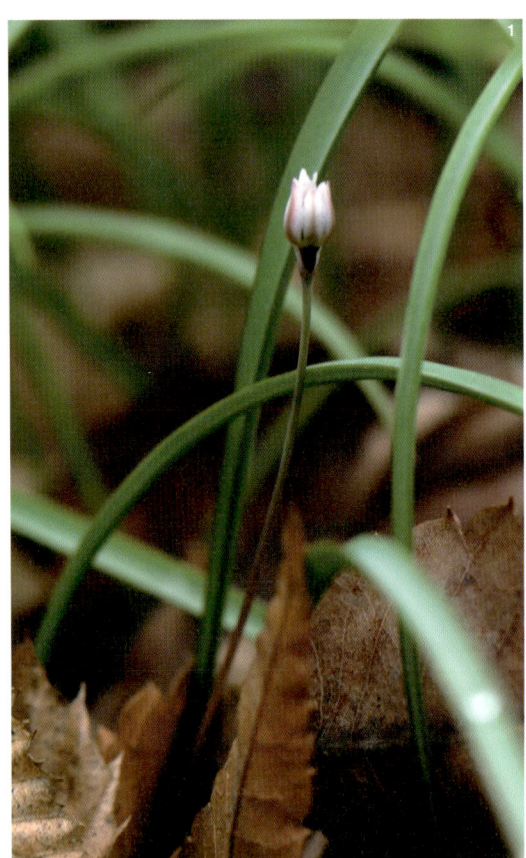

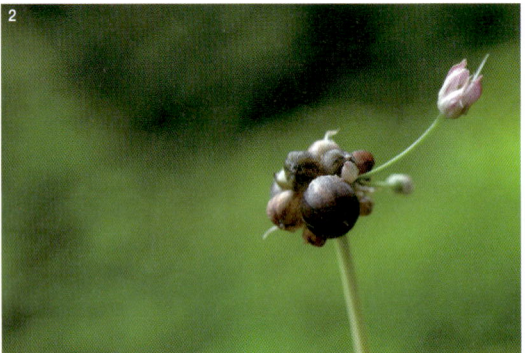

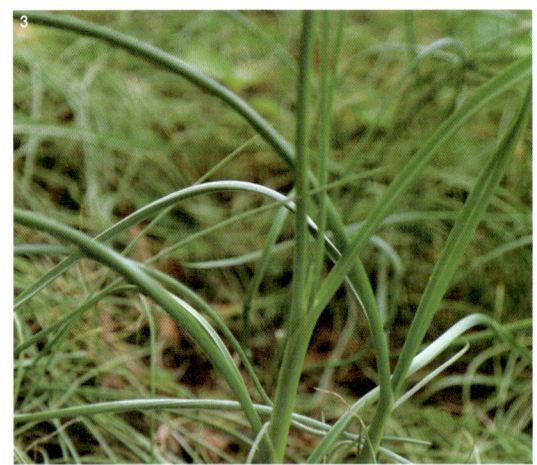

1 달래 꽃 2 산달래 꽃봉우리 3 산달래

제주도를 제외한 전국의 산과 들에서 자생하는 맵싸한 맛의 나물이다.

실제로 우리가 달래라는 이름으로 즐겨 먹는 맵싸한 달래나물은 산달래이다. 봄에 잎과 비늘줄기를 캐어 나물로 식용한다. 뿌리는 땅속에 비늘줄기로 자라고, 잎은 비늘줄기에서 1~2개가 선형으로 나온다. 산달래는 달래보다 땅속 비늘줄기가 약간 크고, 어긋나게 달리는 잎은 2~4개가 선형으로 나온다. 꽃은 달래의 경우 3~4월에 짧은 꽃대에 1~3개의 연한 홍자색 꽃이 달리고, 산달래는 5~6월에 산형꽃차례로 흰색 또는 홍백색의 자잘한 꽃이 무리지어 달린다. 둘다 전체에서 맵싸한 맛이 난다. 이를 효소로 사용할 때는 둘 다 동일한 방식으로 담글 수 있다.

- 꽃 : 3~5월
- 잎 : 줄 모양, 9~13개의 맥
- 분포 : 산지의 들판
- 열매 : 5~6월
- 번식 : 종자, 살눈
- 수확 : 뿌리째 수확

❖ 효능

식용할 때는 주로 산달래를 쓰지만, 약용할 때는 달래를 주로 쓴다. 달래는 항균, 소화불량, 설사, 구토, 직장염, 기생충, 협심증, 불면증, 정력에 좋다. 보통 달여서 먹거나 효소로 담가 먹는다. 그밖에 종기, 부스럼, 벌레 물린 상처에는 입을 짓이겨 바르거나 우려낸 물로 부위를 세척한다.

효소 만들기

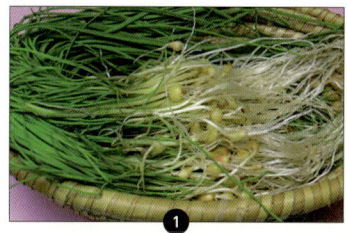
❶

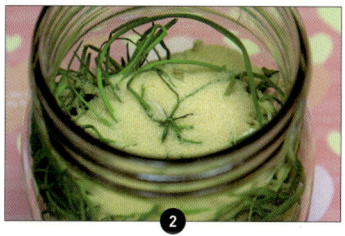
❷

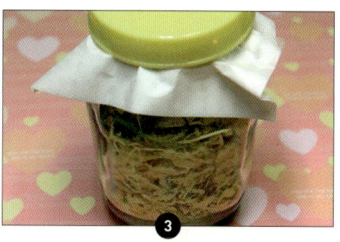
❸

남부지방은 가을에, 북부지방은 봄에 달래를 뿌리째 채취하여 사용하거나 시중에서 구입해 준비한다. 흐르는 물에 세척한 뒤 물기를 깨끗이 털어내고 통풍이 잘되는 그늘에서 하루 정도 펴서 말린다.

잎과 뿌리를 잘게 썬 뒤 용기에 넣고, 그 위에 설탕을 붓는다. (재료 300g:설탕 240g)

한지로 주둥이를 막고 뚜껑을 닫은 뒤 한 달 동안 3~4회 골고루 섞어준다. 약 12개월 정도를 발효시킨 뒤 효소액과 생수를 1:5 비율로 희석하여 음용한다.

약술 포인트

달래술 만들기

1.8L 담금주의 35%를 달래로 채우고 술을 담근 뒤 6개월간 숙성시켜 하루 2잔씩 음용한다.

참고로 달래무침은 달래를 적당한 길이로 썰어, 오이, 양파, 당근을 채로 썰어 준비한다. 고추장, 간장, 참깨, 설탕, 매실액, 참기름 등으로 양념장을 만든 뒤 준비한 재료를 넣고 버무려서 먹을 수 있다.

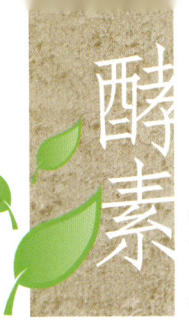

신경질환 _ 우울증, 위장염에 좋은 허브식물

바질(스위트바질)

꿀풀과 반관목식물 | *Ocimum basilicum* | 30~70cm

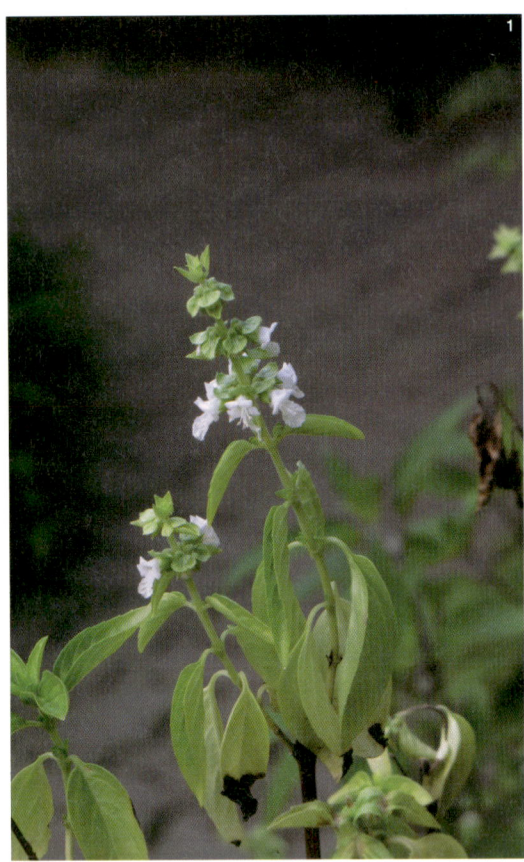

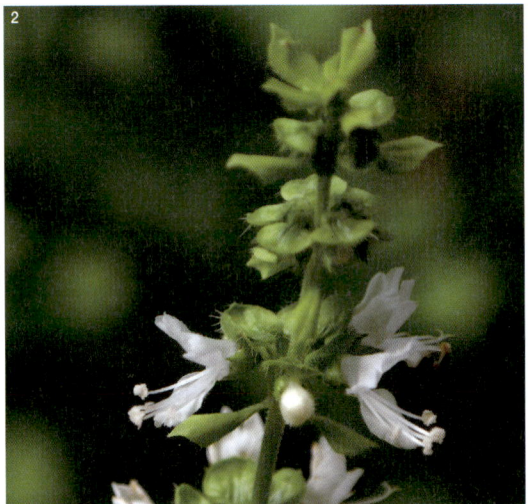

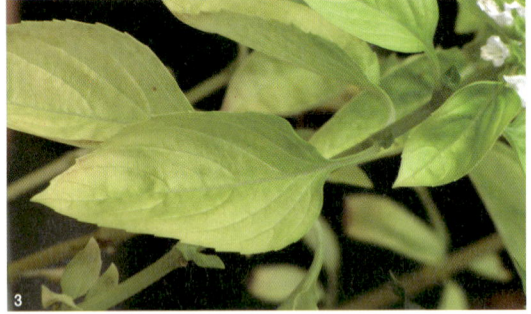

1 전초 2 꽃 3 잎

열대 아시아가 원산지인 바질은 대표적인 향신료 허브로 각광받고 있다.

바질 품종 중 유럽에서 요리에 널리 사용하는 품종은 스위트 계열이므로 아시아계 바질과 구별하기 위해 스위트바질이라고 부른다. 전초를 약용하는데 주로 두통, 가래, 해열, 해독, 위장염, 변비, 월경불순, 소화불량, 구풍에 좋고 스트레스, 우울증, 피로회복의 효능이 있다. 씨앗은 임질, 이질, 설사에 효능이 있다. 바질을 효소로 사용할 때에는 **생잎과 줄기를 잘게 썬 뒤 황설탕과 1:0.7~0.8 비율로 섞는다.** 그리고 3개월 뒤에 **건더기를 걸러내고 약 9개월 간 2차 숙성한 뒤에 물에 1:10로 희석해서 음용한다.** 꿀풀과 식물이자 발암물질이 함유된 식물이므로 임산부와 소아의 과다복용을 금한다.

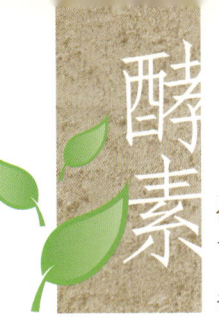

신경질환 _ 불면증, 신경불안, 변비, 살균에 좋은 초본식물

마조람

꿀풀과 여러해살이풀 | *Origanum majorana* | 30~60cm

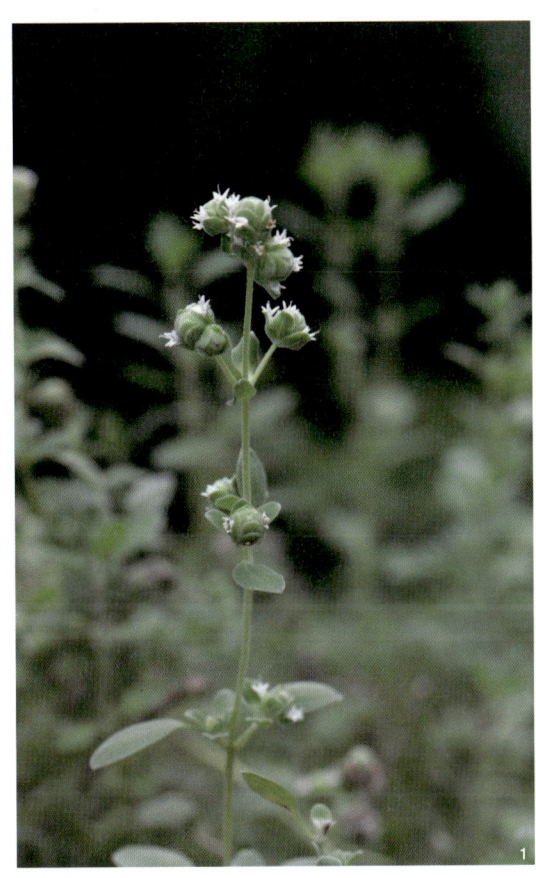
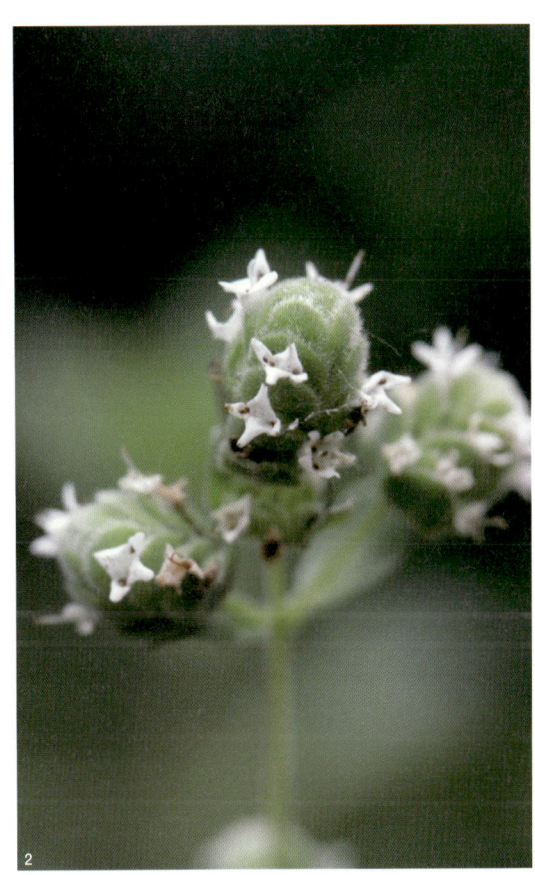

1 전초 2 꽃

지중해 연안이 원산지로 예로부터 약용과 식용을 겸한 풀꽃으로 알려져 있다.

마조람은 향취는 상큼하고 달콤하지만, 쓴맛이 나는 풀이다. 꽃은 6~8월에 흰색 혹은 연한 노란색 꽃이 피며 식물체에서 달콤한 향이 난다. 유럽에서는 인기 있는 향신료 식물로 전초를 약용한다. 천식, 감기, 기관지염, 이뇨, 관절염, 근육통, 복통, 변비, 소화불량, 월경불순, 백대하, 구풍, 살균, 불면증, 신경불안 등에 효능이 있다. 마조람은 살균력이 강한 꿀풀과의 식물이므로 임산부나 소아의 음용을 제한하며, 과다복용 하지 않는다. **효소로 사용할 때는 생잎과 꽃, 줄기를 잘게 썬 뒤 황설탕과 1:0.7~0.8 비율로 담근다. 3개월 뒤쯤 건더기를 걸러내고 약 9개월 간 2차 숙성한 뒤 물과 1:10로 희석해 음용한다.**

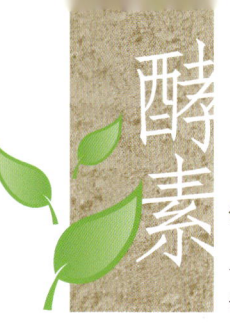

신경질환 _ 불면증, 스트레스, 소화불량에 좋은 허브식물
오레가노&그릭오레가노
꿀풀과 여러해살이풀 | *Origanum vulgare hirtum* | 60cm

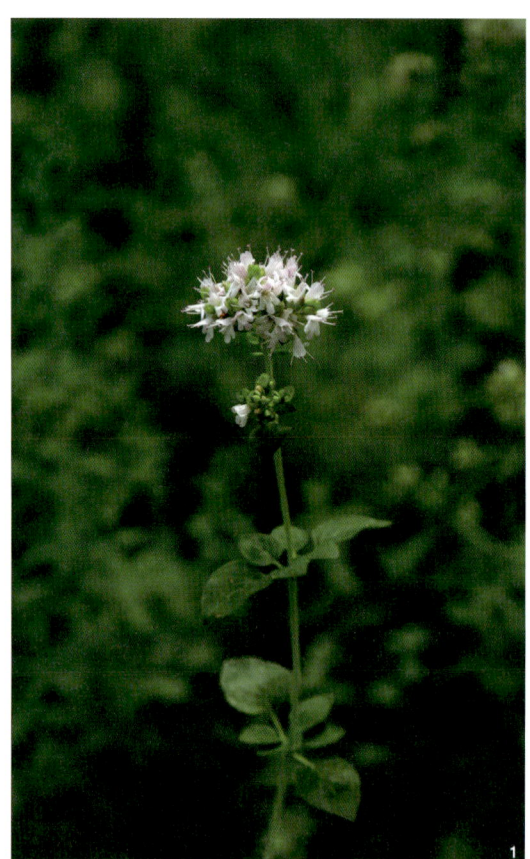
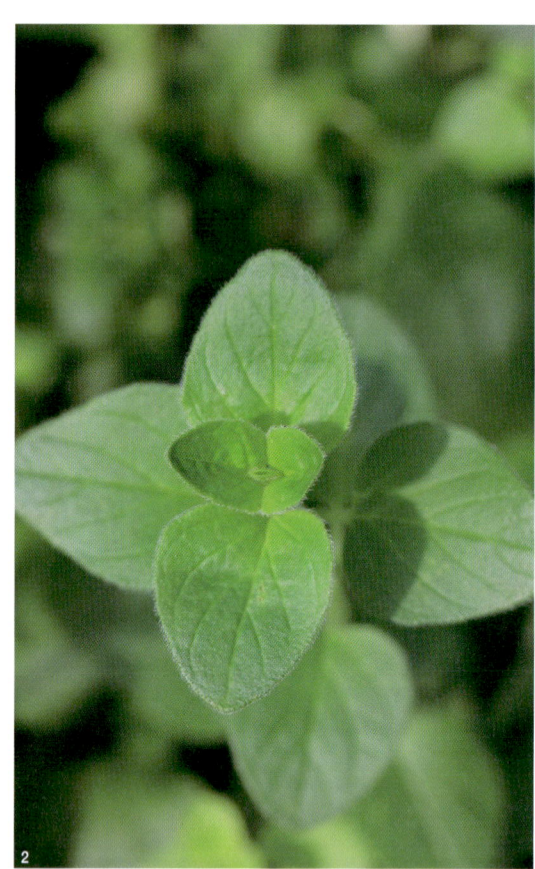

1 전초 2 잎

서유럽과 그리스에서 자생하는 것은 '그릭오레가노', 동유럽에서 자생하는 것은 '오레가노'
향신료로 즐겨 사용하는 허브식물인 오레가노는 '꽃박하'라고도 부른다. 그릭오레가노는 오레가노에 비해 향이 강하기 때문에 지중해식 요리의 향신료로 즐겨 사용한다. 전초를 약용하는데 살균, 발한, 구풍, 가래, 위장, 감기, 소화불량, 복통, 생리불순에 효능이 있다. 소량씩 복용하면 스트레스 해소와 불면증에 좋다. 이 허브식물 역시 꿀풀과 식물 중 비교적 살균력이 강하여 임산부나 소아에게 사용 또는 과다복용을 금한다. 효소로 쓸 때에는 **생잎과 꽃, 줄기를 잘게 썬 뒤 황설탕과 1:0.7~0.8 비율로 효소를 담근다.** 이후 3개월 뒤에 건더기를 걸러내고 약 9개월 간 2차 숙성한 뒤 물과 1:10로 희석해 음용할 수 있다.

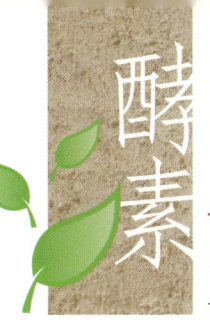

신경질환 _ 우울증, 천식, 항균에 좋은 허브식물

페퍼민트(양박하)

꿀풀과 여러해살이풀 | *Mentha piperita* | 90cm

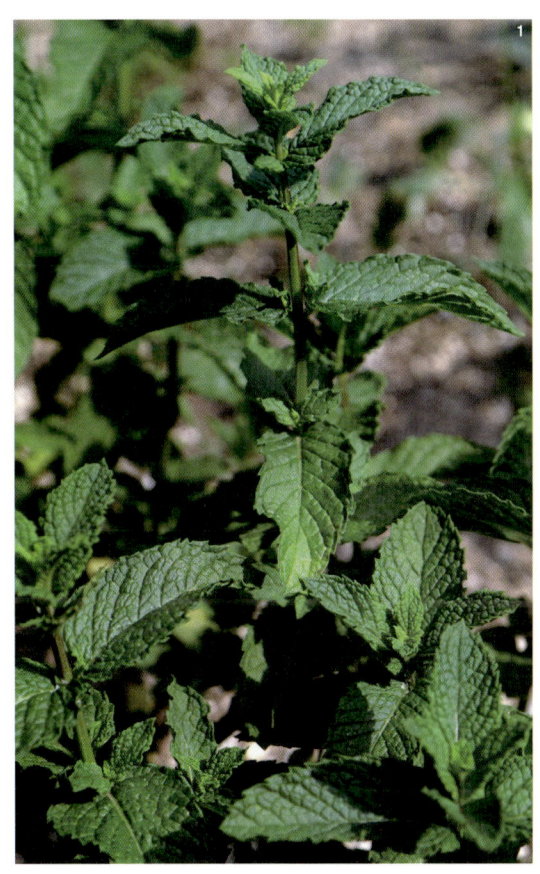
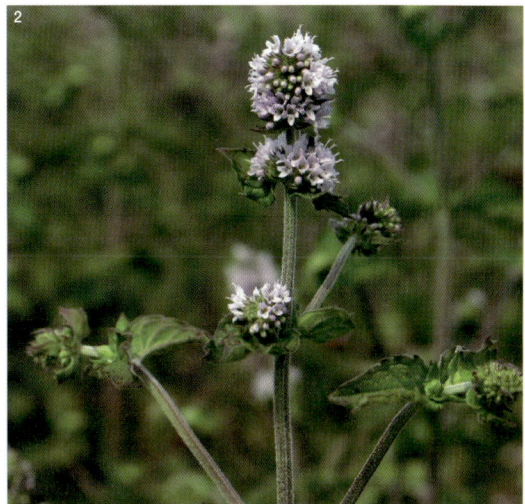
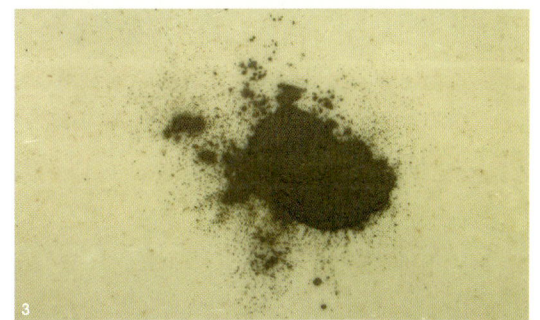

1 전초 2 꽃 3 페퍼민트 향신료

유럽 원산이며 '워터민트'와 '스피어민트'가 자연에서 교잡하여 나타난 품종으로 보고 있다.

민트류 중에서 향이 가장 좋기 때문에 음료나 껌 등에 널리 사용되는 향신료 허브식물이다. 꽃은 6~7월에 연한 보라색의 꽃이 수상꽃차례로 피고, 톱니 모양의 마주나는 잎에는 5~8쌍의 측맥이 있다. 잎은 건조시킨 뒤 향신료로 사용하거나 차로 우려마시고 민트커피 등을 만들어 먹기도 한다. 봄, 가을에 나는 연한 잎이나 순을 따서 쌈으로 먹을 수 있다. 6~7월에 잎을 채취해 건조시킨 뒤 가루를 내어 서양요리의 향신료로 사용한다. 꿀풀과 페퍼민트류의 민트식물들은 강력한 살충, 항균 성분이 있으므로 장기 또는 과다복용을 피해야 하며, 임산부나 소아는 삼가는 것이 좋다.

- 꽃 : 6~7월
- 잎 : 톱니, 쪼글쪼글한 잎
- 분포 : 가정에서 키운다.
- 열매 : 9~10월
- 번식 : 종자
- 수확 : 꽃, 잎, 줄기

❖ 효능

주로 잎을 약용하는데 꽃과 줄기도 약용한다. 전통적으로 감기, 두통치료제로 알려져 있다. 감기, 기침, 천식, 두통, 소화불량, 건위, 강장, 혈관확장, 우울증, 정신피로에 좋다. 타박상에는 잎을 짓찧어 바르거나 달여서 바르기도 한다. 목욕물에 넣어 전신마사지 용도로 사용할 수도 있다.

❖ 효소 만들기

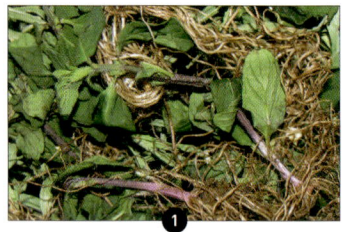
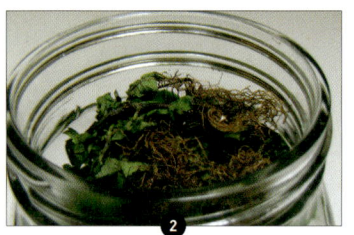
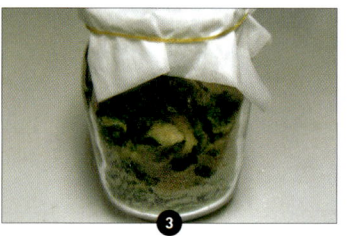

1. 6~7월에 뿌리째 채취하여 흐르는 물에 세척한 뒤 물기를 깨끗이 털어내고 통풍이 잘 되는 그늘에서 하루 정도 펴서 말린다. 너무 말리면 부석부석해지므로 주의한다.

2. 잎과 뿌리를 용기에 넣고, 그 위에 설탕을 붓는다. (재료와 황설탕 비율 1:0.8)

3. 한지로 주둥이를 막은 뒤 뚜껑을 닫는다. 한달동안 3~4회 골고루 섞어준다. 3개월 정도 발효시킨 뒤 건더기를 걸러내고, 2차로 9개월 더 발효시킨다. 효소액과 생수를 1:7 비율로 희석하여 음용한다.

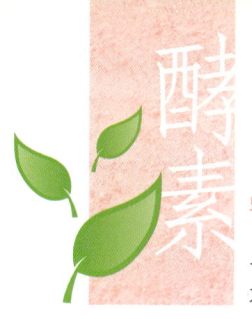

뇌질환·기억력 개선 _ 기억력 증진, 자양강장, 노화예방에 좋은 목본식물

호두나무

가래나무과 낙엽 활엽 교목 | *Juglans regia* | 10~20m

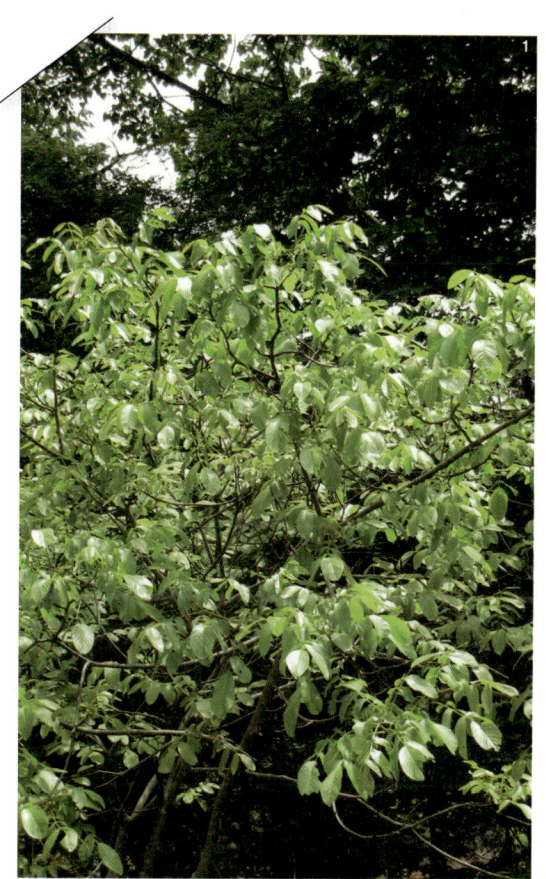

중국 원산으로 우리나라에는 고려시대에 충남 광덕사에 최초의 호두나무가 심어졌다.

잎은 어긋나게 달리고 깃꼴겹잎으로 작은 잎이 5~9개씩 달린다. 꽃은 4~5월에 암수한그루로 연한 노란색으로 핀다. 열매는 9~10월에 구형의 녹갈색으로 익는다. 육질의 껍질 속에는 갈색의 견과가 들어 있다. 효소로 사용할 때는 가을에 수확한 호두열매의 겉껍질과 속의 딱딱한 껍질을 까고 그 안의 '종인(호두 핵)'을 효소로 담근다. 호두 종인은 항염, 현기증, 기억력 증진, 자양강장, 정력에 좋고, 특히 노화예방에 탁월하다. 황설탕과 1:0.8 비율로 섞어서 황설탕의 절반을 뜨거운 물에 풀어 시럽으로 만든 뒤 호두와 버무린다. 그 위에 남아있는 황설탕을 붓는다. 6개월 뒤에 건더기를 걸러내고 6개월 간 더 숙성시킨 뒤 물에 희석하여 음용한다.

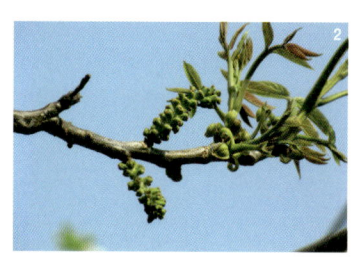
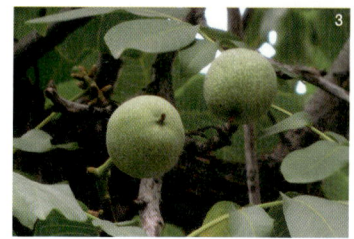
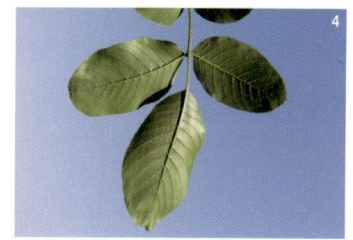

1 수형 2 어린 꽃 3 열매 4 잎

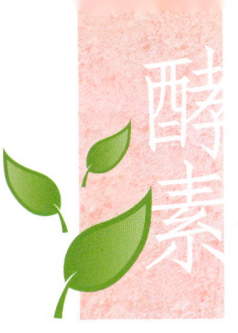

뇌질환·기억력 개선_ 건망증, 우울증, 불면증에 좋은 목본식물

자귀나무

콩과 낙엽 활엽 소교목 | *Albizia julibrissin* | 3~8m

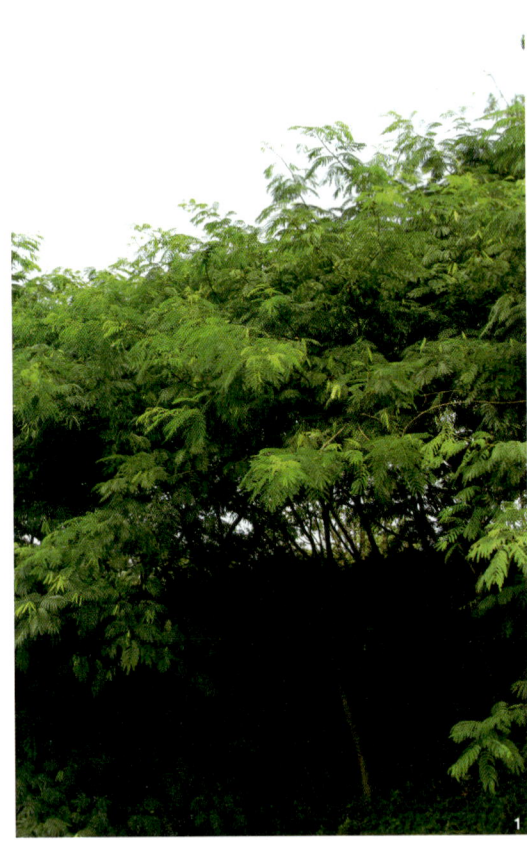
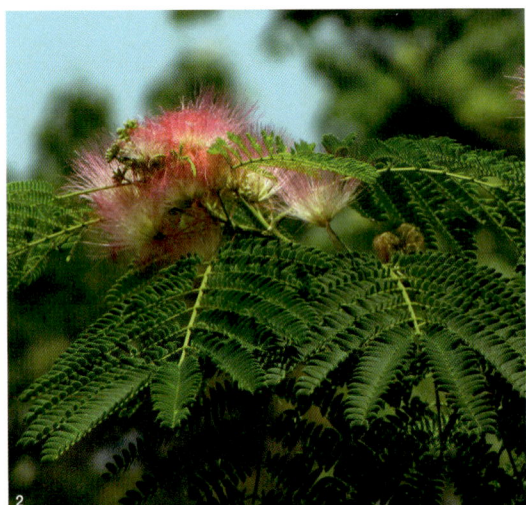
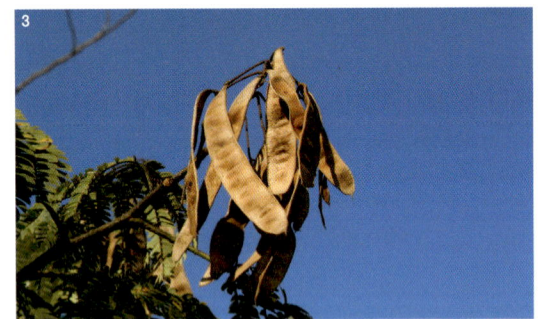

1 수형 2 꽃 3 열매

중부 이남지방에서 자라며, 잎이 수면활동을 하여 밤에는 작은 잎들이 마주보며 접힌다.

도시에서도 공원수로 심기도 한다. 잎은 어긋나게 달리고 2회깃꼴겹잎이다. 꽃은 6~7월에 가지 끝에 원추 꽃차례로 달리며 분홍색 꽃이 향기를 내며 모여 피고, 약 25개 정도의 수술이 털처럼 피어난다. 꽃의 색깔은 분홍색과 흰색이 있다. 열매는 꼬투리로 갈색으로 익는다. 주로 수피와 꽃을 약용한다. 혈액순환, 소종, 불면증, 우울증, 불안증, 건망증, 탁박상에 의한 시린 증세에 효능이 있고 맥의 흐름을 기운차게 할 뿐 아니라 시야가 맑지 않은 증세에 효능이 있다. 효소로 쓸 때는 6~7월에 꽃이 피었을 때, 꽃과 수피, 잔가지를 채취해 **황설탕과 1대1 비율로 하여 담글 수 있다.**

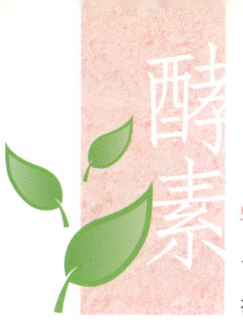

뇌질환·기억력 개선 _ 건망증, 어지럼증, 기억력 증진에 좋은 초본식물

석창포

천남성과 여러해살이풀 | *Acorus gramineus* | 10~50cm

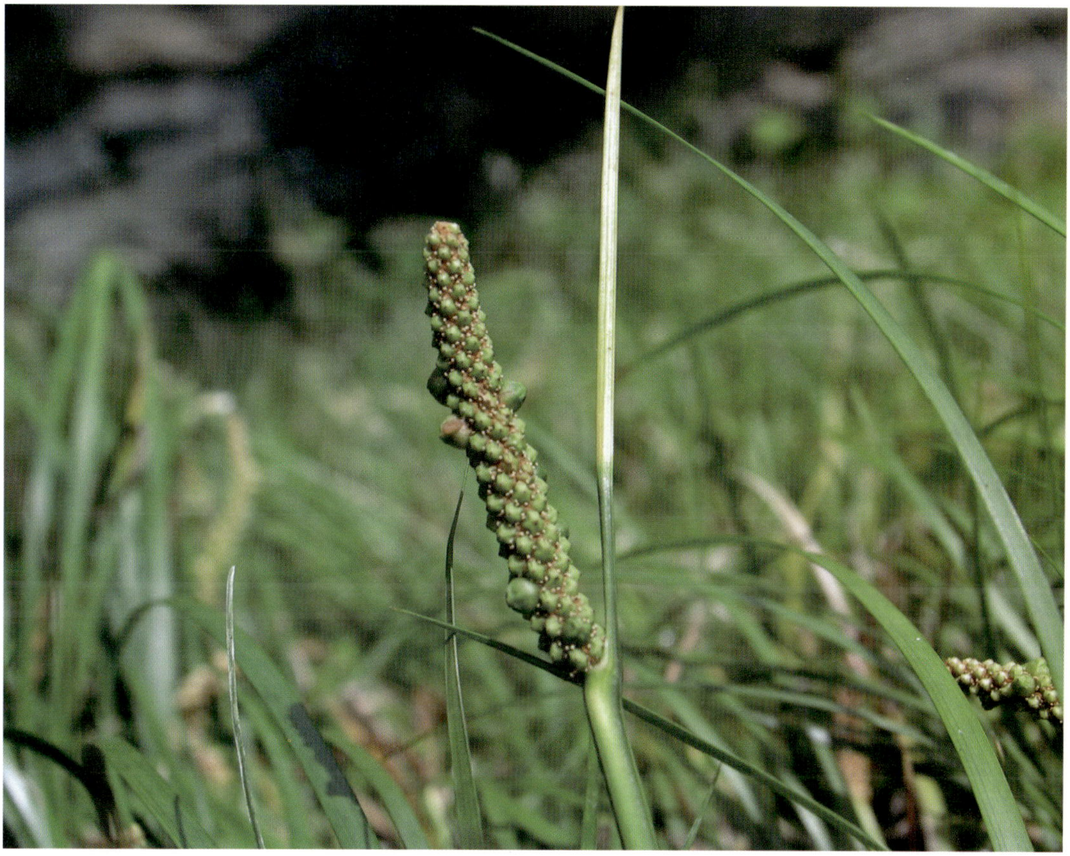

상록성 여러해살이풀로 남부지방의 냇가나 계곡 주변에서 자생한다.

잎은 뿌리에서 무리지어 모여 나고 선형으로 잎과 줄기에서 은은한 향기가 난다. 잎의 길이는 50cm 내외이고 잎의 표면에는 주맥이 없는 대신 얇은 줄 같은 것이 여러 개가 있다. 꽃은 6~7월에 수상꽃차례로 연한 황록색의 꽃이 빽빽하게 핀다. **뿌리를 포함한 전초를 효소로 사용할 수 있고, 잘게 썰어 황설탕과 1:0.8~1 비율로 섞되, 황설탕의 절반을 뜨거운 물에 풀어 시럽으로 만든 뒤 버무린다. 이를 6~12개월 뒤 건더기를 걸러내고 6개월 간 2차 숙성을 마친 후에 물에 1:10 비율로 희석해 음용한다.** 석창포는 건망증, 어지럼증, 중풍예방, 혈액순환에 유익하다.

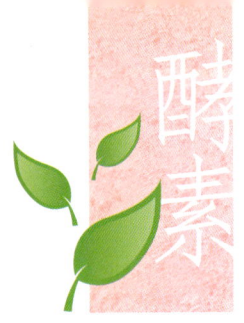

뇌질환·기억력 개선 _ 치매(뇌졸증)예방, 폐렴에 좋은 초본식물

갈대(노근)

벼과 여러해살이풀 | *Phragmites communis* | 1~3m

우리나라 전역의 습지나 강가에서 자생한다.

줄기는 곧게 서고 잎은 어긋나게 달리며 긴 피침형이다. 잎의 가운데에는 흰줄이 없고 잎의 하단부 잎집에는 털이 없다. 갈대와 비슷하지만 잎집에 털이 많고 윗부분에 자줏빛이 돌면 달뿌리풀이고, 잎에 흰줄의 맥이 있으면 억새로 본다. 갈대는 뿌리에 약효가 많으므로 뿌리와 줄기를 함께 채취한 뒤 효소로 담글 수 있다. 주로 기침, 가래, 해열, 폐렴, 구토, 이뇨, 복어독, 폐렴에 쓰고 치매(뇌졸중)를 예방한다. 효소로 쓸 때는 생뿌리를 포함한 전초를 잘게 썰어 황설탕과 1:0.8~1 비율로 섞고, 황설탕의 절반을 뜨거운 물에 풀어 시럽으로 만들어서 버무린다. 그리고 그 위에 남아있는 황설탕을 붓는다. 6개월 뒤에 건더기를 걸러내고 6개월 간 2차 숙성시켜 물에 1:5로 희석해 음용한다.

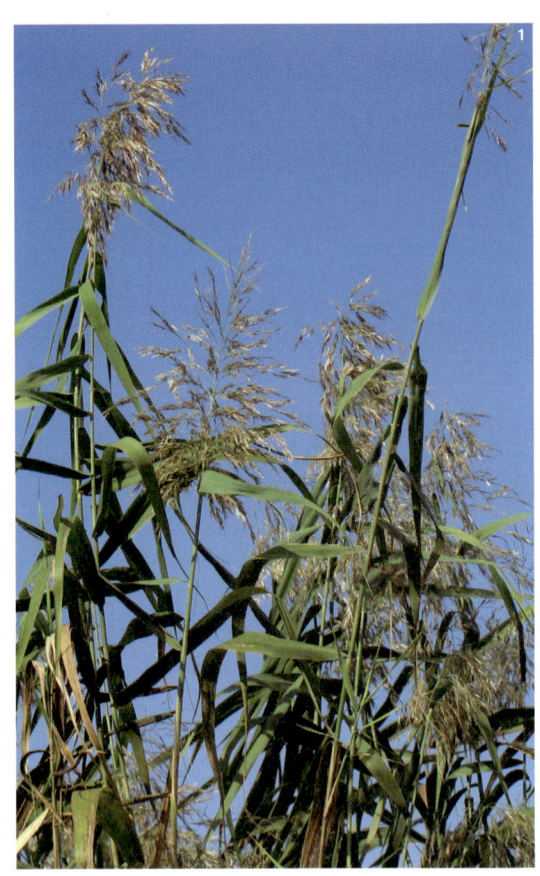

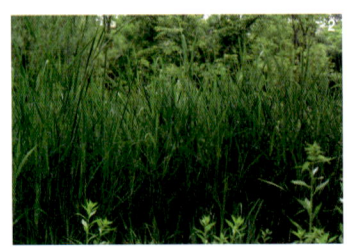
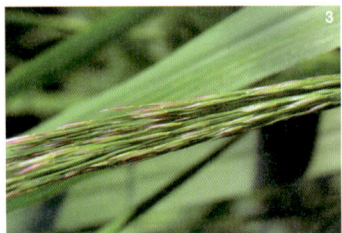
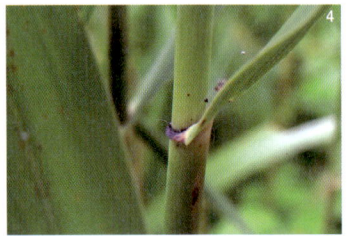

1 전초 2 갈대밭 3 꽃 4 잎집

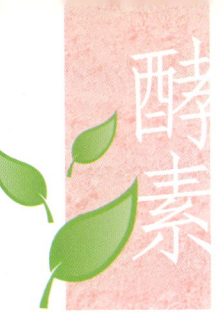

효소

뇌질환·기억력 개선 _ 두통, 치매&뇌졸중 예방에 좋은 초본식물

석잠풀(초석잠)

꿀풀과 여러해살이풀 | *Stachys japonica* | 20~60cm

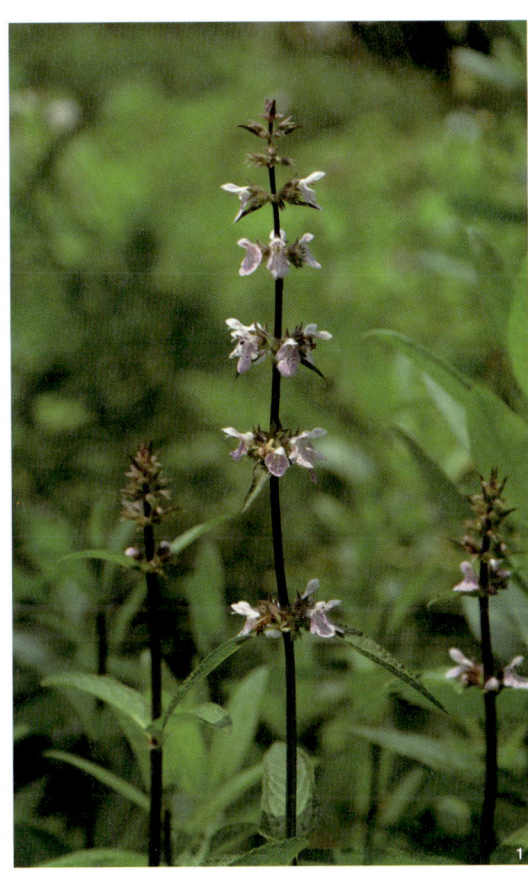
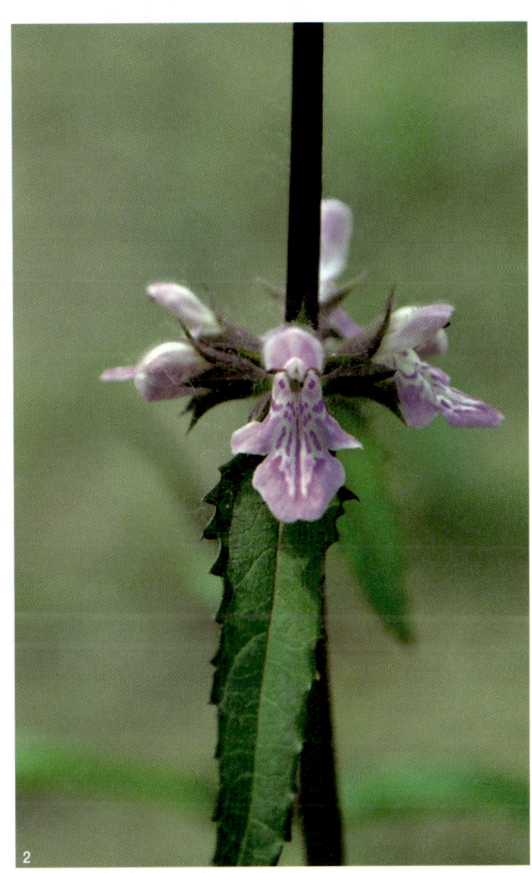

1 전초 2 꽃

양지바른 산기슭이나 논둑, 밭둑, 들에서 자생한다.

줄기는 곧게 서고 네모지다. 잎은 마주나게 달리고 피침형이며 잎 가장자리에는 톱니가 있다. 꽃은 6~8월에 잎겨드랑이에서 홍자색 꽃이 층층이 돌려 난다. 주로 뿌리를 약용하는데 편도선염, 기침, 가래, 두통, 불면증, 신경쇠약, 고혈압에 효능이 있고 두뇌개선, 치매예방에도 좋다. 효소로 사용할 때에는 **봄~초겨울 사이에 생뿌리를 포함한 전초를 채취하여 잘게 썬 뒤 황설탕과 1:0.8 비율로 담근다. 3개월 뒤 건더기를 걸러내고 9개월 간 2차 숙성을 시켜 물에 1:7로 희석해 음용한다.** 꿀풀과 식물이므로 임산부와 소아의 복용 및 과다복용을 금한다.

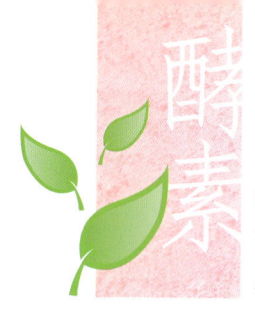

뇌질환·기억력 개선_ 치매 & 뇌졸증 예방, 근육통, 천식에 좋은 초본식물

머위(봉두채)

국화과 여러해살이풀 | *Petasites japonicus* | 5~50cm

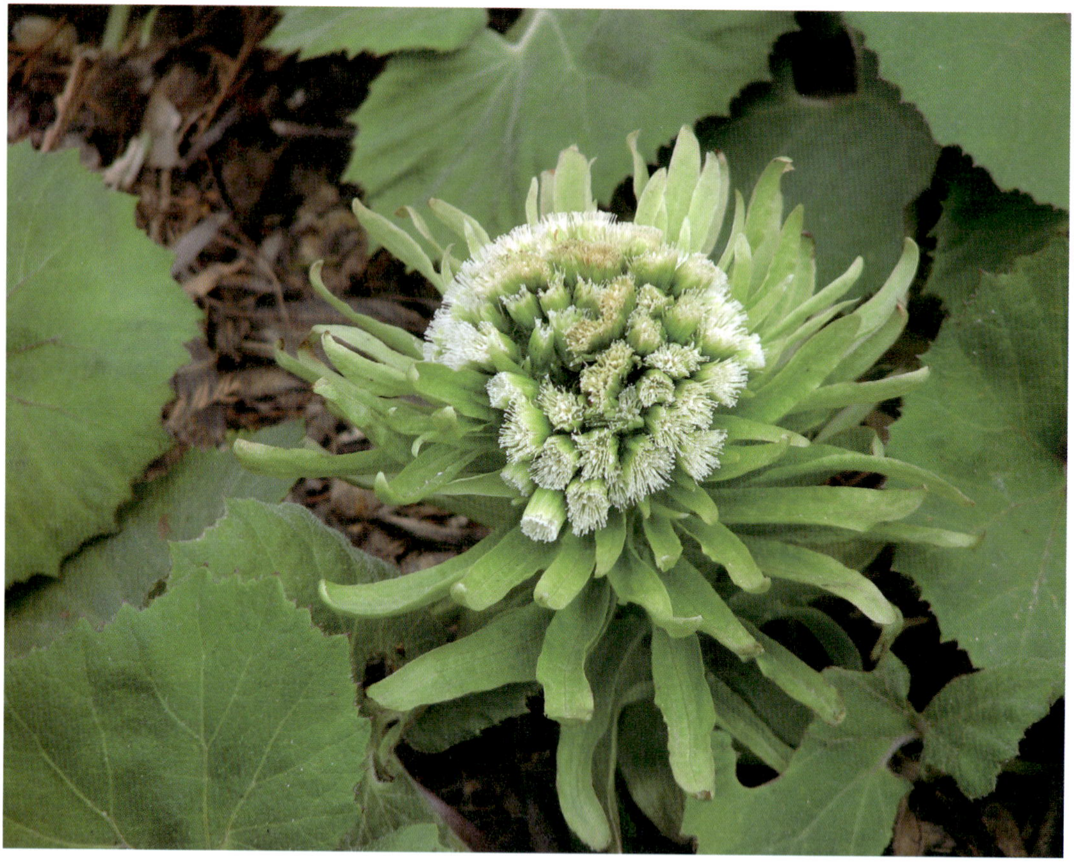

머위 꽃과 잎

이른 봄 습기가 있는 곳에서 자라며, 쌈이나 나물로 먹기 위해 심어 기르기도 한다.

줄기는 곧게 서고 굵직하며 털이 있다. 뿌리잎은 둥근 심장 모양으로 잎자루가 길고 가장자리에 불규칙한 톱니가 있다. 줄기잎은 어긋나게 달리고 넓은 피침형이다. 꽃은 3~4월에 줄기 끝에서 족두리처럼 자잘한 황백색의 두상화가 산방꽃차례로 핀다. 꽃이 필 무렵에는 어린잎이 방석처럼 사방으로 나오기 시작하며, 봄에 캔 어린잎을 '머우나물'이라 하여 쌈이나 나물로 무쳐 먹는다. 효소로 사용할 때에는 봄에 꽃대와 뿌리, 지상부를 채취하고, 가을에는 뿌리, 지상부를 채취하여 사용할 수 있다. 머위를 약용할 때에는 가을에 채취한 것이 더 효과가 있다. 지방에 따라 머위를 '머구', 또는 '머우'로 부르기도 한다.

- 꽃 : 3~4월, 흰색
- 잎 : 심장 모양
- 분포 : 남부지방의 습한 곳
- 열매 : 5~6월
- 번식 : 종자, 포기나누기
- 수확 : 뿌리, 잎, 꽃봉우리

❖ 효능

머위는 주로 뿌리를 약용하는데 항암, 천식, 가래, 편도선염, 기침, 어혈, 종기, 근육통에 효능이 있다. 효소로 사용할 때에는 꽃봉오리와 잎도 함께 담근다. 봄에 돋는 머위 잎을 식용하면 치매예방에 좋아서 실제 일본의 한 양로원에서 머위 잎으로 만든 음식을 노인들에게 제공한 뒤 임상 보고를 통해 치매 발병률이 낮아진 것으로 알려져 있다.

❖ 효소 만들기

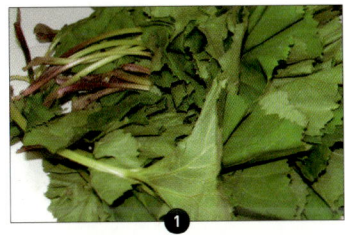
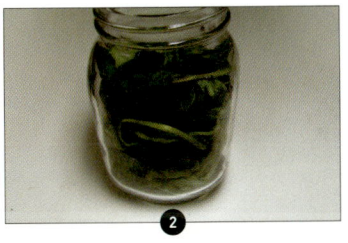
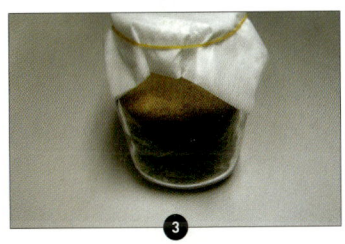

봄에 야생 머위 잎을 채취하거나 시장에서 구입하여 세척한 뒤 물기를 빼고 하루 정도 말려 둔다.

머위 잎을 잘게 썬 뒤 용기에 넣고 황설탕을 그 위에 붓는다. (재료와 황설탕 비율 1:0.8)

한지로 주둥이를 막은 뒤 뚜껑을 닫고 한 달동안 3~4회 골고루 섞어준다. 3개월 뒤 건더기를 걸러내고 약 9개월 간 2차 숙성시켜 물에 1:5로 희석해 음용한다.

약효 포인트

민간에서 내려오는 머위잎을 이용한 치매예방법은 다음과 같다.
1) 취침 전에 만든다. 2) 6월에 계란 1개(흰자)를 한 방향으로 저어 거품을 낸다. 3) 그 위에 머위잎 5장의 즙을 내어 넣고 저어준 뒤 데운 정종 ⅔ 컵을 다시 넣고 저어준다. 4) 마지막으로 생매실 3개의 즙을 내어 넣고 저은 뒤 3분 이내 복용한다. 이후 30분간 음식물을 섭취하지 않는다.

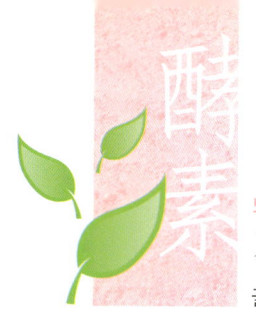

뇌질환·기억력 개선 _ 기억력 증진, 신체허약, 골다공증에 좋은 초본식물

검정깨(흑임자)

꿀풀과 한해살이풀 | *Sesamum indicum* | 100cm

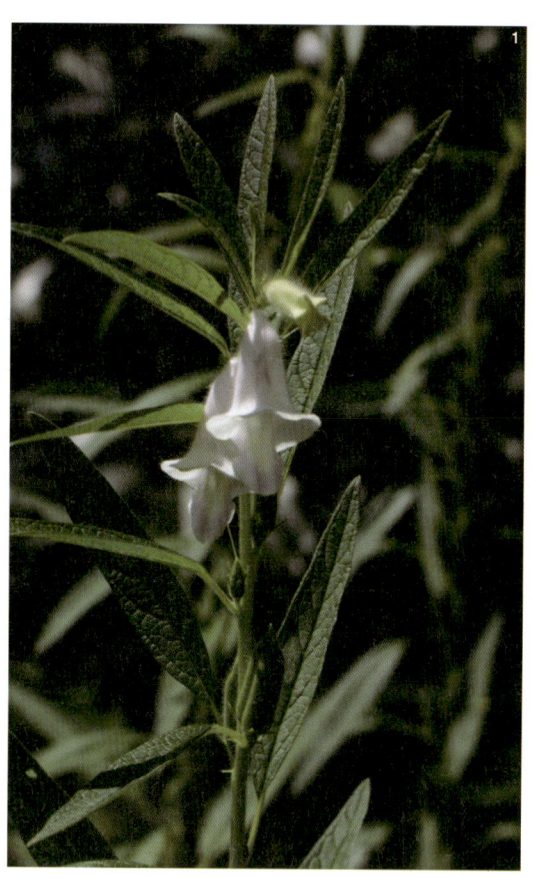
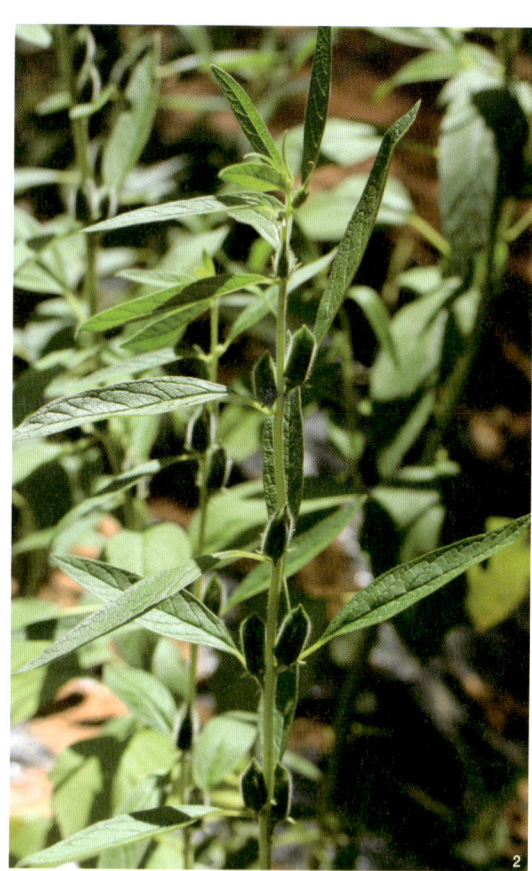

1 흑임자 꽃 2 흑임자 전초

참깨의 한 종류로 씨앗의 색상이 검정색이어서 한방에서 검정깨 혹은 흑임자로 부른다.

꽃은 7~8월에 종 모양으로 아래를 향해 피고, 열매는 9~10월에 익는다. 효소로 사용할 때에는 검정깨 발아씨앗으로 담그는 방법이 있지만 검정깨 분말을 매실효소 등의 다른 효소와 혼합하여 식용하는 것이 편리하다. 뿌리, 잎, 열매로 효소를 담글 수도 있다. 씨앗은 자양강장, 신체허약, 흰머리, 변비, 해독, 이뇨, 골다공증에 효능이 있다. 씨앗에는 비타민 A, B, E, 레시틴 성분이 있는데 레시틴 성분은 두뇌개선과 기억력 증진, 성인병예방, 노화예방에 유익한 성분이다. 잎은 이질, 방광질환에 효과적이고 뿌리는 천식, 기침 등에 효능이 있다.

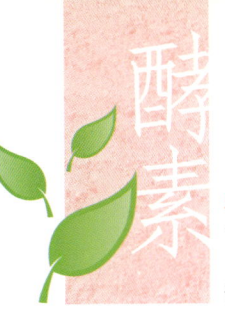

뇌질환·기억력 개선 _ 기억력 증진, 두통, 비염에 좋은 초본식물

박하

꿀풀과 여러해살이풀 | *Mentha piperascens* | 50~100cm

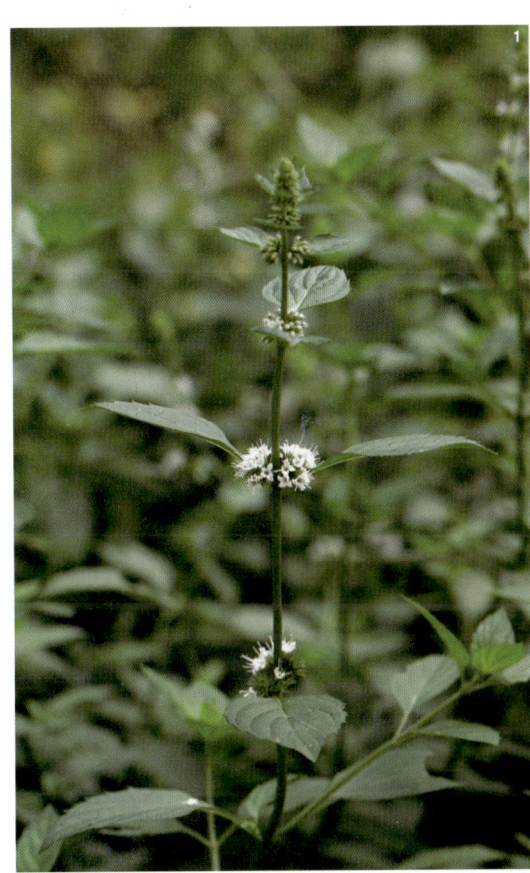

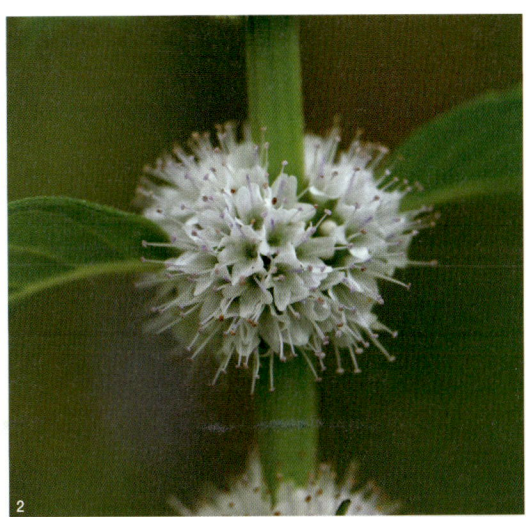

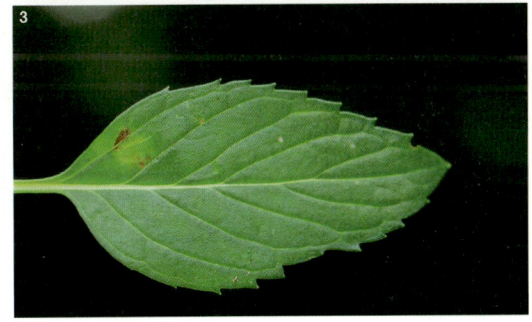

1 전초 2 꽃 3 잎

중국을 통해 전래되었으며 약용 재배한 것이 야생으로 널리 퍼졌다.

습기가 있는 들에서 자라며 줄기는 곧게 서고 네모지며 전체에 짧은 털이 있다. 잎은 마주나게 달리고 긴 타원형에 끝이 뾰족하다. 가장자리는 날카로운 톱니가 있으며 전체에서 박하향이 진하게 난다. 꽃은 7~9월에 줄기 상단부의 잎겨드랑이에서 흰색 또는 연한 홍자색 꽃이 층층이 핀다. 효소로 쓸 때는 7~10월에 뿌리를 제외한 지상부를 수확하여 황설탕과 1:0.7~0.8 비율로 섞어서 3개월 뒤에 건더기를 걸러내고 9개월 간 숙성시켜 음용한다. 두통, 비염, 치통, 구내염, 소염, 해열, 기억력 증진에 좋고 위에 가스가 찬 증세에도 좋다. 민간에서는 치약대용 또는 지사제로 약용하였다. 박하는 임산부나 소아에게 복용 및 과다섭취를 금한다.

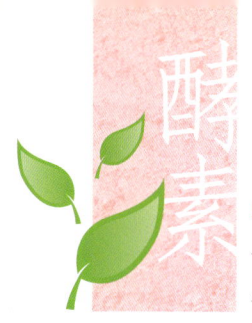

뇌질환·기억력 개선 _ 두뇌개선, 동맥경화, 항암에 좋은 초본식물

들깨

꿀풀과 한해살이풀 | *Perilla frutescens* | 60~100cm

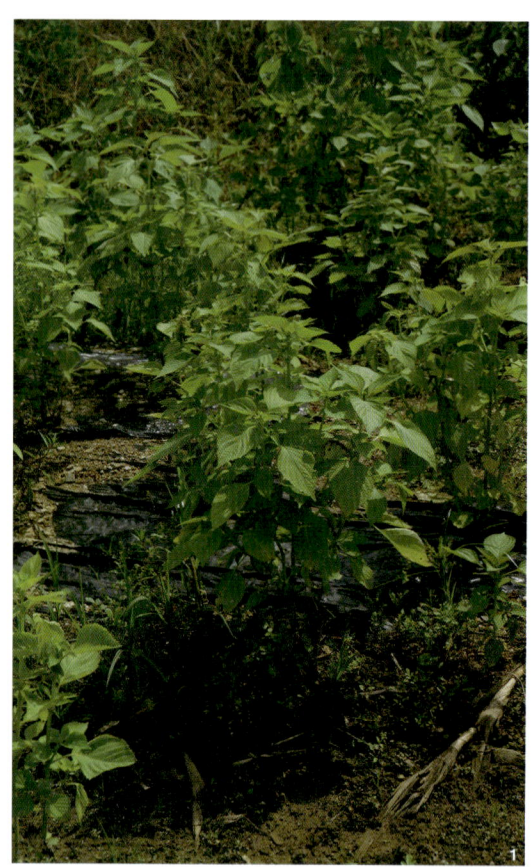

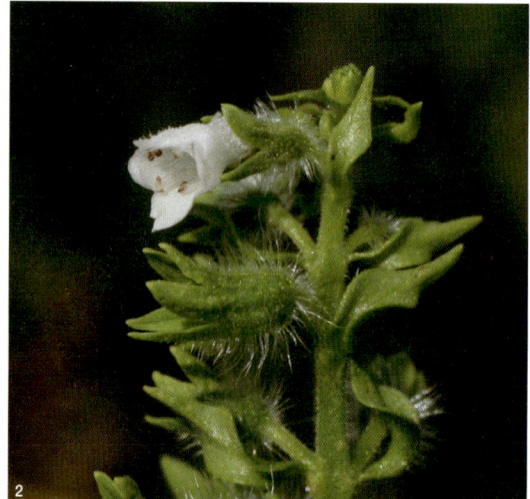

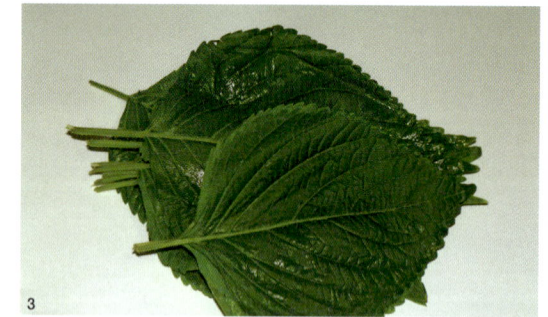

1 전초 2 꽃 3 잎(깻잎)

중국, 인도 등 동남아시아 원산의 들깨는 삼국시대 이전부터 우리나라에서 재배하였다.

줄기는 곧게 서고 긴 털이 있다. 잎은 마주나게 달리고 난상 원형에 가장자리에 둔한 톱니가 있다. 흔히 잎을 '깻잎'이라고 부르며 식용한다. 꽃은 8~9월에 가지 끝에서 흰색의 꽃이 총상꽃차례로 모여 달린다. 열매는 9월에 익고 열매 안에는 씨가 들어 있다. 씨에서 기름을 짜서 식용하거나 약용한다. 잎은 해열, 소화, 변비, 기관지염, 복통, 천식에 좋고, 씨는 두뇌증진과 암에 효능이 있는 오메가3(리놀렌산)가 다량 함유되어 있어 항염, 항암, 소담, 설사, 해수, 혈압강하, 성인병에 효능이 있다. 효소로 쓸 때에는 **지상부를 채취해 황설탕과 1:0.8~1.1 비율로 섞고, 3개월 뒤 건더기를 걸러내고 다시 9개월 간 더 숙성시켜 물에 희석해 음용한다.**

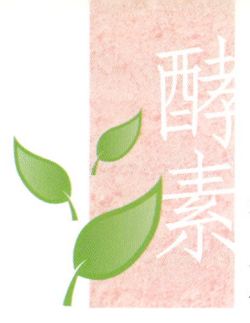

酵素

뇌질환·기억력 개선 _ 기억력 증진, 살충, 탈모에 좋은 허브식물

로즈마리

꿀풀과 상록 관목 | *Rosmarinus officinalis* | 50~200cm

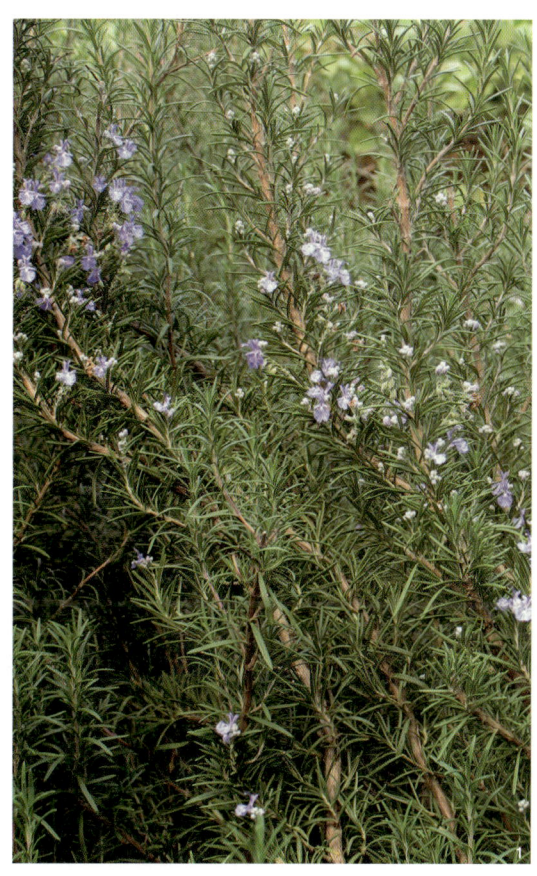

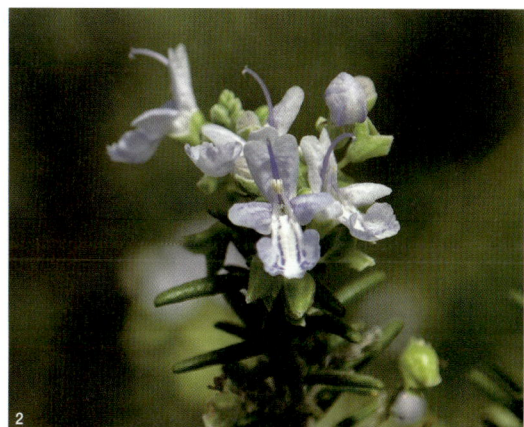

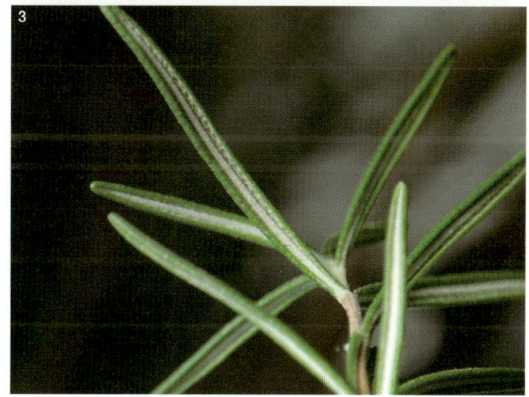

1 전초 2 꽃 3 잎

지중해 연안 원산으로 여러해살이풀처럼 생겼지만 목본성 허브식물이다.

줄기는 네모지고 목질이며 잔가지가 발달해있다. 잎은 마주나게 달리고 바늘잎 모양으로 잎에서는 박하향이 난다. 꽃은 5~7월에 흰색 혹은 청색, 연한 분홍색으로 핀다. 본래 향신료로 사용하는 허브식물이지만 꽃과 잎을 먹을 수 있으므로 효소로 이용하기도 한다. 효소로 사용할 때에는 **황설탕과 1:0.8~1 비율로 섞어, 3개월 뒤 건더기를 걸러내고 이를 9개월 간 숙성시켜 음용할 수 있다.** 꿀풀과 식물의 특성상 임산부의 낙태를 유발하는 성분이 함유된 이유로 임산부의 약용 및 효소 섭취를 금하고 소아의 과다섭취도 금한다. 기억력 증진, 두뇌개선, 살충, 항균, 탈모, 소화계에 유익하다.

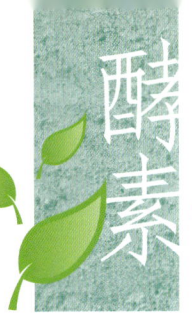

노화예방 _ 자양강장, 불면증, 강심, 노화예방에 좋은 덩굴성 목본식물

오미자

오미자과 낙엽 활엽 덩굴식물 | *Schisandra chinensis* | 6~9m

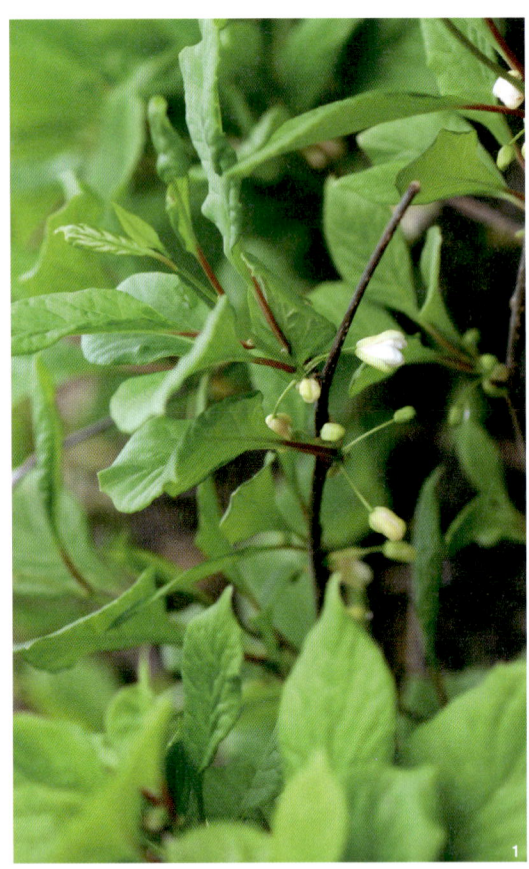

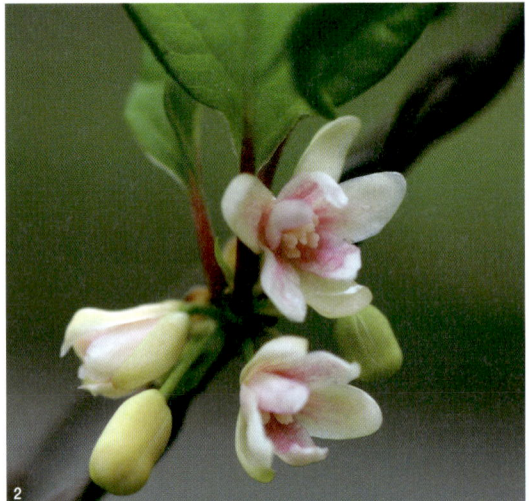

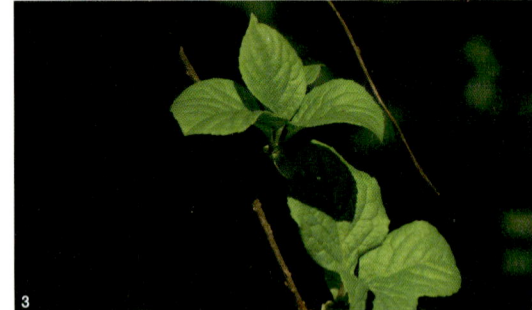

1 오미자덩굴 2 꽃 3 잎

열매에서 다섯가지 맛(단맛, 신맛, 쓴맛, 짠맛, 매운맛)이 난다 하여 붙여진 이름이다.

우리나라를 비롯하여 극동아시아에 분포하며 전국의 산지 숲속에서 자란다. 잎은 어긋나게 달리고 타원형이며 끝은 뾰족하고 가장자리에 물결 모양의 톱니가 나 있다. 꽃은 4~6월에 암수딴그루로 새 가지의 잎겨드랑이 사이에서 나온 꽃자루에 흰색의 꽃이 1개씩 달리고 화피조각의 안쪽에는 붉은색이 돈다. 열매는 8~10월에 붉은색으로 구형의 열매가 여러 개가 모여 달린다. 한방에서는 열매를 '오미자(五味子)'라 하여 약용하는데, 다섯가지 맛 중에서 신맛이 가장 강한 편이다. 오미자는 사람의 몸에 유익한 성분이 많아 약용하거나 술 또는 차로 마시기도 하며 생즙을 내어 먹기도 한다.

- 꽃 : 4~6월, 흰색
- 잎 : 어긋나기
- 분포 : 전국의 산지 숲속
- 열매 : 8~10월, 붉은색
- 번식 : 종자, 꺾꽂이
- 수확 : 열매

❖ 효능

오미자 열매에는 비타민B1, B2, B3 성분과 황산화 성분인 리그난(Lignans)이 풍부하다. 씨앗은 항암에 효능이 있다. 과실은 노화예방, 기억력 증진, 자양강장, 최음, 간, 강심, 담즙활성화, 불면증, 비뇨기장애, 저혈압, 우울, 진정, 기침, 천식, 식은 땀, 만성설사, 간염에 좋다. 전초와 줄기의 점액질 성분은 기침, 임질, 이질, 간염 등에 좋다. 임산부는 오미자 씨앗의 약용을 피한다.

❖ 효소 만들기

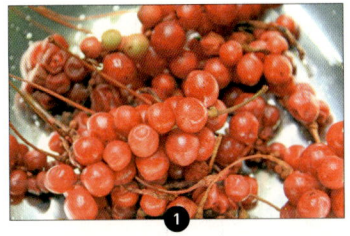 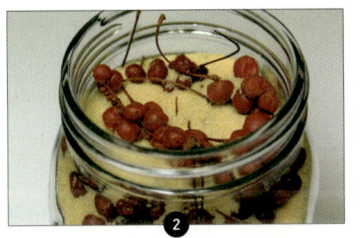 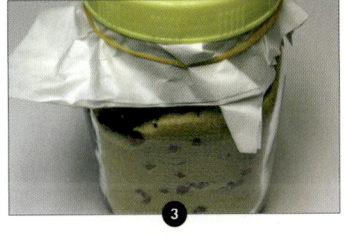

❶ 가을에 재배된 오미자 열매를 채취하거나 싱싱한 열매를 구입하여 흐르는 물에 충분히 세척한 뒤 물기를 털어낸다. 통풍이 잘 되는 그늘에서 물기가 없도록 이틀 정도 말린다.

❷ 물기가 마른 오미자 열매를 용기에 넣고, 황설탕을 그 위에 붓는다. (재료와 황설탕 비율 1:0.8)

❸ 한지로 주둥이를 막은 뒤 뚜껑을 닫고 한 달동안 3~4회 골고루 섞어준다. 이를 6개월 동안 숙성시킨 뒤 건더기는 걸러내고 효소액과 생수를 1:5 비율로 희석하여 음용한다.

 약술 포인트

 오미자술 만들기
오미자 300g, 담금주 1.8L, 약간의 황설탕으로 술을 담근 뒤 이를 3개월 뒤쯤에 건더기를 걸러내고 음용한다.

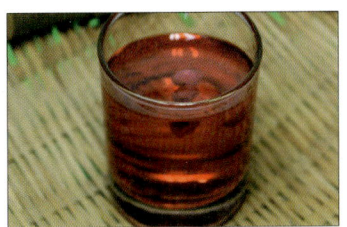

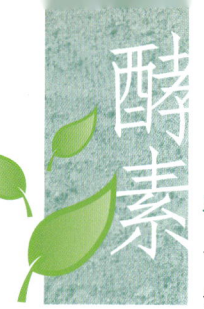

노화예방 _ 항암, 변비, 노화예방에 좋은 목본식물

무화과나무

뽕나무과 낙엽 활엽 관목 | *Ficus carica* | 2~4m

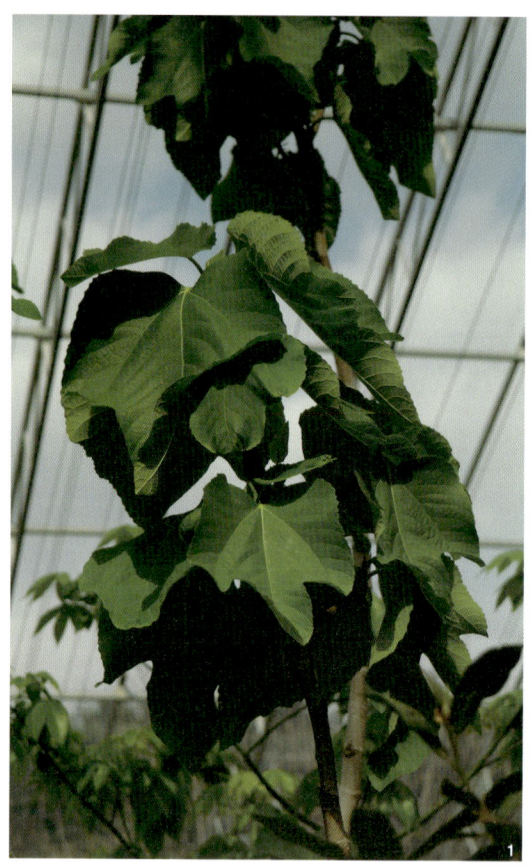

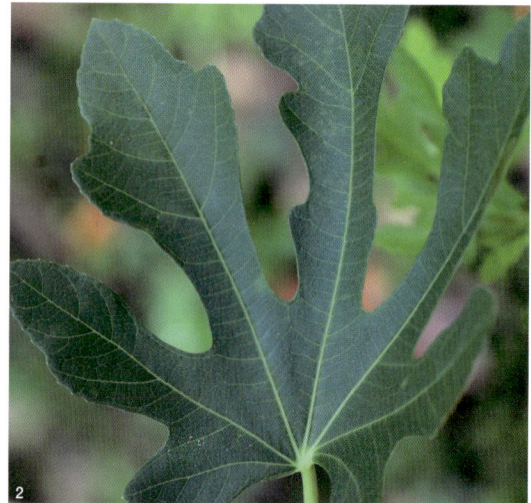

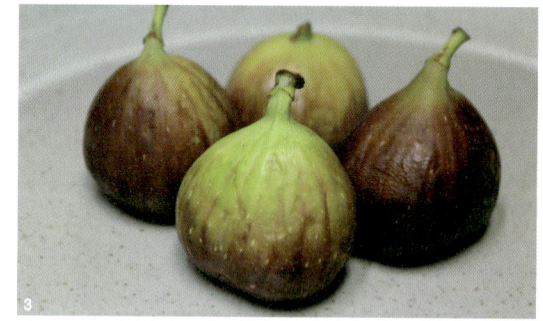

1 수형 2 잎 3 열매

지중해 연안과 서아시아 원산으로 우리나라 남부지방에서 과실수로 재배한다.

본래 '꽃이 없이 맺는 열매(無花果)'라는 뜻의 중국명에서 유래된 이름이다. 우리나라에서는 남부지방과 해안지방에서 과실수나 정원수로 흔히 심어 기른다. 잎은 어긋나게 달리고 넓은 난형에 잎의 가장자리는 3~5개로 손바닥 모양으로 갈라진다. 잎이나 가지를 자르면 하얀 액이 나온다. 겉에서는 보이지 않는 꽃은 5~6월에 둥근 열매처럼 보이는 꽃주머니 안쪽에 자잘한 흰색 꽃이 핀다. 열매처럼 생긴 꽃주머니는 8~10월에 황록색 또는 흑자색으로 익고 부드러운 속살에서 단맛이 난다. 가식부위(可食部位)는 열매인데 생으로 먹거나 주스 또는 효소로 사용한다.

- **꽃** : 5~6월, 꽃주머니 모양
- **잎** : 손바닥 모양으로 갈라짐
- **분포** : 남부지방에서 과실수로 키운다.
- **열매** : 8~9월, 주머니 모양
- **번식** : 파종, 삽목, 묘목
- **수확** : 9~10월경 잘 익은 열매를 수확한다.

❖ 효능

무화과나무의 열매는 항암, 항균, 항염, 항산화, 청열, 해수, 기침, 인후통, 변비, 해독, 소종, 치질, 개선 피부염, 소화계통에 좋다. 잎과 뿌리는 장염, 설사, 흉통에 효능이 있다. 보통 노화예방, 변비 목적으로 열매를 주스로 갈아 마시거나 효소로 담가 식용한다.

❖ 효소 만들기

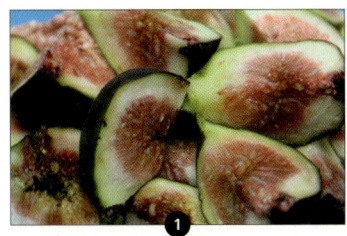
1
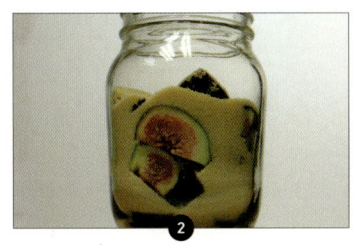
2
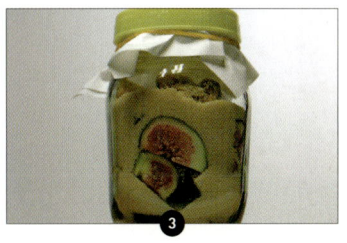
3

수확한 열매를 세척한 뒤 물기를 잘 말려 적당한 크기로 자른다. 아주 잘 익은 열매는 무를 수 있으므로 적당히 익은 열매를 사용한다.

재료를 용기에 넣고 황설탕을 붓는다. 재료를 미리 설탕에 버무려 담가도 된다. (재료와 황설탕 비율 1:0.7~0.8)

한지로 주둥이를 막고 뚜껑을 닫아 일주일 뒤 한번 흔들어 골고루 섞어준다. 상부에 곰팡이가 끼면 곰팡이를 건져내고 설탕을 적량 추가해 상부가 공기에 노출되지 않도록 한다. 3개월 뒤 건더기를 걸러내고 2차로 6개월~12개월 발효시켜 효소와 생수를 1:5비율로 희석하여 음용한다.

 무화과술 만들기

꼭지를 손질한 무화과 열매를 깨끗이 닦아 용기에 넣고 설탕을 첨가한 뒤에 적당량의 담금주를 붓는다. 이후 서늘한 곳에서 3개월가량 보관한 뒤에 건더기를 걸러내고 음용할 수 있다. 무화과술은 주로 기관지나 천식에 효능이 있으며, 기호에 따라 설탕을 넣지 않고 담그면 치질, 변비, 식욕부진에도 좋다. 덜익은 무화과는 신경통에 유익하다.

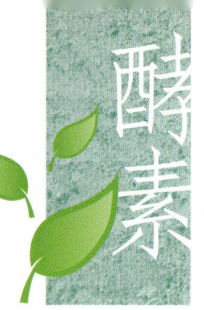

노화예방 _ 노화예방, 혈관, 변비, 성인병에 좋은 유실수
양다래(키위)
다래나무과 낙엽 활엽 덩굴식물 | *Actinidia deliciosa* | 10~20m

양다래는 흔히 '키위'라고 불리며 서양에서 들여온 다래라는 뜻이다. 하지만 원산지는 중국이다.

중국에서 뉴질랜드로 도입된 양다래는 다시 뉴질랜드에서 개량종이 만들어지면서 전세계에 보급된 과실수이다. 국내에는 천리포수목원을 통해 도입된 후 전국의 재배농가에 보급되었고, 지금도 천리포수목원에서는 1980년대에서 도입한 양다래를 볼 수 있다. 열매 이름은 뉴질랜드에서 볼 수 있는 키위새를 닮았다 하여 키위라고 한다. 우리나라 충남을 비롯하여 남부지방에서 재배하고 있다. 잎은 어긋나게 달리고 도란형이며 원형에 가깝다. 꽃은 잎겨드랑이에서 흰색의 꽃이 옆이나 아래를 향해 핀다. 열매는 8~10월에 갈색으로 익고 넓은 타원형에 단맛이 난다. 저온저장하면 6개월 간 유통시킬 수도 있다.

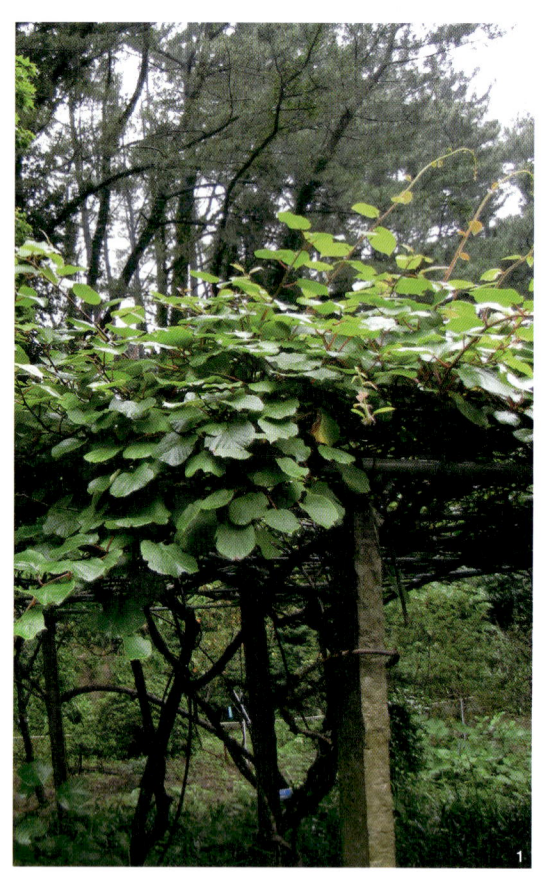

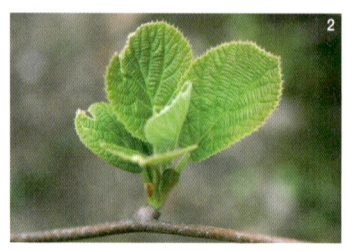
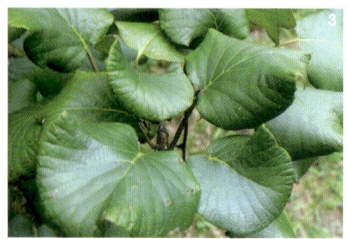
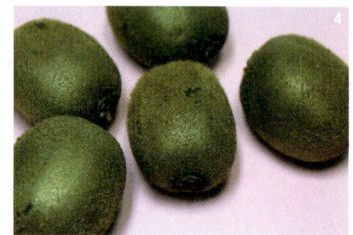

1 우리나라 최초의 양다래(천리포수목원) 2 어린잎 3 성숙한 잎 4 열매(키위)

- 꽃 : 6~7월, 흰색
- 잎 : 어긋나기, 원형~도란형
- 분포 : 농가에서 재배한다.
- 열매 : 8~10월, 타원형
- 번식 : 종자
- 수확 : 열매

❖ 효능

양다래인 키위 과실에는 비타민C, E, K, 식이섬유, 플라보노이드, 악티니딘(actinidine), 카로티노이드, 펙틴 등이 함유되어 있고 키위 씨앗 오일에는 리놀렌산, 오메가3, 지방산 등이 함유되어 있다. 주로 천식, 스트레스, 시력증진, 변비, 노화예방, 암예방에 좋고 혈관을 튼튼히 하는 작용을 한다. 특히 키위에 함유된 악티니딘 성분은 육류를 섭취하고 난 후에 단백질의 소화를 돕기 때문에 고기를 잴 때 키위를 갈아 사용하기도 한다.

❖ 효소 만들기

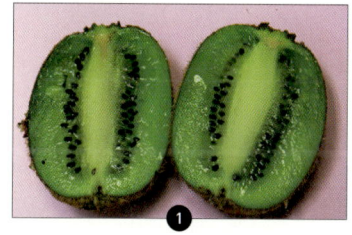

❶

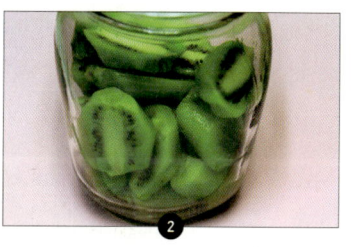

❷

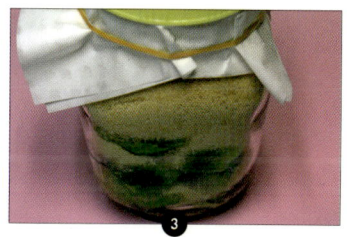

❸

재배하여 수확하거나 시중에서 구입한 키위에 먼저 껍질을 깎아 손질해 둔다.

적당한 크기로 자른 뒤 용기에 넣고, 황설탕을 그 위에 붓는다. (재료와 황설탕 비율 1:0.7~0.8)

한지로 주둥이를 막고 뚜껑을 닫은 뒤 일주일 후에 한번 흔들어 골고루 섞어준다. 이후 3~6개월 정도 발효시켜 건더기는 걸러낸다. 2차 숙성을 6~9개월 더 한 후에 효소액과 생수를 1:5 비율로 희석하여 음용한다.

 약술 포인트

 키위술 만들기

껍질을 벗긴 키위 12개, 담금주 1.8L, 설탕 소량으로 술을 담근다. 서늘한 곳에서 밀봉, 저장했다가 1개월 뒤 건더기는 걸러내고 음용한다.

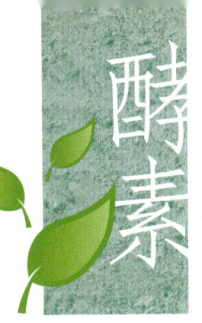

노화예방 _ 변비, 동맥경화, 노화예방, 피로회복에 좋은 유실수

사과나무

장미과 낙엽 활엽 소교목 | *Malus pumila* | 3~5m

서아시아와 유럽 원산으로 열매를 얻기 위해 전국에서 과실수로 심어 기른다. 다양한 품종에 따라 맛과 열매의 모양이 조금씩 다르다.

야생종 장미과 식물들이 자연 교잡이나 사람에 의해 교잡종으로 되면서 더 큰 열매가 나오도록 개량된 것이 지금의 사과나무이다. 홍옥이나 후지 등의 품종도 개량 과정을 통해 나온 사과 품종이다. 과실수들은 대부분 품종을 개량한 것들이어서 씨앗을 심으면 품종이 개량되지 않은 원래 상태로 자란다. 따라서 사과씨앗을 심으면 사과나무가 아닌 야생의 사과나무(열매 크기가 작은 애기사과나무 종류)로 성장을 한다. 잎은 어긋나게 달리고 타원형 또는 난형으로 끝은 뾰족하고 가장자리에 둔한 톱니가 있다. 꽃은 4~5월에 가지 끝에 흰색 또는 연한 홍색 꽃이 산형꽃차례로 모여 핀다.

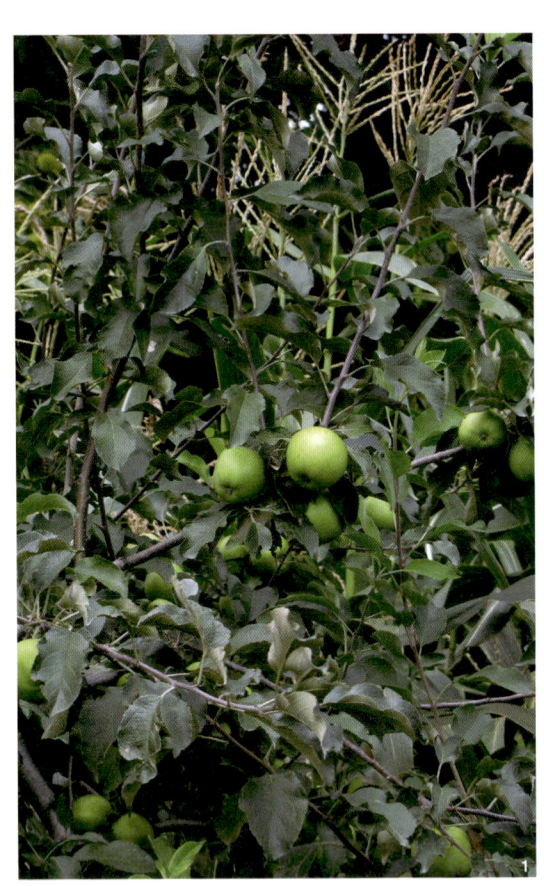

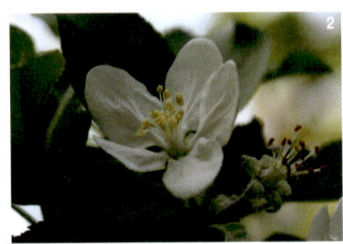
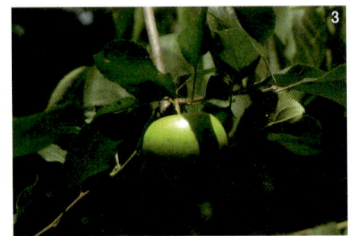
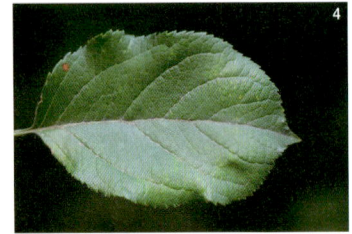

1 수형 2 꽃 3 열매 4 잎

- **꽃** : 4~5월, 흰색
- **잎** : 어긋나기
- **분포** : 농가에서 재배한다.
- **열매** : 8~9월, 붉은색
- **번식** : 접목
- **수확** : 열매 등을 수확

❖ 효능

사과에는 비타민C, 인, 섬유질 등의 성분이 있다. 사과는 암예방에 좋으며 대장암, 전립선암, 폐암예방에 특히 좋고 변비, 동맥경화, 피부미용, 피로회복, 고혈압예방에도 효능이 있다. 사과는 과육보다는 껍질에 비반을 엑제하는 우르솔산을 포함해 알려지지 않은 영양성분이 더 많다. 껍질째 섭취해야 골격강화, 근육 강화에 좋고 지방 성분을 조절히여 비만을 억제히는 효괴가 있다. 또한 시괴껍질의 섭취는 노화예방에도 도움될 뿐만 아니라 10% 정도 수명을 연장하는 효과도 있다. 말 그대로 항암, 노화예방을 겸한 장수식품이다.

❖ 효소 만들기

1

수확하거나 시중에서 구입한 사과를 깨끗히 세척한 뒤 물기를 닦는다. 물기를 닦은 사과를 깍두기처럼 자른다. 사과 씨앗에 미세하게 함유된 시안화수소라는 독성은 함유량이 적어 씨앗 몇 알 정도는 섭취를 해도 인체에 무해하다. 다량 섭취는 금한다.

2

깍두기처럼 자른 사과를 용기에 넣고, 황설탕을 그 위에 켜켜히 붓는다. (재료와 황설탕 비율 1:0.7~0.8)

3

한지를 덮고 뚜껑을 닫은 뒤 일주일 간격으로 몇 번 저어서 섞어준다. 이후 6개월 정도 발효시켜 건더기는 걸러낸다. 2차 숙성을 6개월 동안 진행하여 효소액과 생수를 1:5 비율로 희석하여 음용한다.

사과술 만들기

사과 큰것 6~7개, 담금주 1.8L로 술을 담근다. 서늘한 곳에서 밀봉, 저장했다가 2개월 뒤 건더기는 걸러내고 음용한다.

유사한 **약용식물** 알아보기

1 수형 2 꽃 3 잎 뒷면 4 열매

사과나무에 준하여 사용하는 목본식물
꽃사과나무
장미과 낙엽 활엽 소교목 | *Malus prunifolia* | 4~8m

열매보다는 꽃이 아름다워 관상수로 인기가 있고, 아시아와 북미가 원산지이다.

가정이나 시골 농가, 학교, 공원 등지에서 꽃을 보기 위해 정원수로 심어 기른다. 꽃과 잎, 수형은 사과나무와 거의 비슷하지만 열매의 크기가 아주 작다. 열매는 9~10월에 붉은색으로 익는데 사과와 비슷하나 크기가 앙증맞게 작다. 꽃사과 열매에는 비타민C와 각종 플라브노이드 성분이 풍부하다. 꽃사과 열매를 약용하려면 사과의 효능을 참고하고, 효소로 쓸 때는 **가을에 수확한 열매를 깨끗히 세척한 뒤 열매와 황설탕을 1:0.8 비율로 섞는다.** 꽃사과 열매의 씨앗에도 미량의 독성이 있으므로 6개월 뒤 건더기를 걸러낼 때는 씨앗도 반드시 걸러내는 것이 좋다.

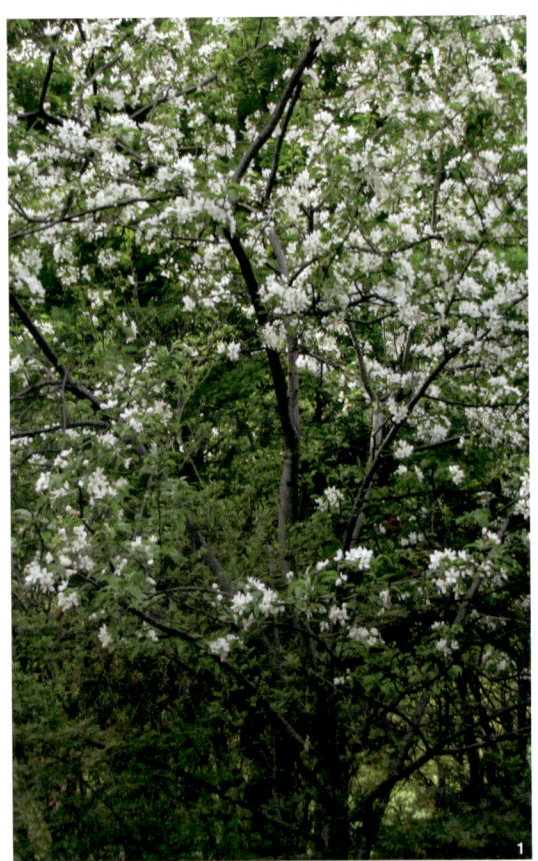

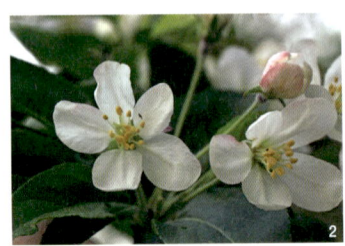

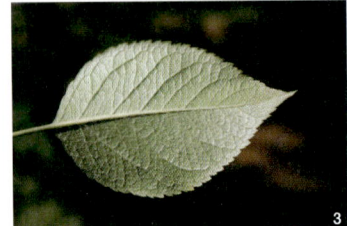

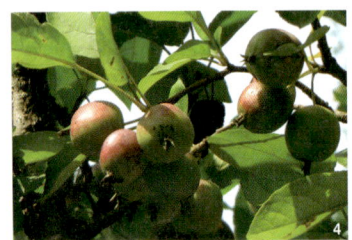

유사한 **약용식물** 알아보기

1 수형 2 꽃 3 열매 4 잎 뒷면

당뇨, 기침, 가래에 에 좋은 목본식물
아그배나무
장미과 낙엽 활엽 소교목 | *Malus sieboldii* | 3~6m

우리나라를 비롯한 극동아시아에 분포하며, 아기처럼 작은 열매가 열리는 배나무는 뜻이다.

강원도를 제외한 경기이남 지방에서 자생하며, 아그배라는 이름과 달리 꽃사과나무처럼 붉은색의 열매가 열린다. 사과나무의 대목으로 사용되어 사과나무의 번식에 중요한 나무이다. 잎은 어긋나게 달리고 좁은 타원형이며, 잎 가장자리가 갈라지지 않은 잎과 3~5개로 갈라진 잎이 같이 달린다. 꽃은 4~5월에 흰색의 꽃이 산방꽃차례로 모여 피고, 열매는 9~10월에 익는다. 맛은 시고 떫은 맛이 난다. 열매는 당뇨, 기침, 가래, 열병에 약용한다. 효소로 쓸 때에는 **열매와 황설탕을 1:0.8 비율로 섞고, 6개월 뒤 건더기를 걸러낸 후, 18개월간 더 숙성시켜 음용한다.**

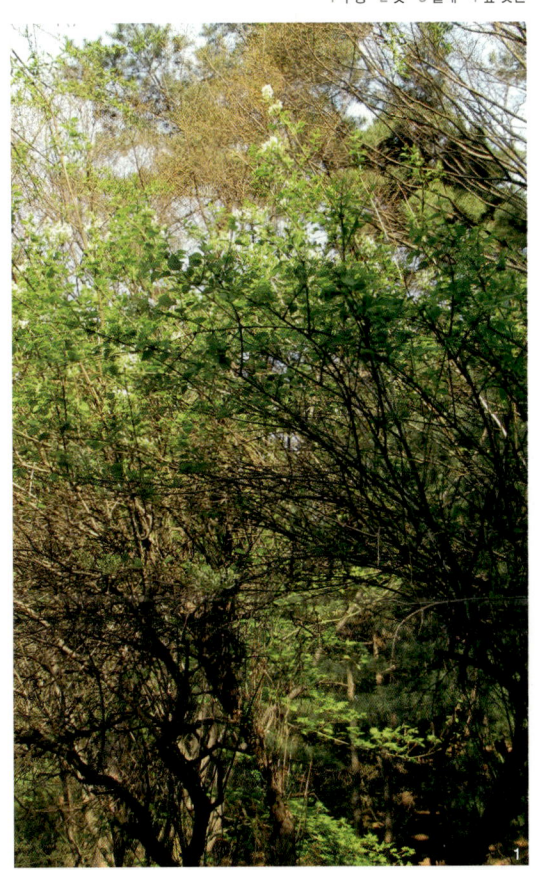

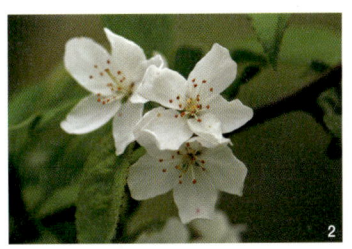

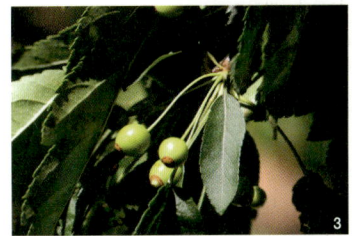

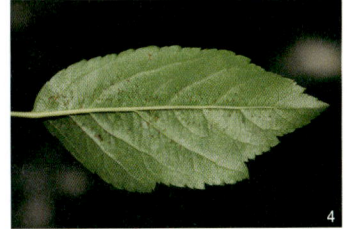

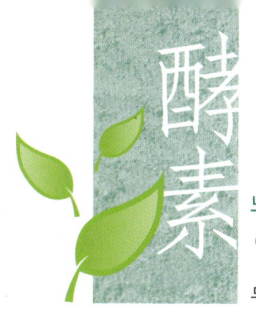

노화예방 _ 자양강장, 항암, 빈혈, 건망증에 좋은 초본식물

인삼

두릅나무과 여러해살이풀 | *Panax ginseng* | 60cm

1 전초 2 잎 3 꽃봉오리

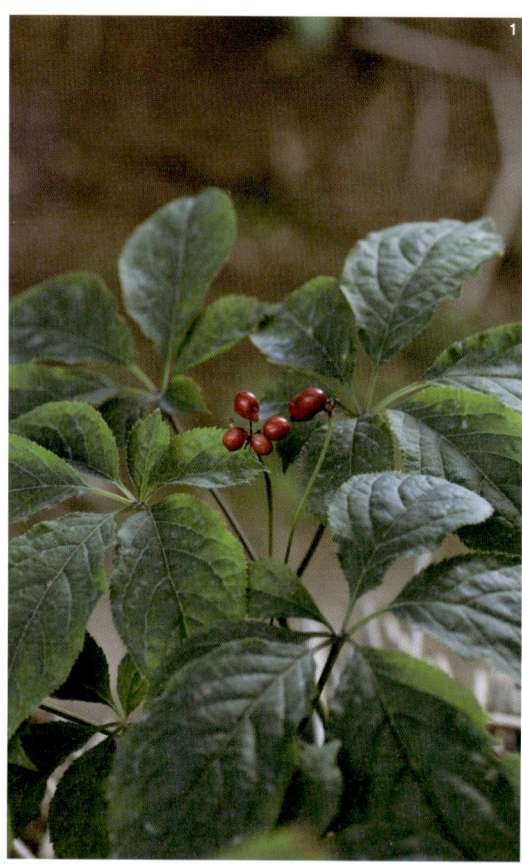

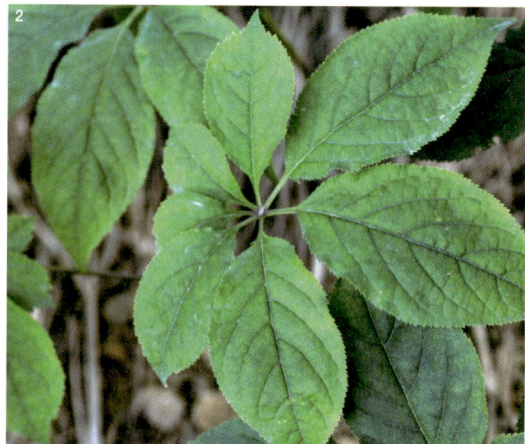

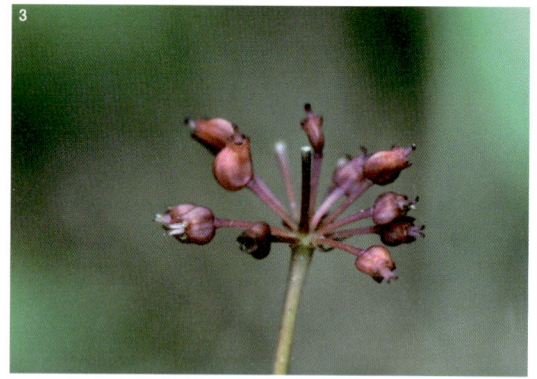

깊은 산에서 자생하는 것은 '산삼', 밭에서 재배하는 것은 '인삼', 인삼을 산에서 관리하면서 재배하는 것은 '장뇌삼'이다. 가공하지 않은 싱싱한 인삼 뿌리는 '수삼'이라고 하고, 수삼을 오랫동안 보관할 수 있도록 쪄서 말린 것은 '홍삼'이라고 한다. 꽃은 4월에 피는데 우산모양꽃차례로 달리고 생김새는 가시오갈피 꽃과 비슷하다. 열매는 납작한 구형이고 붉은색으로 성숙한다. 뿌리에서 가느다란 원줄기가 올라온 뒤 원줄기 끝에 3~4개의 긴 잎자루가 달리고 각 잎자루마다 5개의 소엽이 달려있다. 소엽의 가장자리에는 잔톱니가 있고 표면 맥 위에 다소 털이 있다.

- **꽃** : 4월, 우산모양의 꽃차례
- **잎** : 손모양 겹잎
- **분포** : 밭에서 재배한다.
- **열매** : 8월, 납짝한 구형
- **번식** : 종자
- **수확** : 뿌리, 어린잎, 열매

❖ 효능

한방에서는 뿌리를 인삼이라고 부르며 약용한다. 빈혈 치료, 스트레스 해소 및 피로회복에 도움을 주어 몸의 저항력을 갖게 하는 강장효과와 알콜해독, 동맥경화, 고혈압 예방, 종양의 증식을 억제하는 항암효과는 물론, 기혈부족, 권태, 건망증, 당뇨, 빈뇨, 설사 등에 효능이 있다. 예로부터 한의학에서 그 약효가 특출한 것으로 인정을 받아 왔으며, 『신농본초경』에 "인삼은 오장을 보하고 정신을 안정시키며 경계(驚悸)를 멈추게 하고 눈을 밝게 하며 머리를 지혜롭게 하고 오랫동안 복용하면 수명(壽命)을 연장한다"고 하였다.

❖ 효소 만들기

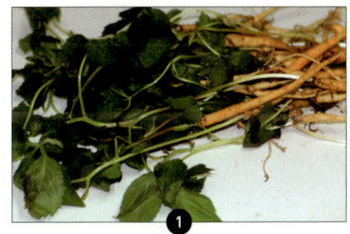
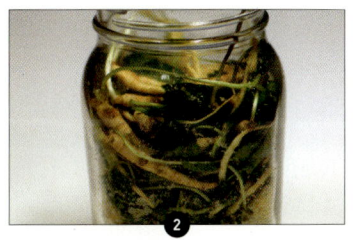
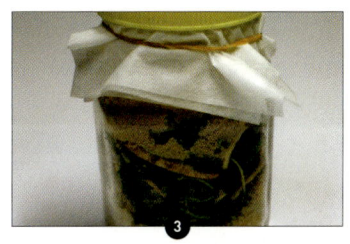

인삼의 어린순과 뿌리를 굴취하여 준비하거나 봄철에 마트에서 판매하는 인삼순을 구입한다. 잎, 뿌리, 열매도 함께 준비하여 효소로 담글 수 있다. 흐르는 물에 충분히 세척한 뒤 물기를 털어낸다. 통풍이 잘되는 그늘에서 물기가 없도록 하루 정도 말린다.

재료를 적당한 길이로 자른 뒤 용기에 넣고, 준비한 황설탕의 60%를 그 위에 붓는다. 황설탕 40%는 나중에 진액이 나오고 곰팡이가 낄 때 나누어 넣어준다. (재료와 황설탕 비율 1:0.8)

한지로 주둥이를 막고 뚜껑을 닫은 뒤 한 달 동안 1~2회 섞어주면서 설탕을 녹여준다. 3개월간 숙성시킨 뒤 건더기를 걸러내고 뚜껑은 살짝 열어준다. 2차로 6개월 더 숙성시킨 뒤 효소액과 생수를 1:7 비율로 희석하여 음용한다.

약술 포인트

인삼주 만들기
깨끗이 씻어 말린 인삼 뿌리 600g, 황설탕 200g을 용기에 넣고 담금주 1.8L를 부어 약 6개월 여간 숙성시킨 뒤 원기회복에 하루 2~3회 정도 음용한다.

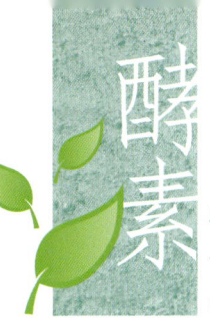

노화예방 _ 시력회복, 노화예방에 좋은 유실수

블루베리

진달래과 낙엽 활엽 관목 | *Vaccinium spp* | 1~5m

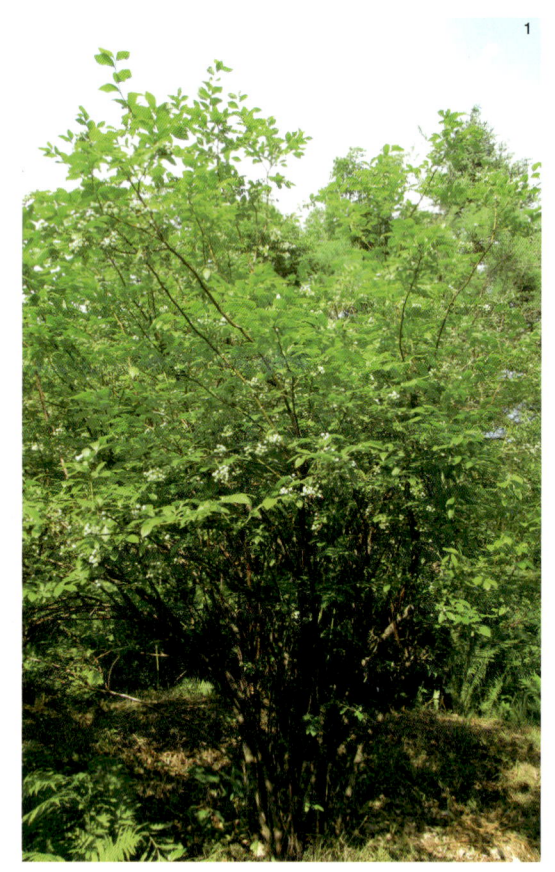

북아메리카 원산으로 블루베리 열매를 수확하기 위해 흔히 재배하지만 요즘은 가정집 관상수로 많이 보급되고 있다.

원산지에서 키가 5m 높이까지 자라지만 국내에서는 저목성으로 1.5~3m 높이로 자란다. 꽃은 중부지방을 기준으로 5월에 피고, 열매는 6~8월에 거의 둥글게 검푸른색으로 성숙하며, 겉에 흰가루가 묻어 있다. 맛은 달고 약간 신맛이 나며 날것으로 먹거나 갈아서 잼이나 주스로 이용하기도 한다. 보통 안토시아닌 색소가 함유된 열매는 시력과 노화예방에 효능이 좋다. 가정에서 키우려면 화원이나 농장 등에서 블루베리 묘목을 구입한 뒤 통풍이 잘되는 조금 냉소한 양지바른 장소에서 키울 것을 권장한다.

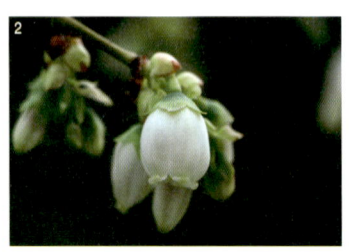
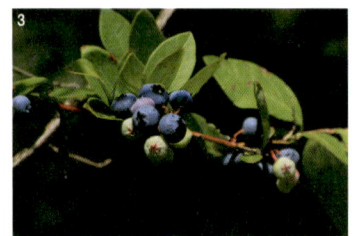
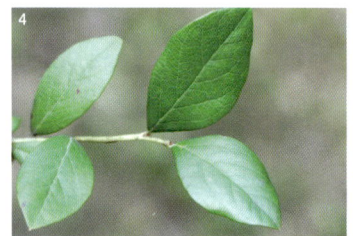

1 수형 2 꽃 3 열매 4 잎

- **꽃** : 5월, 총상꽃차례, 산방꽃차례
- **잎** : 타원형~마른모형
- **분포** : 과수작물로 재배한다.
- **열매** : 6~8월, 구형
- **번식** : 종자, 삽목
- **수확** : 열매

❖ 효능

열매를 블루베리라고 부르며 날것으로 식용하거나 잼을 만들어 먹는데 시력, 노화예방, 항암에 효능이 있다. 잎은 찻잎처럼 우려마실 수 있는데 혈당 조절, 전립선에 효능이 있다.

❖ 효소 만들기

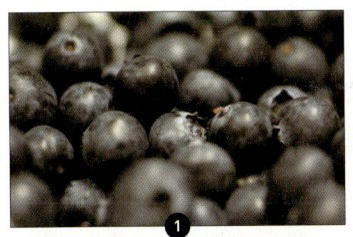

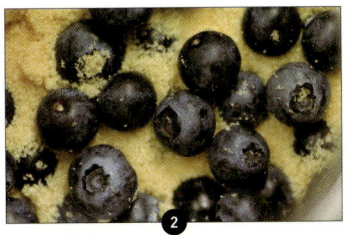

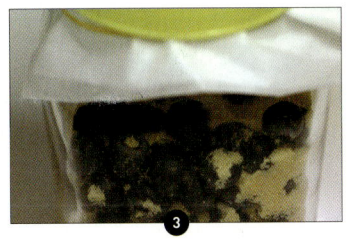

여름에 재래시장이나 마트에서 블루베리 열매를 구입한다. 냉동 블루베리 열매보다는 제철에 나오는 싱싱한 열매를 구입하는 것이 좋다.

열매를 용기에 넣고, 준비한 황설탕의 60%를 그 위에 붓는다. 황설탕 40%는 나중에 진액이 나오고 곰팡이가 낄 때 나누어 넣어준다. (재료와 황설탕 비율 1:0.8)

한지로 주둥이를 막고 뚜껑을 닫은 뒤 한 달 동안 3~4회 골고루 섞어주면서 설탕을 녹여준다. 3개월간 숙성시킨 뒤 건더기를 걸러내고 뚜껑은 살짝 열어준다. 2차로 9개월 더 숙성시킨 뒤 효소액과 생수를 1:7 비율로 희석하여 음용한다.

 활용 포인트

블루베리 잼 만들기

블루베리 2kg과 설탕 1kg을 섞어 버무린다. 냉동 블루베리를 사용해도 상관없다. 상온에서 1시간 정도 두었다가 냄비에 넣고 약한 불에 살살 저으면서 졸인다. 레몬즙 몇 방울을 넣는다. 양이 절반 정도 줄어들 때까지 졸여주면 잼이 완성된다. 소독한 잼 용기에 완성된 잼을 넣고 냉장 보관한 뒤 식빵과 함께 먹는다.

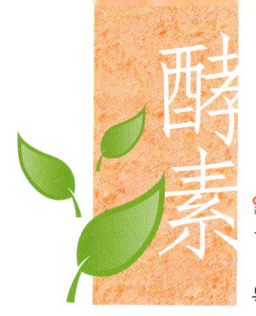

알레르기질환 _ 비염, 축농증에 탁월한 목본식물
백목련&목련 good👍
목련과 낙엽 활엽 교목 | *Magnolia denudata* | 15m

한국과 일본에서 분포하는 '목련'은 제주도 일부 지역에서 자생하고, 중국 원산의 '백목련'은 전국의 공원이나 학교, 정원 등지에서 심어 기르며 흔하다.

목련과 백목련은 엄연히 다른 식물이지만, 일반적으로 목련이라 하면 백목련을 지칭하는 경우가 많다. 가정이나 학교, 공원 등지에서 만나는 목련은 대부분 꽃이 목련보다 풍성하게 피는 백목련이다. 목련은 백목련에 비해 화피조각이 좁고 수평으로 펼쳐지고 백목련은 목련보다 화피조각이 넓고 꽃이 필 때 반 정도만 벌어진다. 한방에서는 '신이화(辛夷花)'라 하여 2~3월에 꽃봉오리를 수확해 약용하는데 비염에 특효이다. 꽃이 피기 전 꽃봉오리를 채취한 뒤 겉껍질을 벗기면 꽃봉오리 안에 작은 꽃잎이 있다. 이 꽃잎만 채취하여 효소로 담그나 꽃봉오리 전체를 세척한 뒤 효소로 이용할 수 있다.

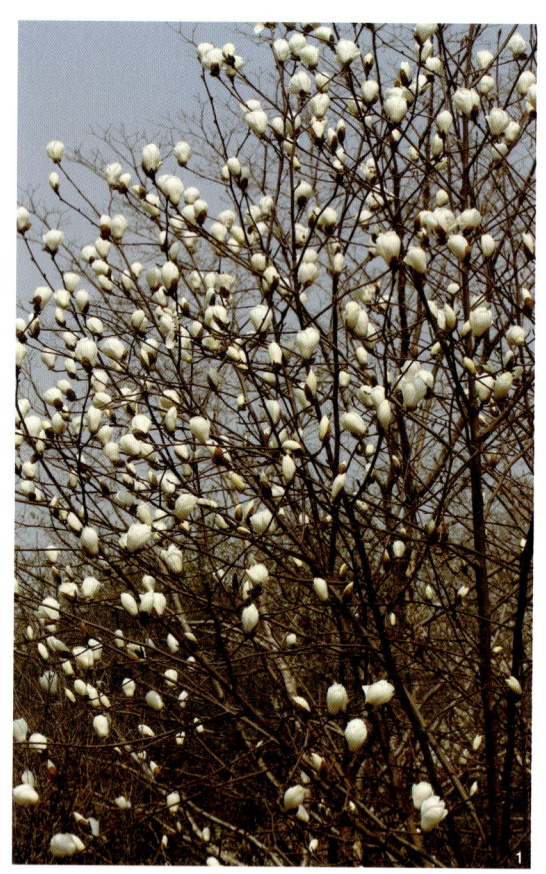

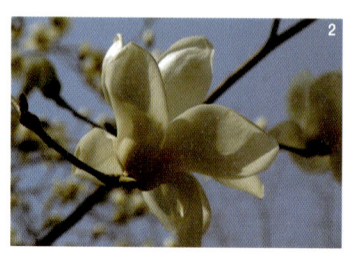

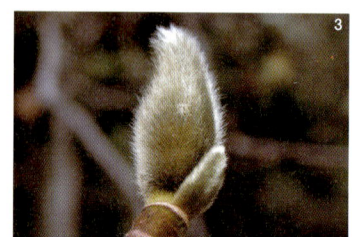

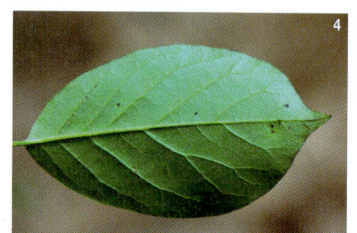

1 백목련 2 꽃 3 꽃망울 4 잎

- 꽃 : 3월, 흰색
- 잎 : 어긋나기, 달걀 모양
- 분포 : 관상수로 흔히 키운다
- 열매 : 7~10월
- 번식 : 종자, 접목
- 수확 : 꽃봉오리를 2~3월경 채취

❖ 효능

목련 또는 백목련의 꽃과 꽃봉오리의 생약명은 '신이화'이다. 비염, 축농증, 치통, 불임에 효능이 있다. 동양은 물론 서양에서도 알레르기 비염의 특효약으로 사용하는 약재이기도 하다. 건조시킨 꽃봉오리를 술로 담거나 달여서 복용하기도 한다.

❖ 효소 만들기

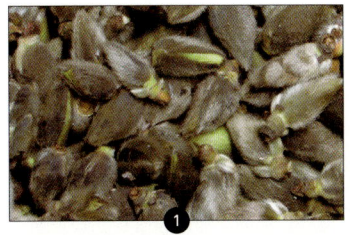
❶

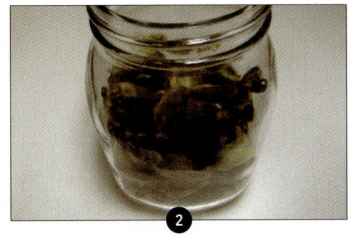
❷

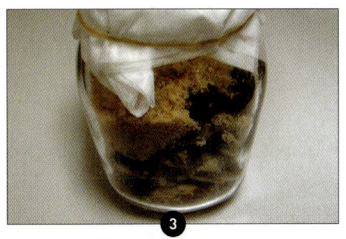
❸

꽃봉오리를 깨끗이 세척한 뒤 물기를 말린다. 또는 꽃봉오리의 겉껍질을 벗긴 뒤 안쪽에 숨어있는 꽃잎만 준비해 효소로 담글 수도 있다.

재료와 황설탕을 1:1 비율로 섞어 효소를 담근다. 재료에 설탕을 그대로 넣으면 잘 녹지 않으므로 설탕의 절반을 시럽으로 만들어 사용해보자.

한지로 주둥이를 막고 뚜껑을 닫는다. 6개월 뒤 건더기를 걸러내고 6개월 동안 2차 숙성을 시킨다. 알레르기 비염이 심할 때 효소액과 생수를 1:7 혹은 1:10 비율로 혼합하여 음용한다.

약술 포인트

목련술 만들기
이른 봄에 채취한 목련의 꽃봉오리 350g, 담금주 1.8L, 설탕 300g으로 술을 담근 뒤 2개월 후 건더기는 걸러내고 음용한다. 참고로 목련술은 맛이 매우 쓰다.

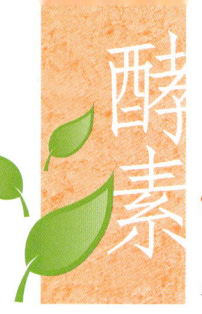

알레르기질환 _ 알레르기 비염, 기관지염에 좋은 유실수

대추나무

갈매나무과 낙엽 활엽 소교목 | *Zizyphus* var. *inermis* | 3~8m

중국 원산으로 전국에서 관상수 또는 열매를 얻기 위한 과실수로 심어 기른다.

잎은 어긋나게 달리고 달걀 모양이며 가장자리에 둔한 톱니가 있다. 꽃은 5~6월에 잎겨드랑이에서 녹황색의 꽃이 취산꽃차례로 모여 핀다. 열매는 9~10월에 적갈색으로 익고 타원형이며 단맛이 난다. 약용부위는 수피, 뿌리, 열매, 잎 등이다. 주로 식욕부진, 이뇨, 위통, 월경불순, 강장, 해독, 기관지염, 소아 땀비, 유행성발열, 비염에 효능이 있다. 효소로 쓸 때에는 **가을에 열매를 수확하여 적당한 크기로 잘라 황설탕과 1:0.8~1 비율로 담근다.** 3개월 뒤 건더기는 걸러내고 1년 정도 2차 숙성을 시켜 음용한다. 수피로 효소를 담글 때는 준비한 설탕의 절반을 뜨거운 물에 풀어 시럽으로 만든 뒤에 용기에 재료와 시럽을 넣고, 맨 위에 남아있는 설탕을 붓는다.

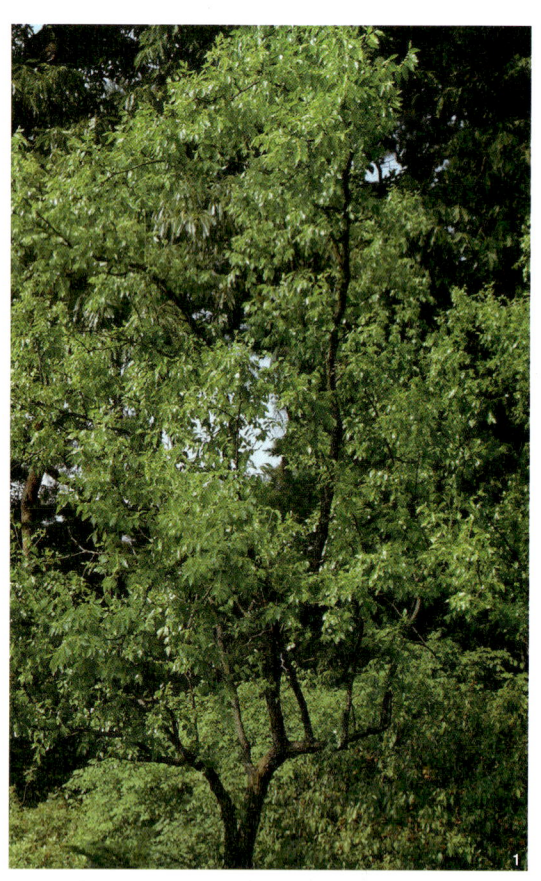

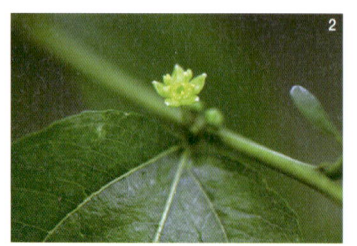

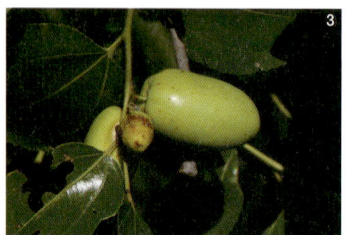

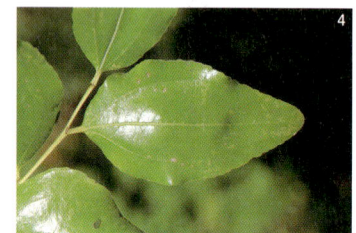

1 수형 2 꽃 3 열매 4 잎

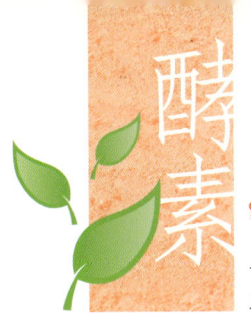

알레르기질환 _ 알레르기 비염, 항암에 좋은 목본식물

느릅나무(유근피)

느릅나무과 낙엽 활엽 교목 | *Ulmus davidian* | 10~15m

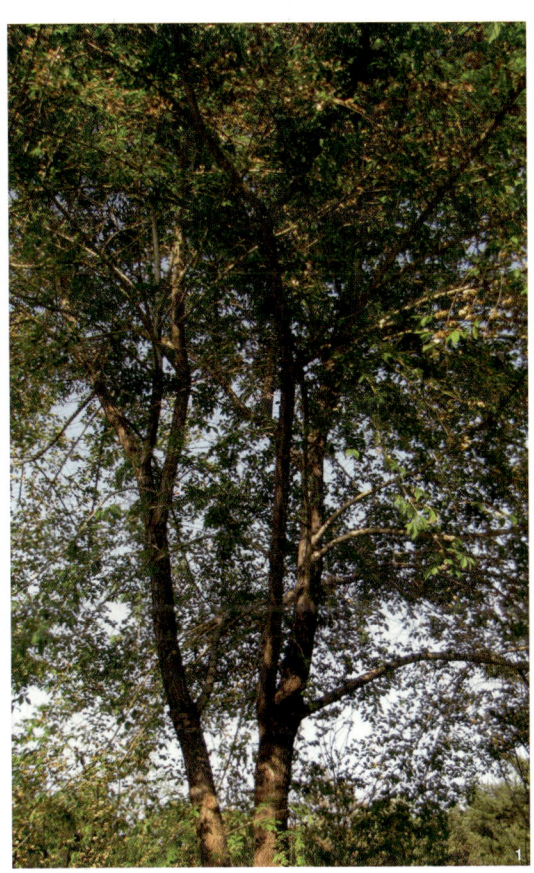

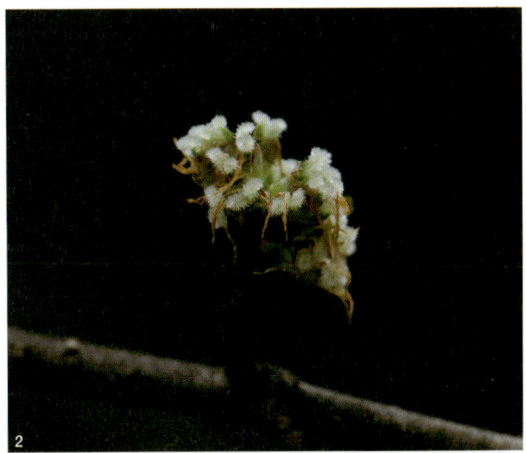

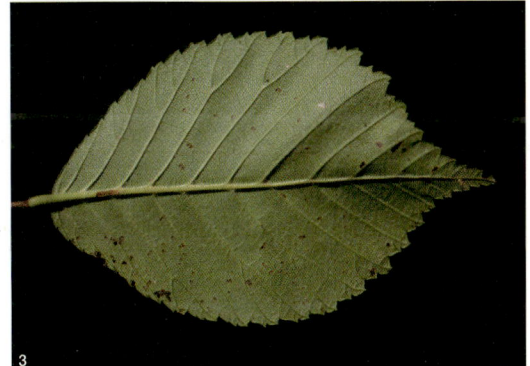

1 느릅나무 2 꽃 3 잎

전국의 산지에서 자라며, 한방에서 '유피(楡皮)' 또는 '유근피(楡根皮)'라 하여 약용한다.

잎은 어긋나게 달리고 도란형으로 가장자리에는 겹톱니가 있고 끝은 길게 뾰족하다. 꽃은 3~4월에 잎보다 먼저 자잘하게 모여 핀다. 도입종으로 공원수로 심는 미국느릅나무 외에 당느릅나무, 혹느릅나무 등 유사종이 많다. 잎은 불면증에 약용하고 수피와 뿌리껍질은 항암, 염증, 비염, 종기, 이뇨에 약용한다. 어린잎은 나물로 무쳐먹는다. 효소로 쓸 때에는 5월 전후로 잎, 수피, 생뿌리를 채취해 황설탕과 1:1 비율로 섞어 3개월 뒤 건더기를 걸러내고 이를 1년 정도 2차 숙성을 시킨 후에 음용한다. 수피로 효소를 담글 때는 설탕의 절반은 시럽으로 하여 용기에 붓고 맨 위에 남아있는 설탕을 마저 붓는다.

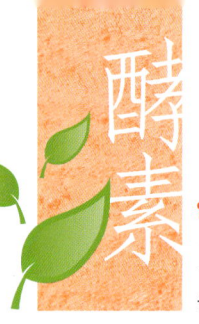

알레르기질환 _ 알레르기 피부염, 비염에 좋은 목본식물
개나리(연교)
물푸레나무과 낙엽 활엽 관목 | *Forsythia koreana* | 2~3m

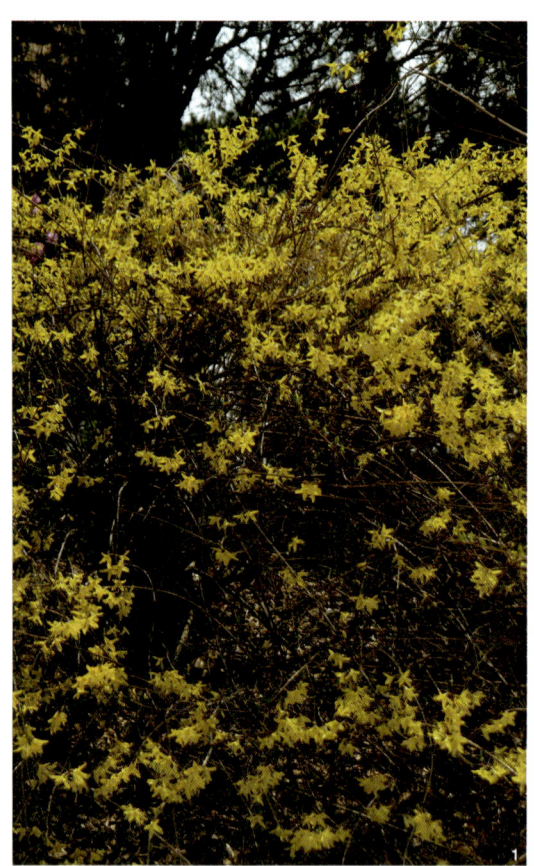

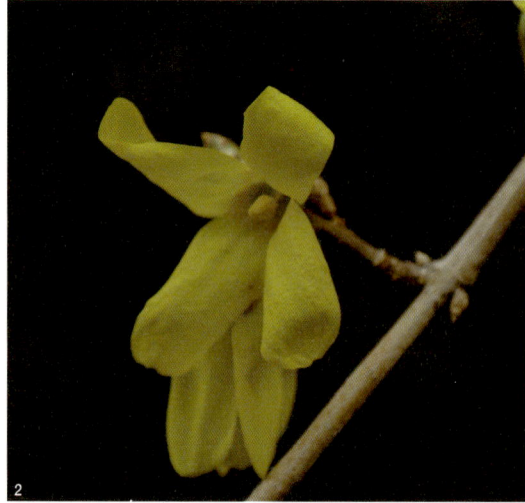

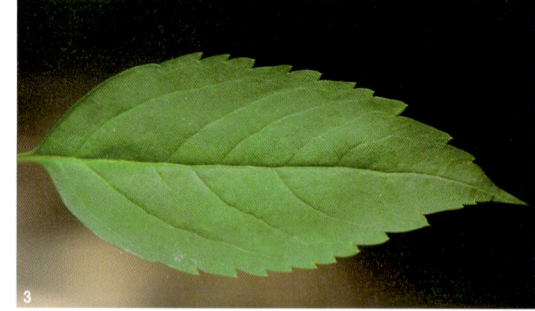

1 수형 2 꽃 3 잎

한국특산식물로 전국에서 공원수나 정원수로 널리 각광받고 있다.

어린 가지의 속은 비어 있다. 잎은 마주나게 달리고 긴 타원형이다. 꽃은 3~4월에 잎겨드랑에서 1~3개의 노란색 꽃이 잎보다 먼저 달린다. 한방에서 열매, 잎, 뿌리를 약용하나 '연교(連翹)'라고 부르는 열매는 실제로 결실을 보기가 쉽지 않다. 종기, 피부발진, 해독에 약용하고 꽃은 금은화라고 하여 비염 등에 약용한다. 효소로 사용할 때에는 꽃이 필무렵 줄기를 수확한 뒤 적당한 길이로 잘라 황설탕과 1:1 비율로 효소를 담근다. 이때 황설탕의 절반은 뜨거운 물에 풀어 시럽으로 만들어 사용한다. 3개월 뒤 건더기는 걸러내고 이를 1년 간 2차 숙성시켜 물과 1:7 비율로 희석해 음용하거나 외용한다.

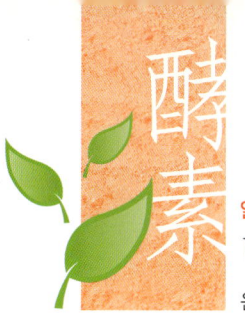

알레르기질환 _ 알레르기 비염, 피부염, 변비에 좋은 목본식물

탱자나무 good

운향과 낙엽 활엽 관목 | *Poncirus trifoliata* | 3~5m

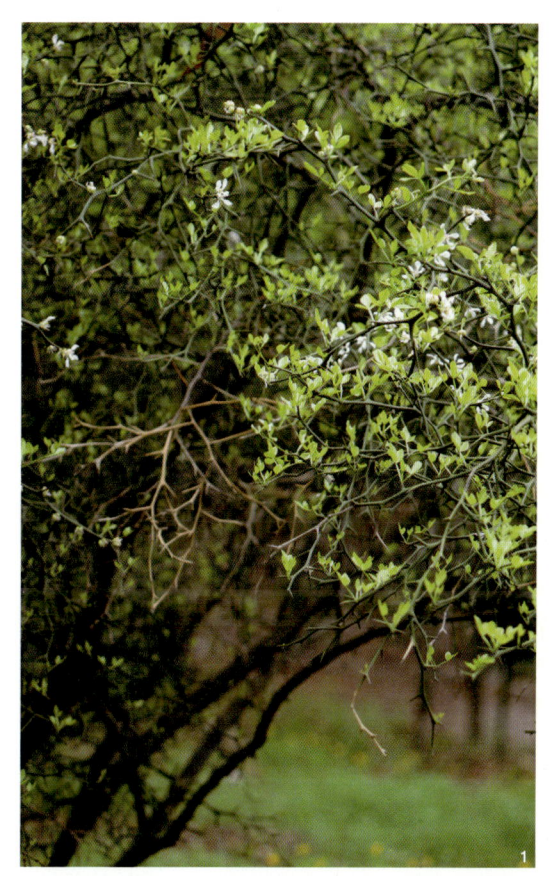

중국 원산이며 우리나라에서는 생울타리로 심거나 농가에서 관상수 또는 과실수로 심어 기른다.

잎은 어긋나게 달리고 3출엽으로 작은 잎은 긴 타원형에 끝은 둔하다. 꽃은 4~5월에 가지 끝이나 잎겨드랑이에서 1~2개의 흰색 꽃이 핀다. 꽃잎은 5개, 수술은 20개이다. 줄기는 매끈한 편이나 날카로운 가시가 달려있다. 구형의 열매는 9~10월에 녹색에서 노란색으로 익는데 신맛이 강하지만 향기가 좋다. **효소로 사용할 때에는 6~7월에 녹색의 열매를 수확해 담근다.** 한약재로 약용할 때에도 노랗게 익은 열매가 아닌 녹색 열매가 더 효능이 높다. 탱자 효소는 앞의 귤 효소와 동일한 방식으로 담그며, 이뇨, 가래, 진통, 위통, 소화불량, 변비에 좋고, 특히 알레르기 비염과 피부염에 효능이 높다.

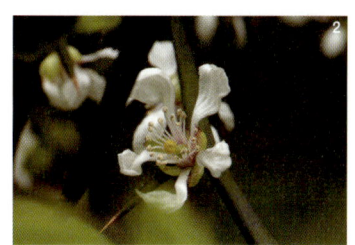
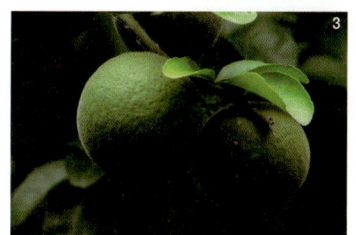
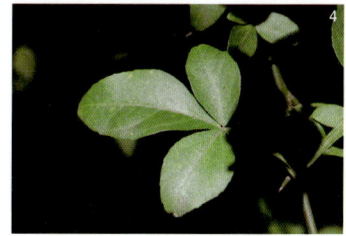

1 수형 2 꽃 3 열매 4 잎

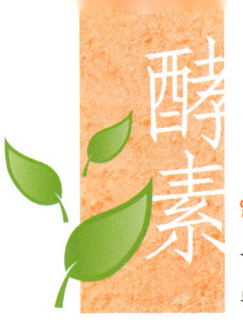

알레르기질환 _ 알레르기 비염, 손발저림, 이명에 좋은 목본식물

뽕나무&산뽕나무(상백피, 오디)

뽕나무과 낙엽 활엽 소교목 | *Morus Alba* | 10~13m

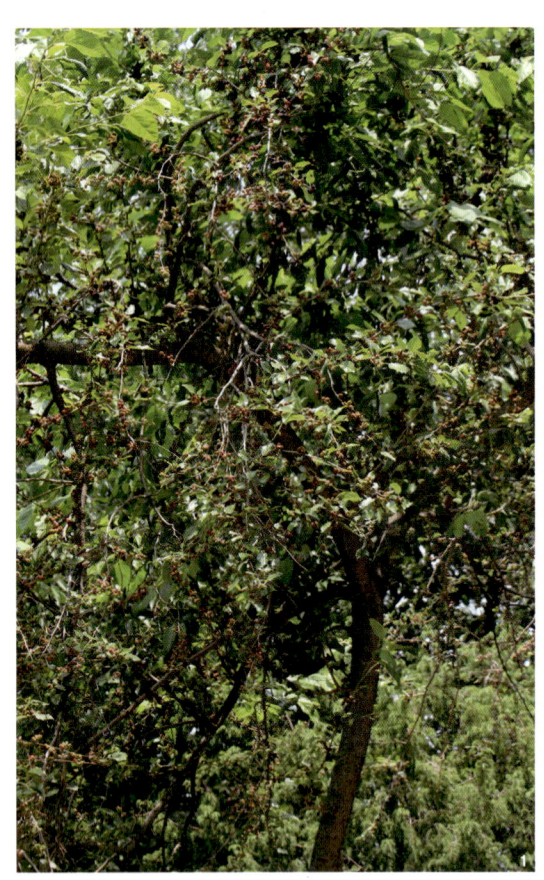

뽕나무는 열매의 이름을 따서 '오디나무'라고도 하고, 산뽕나무는 뽕나무에 비해 주로 산에서 자란다 하여 붙여진 이름이다.

뽕나무의 열매를 '오디'라고 부른다. 6~7월 검정색으로 익은 열매의 맛은 산딸기보다 더 달콤하다. 뽕나무와 산뽕나무는 비슷하여 구별이 어렵지만 뾰족한 잎끝의 길이가 뽕나무에 비해 산뽕나무가 더 길고, 잎 가장자리의 톱니도 산뽕나무가 뽕나무보다 더 날카롭다. 뽕잎은 두통, 시력, 손발저림, 해수, 담마진에 좋고 중풍을 예방한다. 열매는 해수, 갈증, 변비, 시력개선, 이명에 좋다. 수피는 천식, 비염에 효능이 있다. 뽕나무를 효소로 쓸 때에는 **봄에 잎을, 여름에는 열매를 사용한다.** 황설탕과 1:0.8 비율로 섞어 3개월 뒤에 건더기를 걸러내고 2차로 9개월 간 숙성시켜 음용할 수 있다.

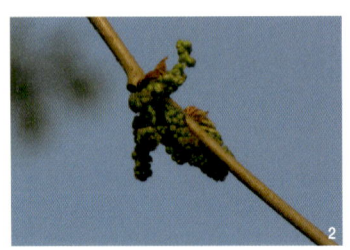
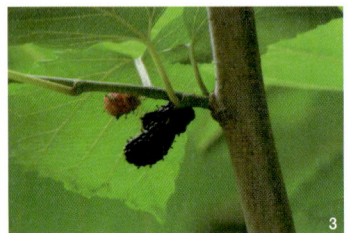
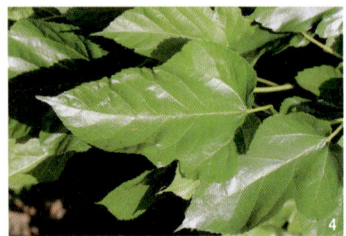

1 수형 2 꽃 3 열매 4 잎

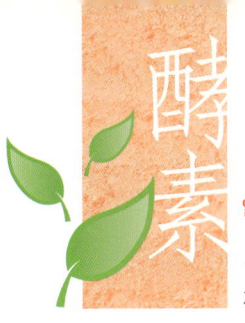

알레르기질환 _ 알레르기와 피부미용, 변비에 좋은 초본식물

지치(자초)

지치과 여러해살이풀 | *Lithospermum erythrorhizon* | 30~70cm

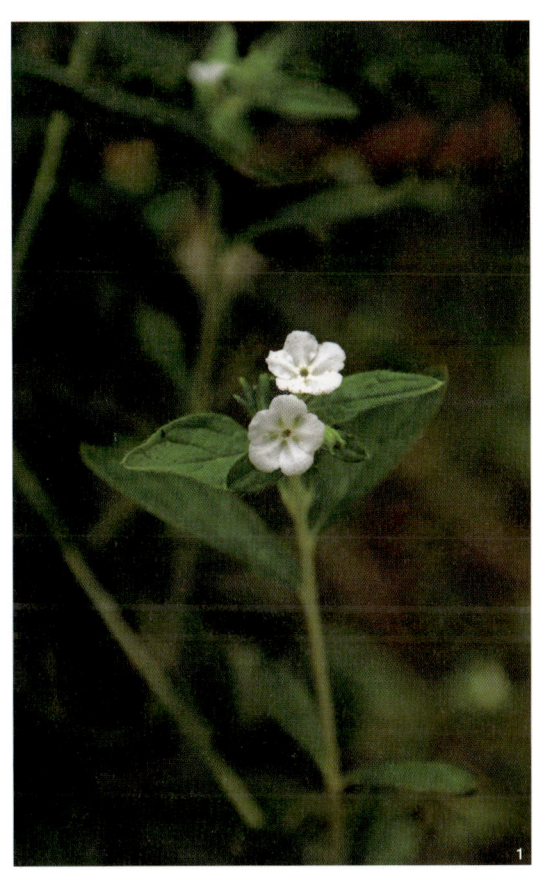
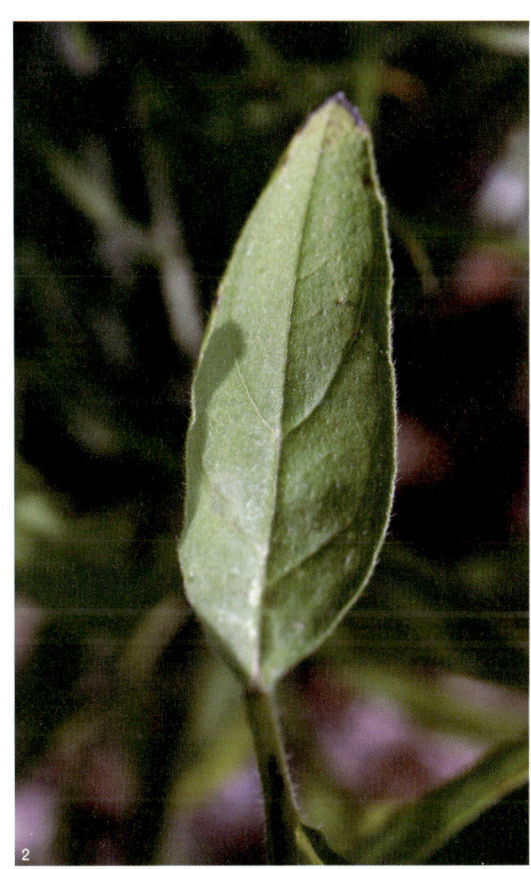

1 전초 2 잎

뿌리가 자줏빛을 띤다 하여 '자초(紫草)'라고도 부르며 깊은 산에서 드물게 자란다.

줄기는 곧게 서고 전체에 털이 있으며, 윗쪽에서 가지가 갈라진다. 잎은 어긋나게 달리며 피침형이다. 꽃은 5~7월에 총상꽃차례로 흰색의 꽃이 핀다. 뿌리는 적갈색을 띠며 산삼에 준하는 장수 약초라는 별명이 갖고 있다. 한방에서는 뿌리를 혈액순환, 항암, 해열, 해독, 화상, 동상, 항염, 습진, 질염, 여드름, 피부미용, 노화예방, 변비, 혈뇨 등에 쓴다. 알레르기 피부염과 동상에는 뿌리 달인 물을 먹거나 바른다. 효소로 쓸 때에는 봄 또는 가을에 뿌리를 포함한 지상부를 채취하거나 시중에서 생뿌리를 구입하여 황설탕과 1:0.8~1 비율로 담근다. 3개월 뒤 건더기를 걸러내고 2차로 9개월 간 더 숙성시켜 음용할 수 있다.

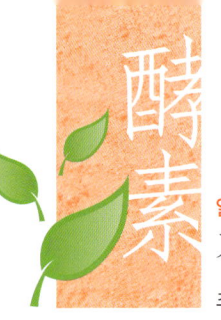

알레르기질환 _ 알레르기 비염, 항암, 기관지염에 좋은 초본식물

잔대(사삼)

초롱꽃과 여러해살이풀 | *Adenophora triphylla* | 40~120cm

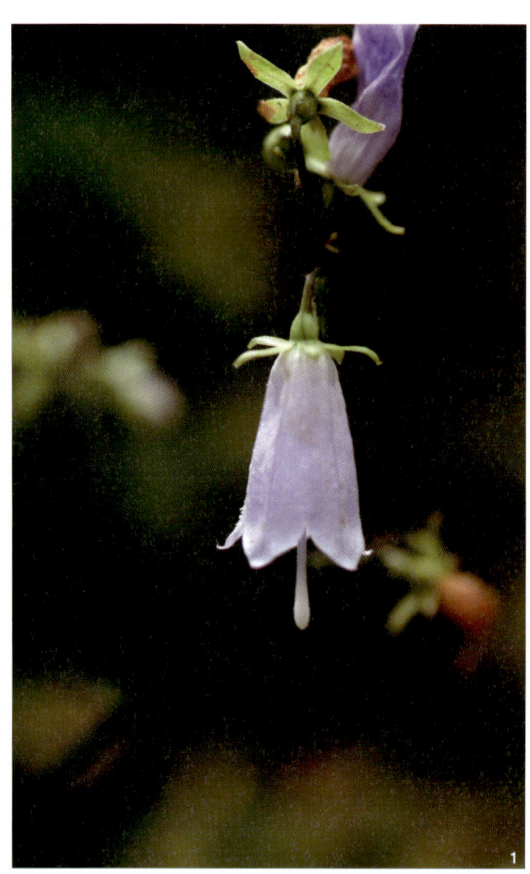
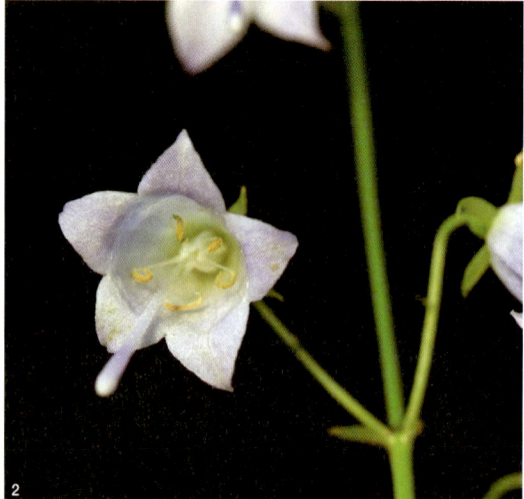
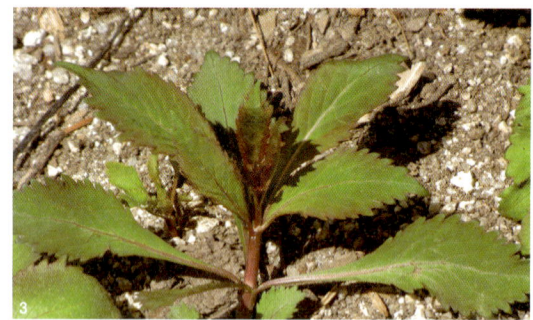

1 꽃 2 꽃술 3 어린잎

뿌리를 도라지 대용으로 약용하며 도라지에 비해 뿌리가 굵은 편이다.

잎은 돌려나거나 어긋나게 달리기도 하며 난상 타원형에 가장자리에 톱니가 있다. 줄기나 잎을 자르면 하얀 액이 나온다. 어린잎은 나물로 섭취한다. 꽃은 7~9월에 원추꽃차례로 연한 보라색 꽃이 종 모양으로 핀다. 유사종으로 '층층잔대', '모시대' 등이 있으나 한방에서는 '사삼(沙蔘)'이라고 부르며, 동일한 약초로 약용한다. 예로부터 기침, 인후통, 기관지염, 폐결핵에 사용한 약재이므로 비염에도 좋고, 항암 성분도 함유되어 있다. 효소로 쓸 때에는 봄~가을에 뿌리를 포함한 지상부를 채취하여 황설탕과 1:0.8~1 비율로 담근다. 3개월 뒤 건더기를 걸러내고 2차로 9개월 간 더 숙성시켜 음용할 수 있다.

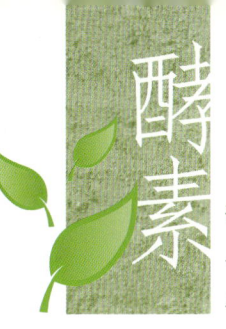

정력보강 _ 허리통, 근력, 자양강장에 좋은 목본식물

두충

두충과 낙엽 활엽 교목 | *Eucommia ulmoides* | 10~20m

중국 원산으로 전국에서 심어 기른다.

우리나라에서는 약용 목적으로 재배하던 것이 마을 주변에서 야생화되었다. 잎은 어긋나게 달리고 난형 또는 긴 타원형이며 끝은 뾰족하고 가장자리에 톱니가 있다. 잎 표면은 특유의 잎맥이 발달해 있으며, 잎이나 열매를 찢으면 끈끈한 질이 실처럼 늘어지는 특징을 갖고 있다. 어린잎은 차로 우려 마시기도 한다. 꽃은 5월에 피고 암수딴그루에 수꽃은 꽃잎이 없고 수술만 있다. 수피는 자양강장, 잔뇨, 허리통, 고혈압에 좋고, 잎은 신체허약, 지혈, 해열, 혈변, 스트레스에 좋다. 근육강화와 정력에도 좋은 약재이다. 효소로 쓰려면 **봄에서 여름 사이에 수확한 잎을 황설탕과 1:0.7~0.8 비율로 버무려 3개월 후에 건더기를 걸러내고 9개월 간 더 숙성시켜 물에 희석해 음용**한다.

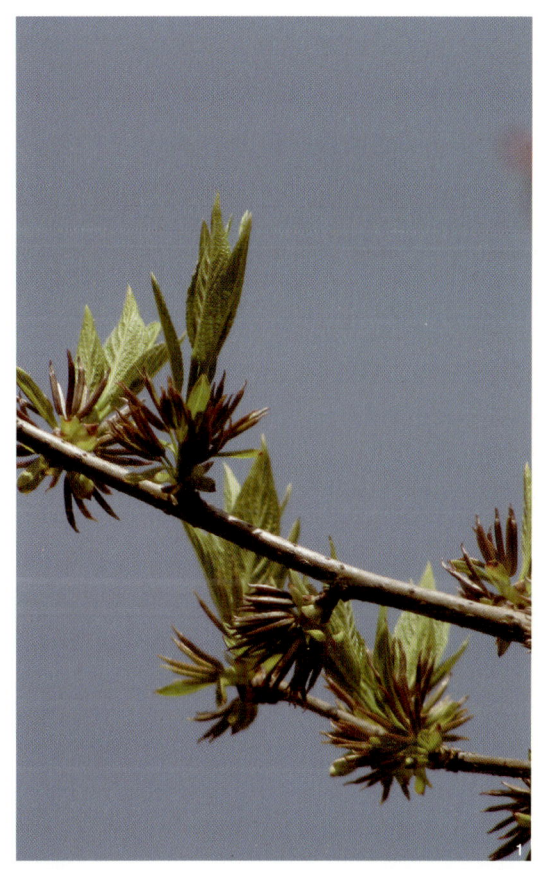

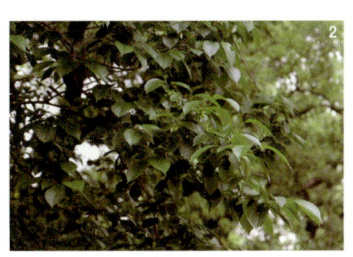
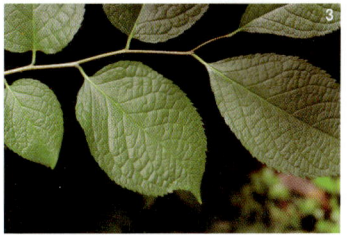
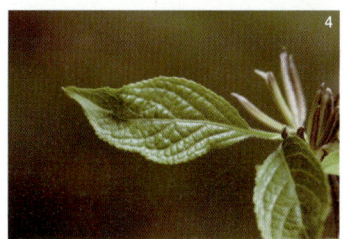

1 꽃 2 수형 3 잎 4 어린잎

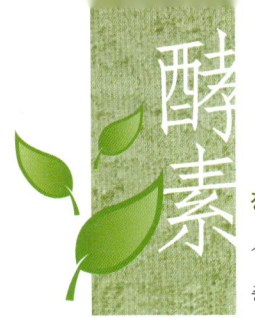

정력보강 _ 강장, 이명, 현기증, 항암에 좋은 목본식물

산수유

층층나무과 낙엽 활엽 소교목 | Cornus officinalis | 4~7m

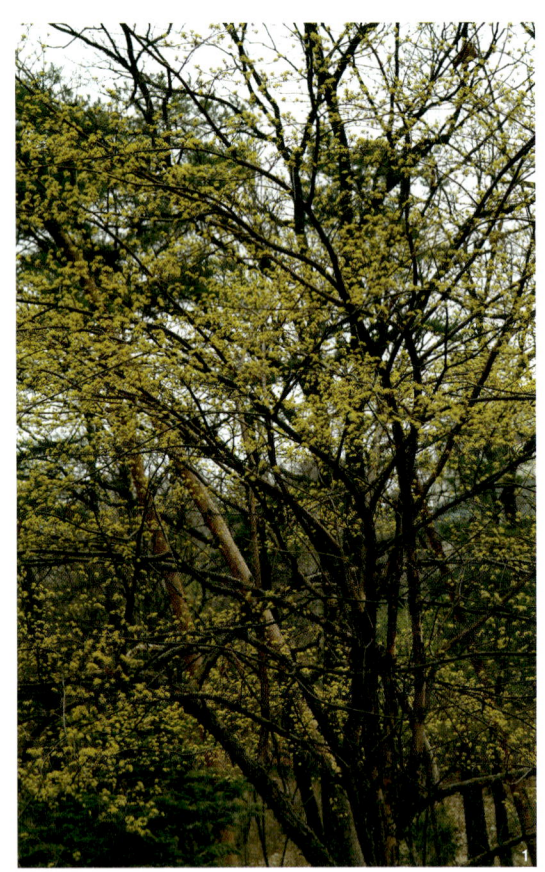

중국 원산으로 중부 이남 지방에서 열매를 얻기 위해 심어 기른다.

우리나라에서 산수유를 많이 재배하는 지역은 전남 구례의 지리산 기슭이다. 수피는 모과나무 수피와 비슷하나 산수유 수피는 껍질이 잘 벗겨진다. 잎은 마주나게 달리고 난형으로 가장자리는 밋밋하나 잎에 측맥이 4~7쌍씩 있다. 끝은 길게 뾰족한 편이다. 꽃은 3~4월에 가지 끝에서 산형꽃차례로 20~30개씩 노란색 꽃이 잎보다 먼저 핀다. 비슷한 시기에 피는 생강나무의 꽃과 닮았지만 생강나무에 비해 작은꽃자루가 길어 구별할 수 있다. 열매는 9~11월에 타원형의 붉은색으로 익고 비교적 오랫동안 달려있어 새의 먹이가 되기도 한다. 맛은 시고 떫다. 주로 열매를 약용하나 꽃이나 열매를 보려고 관상수로도 흔히 심어 기른다.

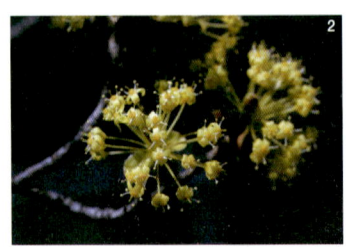
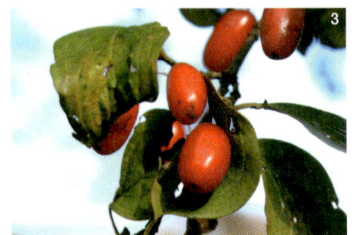
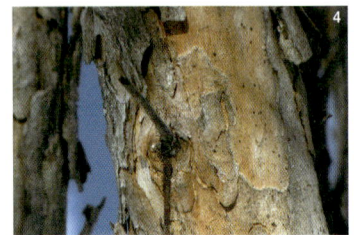

1 수형 2 꽃 3 열매 4 수피

- 꽃 : 3~4월, 노란색
- 잎 : 마주나기, 잎맥이 뚜렷하다.
- 분포 : 농가에서 재배한다.
- 열매 : 10월, 붉은색
- 번식 : 종자, 삽목, 접목
- 수확 : 열매를 수확

❖ 효능

산수유는 인체의 간과 신장, 기를 보하고 현기증, 이명, 발기부전, 요통, 허리와 무릎, 몽정, 야뇨증, 빈뇨에 좋다. 또한 항암 성분이 있으며, 백혈구 치료에 유용한 성분이 함유되어 있다. 한방에서는 말린 열매를 4~9g씩 달여서 복용한다. 효소로 담글 경우에는 생열매를 사용한다.

•• 효소 만들기

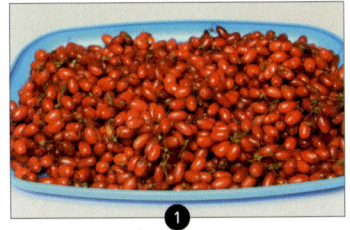
❶
늦가을에 열매를 수확하거나 시중에서 생열매를 구입해 준비한다. 흐르는 물에 세척한 뒤 물기를 깨끗이 털어내고 통풍이 잘되는 그늘에서 3~5일 정도 펴서 말린다.

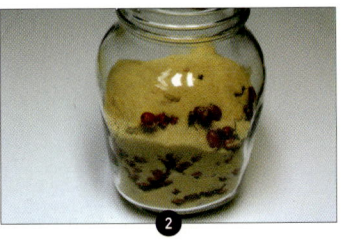
❷
재료를 황설탕 절반과 버무려 용기에 넣고, 그 위에 남아있는 황설탕을 붓는다. (재료와 황설탕 비율 1:0.8)

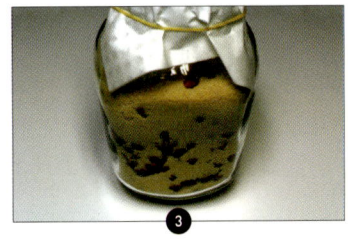
❸
한지로 주둥이를 막고 뚜껑을 닫은 뒤 한 달동안 3~4회 골고루 섞어준다. 6개월 간 숙성시킨 뒤 씨앗과 건더기는 걸러내고 다시 6개월 더 숙성시켜 효소액과 생수를 1:7 비율로 희석하여 음용한다.

약술 포인트

산수유술 만들기
산수유 열매 500g과 담금주 1.8L로 술을 담근 뒤 6개월간 숙성시키고 건더기와 씨앗은 걸러낸 뒤 음용한다. 산수유는 씨앗에 독성이 있으므로 씨앗의 섭취는 가급적 피한다.

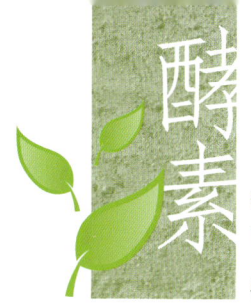

정력보강 _ 자양강장, 혈액순환, 타박상에 좋은 목본식물

닥나무

뽕나무과 낙엽 활엽 관목 | *Broussonetia kazinoki* | 2~5m

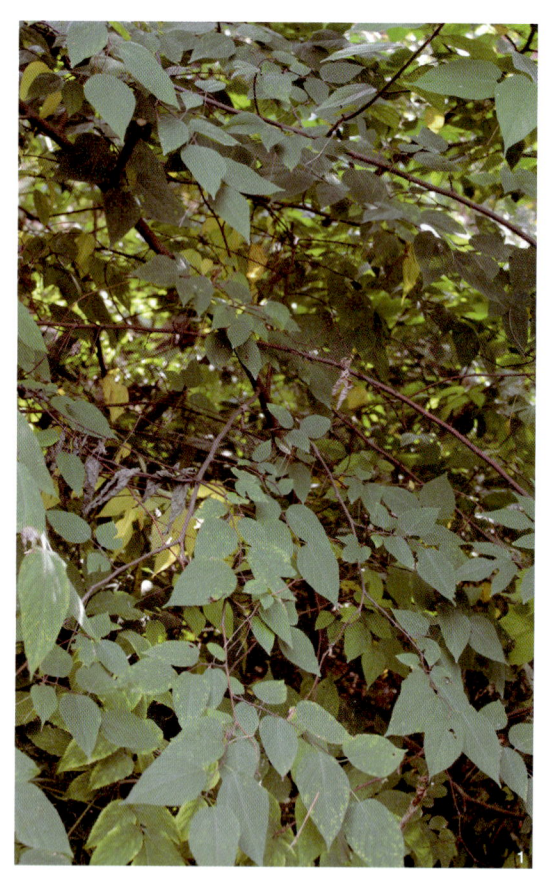

닥나무의 껍질에 섬유질이 많아 예로부터 닥종이(한지)를 만들기 위해 심어 기른 것이 야생으로 퍼져 나간 것으로 추정하고 있다.

잎은 줄기에서 어긋나게 달리고, 잎 모양은 타원형에 2~3개로 갈라진 잎이 함께 달린다. 잎 가장자리에는 톱니가 있다. 잎이나 줄기를 자르면 흰색의 액이 나온다. 꽃은 암수한그루로 4~5월에 새 가지의 잎겨드랑이에서 모여 핀다. 암꽃은 공 모양이고, 수꽃은 가느란 수염이 달려있다. 열매는 6~7월에 울퉁불퉁한 구형의 열매가 붉은색으로 익는다. 열매는 단맛이 나지만 암술대가 가시처럼 남아 있어 채취할 때 주의해야 한다. 봄에는 어린잎을 나물로 먹을 수 있고 가을에는 열매를 식용 또는 약용할 수 있다.

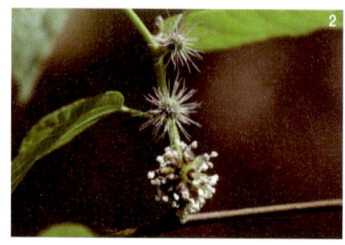
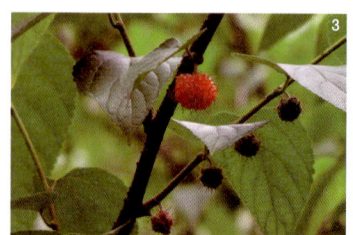
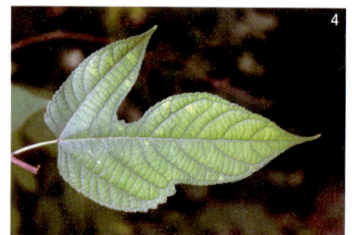

1 수형 2 수꽃과 암꽃 3 열매 4 잎

- **꽃** : 5월, 암수한그루
- **잎** : 어긋나기
- **분포** : 해발 700m 이하의 산지
- **열매** : 8~10월, 작은 딸기 모양
- **번식** : 종자, 꺾꽂이, 분주
- **수확** : 여름~가을에 잎 또는 뿌리 수확

❖ 효능

부드러운 잎과 뿌리껍질을 건조시켜 약용할 수 있다. 주로 혈액순환, 타박상, 비통, 부종냉증, 피부염, 이뇨에 효능이 있다. 효소로 사용할 때에는 부드러운 잎이나 열매를 준비한다. 열매는 자양강장, 정력에 좋지만 장기간 섭취할 경우 뼈를 약하게 하기도 한다.

효소 만들기

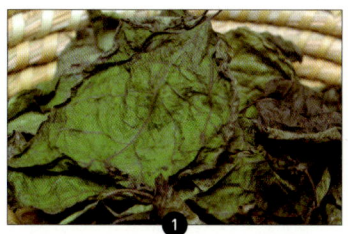
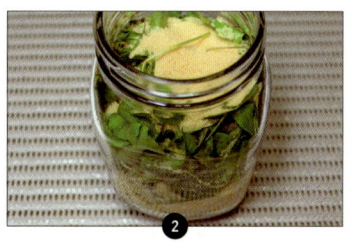
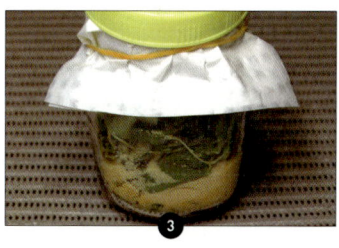

1. 여름~가을에 산지에서 닥나무 잎이나 뿌리를 채취한 뒤 흐르는 물에 세척하여 물기를 털어낸다. 통풍이 잘되는 그늘에서 물기를 말린다. 가을에는 열매를 채취해 효소로 담근다.

2. 잎 또는 열매를 황설탕과 버무려 용기에 넣고 그 위로 남은 황설탕을 붓는다. (재료와 황설탕 비율 1:0.8)

3. 한지로 주둥이를 막고 뚜껑을 닫은 뒤 한달동안 3~4회 골고루 섞어준다. 3개월 숙성시킨 뒤 건더기는 걸러내고 2차로 9개월 더 숙성시켜 효소액과 생수를 1:5 비율로 희석하여 음용한다.

약술 포인트

닥나무술 만들기

닥나무 열매나 뿌리껍질, 잔가지 중 하나를 800g 정도 준비하되, 열매가 가장 좋다. 담금주 1.8L, 황설탕 200g으로 술을 담근 뒤 3개월간 숙성시켜 건더기를 걸러내고 음용한다.

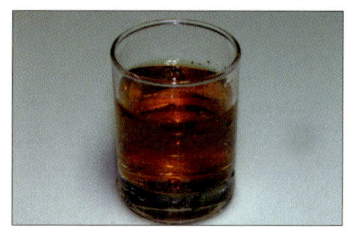

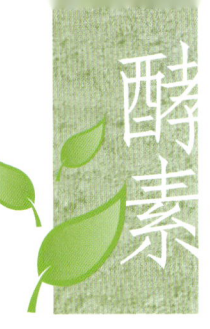

정력보강 _ 시력회복, 허로증, 혈액순환에 좋은

산딸기

장미과 낙엽 활엽 관목 | *Rubus crataegifolius* | 1~2m

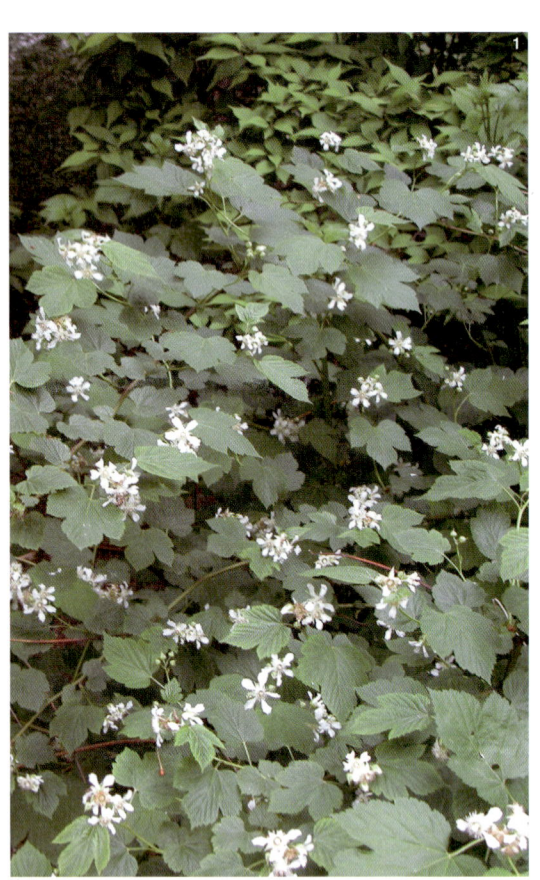

우리나라는 물론 중국과 일본, 러시아에 분포한다. 산에서 자라는 딸기나무 종류라는 뜻이며, 전국의 산과 들에서 흔히 자라지만 변이가 심한 편이다.

동네 뒷산은 물론 깊은 산의 양지바른 곳에서 흔히 자란다. 꽃은 5~6월에 가지 끝에서 산방꽃차례로 2~6개의 흰색 꽃이 모여 핀다. 잎은 어긋나게 달리고 넓은 난형에 손바닥처럼 3~5갈래로 갈라진다. 끝은 뾰족하고 가장자리에 날카로운 겹톱니가 불규칙하게 있다. 줄기는 갈색 또는 적갈색이며 털이 있고 상단부로 갈수록 갈퀴 같은 가시가 있다. 열매는 6~8월에 붉은색으로 익으며 새콤달콤한 맛이 난다. 산딸기를 효소로 담글 경우 7~8월에 동네 뒷산에서 열매를 채취한 뒤 효소로 담근다. 뿌리와 잎도 약용 효능이 있으므로 같이 담가도 상관 없다.

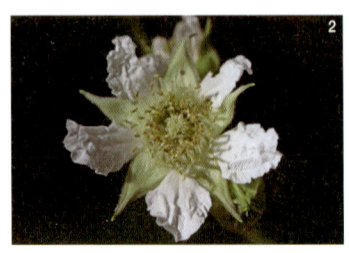
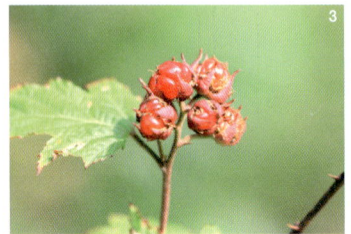
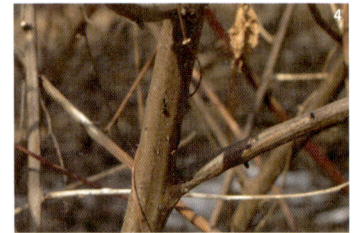

1 수형 2 꽃 3 열매 4 줄기

- **꽃** : 6월, 대개 산방꽃차례
- **잎** : 3~5개로 갈라진 손바닥 모양
- **분포** : 산야의 양지바른 곳
- **열매** : 7~8월, 붉은색
- **번식** : 종자, 접목
- **수확** : 종자, 분주

❖ 효능

산딸기 열매는 붉은색보다 초록색일 때 약효가 높으므로 보통 7월경 붉은색으로 성숙하기 전의 초록색 열매를 채취하되, 채취시기를 놓친 경우 붉은색 열매로 효소를 담근다. 열매는 간장, 신장에 효능이 있고 빈뇨, 유정, 허로증, 시력에 좋다. 뿌리는 9~10월에 채취한다. 혈액순환, 월경불순, 타박상에 효능이 있다. 잎은 시력, 지통, 지루에 효능이 있다.

❖ 효소 만들기

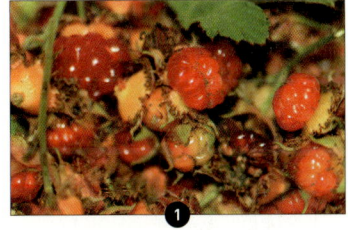
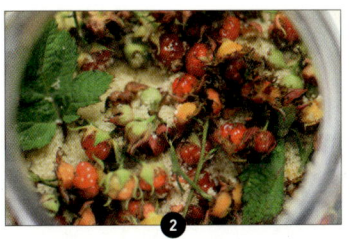
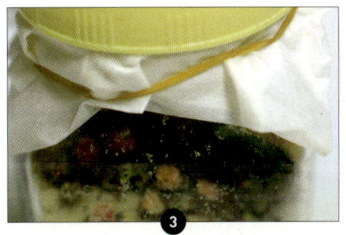

1. 뒷산에서 산딸기 열매를 채취한다. 어린잎, 뿌리도 함께 준비해도 무방하다. 흐르는 물에 깨끗이 세척한 뒤 물기를 털어낸다. 통풍이 잘되는 그늘에서 물기가 없도록 1~2일 정도 말린다.

2. 재료를 용기에 넣고, 준비한 황설탕의 60%을 그 위에 붓는다. 황설탕 40%는 나중에 진액이 나오고 곰팡이가 낄 때 나누어 넣어준다. (재료와 황설탕 비율 1:0.8)

3. 한지로 주둥이를 막고 뚜껑을 닫은 뒤 한 달 동안 3~4회 골고루 섞어주면서 설탕을 녹여준다. 3개월간 숙성시킨 뒤 건더기를 걸러낸다. 2차로 9개월간 숙성시킨 뒤 효소액과 생수를 1:5 비율로 희석하여 마신다.

약술 포인트

산딸기술 만들기

산딸기 2kg을 채취하여 세척한 뒤 삼베 천에서 으깨어 산딸기즙만 추출한 뒤 용기 안에 산딸기즙만 넣는다. 담금주 1.8L를 붓고 30일간 숙성시킨 뒤 하루 2~3회 음용한다.

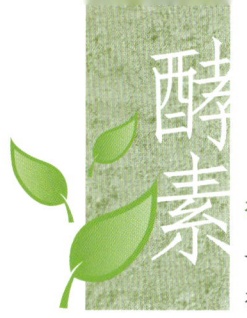

酵素

정력보강 _ 발기부전, 여성갱년기에 좋은 목본식물

복분자딸기

장미과 낙엽 활엽 관목 | *Rubus coreanus* | 1~3m

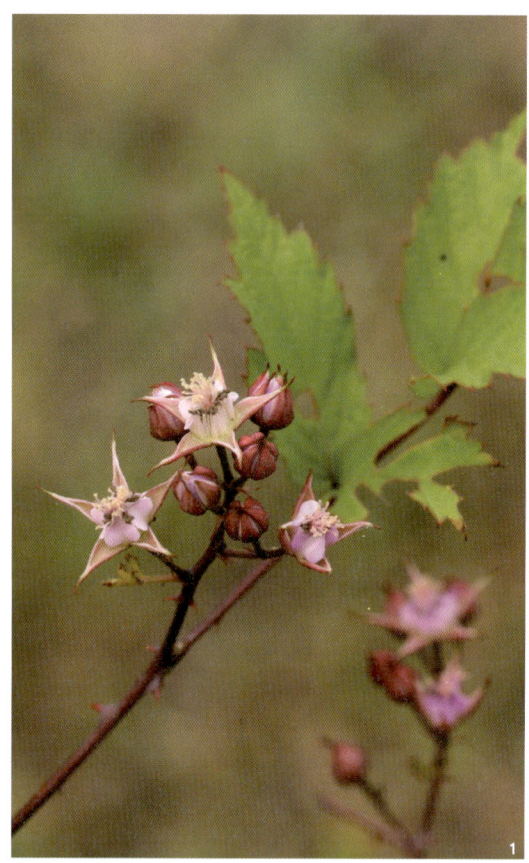

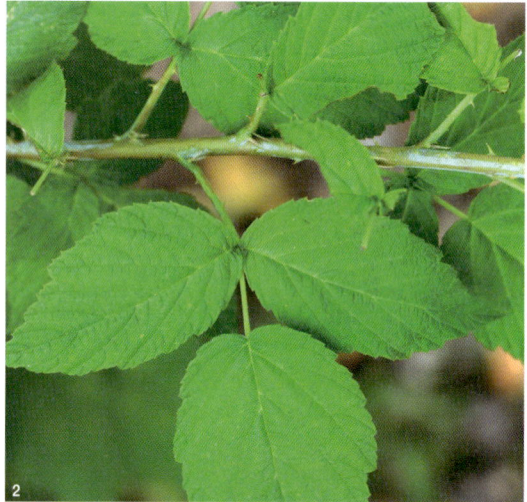

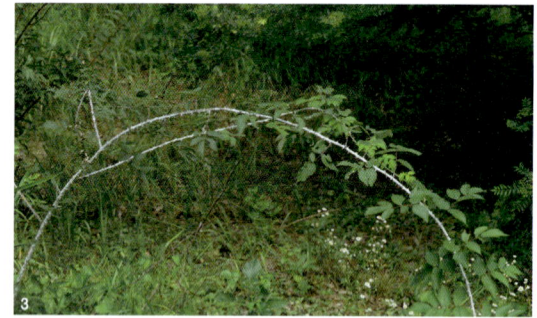

1 꽃 2 잎 3 줄기

뒷집힐 복(覆), 동이 분(盆)자를 쓴 '복분자(覆盆子)'는 '요강이 소변줄기에 뒤집힌다'는 뜻이다.

열매를 먹으면 요강을 뒤집을 만큼 소변줄기가 세진다는 민담에서 유래된 딸기나무이다. 전체적인 외형은 딸기나무류와 비슷하지만 잎 모양이 홀수깃꼴겹잎이고 끝은 뾰족하고 가장자리에 톱니가 나 있다. 줄기는 길게 벋으면서 덤불을 이룬다. 꽃은 5~6월에 가지 끝에서 연한 홍자색의 꽃이 산방꽃차례로 모여 달린다. 7~8월에 익는 구형의 열매는 붉은색에서 검은색으로 익고 맛은 새콤달콤하다. 효소로 쓸 때는 **7월경 미성숙 열매와 잎을 수확하여 황설탕과 1:0.8 비율로 버무려 담는다. 3개월 후 건더기는 걸러내고 9개월 간 더 숙성시켜 물에 희석해 음용한다.** 발기부전, 조루, 여성갱년기, 불임, 시력, 치통, 혈액순환에 좋다.

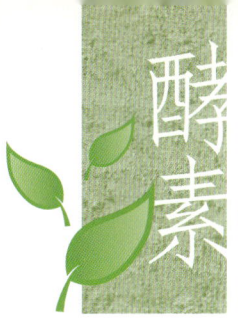

정력보강 _ 관절, 이뇨, 어혈에 좋은 초본식물

쇠무릎(우슬)

비름과 여러해살이풀 | *Achyranthes japonica* | 50~100cm

부풀어 오른 줄기의 마디를 '소의 무릎(우슬 牛膝)'에 비유한 이름으로 한방에서는 부종과 관절염에 효능이 있는 약초로 알려져 있다.

우리나라 전역의 그늘진 곳에서 자란다. 줄기는 곧게 서고 네모지며 가지가 많이 갈라지면서 갈라지는 마디가 굵다. 잎은 마주나게 달리고 긴 타원형에 양끝이 좁고 털이 약간 있다. 꽃은 8~9월에 녹색의 꽃이 자잘하게 모여 수상꽃차례로 달린다. 효소로 사용할 때에는 봄에 지상부와 뿌리를 채취하여 깨끗이 세척한 뒤 물기를 말린다. 이를 황설탕과 1:0.8~1 비율로 버무려 용기에 넣고 3개월 뒤 건더기를 걸러내고 9개월 간 더 숙성시켜 물에 타서 음용한다. 쇠무릎의 약용 부위는 주로 뿌리로 어혈, 임병, 이뇨, 관절, 피를 맑게 하는 효능을 갖고 있다. 그 외 어린순은 나물로 쓰고, 뿌리로 술을 담기도 한다.

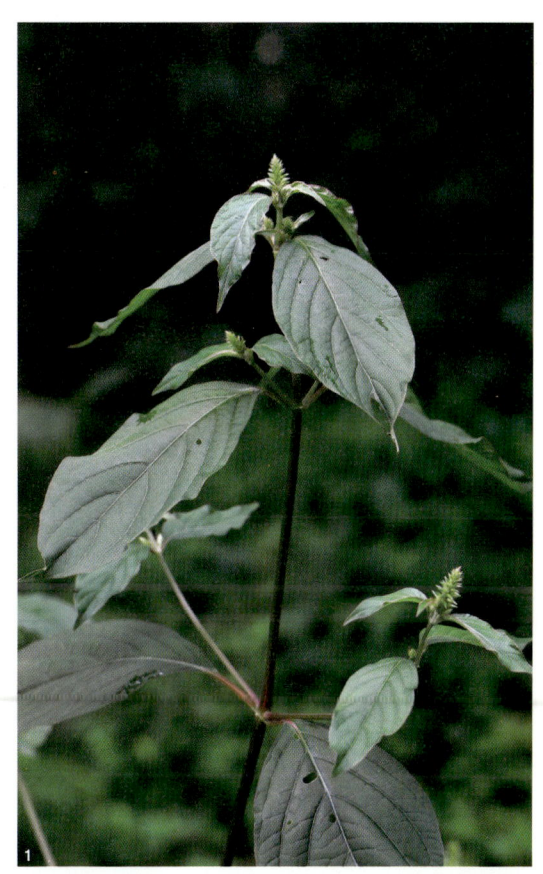

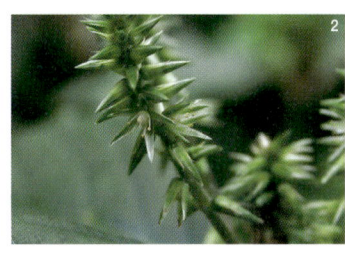
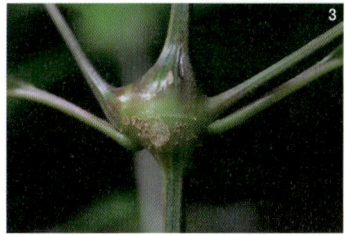
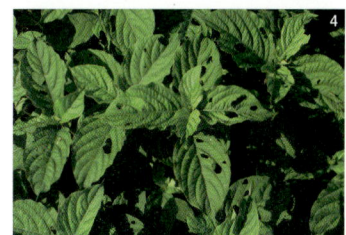

1 전초 2 꽃 3 마디 4 잎

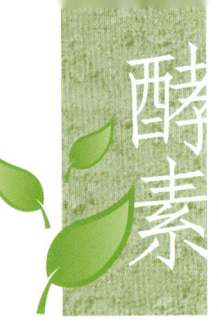

정력보강 _ 허리통증, 정력, 피로회복, 당뇨에 좋은 목본식물

오갈피나무

두릅나무과 낙엽 활엽 관목 | *Eleutherococcus sessiliflorus* | 2~4m

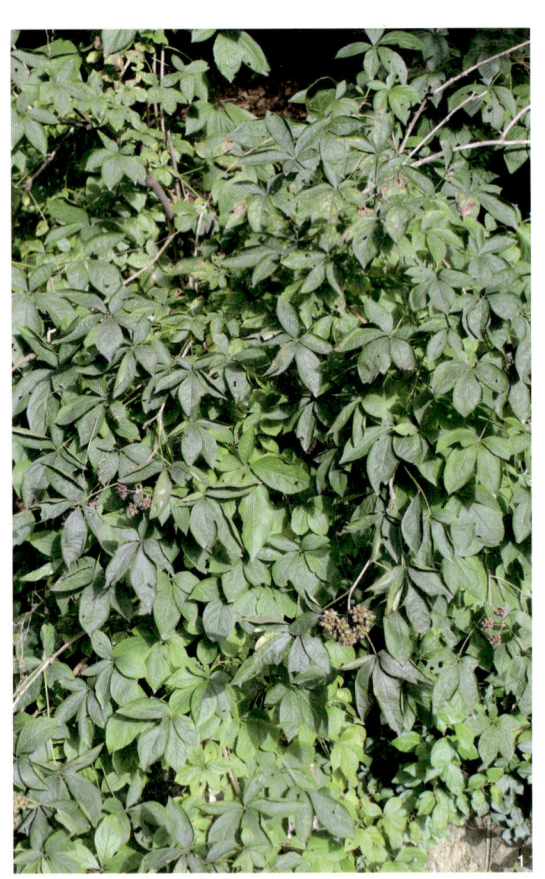

'잎이 5갈래로 갈라지는 나무'라는 뜻으로 중부 이남의 산지에서 자라고 농가에서 특용작물로 재배하여 기르기도 한다.

줄기에 드문드문 가시가 있거나 없는 경우도 있다. 잎은 어긋나게 달리고 손바닥 모양의 작은 잎으로 이루어져 있으며, 잎 가장자리에 자잘한 겹톱니가 있다. 끝은 뾰족하다. 꽃은 8~9월에 줄기 끝에 둥근 모양으로 자주색의 자잘한 꽃이 산형꽃차례로 모여 핀다. 열매는 10~11월 검은색으로 울퉁불퉁한 돌기같은 것이 둥글게 모여 달린다. 유사종인 '가시오갈피'는 줄기 끝에 꽃이 황백색으로 모여 피고, 줄기에 잔가시가 많은 점이 오갈피나무와 달라 구별할 수 있다. 약효는 오갈피나무와 비슷하면서도 다르지만, 효능 면에선 가시오갈피가 더 높은 편이다. 한방에서는 줄기나 뿌리껍질을 '오가피(五加皮)'라고 부른다.

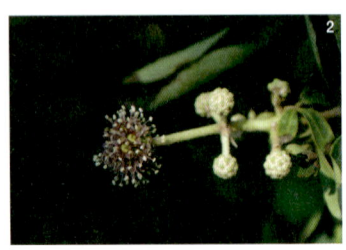
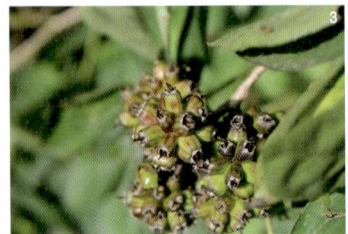
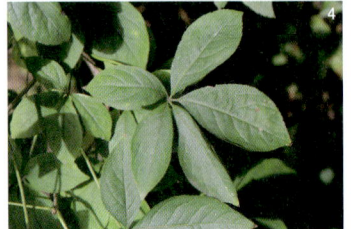

1 수형 2 꽃 3 열매 4 잎

- 꽃 : 8~9월
- 잎 : 손바닥 모양의 겹잎
- 분포 : 산지의 그늘
- 열매 : 9~11월
- 번식 : 종자, 꺾꽂이, 분주
- 수확 : 뿌리껍질, 잎, 열매 등을 수확

❖ 효능

뿌리껍질은 어깨통증, 혈액순환, 해열, 항염, 이뇨, 부종, 타박상, 강장, 피로회복, 나른함, 소아허약증, 정력, 간, 신장, 뼈, 근육에 좋다. 잎은 피부저림, 종통에 짓찧어 바른다. 최근 오갈피나무의 열매에는 엘로테로사이드 E 성분과 치사노사이드 성분이 함유되어 혈당을 낮추고 항암, 혈압강하에 작용하는 것으로 널리 알려졌다. 오갈피나무는 일반적으로 요통이나 정력강화 목적으로 약용한다. 어린잎은 데치거나 말려서 나물 또는 차로 식용하기도 한다.

●● 효소 만들기

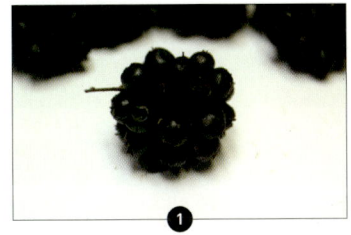

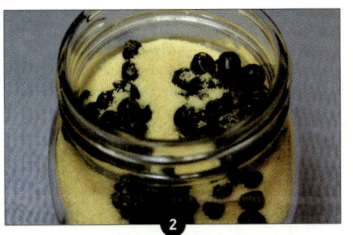

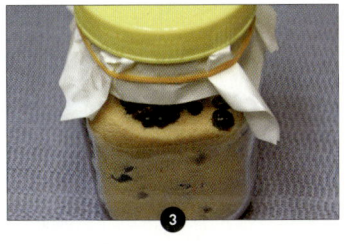

채취하거나 시중에서 구입한 오갈피 열매를 호로는 물에 충분히 세척한 뒤 물기를 털어낸다. 통풍이 잘 되는 그늘에서 물기가 없도록 이틀 정도 말린다.

물기가 없는 오갈피 열매를 용기에 넣고, 황설탕을 그 위에 붓는다. (재료와 황설탕 비율 1:0.8)

한지로 주둥이를 막고 뚜껑을 닫은 뒤 한 달동안 3~4회 골고루 섞어준다. 6개월 발효시킨 뒤 건더기는 걸러낸다. 이후 2차 숙성을 6개월 더 한 뒤 효소액과 생수를 1:5 비율로 희석하여 음용한다.

약술 포인트

오갈피술 만들기
오갈피 열매나 뿌리껍질을 단지에 절반 정도 채운 뒤 담금주를 가득 붓는다. 집어 넣은 오갈피의 0.3 비율로 황설탕을 넣는다. 이를 6개월 정도 숙성시켜 건더기는 걸러내고 허리통증, 정력에 음용한다.

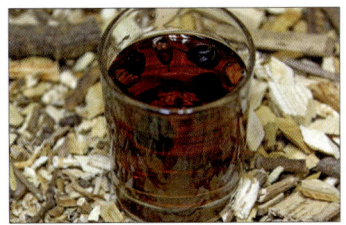

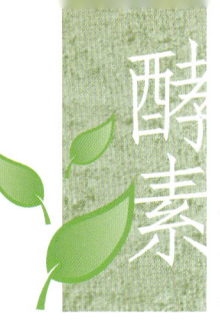

정력보강 _ 여성질환, 신경통, 중풍에 좋은 초본식물
구절초
국화과 여러해살이풀 | *Dendranthema zawadskii* | 50~100cm

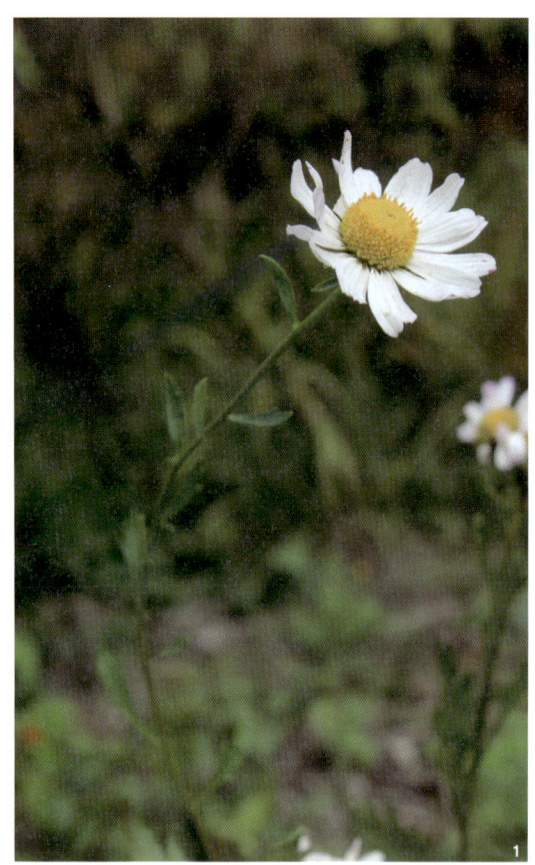

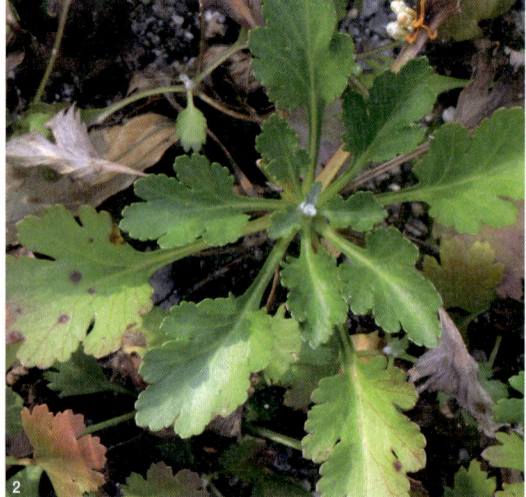

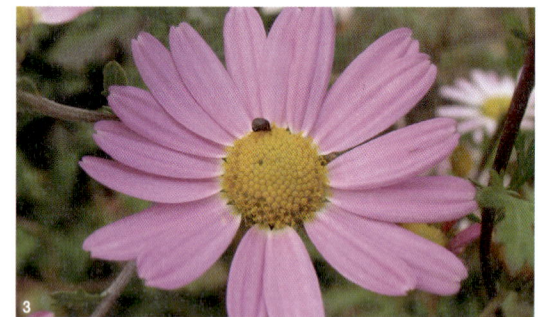

1 전초 2 뿌리잎 3 꽃

음력 9월 9일에 채취한 것을 약재로 쓴다고 하여 붙여진 이름이며, 주로 여성질환에 쓰인다.

우리나라 전역의 산과 들에서 자라고 줄기는 곧게 서며 위로 올라갈수록 잎이 피침형으로 변한다. 뿌리쪽 잎은 난형이고, 줄기쪽의 잎은 결각 모양으로 얕게 갈라지며 가장자리에 톱니가 나 있다. 꽃은 8~10월에 줄기와 가지 끝에 흰색 또는 분홍색 꽃이 두상화로 1개씩 달린다. 유사종인 산구절초나 바위구절초도 구절초와 약성이 비슷하여 동일하게 사용한다. 효소로 사용할 때에는 **꽃이 피기 전에 뿌리째 수확한 뒤 황설탕과 1:0.8~1 비율로 버무려 3개월 뒤에 건더기를 걸러내고 9개월 간 더 숙성시켜 물에 희석해 음용할 수 있다.** 월경불순, 여성불임, 소화불량 등 여성질환에 좋고, 정력, 신경통, 중풍에도 효능이 있다.

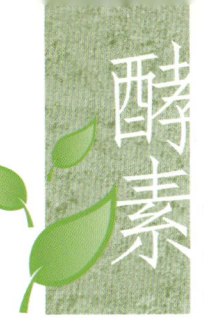

정력보강 _ 피로회복, 자양강장, 식은땀에 좋은 초본식물

둥굴레&층층갈고리둥굴레

백합과 여러해살이풀 | *Polygonatum odoratum* | 30~60cm

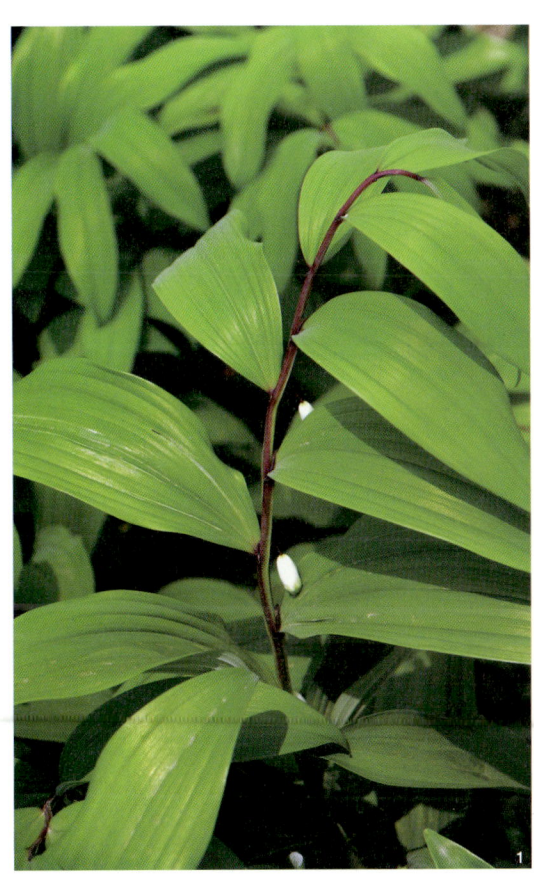
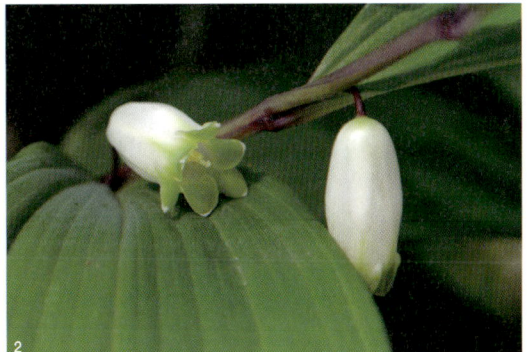
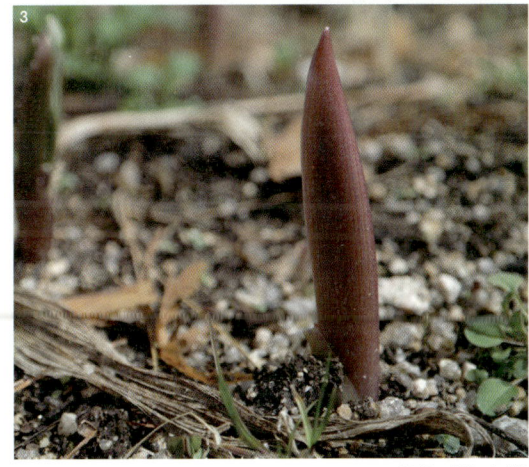

1 전초 2 꽃 3 새싹

한방에서는 둥굴레를 '옥죽', 층층갈고리둥굴레를 '황정' 또는 '원황정'이라 하여 약용한다.

둥굴레에 비해 층층갈고리둥굴레는 중국 원산으로 북부지방에서 자생하고 남한에서는 심어 기른다. 둥굴레는 높이 30~60cm로 자라지만, 층층갈고리둥굴레는 90~120cm 높이로 자라며, 둥굴레의 꽃이 조금 더 늦게 핀다. 둥글레와 층층갈고리둥굴레의 효능과 약성은 비슷하나 층층갈고리둥굴레를 조금 더 높게 평가하는 편이다. 두 식물은 주로 뿌리를 주로 약용하며, 둥굴레는 피로회복, 빈뇨, 강심, 식은땀, 운동장애에, 층층갈고리둥굴레는 자양강장, 정력, 당뇨에 좋다. 효소로 쓸 때에는 **뿌리와 지상부를 채취하여 황설탕과 1:0.8~1 비율로 담근다.** 6개월 간 숙성시켜 건더기를 걸러내고 이후 6개월 추가 숙성 후에 물에 타서 음용한다.

도서출판 이비컴의 실용서 브랜드 **이비락** 樂 은 더불어 사는 삶의 긍정적인 변화를
가져다 줄 유익한 책을 만들기 위해 끊임 없이 노력합니다.

원고 및 기획안 문의 : bookbee@naver.com